AF592020

MALADIES
DE L'OREILLE

NATURE, DIAGNOSTIC ET TRAITEMENT

Autres ouvrages publiés par le Dr G. DARIN.

Éducation correctionnelle. Système cellulaire appliqué aux enfants. — Observations de jeunes détenus de la Roquette venus à Bicêtre en état de folie, d'idiotie ou d'épilepsie. In-4°, 1863.

Traité de chirurgie dentaire, par J. Tomes, membre de la Société Royale de Londres, et Ch. S. Tomes, professeur d'anatomie et de chirurgie dentaires, etc.; traduit par le Dr G. Darin sur la 2e édition, 1 fort vol. petit in-8°, avec 263 belles gravures. 1873.

Manuel de prothèse dentaire, par O. Coles, chirurgien-dentiste à l'hôpital spécial de Londres pour les maladies de la gorge, etc.; traduit par le Dr G. Darin, 1 vol. petit in-8°, avec 150 figures. 1874.

Des vues longues, courtes et faibles et de leur traitement par l'emploi scientifique des lunettes, par J. Soelberg Wells, F. R. C. S., professeur d'ophthalmologie à King's College de Londres, chirurgien spécial pour les maladies des yeux au même hôpital, et chirurgien à The Royal London Ophthalmic Hospital, Moorfields; traduit sur la 4e édition par le Dr G. Darin; avec gravures.

CORBEIL. — TYP. ET STÉR. DE CRÉTÉ FILS.

MALADIES
DE L'OREILLE

NATURE, DIAGNOSTIC ET TRAITEMENT

PAR

JOSEPH TOYNBEE, F. R. S.

MEMBRE DU COLLÉGE ROYAL DES CHIRURGIENS D'ANGLETERRE,
CHIRURGIEN AURISTE ET PROFESSEUR D'OTOLOGIE A SAINT-MARY'S HOSPITAL,
CHIRURGIEN AURISTE A L'ASILE DES IDIOTS, ETC., ETC.

AVEC UN SUPPLÉMENT

PAR

JAMES HINTON, M. R. C. S.

CHIRURGIEN AURISTE A GUY'S HOSPITAL

Traduit et annoté par le Dr G. DARIN

AVEC 99 FIGURES DANS LE TEXTE

PARIS

ADRIEN DELAHAYE, LIBRAIRE-ÉDITEUR

PLACE DE L'ÉCOLE-DE-MÉDECINE

1874

ERRATA.

Page 18, *ligne* 29, *au lieu de :* n'avaient même pas été soupçonnées, *lisez :* n'avait même pas été soupçonnée.
— 31, — 12, — strcture, *lisez :* structure.
— 79, — 21, — à la demie, *lisez :* à la moitié.
— 95, — 9, — polydoïde, *lisez :* polypoïde.
— 97, — 9, — ordinaires, *lisez :* ordinaire.
— 120, — 3 de la légende (fig. 35), *au lieu de :* au-dessus *lisez :* au-dessous.
— 143, la fig. 57 est représentée dans une position renversée : il faut la retourner sens dessus dessous.
— 156, *ligne* 35, *au lieu de* mamelle, *lisez :* lamelle.
— 287, — 6, — huitième, *lisez :* huit.
— 294, — 20, — l'empêche, *lisez :* l'empêcha.
— 296, — 26, — disconnection, *lisez :* disjonction.
— 302, — 36, — trois secondes qu'il, *lisez :* trois secondes après qu'il.
— 309 *au lieu de :* chap. XIII, *lisez :* chap. XIV.
— 320, *ligne* 25, *au lieu de* quelleque puisse, *lisez :* quelque puisse.
— 325, — 3, — gouttière, *lisez :* gouttière.
357 *au lieu de :* chap. XIV, *lisez :* chap. XV.
384 — chap. XV, — chap. XVI.
396 — chap. XVI, — chap. XVII.

« Un immense progrès a été accompli en otologie dans ces quinze ou vingt dernières années, et, *il faut bien l'avouer*, les travaux qui ont le plus contribué à relever scientifiquement et moralement l'otiatrique nous sont venus de l'Angleterre et de l'Allemagne. Wilde, Toynbee, Trœltsch, Politzer, Schwartze, Gruber, Moos, Voltolini doivent être cités au premier rang ; car c'est grâce à leurs recherches anatomiques, physiologiques et pathologiques que l'étude des maladies de l'oreille est définitivement entrée dans une phase scientifique et tend chaque jour à accroître ses progrès. » (S. Duplay, *Pathologie interne*, tome IV, p. 2.)

Ainsi donc, ici comme en ophthalmologie, comme en chirurgie et mécanique dentaires, toujours des noms étrangers à la France ! C'était, cependant, de chez nous qu'était partie, dans toutes ces branches médicales, la première impulsion. Avant Itard, il n'existait aucun ouvrage traitant d'une manière méthodique des maladies de l'oreille ; au siècle dernier, les véritables ophthalmologistes étaient Français pour la plupart ; les créateurs de la spécialité dentaire appartenaient également à notre pays. Depuis, nous avons laissé envahir ces départements de la médecine par l'étranger.

Qu'est-ce à dire ? et comment expliquer cette torpeur ? Est-ce que les savants feraient défaut à la France ? Non ; « c'est que, tandis qu'à l'étranger on trouve enseignées, dans toutes les facultés, les branches spéciales de la médecine et de la chirurgie ; chez nous, au contraire, sous l'influence d'idées erronées, on a fait la guerre aux spécialisations les plus légitimes, les plus scientifiques, les plus honorablement exercées. On a méconnu la spécialisation scientifique, celle qui résulte de l'étude plus particulière de certaines branches de la science, pour n'avoir en vue que la spécialisation professionnelle. Cet esprit de répulsion pour la spécialité a entraîné au delà des limites quelques-uns de nos maîtres et la Faculté de médecine elle-même. C'est un excès contre lequel il est urgent de réagir. » (Discours de M. Léon Le Fort à la Société de chirurgie, séance du 30 avril 1873.)

Dans la même séance, un autre professeur, M. Trélat, disait encore : « Comme mon collègue, M. Le Fort, j'appelle de tous mes vœux le jour où notre pays pourra faire des sacrifices suffisants pour permettre à l'enseignement de se spécialiser. »

Ce jour viendra bientôt, par une conséquence forcée du principe moderne de la division du travail ; — « aujourd'hui, les sciences sont si vastes que nul ne peut se flatter de les embrasser tout entières, dans toutes leurs parties. Le savant doit se contenter, s'il veut faire des découvertes, de s'attacher à certains points déterminés, afin d'y pousser ses investigations plus loin que ses devanciers. C'est ainsi qu'une science fait des progrès. » (Levasseur, de l'Institut.)

Cependant, il ne faudrait pas croire que le principe en question soit méconnu, chez nous, d'une manière absolue ; la Faculté de médecine possède plusieurs chaires spéciales : la dermatologie, l'oculistique, les maladies des enfants, la syphilographie, l'aliénation mentale (ce dernier enseignement vient d'être supprimé par une étrange décision préfectorale) ont leurs représentants les plus autorisés dans nos hôpitaux. Notre indifférence, par une bizarrerie singulière, porte surtout sur la spécialité dentaire et l'otiatrique. Il est grand temps de lutter contre cette anomalie, qui rappelle les temps barbares où la chirurgie était abandonnée aux barbiers et aux *rebouteux*, et qui explique comment les principales positions, en oculistique et en médecine dentaire, sont occupées, à Paris, par les élèves des écoles allemandes, anglaises et américaines. Si la pratique des maladies de l'oreille offrait une carrière aussi fructueuse, il est certain que l'étranger nous enverrait également des représentants de cette spécialité.

Le traité de Toynbee, dont nous présentons aujourd'hui la traduction au public médical, a été le fruit de vingt ans de travail de la part de l'auteur ; il s'appuie sur 2,000 dissections de l'organe auditif et sur un très-grand nombre d'observations, recueillies dans diverses institutions importantes, dans la clientèle privée, ou communiquées, souvent avec les pièces à l'appui, par des confrères établis sur tous les points de l'Angleterre ; il est la condensation de plus de 50 mémoires publiés par Toynbee, à diverses époques, dans des recueils divers et traitant de la structure, des fonctions et de la pathologie de l'appareil auditif. Sept ans après l'apparition de cet ouvrage, M. Hinton, digne élève d'un tel maître, y ajouta un exposé des progrès faits dans cette branche particulière de la médecine. Mais, telle est l'impulsion donnée à l'otologie en Angleterre, en Allemagne et en Amérique, que, malgré ce supplément, le livre était déjà en arrière de la science. Nous avons donc dû rechercher dans les livres, mémoires et recueils périodiques spéciaux les documents nouveaux capables de le compléter. On verra facilement ce qui nous appartient par la précaution qui a été prise d'intercaler ces additions entre deux crochets [ ], à la fin du volume.

L'excellente revue, dirigée par M. G. Hayem, nous a rendu de grands services, dans cette partie de notre travail; la reconnaissance nous fait un devoir de le déclarer.

Dr G. DARIN.

PRÉFACE DE M. HINTON

L'on m'a prié d'ajouter au remarquable ouvrage de M. Toynbee, sur les maladies de l'oreille, un court exposé des progrès faits depuis sa publication par cette spécialité. C'est une tâche des plus agréables pour moi qui sais avec quelle ardeur et avec quelle sagacité M. Toynbee poursuivit ses recherches et honorant comme je le fais sa noble mémoire. Tout ce que je désire, c'est que mon supplément ne soit pas tout à fait indigne du volume dont une nouvelle lecture vient encore de me convaincre de sa remarquable valeur. Il renferme bien, c'était inévitable, un petit nombre de points inexacts, d'autres incomplets, relativement à l'état actuel de la science ; j'ai fait de mon mieux pour compléter l'œuvre originale et ajouter, au moyen de notes fort courtes, tout ce qu'il fallait pour en faire la représentation fidèle de tout ce que l'on connaît d'une manière certaine sur les aspects pratiques du sujet. Je ne connais aucun traité qui contienne un exposé aussi profond et aussi complet des données physiologiques et pathologiques qui servent de base au traitement des maladies de l'oreille, et une grande partie de mes additions se compose, comme le verra le lecteur, de faits nouveaux et de nouvelles applications de découvertes anciennes que nous devons aux dernières recherches de l'auteur.

James HINTON.

PRÉFACE DE L'AUTEUR

Dans la préparation de cet ouvrage, j'ai eu pour but de faire un traité pratique sur les maladies de l'oreille, ayant pour fondements l'anatomie, la physiologie et la pathologie de l'organe. Ce volume n'a cependant pas la prétention de donner une description complète de la structure et des fonctions de l'oreille; on verra que nous n'avons abordé le domaine de l'anatomie et de la physiologie qu'autant qu'il était nécessaire pour l'élucidation de la pathologie et du traitement.

Et maintenant, après vingt ans de travail, arrivé à l'achèvement de mon œuvre, je ne puis que regretter que le volume ne soit pas plus digne du sujet et de l'intelligence de la profession médicale à laquelle il s'adresse. Il ne me reste qu'à continuer de me consacrer à mes travaux. Et ainsi, tout en remerciant sincèrement les nombreux confrères du généreux concours qu'ils m'ont prêté en me fournissant la plus grande partie de mes moyens de recherche, je leur renouvelle l'autorisation de solliciter encore leur assistance.

Attaché depuis longtemps à un autre ouvrage, que j'intitulerai « *Iconographie pathologique de l'oreille,* » et pour lequel je possède déjà beaucoup de matériaux, j'en désirerais cependant bien davantage. Ainsi je dois dire que, depuis l'impression du présent volume, deux récents spécimens qui m'ont été envoyés par des médecins de province, ont élucidé deux séries entières des préparations de mon musée. (J'ai toujours grand plaisir à montrer cette collection à mes confrères.)

J'ai à peine besoin d'appeler l'attention sur les belles gravures de ce volume qui, à deux ou trois exceptions près, ont été dessinées sur bois, d'après nature, par M. Ford.

JOSEPH TOYNBEE, F. R. S.

TABLE DES MATIÈRES

CHAPITRE I.

Introduction.

CHAPITRE II.

L'oreille externe.

CHAPITRE III.

Le méat externe. — Son exploration.

CHAPITRE IV.

Le méat externe (*suite*).

CORPS ÉTRANGERS ET ACCUMULATIONS DE CÉRUMEN DANS LE MÉAT.

CHAPITRE V.

Le méat externe (*suite*).

LE DERME ET SES MALADIES.

CHAPITRE VI.

Le méat externe (*suite*).

POLYPES.

CHAPITRE VII.

Le méat externe (*suite*).

TUMEURS.

CHAPITRE VIII.

Membrane du tympan

STRUCTURE ET FONCTIONS.

CHAPITRE IX.

Membrane du tympan (*suite*).

CHAPITRE X.

Membrane du tympan (*fin*).

CHAPITRE XI.

Trompe d'Eustache.

CHAPITRE XII.

Caisse du tympan.

CHAPITRE XIII.

Cavité du tympan (*fin*).

CHAPITRE XIV.

Cellules mastoïdiennes.

CHAPITRE XV.

Maladies de l'appareil nerveux de l'oreille, produisant ce qu'on appelle habituellement la « surdité nerveuse ».

CHAPITRE XVI.

Maladies de l'appareil nerveux (*fin*).

CHAPITRE XVII.

Affections malignes de l'oreille.

CHAPITRE XVIII.

Surdi-mutité.

CHAPITRE XIX.

FIN DE LA TABLE.

INDEX ALPHABÉTIQUE

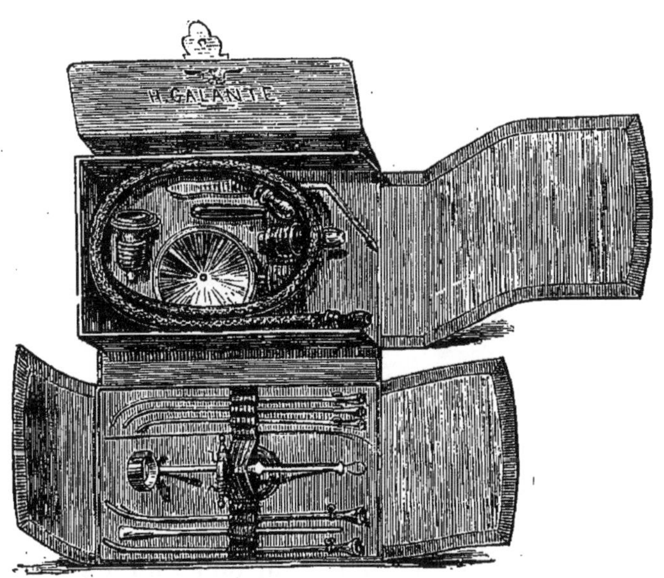

Trousse pour auriste, contenant : un miroir réflecteur ; trois spéculums (argent) ; une pince coudée ; un tube autoscope ; un serre-nœud de Wilde ; trois sondes d'argent pour la trompe d'Eustache ; trois stylets de baleine ; une canule auriculaire, de caoutchouc.

Tous les instruments décrits dans cet ouvrage se trouvent chez M. H. Galante, fabricant, 2, rue de l'Ecole-de-Médecine, Paris.

On peut se les procurer soit isolément, soit réunis en boite de composition analogue à celle du docteur Duplay.

MALADIES DE L'OREILLE

CHAPITRE PREMIER.

Introduction.

La négligence de l'étude de l'anatomie morbide de l'oreille est la cause de notre ignorance en otiatrique. — Mode d'investigation des maladies de l'appareil auditif. — Méthode de dissection de l'oreille.

En manière d'introduction à cet ouvrage sur les maladies de l'oreille, qu'il me soit permis de faire observer que la grande masse des médecins ont eu jusqu'à présent beaucoup trop le tort de considérer ce sujet comme une lacune dans la science médicale et, comme le dit M. Wilde dans l'introduction de son remarquable traité sur la « Chirurgie auriculaire », les médecins affirment trop facilement que « l'on ne sait rien des affections de l'organe de l'ouïe ; » beaucoup, considérant les difficultés qui accompagnent les recherches sur ce sujet comme insurmontables, en ont tacitement abandonné la poursuite. Cependant si nous étudions avec attention l'histoire de la naissance et des progrès de la chirurgie de l'oreille, comme branche distincte de la chirurgie scientifique, une des causes principales du discrédit dans lequel cette spécialité est tombée, peut être attribuée à la négligence de la pathologie de l'appareil auditif, négligence qui amena évidemment aussi l'ignorance qui a régné à l'égard de la structure et des fonctions de quelques-unes de ses parties les plus importantes.

La question est cependant de savoir si les difficultés inhérentes à l'otiatrique sont de nature à l'empêcher d'être aussi parfaitement comprise que les autres branches de la chirurgie. Quelques médecins ont résolu cette question par l'affirmative en s'appuyant sur la situation profonde et cachée de la plus grande partie de l'appareil et sur l'extrême complication de sa structure. Mais il est certain que l'organe de l'ouïe n'est pas aussi éloigné de la vue que le sont plusieurs autres (le cœur, par exemple) dont les maladies nous sont très-clairement connues, et que sa structure n'est pas plus compliquée que celle de l'œil. Le résultat de ma propre expérience, aussi bien, je pense, que celle des personnes qui ont suivi attentivement ma pratique à l'hôpital de Sainte-Marie, est que les maladies de l'oreille ne sont pas plus difficiles à diagnostiquer ni plus difficiles à soigner que les affections de l'œil, des jointures où à peu près de tout autre organe que l'on pourrait citer.

Aussitôt que mon attention fut dirigée sur l'étude des maladies de l'oreille, je résolus de poursuivre les recherches sur la pathologie de l'organe. Depuis ce moment jusqu'à présent, j'ai fait environ 2,000 dissections ; et s'il est manifeste que ce nombre est petit en comparaison de ce qu'il faudrait pour l'élucidation complète de ce sujet, il me semble cependant qu'il y a là une base assez solide pour édifier un système rationnel de chirurgie aurale.

Sachant combien il est difficile de se procurer les pièces pathologiques des personnes sourdes qu'on a examinées pendant la vie et dont on a pris les observations, je me déterminai immédiatement à disséquer toutes les oreilles que je pourrais rencontrer, afin de m'assurer des conditions morbides auxquelles l'organe de l'ouïe est le plus souvent exposé ; mon but était de poser ainsi le premier échelon en déterminant quelque chose de l'anatomie morbide de l'oreille, avant d'en venir aux considérations pathologiques. Le résultat de mes investigations établit ce fait général que l'existence de quelques-unes des plus importantes affections de l'oreille n'avaient même pas été soupçonnées. Après m'être ainsi avancé assez loin dans l'anatomie morbide de l'oreille, je m'occupai ensuite de sa pathologie. Mon procédé consista d'abord à rechercher des renseignements dans l'historique des malades dont les oreilles furent trouvées altérées ; secondement à disséquer les oreilles de personnes atteintes de surdité que me procuraient mes confrères en comparant les apparences morbides observées avec les notes jointes à chaque cas, et troisièmement à profiter pendant quelques années de l'occasion que j'avais d'inspecter tous les sourds d'une institution contenant plus de 2,000 individus, prenant leurs observations et disséquant ensuite les oreilles de ceux qui venaient à succomber. Grâce à ces moyens et aux facilités que j'ai trouvées dans les institutions publiques auxquelles j'ai été attaché de poursuivre *post mortem* les observations des malades soignés par moi, j'ai pu dans bien des cas comparer les symptômes observés pendant la vie, les apparences de l'organe et l'historique du cas, avec les altérations morbides trouvées après la mort.

Mode d'investigation des maladies de l'oreille. — Le plan que voici, destiné à découvrir toutes les particularités importantes nécessaires au chirurgien qui essaie de diagnostiquer une affection de l'oreille, a été suivi par moi pendant bien des années. Il ne demande ni beaucoup de temps ni beaucoup de travail; et, comme il est bon qu'il soit observé par tous les médecins qui étudient le sujet, je vais le décrire en détail.

I. L'âge et l'occupation du malade.

II. L'état de la santé, le tempérament, la condition du pouls, etc.

III. Noter les parents sourds que pourrait avoir le malade.

IV. L'historique de la maladie ; sa durée ; la cause supposée.

Symptômes antérieurs. — Savoir s'il y a eu des douleurs d'oreilles ou dans la tête. — *Marche :* rapide ou lente; la maladie a-t-elle procédé par paroxysmes soudains, ou par degrés insensibles?

Symptômes actuels. — Y a-t-il douleur, bourdonnement, écoulement ; degré d'acuité de l'ouïe pour la conversation ; le malade exige-t-il qu'on lui parle distinctement dans l'appartement, à la distance d'un mètre (yard, 0m,90) ou tout près de l'oreille ; quel côté est le plus malade? — *Causes aggravant la surdité :* un rhume, un temps froid ou humide, fatigue corporelle ou excitation mentale, l'acte de la mastication. — *Causes qui l'améliorent :* meilleure santé ; air sec ; un rhume, le temps froid ou chaud.

V. Résultat de l'examen.

Oreille droite. Distance à laquelle la montre est entendue [1].

Méat (en anglais, Meatus *canal*), signifie conduit auditif, et ja-

[1] Le médecin s'assurera de la distance à laquelle sa montre est ordinairement entendue par des personnes dont l'ouïe est supposée parfaite. La distance de l'audition de ma propre montre est d'environ 3 pieds (0m,90). L'exploration doit se faire en approchant graduellement la montre de l'oreille, et non en l'éloignant.

mais orifice de ce conduit, comme en français. Quantité et condition du cérumen, état du derme et de la paroi osseuse.

Membrane du tympan. — Surface terne ou brillante, transparente ou opaque; état du triangle lumineux ; est-elle plus ou moins concave qu'à l'état normal ?

Trompe d'Eustache. — Entend-on au moyen de l'otoscope l'air entrer naturellement dans la caisse, pendant la déglutition, le nez et la bouche étant fermés ; l'entend-on pénétrer naturellement dans le tympan pendant l'expiration forcée, avec le nez et la bouche fermés ?

Oreille gauche, idem. — État de la membrane muqueuse pharyngienne.

VI. Traitement antérieur.

VII. Diagnostic.

L'énumération de tous les points à remplir pourrait faire croire que l'emploi de cette méthode doit gêner considérablement une pratique active, mais il n'en est rien, grâce aux nombreuses abréviations que l'on peut employer. Prenons pour exemple le cas suivant :

F. R., 43 ans, architecte. S (santé) : passable, mais sujet aux maux de gorge. P.S. (parents sourds) : Un frère et une sœur ont été sourds pendant leur jeunesse, mais se rétablirent complétement avant d'avoir atteint l'âge de 20 ans.

H. (Historique) : Étant enfant, a eu de l'otalgie, suivie souvent de surdité et quelquefois d'un écoulement des deux oreilles. Plus tard les douleurs d'oreille cessèrent ; mais il a toujours été sujet depuis à des attaques de surdité, qui survenaient ordinairement pendant un rhume et duraient de deux à plusieurs semaines. Pendant ces attaques, le pouvoir auditif était tellement diminué qu'il ne pouvait entendre qu'une voix forte et encore à la distance d'un demi-mètre. Chaque attaque disparaissait habituellement à l'arrivée soudaine d'un craquement dans l'oreille. L'attaque actuelle est survenue il y a six mois, à la suite d'un mauvais rhume ; elle a été légèrement soulagée en une ou deux occasions, mais l'infirmité revint rapidement. En ce moment, il faut lui parler à voix forte à un mètre des oreilles ; et le malade éprouve un tintement perpétuel avec une sensation de pression dans ces organes et comme un poids dans la tête. T. A. (traitement antérieur).

Application de glycérine dans le méat ; injections d'eau chaude, vésicatoire derrière les oreilles ; cathétérisme des trompes d'Eustache ; *douches* auriculaires ; le tout sans le moindre bénéfice. O.D. (oreille droite). M.E. (méat externe). Cérumen de quantité et de consistance normales. M.T. (membrane du tympan). Surface externe vitreuse ; le triangle lumineux plus allongé qu'à l'état normal et quelque peu strié ; membrane de couleur plombée et beaucoup plus concave qu'à l'ordinaire. T. E. (trompe d'Eustache). On n'entend pas entrer l'air pendant l'acte de la déglutition, ni pendant l'expiration forcée, le nez et la bouche étant fermés ; le malade n'éprouve alors aucune sensation dans les oreilles et l'on ne voit point la M.T. se mouvoir pendant ces opérations. D.A. (distance de l'audition) au contact. O.G. (oreille gauche) ; comme la droite, excepté que la M.T. est un peu opaque. La montre ne s'entend que pressée sur l'oreille.

La muqueuse pharyngienne est rouge et spongieuse et beaucoup plus épaisse qu'à l'état normal : les deux amygdales sont légèrement hypertrophiées.

D. (diagnostic). Occlusion de l'orifice guttural des deux trompes d'Eustache par suite de l'hypertrophie de la membrane muqueuse. Les raisons sur lesquelles repose ce diagnostic sont :

1° L'historique du cas, la constitution du malade, les attaques semblables auxquelles ont été soumis le frère et la sœur et surtout les brusques accès de surdité à la suite d'un rhume et leur disparition soudaine après un craquement, ce dernier tenant à la brusque rentrée de l'air dans la cavité tympanique et au retour de la M.T. à sa position naturelle.

2° L'exagération de la concavité de la membrane du tympan, ce qui prouvait qu'il y avait très-peu d'air dans la caisse, en même temps qu'il était impossible d'attribuer cette concavité à aucune autre maladie. Le motif qu'on avait de placer le siége de l'obstruction à l'orifice guttural, et non à l'orifice tympanique, était ce fait que la M. T. était translucide d'un côté et seulement un peu opaque dans l'autre oreille ; tandis qu'une inflammation assez intense pour causer l'obstruction de l'orifice tympanique de la trompe, se serait nécessairement accompagnée d'un épaississement considérable de la muqueuse qui tapisse la face interne de la M. T. et aurait produit une grande opacité.

3° La condition de la muqueuse pharyngienne et le résultat de l'exploration de la trompe à l'aide de l'otoscope.

T. (traitement). — Le but à atteindre était de ramener la membrane muqueuse recouvrant l'orifice guttural des trompes à la condition normale, de telle sorte que les muscles fussent capables d'ouvrir cet orifice. Pour y arriver, on toucha avec la pierre infernale la membrane muqueuse du pharynx deux fois par semaine concurremment avec l'emploi d'un gargarisme astringent; à l'intérieur, tous les soirs, de légères doses de quinine et de coloquinte. En même temps l'on conseilla de frotter chaque jour la surface du corps avec une serviette trempée dans l'eau froide et l'on recommanda beaucoup d'exercice à pied.

Ce traitement amena une légère amélioration dans le cours de la première semaine ; dans le cours de la deuxième un craquement se fit entendre dans l'oreille droite et fut suivi d'une parfaite restauration de l'ouïe de ce côté, on entendit alors l'air entrer, après un léger effort ; mais il ne pénétrait pas encore pendant l'acte de la déglutition[1]. Au bout d'un jour ou deux, l'oreille gauche s'améliora aussi beaucoup, sans devenir aussi bonne que la droite. Ce qu'on peut attribuer à l'état d'épaisissement de la membrane muqueuse du tympan de ce côté.

Maintenant le cas que nous venons de citer peut servir de type pour un grand nombre des cas que l'on rencontre dans la pratique de la chirurgie aurale. C'est-à-dire que le plus souvent, en donnant une attention convenable à l'historique, avec un examen suffisant de l'organe, le médecin peut arriver à un diagnostic assez exact. On a demandé souvent, comment est-il possible de diagnostiquer entre l'ankylose de l'étrier et la surdité nerveuse, deux cas où il peut n'y avoir aucune lésion apparente de l'organe de l'ouïe ? Mais l'histoire de l'origine et des progrès des cas, la nature de la constitution des malades et les symptômes des maladies suffisent parfaitement pour éloigner toute difficulté sur ce point. Il y a plus, on peut arriver à en savoir assez d'après l'historique d'une affection pour être en état de faire un diagnostic assez exact

[1] Dans les mouvements de déglutition l'air n'est pas poussé dans la caisse, au contraire, il se produit une aspiration qui raréfie l'air tympanique ; c'est la sortie de cet air qu'on entend à l'otoscope. (Voir Notes de Hinton, à la fin du volume.) *(Note du trad.)*

sans l'examen oculaire. Ainsi, dans le cas ci-dessus, je savais à quoi m'en tenir relativement à la nature du mal avant tout examen objectif. D'autre part, la condition de la trompe d'Eustache doit être connue d'après l'état de la membrane du tympan. Quand ce tube est obstrué, l'air contenu dans la cavité tympanique disparaît en partie, dans l'espace de quelques heures, par résorption ou par exosmose. L'effet de cette disparition partielle de l'air de la caisse est que la M. T. est attirée en dedans et qu'elle devient très-concave extérieurement ; or, bien que cette condition particulière de la M. T. se rencontre dans d'autres maladies de l'oreille, l'historique de ces dernières diffère de celui de l'obstruction simple de la trompe d'Eustache.

Mon but, en citant le cas précédent, a été de montrer qu'après avoir recueilli avec soin les antécédents d'un cas et avoir fait l'examen complet de l'organe, il n'est généralement pas très-difficile d'arriver à un diagnostic assez exact.

Méthode de dissection de l'oreille. — Pour terminer ces observations préliminaires, je donnerai quelques conseils sur la manière d'enlever et de disséquer le rocher.

La méthode la plus simple d'enlever les oreilles pour les disséquer consiste d'abord à scier le crâne suivant la manière ordinaire, puis d'emporter simultanément les deux rochers, au moyen de deux sections verticales transverses l'une en avant, l'autre en arrière de ces os. La section antérieure doit passer suivant une ligne un peu antérieure aux apophyses clinoïdes antérieures et la postérieure suivant une ligne coupant les apophyses mastoïdes dans leur tiers postérieur. Au moyen de cette double section, l'extrémité en forme de trompe de chacun des tubes d'Eustache, une portion de la membrane muqueuse du pharynx et la totalité des deux rochers peuvent être enlevées en même temps que les apophyses mastoïdes. Le désavantage de ce procédé est de défigurer le sujet par suite de la chute de la face. Pour éviter cet inconvénient, on peut enlever les oreilles d'une autre manière ; les deux rochers seront enlevés séparément comme il suit : — Le crâne scié, il faut faire de chaque côté une section antérieure sur la même ligne que dans la méthode précédente, mais sans dépasser en dedans la partie externe du corps du sphénoïde, puis on fait la section postérieure de chaque côté, comme dans le premier procédé, en ayant soin de ne pas aller au delà de l'apophyse basilaire de l'occipital. Ces deux sections se feront à l'aide de la scie ou avec le ciseau et le marteau ; il reste à séparer le sommet des rochers du sphénoïde et de l'occipital et à tirer en dehors chacun des rochers (l'oreille externe et la peau ayant été détachées et rabattues en bas) en ayant soin, à l'aide du scalpel enfoncé profondément, d'enlever autant de parties molles que possible. Avec ce second procédé, il est assez difficile d'enlever la totalité de la portion gutturale de la trompe ; pourtant, avec un peu d'attention, on peut y arriver, surtout si les sections terminales destinées à détacher le rocher du sphénoïde et de l'occipital sont dirigées obliquement de haut en bas et en dedans. L'organe de l'ouïe enlevé, on procédera à sa dissection de la façon suivante : — Le nerf auditif, dans son conduit, sera examiné avec attention, après avoir au préalable observé l'état de la partie cérébrale d'où partent la portion dure et la portion molle de la 7e paire de Willis (nerfs auditif et facial). Après s'être assuré des dimensions du méat externe en faisant tomber dans l'intérieur de ce conduit une forte

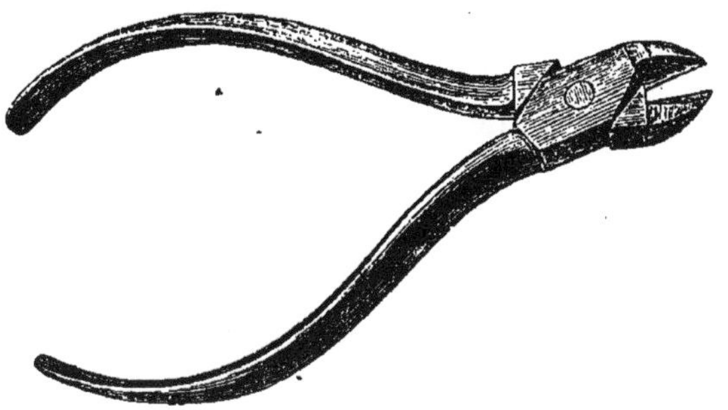

Fig. 1.

lumière, on enlèvera sa paroi antérieure à l'aide de la pince incisive, fabriquée par MM. Ash (de Broad-Street, Golden-Square) ; on notera l'état de l'épiderme, des glandes cérumineuses, du cérumen, du derme, du périoste et de l'os. Vient ensuite l'examen de la surface externe de la M. T. ; de ses lames épidermoïde et dermoïde ; de son degré de tension et de la quantité de mouvement dont jouit le marteau en le pressant avec une pointe fine. Puis on s'assurera de la condition de la portion gutturale de la trompe, on ouvrira la partie cartilagineuse avec des ciseaux, et la portion osseuse à l'aide de la pince incisive. Cette dernière opération met à découvert le muscle tenseur du tympan ; il faut en examiner la structure, et, s'il paraît altéré, en soumettre des fragments à l'inspection microscopique. La paroi supérieure du tympan sera alors enlevée avec la pince incisive, en prenant bien garde de ne point déplacer ni désunir l'enclume et le marteau, qui se trouvent immédiatement au-dessous. La caisse mise à découvert, on tirera le muscle tenseur du tympan pour voir l'étendue du mouvement qu'il imprime à la M. T. et aux osselets. Cela fait, on touchera avec une pointe fine l'enclume et l'étrier afin de constater leur degré de mobilité ; il faut aussi appuyer sur le tendon du muscle de l'étrier. Puis on s'assurera de la condition de la membrane muqueuse du tympan et des cellules mastoïdiennes et l'on notera toutes les particularités de la caisse, l'existence de brides et d'adhérences, etc.—Reste la partie la plus délicate de la dissection, c'est-à-dire, celle de l'oreille interne. On mettra à nu les cavités du vestibule et du limaçon, en enlevant une petite portion de leurs parois supérieures. Avant d'atteindre le vestibule, on coupera en travers et on enlèvera le canal semi-circulaire supérieur, le canal membraneux sera extrait et examiné. Les cavités du vestibule et du limaçon ouvertes, il est bon de voir si la quantité de la périlymphe est naturelle, aussi bien que sa couleur et sa consistance. Après avoir observé la surface externe du labyrinthe membraneux, on l'ouvrira pour découvrir l'endolymphe et l'otoconie et réserver une portion de toutes ces parties pour l'examen microscopique. Cela fait, on mettra à nu les deux canaux semi-circulaires membraneux restants, et on examinera avec soin les rapports de la base de l'étrier avec la fenêtre ovale. Pour terminer, il reste à enlever des portions de la lame spirale, à les examiner au microscope; à mettre à nu, en suivant le trajet de la rampe tympanique, la face interne de la membrane de la fenêtre ronde. Le seul organe qui reste alors à examiner, c'est le muscle de l'étrier; pour le mettre à découvert, on suivra le trajet de l'aqueduc de Fallope, commençant au trou stylo-mastoïdien, jusqu'à ce qu'on soit arrivé à la base de l'éminence pyramidale qui contient le muscle.

CHAPITRE II.

L'oreille externe.

Observations anatomiques. — Usage de l'oreille externe. — Effet de l'absence de l'oreille externe (observations). — Observations pathologiques. — Malformations de l'oreille externe avec absence du méat externe (observations). — Oreilles surnuméraires. — Maladies inflammatoires. — Érysipèle chronique. — Eczéma chronique. — Kystes. — Tumeurs. — Dépôts. — Cancer.

OBSERVATIONS ANATOMIQUES. — L'oreille externe est assez communément décrite comme une portion du conduit auditif externe. Cependant ces deux divisions de l'oreille offrent des particularités de structure, de fonctions et de maladies qui font trouver de l'avantage à les considérer séparément. L'oreille externe, en comprenant sous ce nom toutes les parties de l'organe extérieures au méat, est située entre l'articulation de la mâchoire inférieure et l'apophyse mastoïde, et se compose d'une base fondamentale, cartilage élastique, et d'une enveloppe cutanée, réunies entre elles par un tissu cellulaire ferme. A la face extérieure de l'oreille, la peau est si intimement unie au cartilage qu'il est difficile de les séparer ou même de les mouvoir l'un sur l'autre. La peau de l'oreille se trouve si abondamment pourvue de vaisseaux sanguins, qu'une pièce sèche que je possède, injectée à la colle et au vermillon, offre, à première vue, l'apparence d'une masse de matière colorante qu'un examen minutieux montre dépendre de la quantité des vaisseaux qui forment partout un réseau très-serré. Le lobule de l'oreille consiste en un repli de la peau renfermant du tissu cellulaire et une petite proportion de matière adipeuse. Le cartilage présente extérieurement plusieurs dépressions et saillies ; il forme la conque, cette large concavité dirigée obliquement en dehors et en avant et limitée antérieurement par la saillie triangulaire appelée tragus, qui regarde obliquement en dedans et en arrière, en face de la conque. En arrière et un peu au-dessous du tragus est l'antitragus. A partir de ce dernier, s'élève l'anthélix, qui forme la saillie curviligne et arrondie de l'oreille externe et se subdivise en haut et en avant en deux branches dont l'inférieure, plus saillante, se termine sous l'hélix par laquelle elle est cachée ; tandis que la branche supérieure est très-arrondie et semble comme la continuation de l'anthélix. Entre ces deux branches est une fossette, appelée fossette innominée ou fossette de l'anthélix. L'hélix est l'ourlet arrondi qui constitue la limite postérieure et supérieure de l'oreille ; il commence dans la cavité de la conque, qu'il divise en deux portions inégales, l'inférieure plus grande que l'autre, et passe obliquement en avant et en haut au-dessus du tragus, puis, se recourbant en arrière et en bas, il se continue inférieurement avec le lobule. Au-dessus du tragus, l'hélix se compose ordinairement d'une bande aplatie de cartilage, dont la surface interne repose sur la branche inférieure de l'anthélix et la partie supérieure de la conque. Cette disposition de l'hélix abrite la partie du tégument située au-dessous d'elle du contact de l'air et la cache à la vue. Cette partie a besoin d'être bien nettoyée et maintenue sèche, surtout chez les enfants. Chez quelques personnes, l'hélix manque ; et, dans certains cas de malformation, l'oreille externe est dépourvue de cartilage.

Usage de l'oreille externe. — On a émis des opinions opposées relativement à l'influence de l'oreille externe sur le pouvoir auditif. Itard disait qu'elle ne servait à rien, tandis que d'autres ont pensé qu'elle était très-utile pour recueillir les ondes sonores et les transmettre au méat. Richerand dit qu'on peut l'enlever sans amener la surdité : « Pendant quelques jours après l'ablation, l'ouïe est un « peu dure, mais l'infirmité diminue graduellement, l'accroisse- « ment de sensibilité du nerf auditif compensant l'imperfection de « l'appareil organique. » Le docteur Hennen cite un cas qu'il a vu, où le pavillon de l'oreille avait été complétement emporté par un coup de canon, sans que l'ouïe eût rien perdu de son acuité. Wepfer rapporte un cas de destruction de l'oreille externe par l'ulcération, sans que le pouvoir auditif fût diminué. Itard dit : « Tout « s'accorde à prouver que chez l'homme le pavillon est absolument « inutile ; l'ouïe ne se trouve aucunement altérée à la suite de son « ablation ; j'ai eu l'occasion de m'en assurer d'une manière très-

« positive » (*Traité des maladies de l'oreille*, t. I, 1821.) Il reconnaît que cette opinion est opposée à celle de divers anatomistes, parmi lesquels peuvent être cités Valsalva et Haller qui disent positivement que, bien que la perte de l'oreille externe ne produise pas la surdité, elle s'accompagne toujours d'un affaiblissement de la puissance de l'ouïe. Leschevin prétend aussi que ceux qui ont perdu le pavillon de l'oreille ou qui l'ont naturellement trop aplati ou mal configuré, ont le sens de l'ouïe moins fin (Cooper's *Surgical Dict.*, 7e édition, p. 469).

L'examen détaillé des cas d'après lesquels on a déduit les fonctions de l'oreille externe prouve que l'on n'a pas fait des expériences assez soignées pour trancher la question. Dans les exemples où l'on note une diminution de l'ouïe, la condition des autres parties de l'organe n'est point mentionnée ; et dans ceux où il est dit que les malades entendaient parfaitement, on ne s'est pas assuré d'une manière rigoureuse du pouvoir auditif ; et il ne paraît pas qu'on ait pris les soins nécessaires pour s'assurer si ce sens supposé parfait ne devait pas son intégrité à l'organe resté intact. Aussi suis-je heureux de pouvoir donner une observation où ces particularités se trouvent notées soigneusement.

Observation. *Absence du pavillon de l'oreille droite.* — W. B., matelot, 33 ans. Toute la partie supérieure du pavillon droit est absente. L'antitragus reste, avec une partie du tragus, de dimensions à peu près égales au premier ; au-dessous d'eux pendent les débris du lobule coupé obliquement en bas et du côté du cou. Il raconte que c'est un autre matelot qui lui a emporté l'oreille avec les dents dans l'une des îles des Navigateurs ; mais l'état des parties indique plutôt une ablation à l'aide d'un instrument tranchant. Or, le blessé revenait de Californie, où on avait l'habitude de couper l'oreille droite aux voleurs. Désirant vivement retourner en Californie, il était peu soucieux d'y reparaître sans son oreille droite et venait en conséquence me demander de l'aider à lui procurer une pièce artificielle. Ses cheveux très-longs cachaient entièrement l'oreille restante et empêchait qui que ce fût de s'apercevoir de son infirmité. Mais les longs cheveux étaient chose suspecte en Californie ; porter les cheveux courts autour des oreilles était dans ce pays non-seulement une affaire de mode, mais un point absolument essentiel aux gens comme il faut. En examinant le blessé, je vis que les deux méats contenaient du cérumen ; après l'extraction de ce produit à l'aide de la seringue, B. entendit la montre également bien des deux côtés, à la distance de $0^{m},60$; et des épreuves faites avec soin me rendirent incapable de découvrir aucune différence entre la puissance auditive des deux oreilles. J'adressai ce malade à l'ingénieux M. Rein qui lui procura, je n'en doute point, ce qu'il demandait.

Observations pathologiques. — Les deux classes de maladies de l'oreille externe pour lesquelles on recherche l'assistance du chirurgien sont : 1° les malformations et 2° les diverses espèces d'inflammation ; on peut y ajouter les cas de kystes et de tumeurs qui sont toutefois relativement rares.

I. *Les malformations de l'oreille externe* coexistent généralement avec l'absence partielle ou totale du méat externe ; mais comme l'état de l'oreille externe attire ordinairement tout d'abord l'attention, je considérerai ici les deux conditions simultanément. Quelquefois le tragus est poussé en arrière et en dedans de manière à fermer le méat ; dans un cas semblable, le malade doit porter habituellement un petit tube d'argent ou se faire exciser une portion du tragus. Une malformation beaucoup plus sérieuse, et malheureusement elle n'est pas très-rare, consiste dans l'absence du cartilage du pavillon, conjointement avec le méat externe ; ces parties ne se trouvent représentées que par une ou plusieurs duplicatures molles et informes du tégument, parfois même il n'existe aucun vestige du méat ou du pavillon.

L'attention du chirurgien est appelée sur les cas de malformation de l'oreille externe, pour qu'il puisse donner son opinion, dans le cas d'enfants nouveau-nés, sur le degré d'ouïe qu'ils pourront posséder ; ou, quand des enfants atteints de la sorte grandissent avec une certaine faculté auditive, pour décider si une opération offrirait quelque chance avantageuse ; et enfin pour faire tout ce qu'il est possible afin d'atténuer la difformité résultant de l'absence partielle du pavillon.

M. S. Cooper (*loc. cit.*, p. 470) dit avoir vu un enfant qu'on montrait à Londres, comme curiosité, chez qui il y avait absence complète des deux pavillons et où l'on ne voyait aucune trace des conduits auditifs. Malgré cela, l'enfant « entendait bien, bien « que le sens fût certainement obtus et imparfait. »

Ce cas ne paraît pas avoir été examiné avec soin et l'on ne dit pas si la présence de quelque conduit auditif pouvait se découvrir à travers les téguments. Si l'on en juge d'après les exemples analogues qui seront cités, il est très-probable que le méat faisait complétement défaut.

Fritelli et Overteuffer sont aussi cités par Cooper, comme ayant vu des cas d'absence totale du pavillon. Le premier dit que la physionomie de l'enfant ressemblait à celle d'un singe et le dernier rapporte que son malade entendait très-bien. Dans certains cas, le pavillon est déformé sans aucune anomalie du méat ni du tympan ; mais, règle générale, les malformations de l'oreille externe s'accompagnent d'un développement défectueux du méat et de la cavité tympanique.

Ce sujet a été examiné avec soin par le professeur Allen Thomson, qui a publié une notice de plusieurs cas de malformations de l'oreille externe et d'expériences sur l'état de l'ouïe chez les personnes atteintes de ces anomalies (*in the Edinburgh journal of medical science*, for april 1847) à laquelle se trouve joint l'exposé, fait par moi, de la dissection d'un exemple semblable de malformation. Il ne me paraît y avoir dans la science que trois dissections de ce genre ; l'une est décrite par le professeur Jœger, d'Erlangen, la deuxième se trouve au muséum de l'Université d'Édimbourg, et la troisième a été faite par moi, à la sollicitation de la Société pathologique de Londres, devant laquelle elle fut portée par le docteur Lloyd. Dans les deux premiers exemples, une seule oreille était affectée. « Dans les deux (je cite le docteur Thomson) le labyrinthe paraît être tout à fait normal ; la cavité du tympan et « la partie osseuse de la trompe d'Eustache existent, mais beaucoup plus petites qu'à l'état normal. La chaîne des osselets diffère « essentiellement de la structure naturelle, s'unissant, dans l'un « des cas, en une pièce simple et droite, et présentant par conséquent la plus grande analogie, au point de vue de la forme et de « l'apparence, avec la columelle des oiseaux ou des reptiles. La « déviation la plus frappante qu'offre l'os de la forme normale consiste dans l'oblitération complète du méat externe, qui semble se « lier avec l'absence de cette portion de l'os temporal qui forme « l'anneau tympanique et le côté inférieur du canal osseux du « méat et l'extension en arrière de la portion articulaire du tempo-

« ral au double de sa largeur naturelle. Il y a donc absence totale « de ce qu'on peut appeler l'os tympanique ou ce qui forme la « partie postérieure non articulaire de la cavité glénoïde de l'os « temporal, intermédiaire entre la fissure de Glasser et la crête « vaginale de l'apophyse épineuse. Si cette partie de l'os manquait « simplement, la cavité du tympan resterait librement ouverte en « dessous ; mais sur les deux pièces que nous décrivons en ce « moment, cette cavité semble fermée par l'extension anormale de « la portion glénoïde ou articulaire de l'os en arrière. » En repassant les cas cités par lui et les comparant avec les résultats de l'autopsie, le docteur Thomson arrive à conclure que les points les plus saillants de la déviation de la forme et de la strcture naturelles sont les suivants : « 1° le développement incomplet de la « partie tégumentaire de l'appareil, c'est-à-dire du pavillon et de « la partie externe du méat ; 2° l'absence de l'anneau de la M. T. et « de la partie osseuse du méat, conséquence de l'arrêt de dévelop- « pement de l'os tympanique ou d'une partie de la structure qui, « chez les animaux inférieurs, porte ce nom ; 3° l'état défectueux de « la cavité du tympan et de la chaîne des osselets ; 4° parfois l'irré- « gularité ou le manque de développement des portions malaire, « palatine ou maxillaire de la face. » Ma propre dissection fut soumise à la Société pathologique en 1847 ; les deux oreilles étaient également affectées. L'oreille externe consiste en un repli de la peau, ressemblant beaucoup sous le rapport de la forme et du volume au lobe naturel, mais dirigé en avant, de manière que la surface concave, qui d'ordinaire regarde en dehors, s'applique directement à la surface de la tête et cache le tragus qui est un peu plus petit qu'à l'état normal. Il existe deux orifices à la partie supérieure de la surface interne de l'appendice et un à la partie postérieure ; ce sont les ouvertures de follicules muqueux. Le méat externe fait complétement défaut et une légère dépression des téguments est le seul indice de sa position ordinaire. L'ablation des téguments ne fit découvrir ni méat ni M. T.; à leur place, se trouve un méplat osseux, qui présente deux fissures, l'une très-étroite et se dirigeant en avant, l'autre de $0^m,006$ ou $0^m,008$ de longueur et

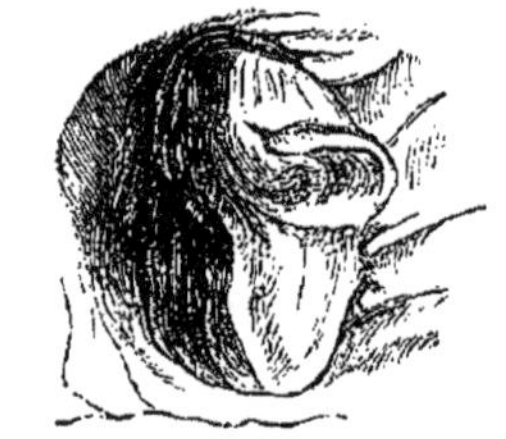

Fig. 2. — Pavillon mal formé d'un enfant.

de $0^m,001$ à $0^m,00150$ de largeur, commençant à la partie antérieure et inférieure de la première, et se dirigeant en bas et un peu en arrière. Cette fissure est revêtue d'une membrane. L'anneau tympanique manque complétement, de telle sorte que les portions mastoïdienne et squameuse de l'os temporal ne sont séparées que par ces fissures, dont l'inférieure paraît représenter la fissure de Glasser et le méat externe réunis.

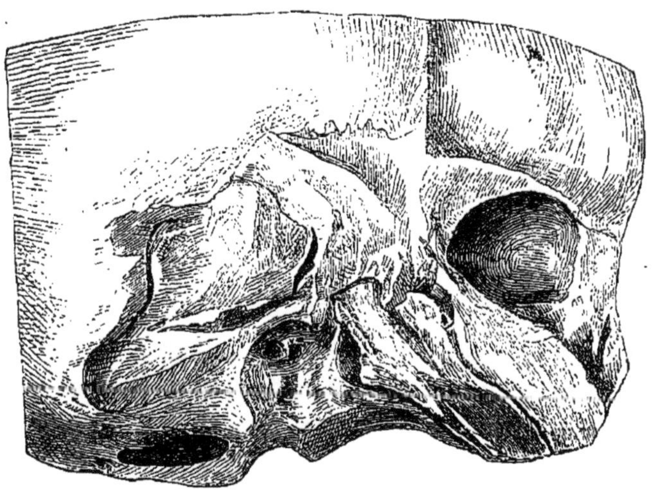

Fig. 3. — Conduit auditif externe rudimentaire d'un enfant sous la forme d'une fissure postérieure à l'apophyse condyloïdienne.

La membrane qui recouvre la fissure paraît être l'analogue de la M. T. L'apophyse zygomatique du temporal est représentée par une petite couche osseuse développée au milieu d'un ligament qui s'étend de la partie externe de la portion écailleuse à l'orbite; l'os malaire manque, la partie externe de l'orbite étant formée par un ligament unissant le maxillaire supérieur au frontal.

L'enlèvement de la membrane que nous venons de citer fit voir une cavité tapissée d'une membrane muqueuse; c'est évidemment la cavité du tympan, mais tellement inférieure à la capacité normale, qu'on dirait plutôt d'une simple fissure dans la substance de l'os. Elle mesure $0^m,004$ dans son diamètre vertical, $0^m,005$ d'avant en arrière et environ $0^m,001$ de dehors en dedans. Cette cavité contient deux os qui rappellent le marteau et l'étrier. Le premier se compose d'une courte apophyse dirigée en haut et d'un corps globulaire au-dessous, duquel part une autre apophyse se dirigeant en dedans ; mais il ne s'unit point avec l'étrier au-dessus duquel il est situé. L'étrier, au lieu de ses deux branches, a une apophyse aplatie en dessus et au-dessous et environ 0^{m},0015 de longueur; à l'extrémité interne s'attache la base, solidement fixée dans la fenêtre ovale, tandis que l'extrémité externe est légèrement atténuée et ne présente aucune surface articulaire. Au-dessus de l'étrier, et ayant une direction de haut en bas et en arrière, le facial se voit non entouré de tissu osseux, mais en contact avec la membrane muqueuse du tympan. Le muscle tenseur du tympan est dans son état naturel, de même que la trompe d'Eustache qui s'ouvre à la partie antérieure de la cavité tympanique. Le muscle de l'étrier est absent ; le nerf auditif, le limaçon, le vestibule et les canaux semi-circulaires paraissent normaux à tous égards.

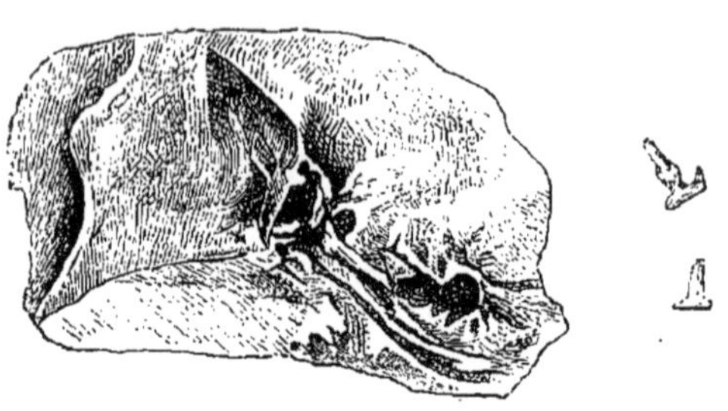

Fig. 4. — Cavité tympanique, avec la trompe d'Eustache, débouchant à sa partie postérieure et inférieure. Les deux osselets détachés l'un de l'autre se voient sur la droite du dessin.

L'état normal du labyrinthe pourrait amener le chirurgien à penser que les sujets atteints de cette difformité sont capables d'entendre quelques sons; mais l'absence du méat externe et de la M. T., l'état imparfait de la cavité tympanique, coïncidant avec un degré d'ouïe relativement considérable, voilà qui doit causer quelque surprise. Dans le cas suivant, il y a toute raison de supposer que la condition des oreilles ressemblait à celle que nous venons de détailler; cependant le sens de l'ouïe était beaucoup plus aigu que dans bien des exemples où l'oreille est parfaitement développée, mais dans lesquels il existe quelque épaississement de cette partie de l'appareil essentielle à l'audition.

Observation. *Malformation congéniale des deux oreilles, et absence du conduit auditif.* — Miss A. J., 22 ans, me consulta en 1851, sur la recommandation du docteur Théophile Thomson. A l'examen, un très-petit repli de tégument, renfermant une délicate portion de cartilage représentait chacun des pavillons. Le seul vestige du conduit auditif était, de chaque côté, une très-légère dépression, sous la partie inférieure de laquelle on sentait un os résistant. La malade entendait parfaitement quand on lui parlait à voix forte à 0m,30 de la tête et mieux encore lorsque la voix était dirigée sur le vertex. Elle a un léger embarras de la parole; la face est courte et de forme carrée; l'apophyse zygomatique ne paraît pas s'être développée. Quand elle essaie de faire une expiration forcée, le nez et la bouche fermés, elle éprouve un sentiment de pression dans les deux oreilles. Elle n'entend pas aussi bien quand elle est enrhumée. Trois mois auparavant, un chirurgien avait fait une incision cruciale sur la dépression du côté gauche, mais sans rencontrer de conduit auditif. La malade crut entendre un peu mieux pendant le temps que l'incision resta ouverte, mais il fut impossible de l'empêcher de se fermer. Je lui conseillai de ne point se laisser faire de nouvelles opérations et de se trouver contente de la faculté auditive dont elle jouissait. Elle mourut environ 2 ans plus tard, mais on ne put arriver à faire l'examen *post mortem*.

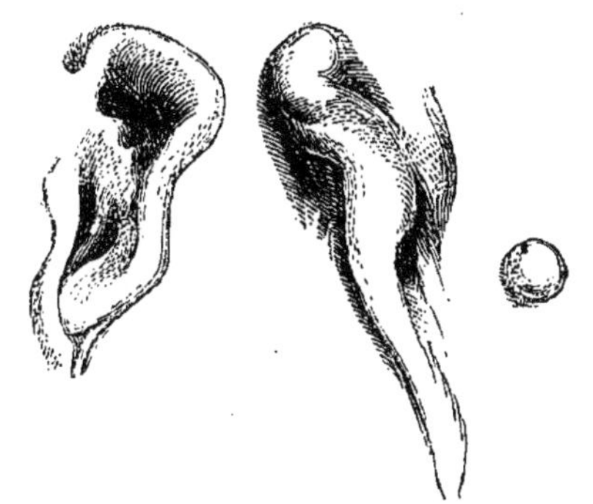
Fig. 5. — Oreilles rudimentaires.

Dans quelques exemples, il y a évidemment coexistence d'un développement anormal du labyrinthe, et les malades étaient complétement sourds de naissance; il est toutefois agréable au chirurgien de pouvoir assurer à la famille des enfants pour lesquels il peut être consulté que, en règle générale, il existe un développement de l'organe suffisant pour l'éducation de ces pauvres petits et pour les besoins ordinaires de la vie. Ainsi un des cas vus par le docteur Allen Thomson concernait un enfant qui était en état de faire des commissions pour son père, boucher. Il pouvait prendre part à la conversation de ses proches; un étranger, même, parvenait à s'en faire entendre en articulant lentement, distinctement et avec assez de force. Une jeune fille d'une intelligence restreinte en partie par suite de faiblesse, en partie par l'imperfection du sens de l'ouïe, comprenait néanmoins ce qu'on lui disait lentement et distinctement et répondait toujours par la parole. Les tentatives faites dans de semblables cas, pour améliorer l'audition, au moyen d'opérations, ont invariablement échoué; d'abord, parce qu'en règle générale il y a absence complète de méat et de M. T. et en second lieu par suite de l'impossibilité reconnue de maintenir béante l'ouverture des téguments. Dans la plupart des cas de difformité de l'oreille externe et du méat, on a observé une forme carrée particulière de la face, la mâchoire inférieure étant très-courte, assez souvent on trouve aussi une imperfection de la parole et de la déglutition. Ainsi sur un enfant d'un mois, que je vis en consultation avec M. Roberts, de Saint-John's Wood, en 1853, le conduit auditif faisait complétement défaut, et les pavillons n'étaient que partiellement développés; le menton était beaucoup plus rétracté qu'à l'état normal et il n'était pas rare de voir la régurgitation par le nez du contenu de l'estomac, pendant l'éructation.

Oreilles surnuméraires. — On a rapporté des cas où il existait plus de deux oreilles. Suivant M. Wilde, Cassebohm cite l'exemple d'un enfant pourvu de quatre oreilles; deux placées naturellement et les deux autres situées au-dessous au côté du cou; dans ce cas, il y avait deux rochers à chaque os temporal.

II. *Inflammations de l'oreille externe.*

Les deux espèces d'inflammation auxquelles le pavillon est exposé sont l'érysipèle et l'eczéma.

Erysipèle chronique. — Il est inutile de parler ici de la forme aiguë de l'érysipèle, puisque, au point de vue de la nature et du traitement, elle ne diffère en rien des localisations de cette même maladie sur d'autres points du corps. Quant à la forme chronique, elle mérite l'attention, à cause de la fréquence des ennuis qu'elle occasionne et de son caractère extrêmement lent. Elle prend quelquefois naissance sous la forme aiguë de la maladie et persiste souvent de nombreuses années. Peu à peu le pavillon s'hypertrophie et devient induré, le méat se ferme assez fréquemment, et l'oreille perd sa forme naturelle; sa surface devenant excessivement sensible. Cette affection se présente généralement chez les femmes au delà de la période moyenne de la vie.

Observation. — C. F., âgée de 49 ans, admise dans mon service au dispensaire de Saint-Georges et Saint-Jacques, en 1849. Elle se plaint d'une grande sensibilité des deux pavillons, que l'examen montre rouges et fort épaissis. La peau de l'oreille droite et le tissu cellulaire sous-jacent sont indurés, et le pavillon offre à peine la forme générale de l'organe naturel.

La santé de la malade était très-altérée. On lotionna l'oreille avec une solution de nitrate d'argent ($0^{gr},10$ pour 30 grammes) et l'on administra de douces préparations de fer. La sensibilité de l'organe céda graduellement à l'influence de ce traitement.

L'*eczéma chronique* comme l'érysipèle chronique se rencontre très-fréquemment chez les femmes au delà de 40 ans, chez lesquelles il existe quelque débilité de la constitution ; on le rencontre cependant souvent aussi chez les enfants. Il s'accompagne d'ordinaire d'une irritation extrême du pavillon qui offre une coloration rouge foncé et est souvent fort lisse et très-brillant. On voit des écailles épidermiques adhérer en quelques points, d'autres parties laissent exsuder un liquide clair. Parfois, surtout chez les adultes, le derme est hypertrophié et le pavillon perd son aspect naturel. Cette maladie négligée peut gagner le méat, dont la couche dermoïde rougit aussi et devient sensible, se tuméfie quelquefois, bien qu'il ne soit pas rare de ne constater aucune tuméfaction. Parfois l'épiderme se ramasse en quantité assez considérable pour obstruer le conduit et donner naissance à ces symptômes de compression de la M. T. dont nous parlerons plus particulièrement à propos des maladies du méat. Le traitement de l'eczéma chronique ressemble beaucoup à celui de l'érysipèle chronique. De fréquentes lotions d'eau tiède, avec des émollients, seront pratiquées dans les premières périodes de l'affection, quand la peau est très-sensible, et l'on protégera celle-ci du contact de l'air à l'aide de taffetas gommé ou de très-minces lamelles de caoutchouc vulcanisé, puis on recourra aux astringents modérés et, comme le recommande M. Wilde, on peut badigeonner la surface avec une solution de gutta-percha dans le chloroforme, répétant l'opération jusqu'à ce qu'on ait produit un revêtement complet, qu'il faut renouveler de jour en jour aussi souvent qu'il s'écaille. Il faut tenir la tête fraîche ; et, au lieu de recouvrir soigneusement les oreilles avec des couches de substance chaude, on les laissera exposées aussi librement que possible, évitant même les oreillers trop mous. Le méat sera fréquemment seringué à l'eau tiède, dans le but non-seulement d'éloigner l'épiderme mort et les produits de sécrétion, mais aussi de calmer l'irritation de la membrane dermoïde. Il faut éviter soigneusement d'introduire dans le méat des cure-oreilles et d'autres corps étrangers destinés à apaiser les démangeaisons du conduit ; dans le cas où celles-ci deviendraient trop pénibles, on pourrait recourir aux fumigations et aux injections chaudes. Dans les dernières périodes de l'affection, alors que le derme aussi bien que l'épiderme deviennent plus épais qu'à l'état normal, on peut employer l'onguent de zinc ou la pommade de nitrate de mercure. En addition aux applications locales, on emploiera les médicaments constitutionnels. Chez les adultes on doit surveiller tous les dérangements de l'économie, administrer des altérants et recommander grande attention au régime aussi bien que des exercices prolongés en plein air. Chez les enfants, il faut user avec encore plus de persévérance des remèdes constitutionnels, et, quand on remarque une tendance aux engorgements glandulaires, on recommandera avec avantage l'air de la mer ou la campagne.

Outre les deux espèces de désordres inflammatoires que nous venons de décrire, le pavillon est quelquefois sujet à une inflammation chronique dont le siége paraît être le cartilage ou son revêtement immédiat ; elle est caractérisée par une légère congestion et une extrême sensibilité à la pression. Le pavillon est aussi souvent le siége d'une inflammation chronique accompagnée d'excoriations ; mais des ablutions répétées à l'eau tiède et l'emploi de légers astringents amènent généralement la guérison.

III. *Kystes, tumeurs, dépôts et affection maligne.*

Kystes. — La seule espèce de kyste à laquelle l'oreille externe soit sujette, est celle produite par une effusion de sang entre le cartilage et les téguments. On la rencontre le plus souvent chez les aliénés ; et suivant mon ami le docteur Thurnam, of the Wilt county Asylum, qui a étudié particulièrement ce sujet et qui a bien voulu me faire part de son expérience sur ce point, on en rencontrerait aujourd'hui moins d'exemples qu'autrefois. Les raisons qu'il en donne, c'est que maintenant on emploie moins la violence personnelle que jadis. Quelques auteurs ont cru que cette maladie était spéciale aux aliénés ; mais c'est une erreur, car un sujet atteint de cette affection fut admis dans mon service à Saint-Mary's Hospital, en 1852, et j'en ai vu encore un ou deux autres cas.

Cette maladie, appelée par le docteur Stiff (1), hématome de l'oreille, est divisée par lui en quatre périodes :

1° La période d'hypérémie, et probablement d'inflammation chronique, comme le montrent la congestion et la perte de l'élasticité du cartilage ;

2° La période d'effusion ; une couche apoplectique se forme soudainement, effaçant les saillies et les dépressions du pavillon ;

3° La période d'enkystement ; au bout d'un temps relativement court, la résorption commence, les saillies réapparaissent, mais altérées dans leur forme. Cette période peut durer des années ;

4° Induration permanente, résorption complète des parties liquides et parfois atrophie de l'oreille.

Le docteur Thurnam appelle cette maladie « hématocèle de l'oreille externe. » Dans une lettre qu'il m'écrivait sur ce sujet, il dit : « A la première période de cette « affection, je crois qu'il existe une « effusion sanguine entre les replis « des téguments et autour du « fibro-cartilage de l'oreille ; si l'on « fait une ponction à ce moment, « il s'écoule de la sérosité san- « guine mêlée de caillots. Mais, se- « lon moi, la conduite à tenir n'est « pas de ponctionner à cette pre- « mière période, mais bien de faire « des lotions évaporatoires. En dé- « pit de ce traitement, la tumeur « s'accroît souvent au point d'al- « térer complétement la forme « du pavillon et produit une masse « considérable, chaude et d'un rouge livide ; c'est pis encore « si on l'abandonne à elle-même. Au bout d'une semaine ou « deux, suivant les circonstances, je passe à l'aide d'une aiguille « ordinaire ou recourbée, un petit séton, suivant le grand axe de « la tumeur ; en exprimant le contenu, qui outre son caractère

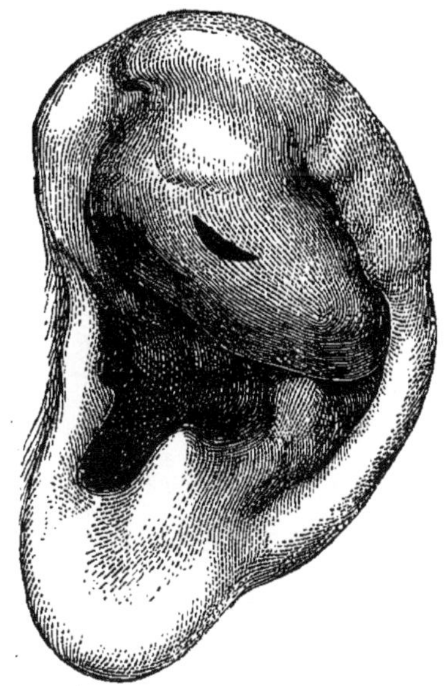

Fig. 6. — Hématocèle de l'oreille externe (Wilde).

[1] Medico-chirurgical Review, January, 1858.

« sanguinolent est alors plus ou moins purulent, et laissant le « reste s'échapper peu à peu. Tout d'abord la diminution de la « tumeur est insignifiante ; mais le séton la fait diminuer graduel- « lement et au bout de deux ou trois semaines il ne reste plus « qu'une sorte d'induration chronique. Quand on n'a pas adopté « un traitement semblable, la difformité consécutive est restée « très-marquée et a duré toute la vie. »

Le malade soumis à mon observation, à Saint-Mary's Hospital était un homme de 26 ans, un boxeur qui avait reçu un coup sur l'oreille 15 jours auparavant. Le kyste avait environ le volume d'une petite noix ; il fut ponctionné et il s'en échappa un liquide transparent qui se reforma rapidement. Le malade ne revint pas se soumettre à un nouveau traitement.

Tumeurs.—Le lobule de l'oreille externe est sujet à l'hypertrophie et au développement de tumeurs dans son épaisseur. Les tumeurs se développent aussi bien à la surface du cartilage que dans le tissu cellulaire qui le recouvre.

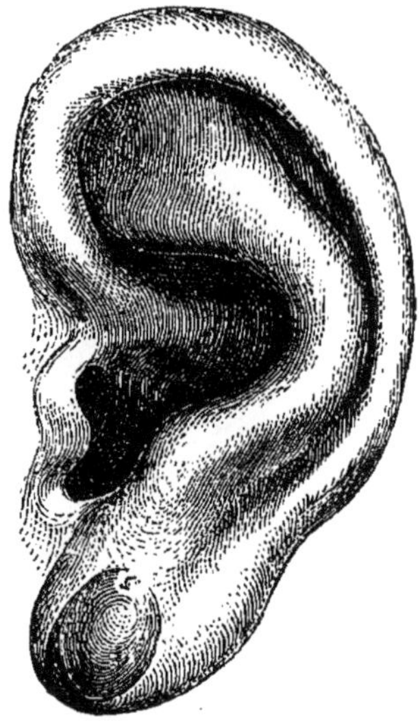

M. Wilde rapporte un cas de tumeur de la substance du lobule. « M. S., fille « de 19 ans, a au centre des lobules « droit et gauche, une tumeur dure, « ferme, ovoïde et plus grosse du côté « gauche. Celle-ci est d'une dureté pier- « reuse et tout à fait distincte du car- « tilage situé au-dessous aussi bien « que de la partie charnue du lobule, « qu'elle paraît traverser. La peau qui « la recouvre est « lisse, d'une colora- « tion rose-clair, comme celle d'une « tumeur kéloïde. Elle est née peu à « peu de l'orifice percé pour la boucle d'oreille et a mis plusieurs « mois à atteindre son volume actuel. La tumeur du côté opposé, « qui elle aussi s'est développée autour du trou de la boucle d'o- « reille, est d'une couleur beaucoup plus pâle, et n'est pas plus « grosse qu'un pois. La malade dit avoir beaucoup souffert lors- « qu'on lui perça les oreilles et avoir été obligée, au bout de « trois ou quatre mois, de retirer ses boucles d'oreilles par suite

Fig. 7 —Tumeur du lobule (WILDE).

« de l'irritation qu'elles produisaient. La tumeur la plus grosse fut « disséquée et enlevée ; l'ouverture elliptique qui en résulta fut « réunie par des sutures. La réunion se fit très-bien et la maladie « ne reparut pas. La tumeur sectionnée montra une apparence « fibreuse, dense, blanc-jaunâtre et si dure que l'ongle ne la « rayait point. »

Les dépôts goutteux ne sont pas rares sur l'oreille externe.

Squirrhe. — Kramer, dans son ouvrage sur les *Maladies de l'oreille*, consacre une section à la description d'une maladie qu'il désigne sous le nom de « dégénérescence squirrheuse du pavillon ». Les symptômes primitifs seraient, d'après lui, analogues à ceux de l'érysipèle.

A mesure que la maladie avance, l'excoriation et l'ulcération du pavillon ont lieu, le cartilage se perfore et se détruit. Le pavillon devient noduleux et difforme; les nodosités s'ulcèrent. Je n'ai rencontré cette affection que comme complication de l'altération du rocher. Le docteur Kramer cite trois cas de dégénérescence soi-disant squirrheuse ; parmi eux, le suivant se présenta dans la pratique du docteur Fischer : Un paysan éprouva à l'âge de huit ans une démangeaison occasionnée par une éruption impétigineuse de la tête. Cette éruption s'étendit à l'oreille droite dont la peau, encore irritée par les rudes frottements de la main, finit par s'ulcérer. La rougeur et le gonflement de la partie, escorte obligée de l'inflammation, continuèrent depuis lors, fortement excités par la pléthore et la vigueur du sujet. Puis la maladie resta stationnnaire pendant quelques années ; à l'âge de la virilité elle éclata de nouveau et avec un redoublement d'intensité. Pendant sa vingtième année, elle avait acquis un développement si énorme que tout l'ensemble du pavillon s'était converti en une masse noueuse, informe, lobulée, dans laquelle il était difficile de retrouver l'appendice naturel. A l'extrémité antérieure et inférieure de l'anthélix, la masse dégénérée avait commencé de suppurer. Le docteur Fischer enleva avec le bistouri la totalité de l'oreille dégénérée ; la plaie était cicatrisée en moins de six semaines.

CHAPITRE III.

Le méat externe. — Son exploration.

Observations anatomiques. — Méat osseux. — Méat membraneux. — Objets du chirurgien dans l'exploration du méat. — Moyens d'exploration. — Lampes. — Spéculum. — Mode d'exploration.

Le conduit auditif externe est un tube en partie cartilagineux, en partie osseux. Il s'étend transversalement de la conque de l'oreille externe à la M.T. en dedans. Sa longueur chez l'adulte varie de $0^m,031$ à $0^m,037$.

Le *méat osseux*. Il y a une convexité vers le milieu de la paroi inférieure du méat osseux qui détermine une légère contraction centrale du calibre du tube ; et cette convexité combinée avec une semblable de la paroi antérieure, empêche souvent le chirurgien, dans son exploration, de voir le 1/4 ou le 1/5 de la partie antéro-inférieure de la M. T. Les parois supérieure et postérieure sont légèrement concaves ; la paroi antérieure et le plancher du méat s'étendent de $0^m,006$ à $0^m,008$ plus en dedans que les deux autres ; or, comme la M. T. s'insère à l'extrémité interne de chaque paroi, c'est là ce qui détermine son obliquité. La paroi supérieure a des rapports intimes avec la cavité cérébrale ; la postérieure n'est séparée des cellules mastoïdiennes que par une mince lamelle osseuse : la paroi antérieure forme partie de la cavité glénoïde et de la fosse parotidienne. L'orifice externe du méat osseux a une forme ovale, dont le grand diamètre se dirige de haut en bas et un peu en ar-

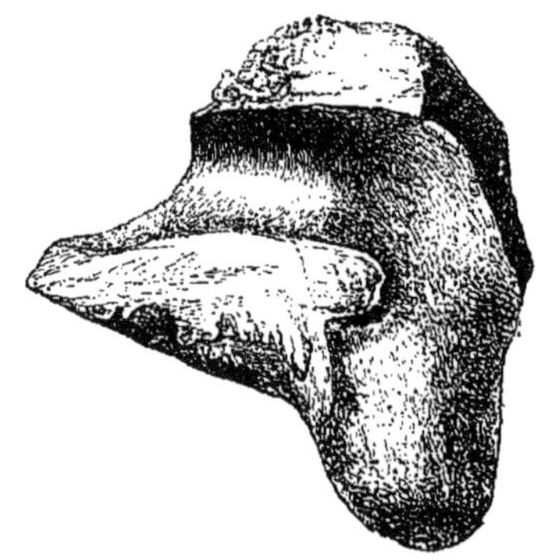

Fig. 8. — Section verticale du méat externe gauche, de dehors en dedans.

rière. Les parties antérieure et inférieure de l'orifice sont rugueuses; c'est sur ces rugosités que s'insère solidement le fibro-cartilage du méat. Les parties postérieure et supérieure sont lisses et perforées de nombreux orifices pour le passage des vaisseaux. L'orifice interne du méat est circulaire et présente dans son pourtour un sillon destiné à l'insertion de la M. T.

Le diamètre du méat externe varie beaucoup. Chez quelques adultes il est assez grand pour permettre l'introduction de l'extrémité du petit doigt à une distance considérable et pour laisser voir la M. T. au moyen d'un jour ordinaire, sans qu'on soit obligé d'attirer le pavillon en arrière. Chez d'autres personnes, le méat est si étroit qu'il peut à peine admettre une plume d'oie ordinaire. Le calibre considérable du méat tient généralement à la conformation originelle du tube osseux, tandis que son état de contraction dépend souvent d'un développement osseux, de l'hypertrophie du derme ou de la présence de tumeurs osseuses.

Le *méat membraneux* se compose des couches suivantes, de dedans en dehors : 1° l'épiderme ; 2° le derme ; 3° le périoste. Entre le derme et le périoste de la portion externe du tube se trouvent un fibro-cartilage, du tissu cellulaire et les glandes cérumineuses. L'*épiderme* forme un cul-de-sac qui revêt la totalité de la surface antérieure du derme et se prolonge sur la face externe de la M. T., dont il constitue la lame la plus extérieure. A la partie extérieure du tube, l'épiderme est épais et est perforé par les conduits des glandes cérumineuses. Près de l'entrée il présente des orifices destinés au passage des poils qui souvent protégent cette partie du méat. A la moitié du tube, l'épiderme devient extrêmement mince et présente une surface brillante. Les lamelles qui composent l'épiderme s'exfolient constamment de la surface libre de la membrane, elles se mêlent avec le cérumen et dans l'oreille normale se trouvent excrétées avec lui.

Le *derme* forme aussi un cul-de-sac en se continuant avec la couche dermoïde de la M. T. Près de l'orifice du méat, le derme diffère peu de celui qui recouvre le cartilage de la conque, à cela près que, surtout chez les personnes d'un certain âge, il donne insertion à de nombreux poils courts et forts. Plus intérieurement, le derme est remarquable par son extrême sensibilité et donne passage aux conduits des glandes cérumineuses.

La moitié extérieure du derme s'unit solidement, en avant et en bas, au fibro-cartilage ; en arrière et en haut, où il n'existe pas de fibro-cartilage, le derme s'unit aux parties supérieure et postérieure du méat osseux par un tissu cellulaire lâche, au milieu duquel sont situées les glandes cérumineuses. Dans la moitié interne du tube, le derme est intimement uni avec le périoste, les deux membranes étant souvent inséparables.

La moitié extérieure du méat membraneux, outre les couches déjà notées, contient un *fibro-cartilage* qui se continue en dehors avec celui qui forme l'oreille externe et en dedans s'attache au bord rugueux du méat osseux, à l'aide d'un tissu fibreux, qui permet une étendue de mouvement considérable entre le cartilage et l'os. La partie extérieure du fibro-cartilage du méat forme en se projetant au dehors le tragus. Le méat fibro-cartilagineux ne constitue pas un tube complet, il fait défaut dans le tiers postéro-supérieur, endroit où les vaisseaux sanguins de l'os communiquent librement avec ceux du méat. La forme de l'*orifice* du méat, composé de fibro-cartilage, est plus ovale que celui du méat osseux, et il se compose, antérieurement, et inférieurement, du fibro-cartilage, recouvert par le derme, postérieurement du bord antérieur de la conque qui se projette légèrement en avant. La partie supérieure de l'orifice ne contient pas du tout de fibro-cartilage ; mais dans les autres parties le derme s'unit avec le fibro-cartilage par un tissu cellulaire très-dense. La forme ovalaire de l'orifice du méat externe se constate en introduisant simplement l'index dans le conduit auditif d'un sujet vivant. L'index qui a lui-même une forme ovalaire y pénètre quelque peu en ayant ses surfaces antérieure et postérieure en contact avec les surfaces correspondantes de l'orifice ; mais que la surface postérieure du doigt soit dirigée en haut et la surface antérieure en bas, son introduction sera impossible. L'orifice du méat externe en est la partie la plus étroite, et l'intérieur du conduit ainsi que

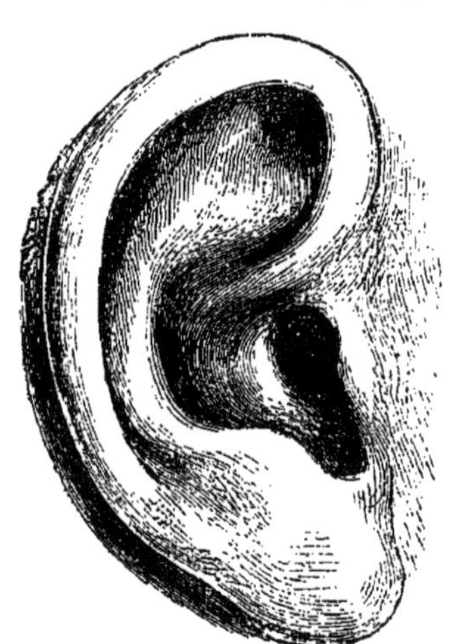

Fig. 9. — Orifice du méat externe, montrant sa forme ovalaire.

la M. T. sont protégés par la légère projection en arrière du tragus, en même temps que la partie postérieure de l'orifice fait une légère saillie en avant. De cette façon, l'introduction d'un corps étranger se trouve empêchée par la projection du tragus qui recouvre l'orifice ; s'il arrivait que ce corps, poussé de côté, pénétrât dans la cavité, le bord postérieur saillant de l'orifice le dirigerait contre la paroi antérieure du méat. Cette disposition de l'entrée du conduit auditif est aussi d'une grande utilité pour empêcher l'irruption soudaine d'un air froid à la surface de la M.T. et l'introduction brusque de l'eau dans l'immersion de la tête ou dans les ablutions copieuses. La projection du tragus en arrière et la saillie antérieure du cartilage constituant le bord postérieur du méat, ont pour conséquence de donner une forme curviligne au tube auditif, dont la sinuosité s'accroît encore par la direction du conduit osseux d'abord légèrement en avant, puis en arrière et enfin quelque peu encore en avant.

A la naissance, il n'existe que des rudiments du conduit auditif osseux : ces rudiments consistent en un délicat anneau osseux, qui est cependant incomplet dans son quart supérieur, où la surface de l'os temporal est lisse et légèrement concave. La partie supérieure du méat membraneux repose sur cette portion de l'os. La partie restante s'attache par son bord interne à l'anneau tympanal ; sa surface externe est en contact avec les tissus adjacents. A mesure que l'enfant grandit, la surface supérieure lisse se développe graduellement constituant la paroi supérieure concave du méat et, de l'anneau osseux naissent les parois antérieure, postérieure et inférieure.

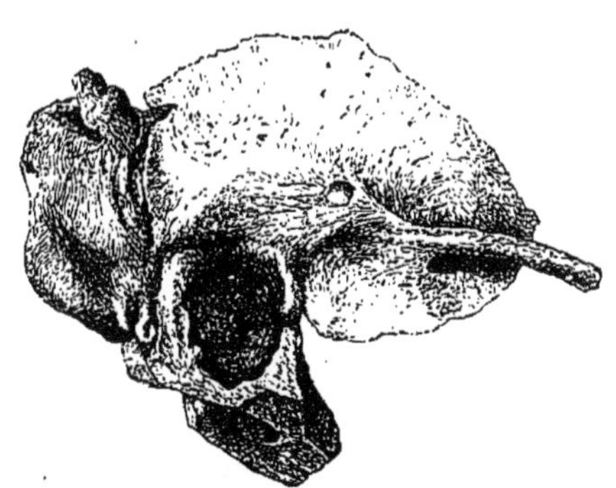

Fig. 10. — Méat externe osseux d'un enfant.

Dans l'*exploration* du méat, le chirurgien a trois objets à remplir :

1° Redresser le conduit auditif autant que possible ;

2° Dilater légèrement la portion membraneuse et cartilagineuse externe ;

3° Projeter autant de lumière que possible sur les parois du conduit.

Pour redresser le méat, il faut pousser le tragus en avant et le cartilage formant la paroi postérieure du conduit en arrière. Quand le méat est très-large, on y arrive en tirant simplement le pavillon en arrière à l'aide de l'index et du pouce, en même temps qu'un autre doigt repousse le tragus en avant ; mais l'opération est facilitée par l'emploi du *speculum auris*, qui a encore l'avantage de dilater l'orifice. Certains auteurs ont supposé qu'il n'est pas à propos de recourir pour cet objet à l'emploi d'un instrument : mais l'orifice du méat est généralement si étroit, qu'il est important de le dilater aussi largement que possible sans causer de douleur, pour permettre le passage d'un volume suffisant de rayons lumineux pour l'inspection de la surface du conduit et de celle de la M.T.

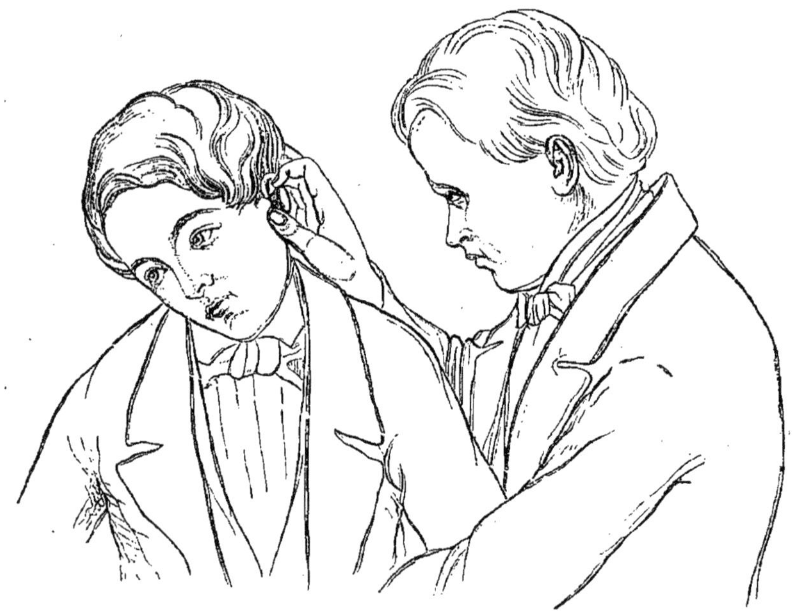

Fig. 11. — Mode d'examen de l'oreille à la lumière solaire.

Que l'orifice du méat soit dilatable, on le prouve en y plaçant l'extrémité d'un doigt, que l'on enfonce doucement, on sentira alors les parois céder légèrement, et embrasser fortement le doigt.

L'inspection convenable du méat exige une forte lumière, qui peut être projetée de façon à illuminer complétement les surfaces visibles du méat externe et de la M.T. La lumière solaire est la meilleure ; mais comme sa présence dans notre climat variable peut rarement être utilisée et que le chirurgien doit être en mesure de faire ses observations à tout moment du jour et de la nuit, et souvent sur des malades alités, il est clair que sa ressource ordinaire doit être la lumière artificielle. Toutefois l'emploi bien dirigé de cette lumière lui permettra, à peu d'exceptions près, d'arriver à une connaissance de la condition des surfaces illuminées qui suffira pour le diriger.

Il existe deux lampes capables de projeter une bonne lumière dans le méat, celle de M. Ségalas et celle de M. Miller.

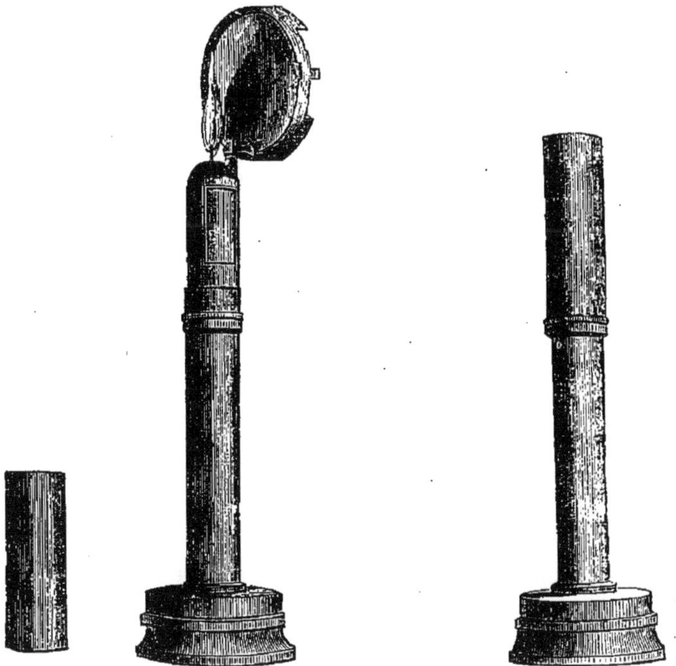

Fig. 12. — Lampe de Miller ouverte. — Lampe de Miller fermée.

La *lampe Ségalas* est de construction fort simple, mais elle exige l'emploi du gaz. Elle se compose de deux tiges de fer verticales, dont l'antérieure a environ 0^{m},10 de hauteur et est surmontée d'un bec de gaz qui communique avec le tube de gaz en caoutchouc vulcanisé. Cette tige verticale s'unit au moyen d'une tringle horizontale de 0^{m},10 de longueur, avec une seconde tige verticale d'à peu près 0^{m},075 de hauteur, au sommet de laquelle est fixé un réflecteur circulaire d'un diamètre d'environ 0m,12 et percé d'un orifice central d'environ 0m,0155 de diamètre, à travers lequel regarde le chirurgien. La tringle horizontale porte un genou, avec un manche et une pièce mobile qui permet de tenir la lampe dans la bouche et laisse ainsi les deux mains libres.

La *lampe Miller* est ainsi appelée du nom du fabricant ; la première idée en revient au docteur Chowne ; mais M. Miller l'a singulièrement perfectionnée. Elle se compose d'une bougie enfermée dans un tube à ressort de Palmer d'environ 0m,15 de longueur, monté sur un pied de 0m,06 de diamètre à peu près et de 0m,02 d'épaisseur, pour pouvoir loger le réflecteur quand il ne sert pas. L'instrument se ferme par en haut à l'aide d'un couvercle servant d'éteignoir et qui protége la bougie quand on porte la lampe sur soi. Je crois qu'on trouvera cet instrument efficace et économique non-seulement pour les cas de maladie de l'oreille, mais chaque fois qu'on a besoin d'une lampe.

Outre la lampe, des *speculum* sont nécessaires pour l'examen de l'oreille.

Speculum auris. — Des instruments variés, compliqués et coûteux, ont été imaginés dans le but de redresser la moitié extérieure du méat, de le dilater quelque peu et de concentrer les rayons du soleil ou d'une lumière artificielle sur la surface du conduit et sur la M. T. Celui dont on se servait généralement avant ces dix dernières années était le *forceps-speculum ;* il est en acier et se compose de deux poignées ou branches croisant l'une sur l'autre, mais séparées par un fort ressort ; chacune de ces branches porte à l'extrémité la plus éloignée de la poignée un demi-entonnoir métallique ; quand on rapproche les poignées, les deux moitiés de l'entonnoir se séparent. On se sert de cet instrument en plaçant la petite extrémité de l'entonnoir dans la partie extérieure du méat, puis on l'ouvre pour dilater le conduit. Les objections faites au forceps-speculum, comme à toutes les modifications de cet instrument, sont qu'il est embarrassant, coûteux et ne remplit point son but. Ainsi il est trop lourd pour rester dans le conduit sans être soutenu ; à cause de son poids et de son volume il est impossible de s'en servir délicatement, et un méat sensible est exposé à souffrir de sa présence ; de plus, il réclame l'emploi exclusif d'une main, de sorte qu'on ne saurait s'en servir commodément pour une opération, pas plus que pour des applications à faire dans le conduit ou sur la M. T. Un autre grave reproche adressé au forceps-spéculum, c'est que, lorsque les deux portions de l'entonnoir sont séparées dans le méat, elles laissent entre elles deux intervalles à travers lesquels des poils ou des portions d'épiderme et de cérumen se projettent souvent et gênent le passage de la lumière.

Pour remédier à quelques-uns des défauts ci-dessus, le *speculum tubulaire de l'oreille* fut inventé par le docteur Gruber de Vienne et porté à la connaissance des chirurgiens anglais par M. Wilde, dans son mémoire sur l'Otorrhée publié en 1844, dans le *Dublin journal of medical Science*. M. Wilde le décrit comme composé « d'un « petit tube conique d'argent, d'environ 0m,038 de longueur, 0m,016 « de diamètre à la grande ouverture et variant de 0m,004 à 0m,008 « de diamètre intérieur à la petite extrémité. » L'intérieur et l'extérieur de chaque extrémité sont polis, et les deux ouvertures sont circulaires. Deux ou trois grandeurs sont recommandées. On ne saurait douter que ce speculum ne fût un grand progrès sur tout ce qui avait été fait antérieurement, mais en comparant sa forme avec celle du conduit qu'il doit explorer, on y découvre de graves défauts. Le premier est la forme conique de la petite extrémité; en effet la partie la plus large du speculum est introduite dans la partie la plus étroite du conduit, et son extrémité se projette dans le méat et en obstrue la partie qu'il est désirable de voir libre. Avec un speculum de cette sorte, il est en second lieu fort difficile d'explorer tout le méat, et il n'est pas embrassé par le conduit de manière à rester en position sans le secours de la main. Ces désavantages du speculum conique ont été observés par feu M. Avery qui consacra tant de temps et de peine pour faciliter l'exploration des divers conduits muqueux. C'est à lui que revient l'idée de donner à la petite extrémité du speculum un diamètre égal dans une longueur de 0m,019. Cela ne corrigeait point l'autre défaut très-sérieux du speculum tubulaire, je veux dire la forme *circulaire* de sa petite extrémité. Comme on l'a déjà observé, le chirurgien peut s'assurer facilement de la forme ovalaire du méat externe et remarquer que les parois antérieure et postérieure du conduit sont planes et seulement un peu concaves; forme qui tient en partie aux surfaces mêmes de l'os. Il est donc clair qu'en introduisant un tube circulaire dans ce méat de forme ovalaire il peut porter sur les parois antérieure, et postérieure tout en laissant inoccupé un espace considérable au-dessus et au-dessous. Il est donc impossible, en règle générale, de voir avec cette forme d'instrument au delà d'une petite portion du méat et de la M. T. en même temps ; et si le conduit est très-étroit, le tube circulaire

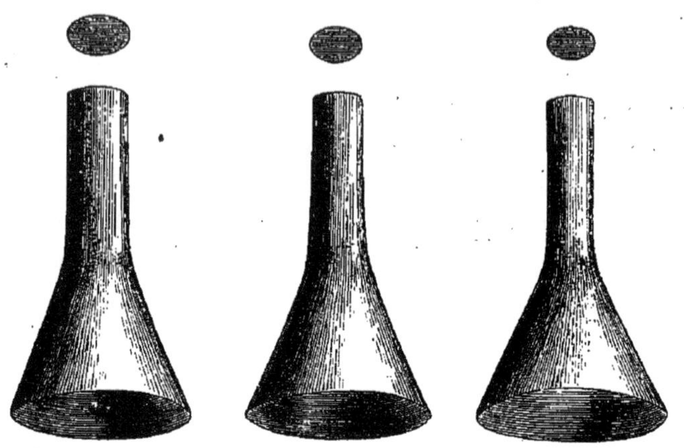

Fig. 13. — Série de spéculums destinés à l'examen du méat externe.

ne laisse pas pénétrer assez de rayons lumineux pour permettre de discerner la M. T. Un autre inconvénient du spéculum circulaire est que la pression de sa surface convexe contre les parois antérieure et postérieure du méat, qui sont presque plates, est sujette à produire de la douleur, surtout quand on a affaire à un conduit étroit. Il est donc évident que la partie du spéculum qui s'insère dans le méat doit avoir une forme ovale. Cette modification au spéculum tubulaire de l'oreille a été suggérée par moi dans un article publié par *the Lancet*, en août 1850; depuis lors, la plupart de ces instruments ont, je crois, reçu cette forme, répondant ainsi à chacun des objets que l'on peut exiger d'un *speculum auris*. Pour que le spéculum tienne plus solidement, il est désirable que la partie évasée soit légèrement comprimée, dans un sens perpendiculaire à la compression de la petite extrémité. Le chirurgien sera muni d'une série de trois ou quatre spéculums. On avait eu l'idée de faire le spéculum tubulaire en verre argenté ; mais l'épaisseur de la matière occuperait une portion trop grande de la cavité du méat.

Mode d'examen.— Après les investigations préliminaires le malade étant autant que possible placé à la hauteur du chirurgien, celui-ci, prenant la lampe d'une main, doit toucher et inspecter l'oreille externe sans se servir du spéculum. Cela fait, il prendra un spéculum adapté au diamètre du méat, et l'introduira avec la main dans l'orifice du conduit, en ayant soin que le grand diamètre des deux parties coïncide. Le spéculum entre-t-il très-facilement et paraît-il y avoir de l'espace pour un plus volumineux, on choisira le numéro au-dessus pour dilater pleinement l'orifice. Dans tous les cas, plus le spéculum employé sera large, plus grande sera la quantité de rayons lumineux qui entrera dans le conduit, et plus on verra du méat et de la M. T. L'instrument introduit, on le poussera légèrement en arrière pour les raisons que j'ai mentionnées ;

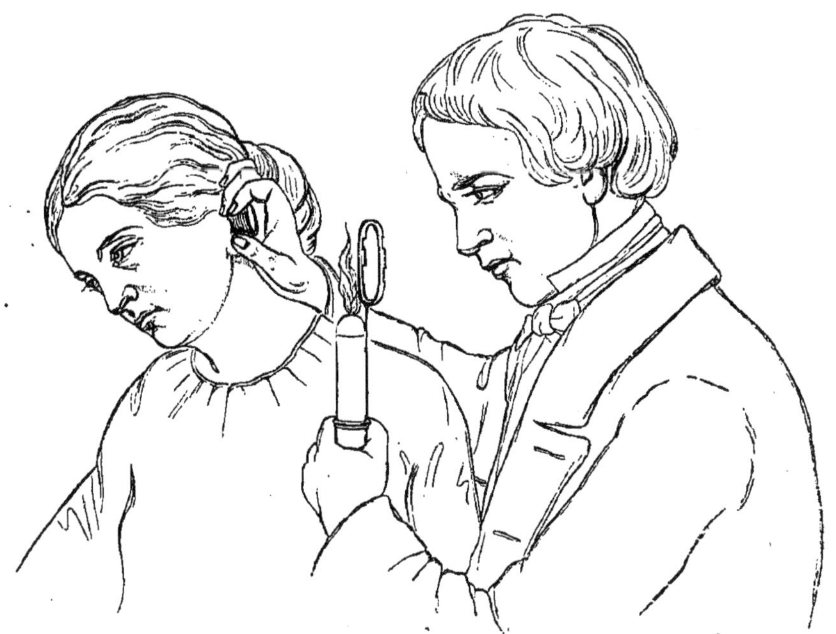

Fig. 14. — Chirurgien examinant le méat externe à l'aide de la lampe de Miller et du spéculum tubulaire.

puis au moyen de la lampe, tenue de l'autre main, on dirigera les rayons lumineux successivement sur les diverses parois du méat et sur la M. T. On notera les dimensions des différentes parties du conduit, la quantité, la couleur et la position du cérumen, s'il y en a ; s'il fait défaut, l'état de la partie du conduit où il se trouve naturellement et le degré de vascularisation du derme tapissant la moitié interne du méat.

Il faut apporter une attention extrême dans l'examen du méat chez les sujets de la première et de la deuxième enfance. L'absence totale de la portion osseuse chez les premiers et son étendue très-limitée chez les seconds doivent être toujours présentes à l'esprit du chirurgien qui, sans cela, serait exposé, dans l'introduction du spéculum, à refouler la M. T. Dans bien des cas, il suffit d'ouvrir l'orifice du méat pour voir immédiatement la M. T, sans être obligé d'enfoncer davantage le spéculum.

CHAPITRE IV.

Le méat externe (*suite*).

CORPS ÉTRANGERS ET ACCUMULATIONS DE CÉRUMEN DANS LE MÉAT.

Corps étrangers du méat. — Mode d'extraction. — Observations. — Glandes cérumineuses. — Leurs maladies. — Accumulations de cérumen. — Leurs causes. — Tableau de deux cents cas d'extraction de cérumen. — Symptômes. — Effets. — Traitement. — Mode d'extraction. — La seringue et son emploi. — Observations.

CORPS ÉTRANGERS DU MÉAT.

Des corps étrangers sont fréquemment introduits dans le méat externe. Parmi ceux que j'ai eu l'occasion d'observer je citerai : des perles, un crayon d'ardoise, des feuilles, un coquillage, un pois, de la cire à cacheter, une capsule, une épingle, un morceau de papier, des graines végétales, du tabac, de la laine, de la ouate, des cheveux, du lard, de la filasse, un pinceau de poils de chameau, et du poil de chameau. Les corps introduits intentionnellement dans le méat le sont ou bien par des enfants, en manière de jeu, ou par des adultes dans un but médical, et pour soulager des démangeaisons du conduit. Quand la présence d'un corps étranger dans l'oreille est soupçonnée, le chirurgien doit commencer par examiner attentivement le conduit à la lumière solaire, ou à l'aide du spéculum et de la lampe, afin de s'assurer s'il contient réellement quelque chose. Dans un grand nombre de cas, après avoir exploré tout le conduit auditif et avoir vu la M. T., il pourra affirmer au malade ou à ses proches, qu'il ne s'y trouve aucune substance étrangère. Le défaut de cet examen préliminaire a causé la mort de personnes chez lesquelles on avait essayé d'enlever de l'oreille des corps imaginaires, qui n'y avaient jamais été.

Les médecins ignorent généralement avec quelle impunité une substance étrangère peut séjourner un certain temps dans le méat. Il n'est pas rare de voir une masse de cérumen durci en contact avec la totalité du méat et avec la face externe de la M. T., sans déterminer ni douleur, ni inflammation; et j'ai souvent enlevé d'autres substances, telles que perles, petits cailloux, etc., qui s'étaient trouvées ou bien en contact avec la M. T., ou dans son voisinage immédiat, sans causer la moindre irritation pénible. Et il n'y a là rien d'extraordinaire quand on se rappelle que le méat et la surface externe de la M. T. sont un prolongement de la peau extérieure et qu'ils sont, comme elle, recouverts d'une couche d'épiderme. Le méat et la M. T. sont extrêmement sensibles à la pression exercée par des substances dures ou rugueuses; mais on peut presser doucement contre eux des corps doux, lisses, sans provoquer de douleur. Ainsi la membrane tympanique artificielle, de caoutchouc vulcanisé, se place contre la face externe d'une M. T. perforée sans produire la moindre sensation désagréable.

Quand on a découvert dans le conduit auditif un corps étranger, il faut l'enlever aussitôt que possible. Les injections d'eau chaude sont généralement tout à fait suffisantes pour chasser tous les corps solides arrondis. J'ai réussi à extraire des perles et d'autres corps durs qui paraissaient fortement serrés dans le méat, à l'aide de la seringue seule, bien que parfois l'opération exigeât un temps assez long. Parfois il peut être utile de déplacer légèrement la substance à l'aide d'un stylet un peu recourbé en bas pour faciliter le passage du courant derrière elle; quant à la manière d'agir de la seringue, c'est en faisant pénétrer la veine liquide derrière le corps étranger, de repousser ainsi graduellement ce dernier en dehors. M. Wilde et d'autres auteurs recommandent l'emploi de la curette, de la spatule ou des pinces pour l'extraction des substances étrangères de l'intérieur du conduit; pour moi,

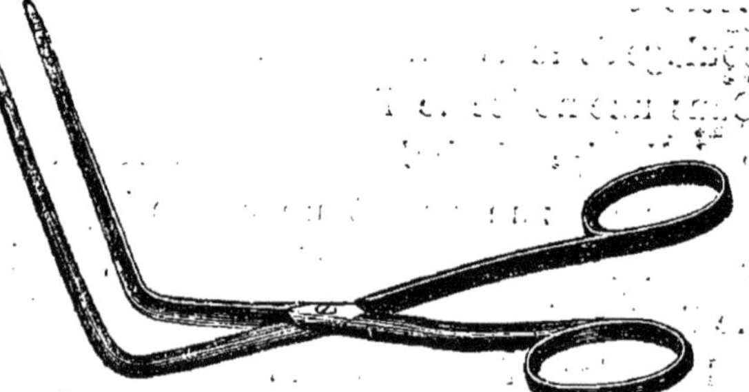

Fig. 15. — Pince rectangulaire.

j'ai été rarement dans l'obligation de me servir de quelques-uns de ces instruments, et il faut éviter d'y recourir autant que possible. Dieffenbach, qui conseillait l'emploi d'un stylet recourbé ou de la curette, a dû rencontrer des cas attestant les dangers de cette pratique ; car il dit : « S'il survenait une hémorrhagie con- « sidérable et qu'on ne crût pas pouvoir terminer l'opération en « une seule séance, il faudrait recourir aux applications froides « d'abord, chaudes ensuite, pour prévenir la suppuration. » Il est d'ailleurs à peu près impossible de faire passer une curette entre la substance étrangère et le méat sans repousser plus avant la première, et s'exposer à presser *fortement* contre la M. T, et en déterminer l'inflammation. On rencontre parfois des cas où les effets les plus lamentables sont résultés des tentatives d'extraction des corps étrangers à l'aide d'instruments. La mort même n'en est pas une conséquence très-rare ; d'autres fois, si la vie du patient a été épargnée, l'oreille a été détruite et le nerf facial paralysé.

Dans le cas où un malade réclamerait des soins pour une inflammation et une tuméfaction considérable du méat, pouvant être la conséquence de tentatives antérieures pour extraire le corps à l'aide d'instruments, le mieux serait d'appliquer des sangsues et de faire des fomentations pour faire tomber les symptômes inflammatoires, avant d'essayer l'extraction au moyen de la seringue.

Dans certains cas la présence d'un corps étranger dans le méat produit de la toux et même des vomissements, symptômes que l'on peut rapporter à l'irritation de la branche auriculaire du nerf pneumo-gastrique. Un de mes malades, qui avait une portion d'os nécrosé dans le méat, était tourmenté par une toux, que rien ne soulageait mais qui disparut dès que le séquestre eût été enlevé. Dans une notice de l'ouvrage du professeur Romberg, *in the British and Foreign Medical Review*, vol. XVII, il est dit qu'Arnold rencontra chez un enfant un cas de vomissements chroniques, qui résista longtemps aux médicaments, mais qui guérit à la suite de l'extraction d'un haricot de chacune des oreilles de l'enfant.

Il est des substances d'un caractère différent de celles dont nous venons de parler et que la seringue n'expulse pas aussi facilement; ce sont : la laine, la ouate, le tabac, des feuilles, du papier et autres matières aussi molles qui se dilatent dans le conduit et le remplissent complétement. Dans le cas où la seringue ne réussirait pas à éloigner ces corps, on peut les saisir avec la pince à anneaux-levier (1), à l'aide de laquelle ils sont faciles à enlever. Il entre parfois dans le méat des insectes capables de causer plus d'irritation que la présence des corps solides. Viennent-ils à toucher la M. T., ils y déterminent une extrême sensibilité en même temps qu'une contraction spasmodique du muscle tenseur du tympan. L'emploi de la seringue, ou, si l'on n'en a point sous la main, l'introduction d'un peu d'eau chaude, soulage instantanément. Les corps étrangers, en appuyant sur la M. T., peuvent pousser en dedans la chaîne des osselets et presser ainsi l'étrier sur le vestibule, ce qui donne lieu aux symptômes si pénibles de vertige et de trouble cérébral qui accompagnent assez fréquemment l'engouement cérumineux. Ils cessent dès que le corps étranger est extrait.

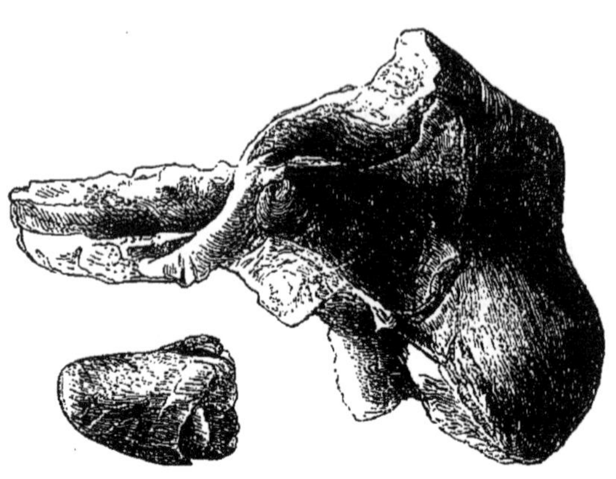

Fig. 16. — Dilatation considérable du méat externe par un tampon d'ouate ; ce tampon est représenté au-dessous et à gauche du dessin.

On sait peu de chose de l'effet de l'introduction des narcotiques dans le conduit auditif externe ; mais j'ai tout lieu de croire que, dans ces cas, les propriétés narcotiques d'un bouchon de tabac dans le méat occasionnent un dérangement cérébral fort sérieux.

Dans le cas suivant, il est probable que le corps étranger s'échappa spontanément.

M. S., âgée de 9 ans, me fut amenée par un médecin, en janvier 1852. Ce dernier me dit que la veille au soir, la mère de l'enfant l'avait vue s'introduire une perle dans l'oreille droite, qu'il avait vu lui-même ce qu'il supposait être la perle, mais qu'il avait été incapable de l'extraire à l'aide des pinces. J'examinai à la lampe la surface du méat et de la M. T. ; le derme était partout fort congestionné, spécialement près de l'orifice où les pinces

(1) Voir la description de cet instrument au chapitre VI, fig. 29.

avaient été appliquées, mais aucun corps étranger ne put être découvert.

OBSERVATIONS DE CORPS ÉTRANGERS ENLEVÉS DU MÉAT EXTERNE.

OBSERVATION I. *Crayon d'ardoise dans l'oreille d'un enfant.* — J. S., âgée de 7 ans, me fut amenée au dispensaire de Saint-George et Saint-James, le 28 novembre 1849 ; la mère disait qu'elle s'était introduit un bout de crayon d'ardoise dans l'oreille droite. L'enfant ne se plaignait d'aucune souffrance et avait bien dormi. L'examen au spéculum et à la lampe permit de voir un morceau rugueux de crayon d'ardoise reposant sur le plancher du méat et appuyant évidemment par une extrémité sur la M. T., tandis que l'autre était tournée vers l'orifice du méat. Éloigné facilement à l'aide de la seringue et d'eau chaude, on trouva qu'il avait environ 0^m,012 de longueur sur 0^m,006 de large. La M. T. était rouge, les vaisseaux sanguins de sa couche dermoïde étaient distendus. La malade n'accusait aucune douleur, et, au bout de peu de jours, la M. T. avait repris son aspect normal.

OBSERVATION II. *Capsule dans l'oreille pendant* 15 *ans.* — C. E., âgée de 26 ans, fut admise à Sainte-Mary's hospital, en novembre 1852. Elle dit se sentir depuis peu légèrement sourde des deux oreilles. A l'examen on observa comme une masse de cire durcie, près de l'orifice du conduit auditif gauche. Éloignée à l'aide de la seringue, cette masse se trouva être une capsule entourée de cérumen. La malade dit qu'elle se rappelait s'être introduit, vers l'âge de 11 ans, une capsule dans l'oreille, mais qu'elle la croyait sortie et qu'elle n'y avait jamais repensé depuis. La M. T. était concave, la trompe d'Eustache naturelle, et le pouvoir auditif à peu près perdu. Oreille droite : distance de l'audition, 0^m,18; M. T. terne, concave; trompe d'Eustache normale. Il semble que l'épaississement de la M. T. du côté droit a dû déterminer récemment une dureté de l'ouïe de ce côté; l'oreille gauche était sans doute sans usage depuis quelque temps; mais, tant que l'autre oreille était demeurée parfaite, le défaut du côté gauche n'avait pas été remarqué.

Des *poils* s'amassent assez volontiers dans le méat, provenant soit de petits morceaux qui y pénètrent lorsqu'on se fait couper les cheveux, soit des poils qui poussent à l'entrée du méat; ces corps provoquent beaucoup d'irritation.

Observation III. *Collection de poils dans le méat externe.* — W. S., âgé de 69 ans, se plaignait d'un craquement extrêmement désagréable dans l'oreille droite, chaque fois qu'il remuait la tête ou l'oreille. Cela datait de deux mois et était survenu à la suite de bains de mer; quelques années auparavant, il avait eu une attaque semblable, qui avait disparu spontanément. La distance de l'audition était de $0^m,075$. La seringue chassa de l'oreille une masse volumineuse de poils courts; aussitôt disparut ce symptôme de craquement, et la distance de l'audition s'étendit à $0^m,60$. Un autre gentleman était tourmenté de démangeaisons excessives pour une cause semblable.

Observation IV. *Épingle fixée fortement dans le méat.* — A. R., domestique, âgée de 35 ans, vint tout effrayée et souffrant un peu, disant qu'en se curant l'oreille gauche avec une épingle, elle l'avait laissé tomber dans l'oreille sans pouvoir la retirer. Je vis la tête de l'épingle tout près de la M. T. à sa partie inférieure ; la pointe paraissait insérée dans le méat membraneux. La seringue échoua; je fus donc obligé de l'enlever avec la pince rectangulaire (fig. 15), instrument bien utile quand la substance étrangère ne peut être extraite d'une autre façon. En essayant de retirer l'épingle, je m'aperçus que sa pointe était fixée solidement dans le derme et que la seule manière de la dégager était de la saisir par le milieu et de la repousser doucement en dedans contre la M. T., puis de la retirer aussitôt.

Ouate. — Dans un cas, un tampon d'ouate avait séjourné 10 ans dans l'oreille droite, sans produire d'autres symptômes qu'un sentiment de plénitude. Dans l'observation suivante, où pareille substance reposait sur la M. T., des symptômes semblables à ceux de la compression cérébrale apparurent très-manifestes.

Observation V. *Ouate dans le méat.* — Le révérend O. M., âgé de 55 ans, me consulta en 1849. Il avait un écoulement de l'oreille gauche, datant de son enfance et consécutif à une attaque de rougeole; il avait l'habitude de s'introduire du coton dans le méat; dans les derniers temps, il avait éprouvé des vertiges et une sensation de pesanteur sur la tête ; ces symptômes furent rapportés par les médecins qu'il avait consultés à un trouble de l'estomac, parce qu'ils s'aggravaient d'une manière évidente pendant des attaques de dyspepsie. L'examen fit constater dans le méat une masse volumineuse de coton en contact avec la M. T. ; ce bouchon avait été évidemment poussé jusque-là par des masses ajoutées successivement. Le coton fut extrait à l'aide de la seringue, et l'on constata qu'il avait fermé un orifice de la M. T. La masse enlevée, les attaques de vertige cessèrent complétement. Sur une pièce représentée dans la figure 16, je trouvai un tampon de ouate dans le méat, où il séjournait probablement depuis nombre d'années ; il avait tellement dilaté le méat osseux que l'index pouvait pénétrer jusqu'à la M. T.

Observation VI. *Coquillage dans le méat, extrait à l'aide d'instruments; paralysie du nerf facial*. Miss A., âgée de 14 ans, me consulta en mai 1853 pour une surdité complète de l'oreille droite et une paralysie du côté droit de la face. Son père me dit que huit mois auparavant, elle s'était, en jouant, introduit dans l'oreille un petit coquillage ; que le chirurgien, en essayant de l'extraire, l'avait enfoncé plus avant dans l'oreille, en le brisant et déterminant une douleur intense. Son extraction fut suivie d'un écoulement abondant de l'oreille, et au bout de peu de jours les muscles du côté droit de la face avaient perdu leur action et ne l'avaient plus retrouvée. A l'examen, nulle trace de la M. T. ; la muqueuse de la caisse était très-épaissie et très-rouge, et il ne restait aucun vestige de la faculté auditive.

Observation VII. *Tabac dans le méat ; céphalalgie et engourdissement cérébral; stupéfaction partielle, impossibilité de marcher droit.* M. B. S., âgé de 50 ans, vient me demander du soulagement en 1853 ; il dit éprouver depuis quatre mois de la douleur et une sensation d'engourdissement dans le côté droit de la tête, sensations qui s'exaspèrent beaucoup de fois à autres. Il se plaint aussi de vertiges et, dans la chambre, il marche parfois en titubant ; d'autres fois, il est obligé de s'asseoir, se sentant tout à fait oppressé et stupéfié. Il a souffert aussi d'indigestion. Un médecin consulté le traita par des ventouses, des purgatifs, etc., mais sans succès. L'examen du conduit externe droit fit découvrir une quantité considérable de matière noire qui fut aisément retirée ; on constata que c'était du tabac imprégné d'humidité et mélangé de cérumen et de poils. Le lendemain, grande atténuation dans les symptômes cérébraux ; ils disparurent complétement en peu de jours; et le malade en fut débarrassé. Le tabac avait été introduit dans le méat peu avant l'attaque pour un mal de dents. La masse était molle et si peu serrée, qu'il paraît plausible de rapporter les symptômes aux principes narcotiques du tabac, plutôt qu'à la pression de cette substance sur la M. T. D'ailleurs, quand les symptômes sont dus à la compression, ils disparaissent aussitôt la cause enlevée, tandis que, dans le cas actuel, ils cédèrent lentement.

LES GLANDES CÉRUMINEUSES ET LEURS MALADIES.

Les glandes cérumineuses environnent la moitié externe du méat membraneux, à l'exception de la portion située à la distance de $0^m,002$ à $0^m,004$ de l'orifice. Elles sont contenues dans le tissu cellulaire situé au-dessous du derme, à la surface duquel s'ouvrent les conduits glandulaires. Kölliker a démontré récemment que ces organes étaient des modifications des glandes sudoripares et non des glandes sébacées, comme on le supposait auparavant. Le cérumen sécrété par ces glandes forme, dans l'oreille parfaitement saine, une bande longue d'environ $0^m,012$ et et $0^m,001$ d'épaisseur. Cette bande doit avoir juste assez de consistance pour se soutenir elle-même, en même temps qu'elle peut colliger les légères particules de poussière qui flottent dans l'atmosphère et s'opposer à leur accumulation à la surface ou dans le voisinage de la M. T. On a attribué au cérumen deux autres fonctions : 1° par son amertume, il empêcherait l'entrée des insectes ; et 2° il concourrait d'une manière spéciale à la faculté auditive. Son usage principal est sans aucun doute d'arrêter et de réunir les particules de poussière. Peut-être son amertume s'oppose-t-elle à la pénétration des insectes ; quant à croire qu'il serve mécaniquement à colliger ou à conduire les vibrations sonores au labyrinthe ou qu'il soit réellement de quelque usage dans l'opération effective de l'audition, c'est à mon sens une opinion complétement erronée. Sans doute, son absence est un fait qui s'accompagne très-souvent d'un affaiblissement du pouvoir auditif, mais cette absence semble plutôt résulter de la sympathie qui existe entre ces glandes et les parties plus profondes de l'oreille. Très-fréquemment, quand ces dernières reviennent à l'état normal, les glandes cérumineuses se reprennent à fournir un produit naturel.

La preuve la plus convaincante que le cérumen ne donne aucune assistance mécanique à la fonction de l'audition, c'est que dans bien des cas, où les glandes cérumineuses sont seules affectées et où leur sécrétion se trouve entravée, on ne saurait constater la moindre diminution de la faculté auditive, même à l'aide des épreuves les plus délicates, et les médecins doivent rencontrer fréquemment des cas d'otorrhée chronique, alors que le cérumen n'est pas sécrété, sans affaiblissement appréciable de l'ouïe. C'est aussi un fait bien connu que l'enlèvement complet du produit cérumineux n'altère point l'audition ; et l'on ne connaît aucun cas de surdité où l'introduction de cérumen ou de toute autre substance capable de le suppléer, pas plus que le rappel de sa sécrétion normale à l'aide de stimulants, ait le moins du monde amélioré le sens de l'ouïe. Et certes, si l'on considère les propriétés particulières du cérumen à l'état mou, n'est-il pas manifeste que sa fonction serait plutôt d'absorber les ondes sonores surabondantes que d'en augmenter l'intensité ! Le mode naturel d'expulsion de l'oreille du cérumen qui a rempli ses fonctions, c'est l'action qu'exerce sur le conduit auditif le condyle de la mâchoire inférieure pendant les mouvements de mastication et d'articulation. Par ces mouvements, le produit cérumineux est amené tout à fait à l'orifice du méat, d'où il tombe en pellicules ténues ou est emporté par la serviette de toilette.

Maladies des glandes cérumineuses. — Parfois les glandes cérumineuses versent une sécrétion trop abondante, d'une couleur brun clair et plus molle qu'à l'état normal, ou au contraire de consistance exagérée et foncée en couleur. Le produit mou et semi-liquide se rencontre généralement chez de jeunes malades ayant une tendance aux engorgements glandulaires, et chez qui la peau du méat est hypertrophiée ; ainsi, sans autre accumulation que ce qui adhère aux parois du méat, la cavité se trouve presque remplie de cérumen. On le trouve cependant généralement plus consistant qu'à l'état naturel ; et cette condition, en gênant l'excrétion de ce produit de l'oreille, donne naissance à cette affection si commune, l'accumulation du cérumen dans le méat externe.

Collections de cérumen. — Le cérumen s'accumule dans le conduit auditif par deux causes différentes : l'*une* est une affection primitive des glandes cérumineuses, l'*autre* est une altération secondaire et sympathique des cavités plus profondément situées. Ainsi, tandis que, dans un grand nombre de cas, l'extraction du cérumen accumulé soulage immédiatement la surdité ; d'autres fois, l'ouïe ne retire de l'opération qu'un bénéfice partiel, ou tout à fait nul. Pour déterminer le rapport numérique entre les cas d'engouement cérumineux *guéris* et ceux qui ne sont que *soulagés*, par l'emploi de la seringue, j'ai dressé, sous forme de tableau, les résultats de cent cas qui se sont présentés successivement dans ma pratique privée.

L'analyse des cent cas en question donne les résultats suivants de l'examen des deux cents oreilles :

Oreilles ramenées à la condition normale	60
— chez lesquelles la faculté auditive fut grandement améliorée	43
— chez lesquelles la faculté auditive ne fut que légèrement améliorée	35
— où la faculté auditive resta *après* l'extraction du cérumen ce qu'elle était *auparavant*	27
— ne contenant pas de cire, et où l'ouïe était normale, l'oreille opposée étant affectée	24
— ne contenant pas de cire, mais dans lesquelles l'ouïe était imparfaite, l'oreille opposée étant affectée	11
	200

Donc, sur cent soixante-cinq oreilles d'où l'on enleva du cérumen, soixante seulement guérirent ; si l'on y ajoute les quarante-trois cas où l'amélioration fut considérable, on arrive à un total de cent trois cas à opposer à soixante-deux, où l'amélioration ne fut que médiocre ou nulle. Ainsi, parmi les cent soixante-cinq oreilles d'où l'on retira une collection de cérumen, il y en avait cent cinq où il existait quelque autre maladie, le rétablissement du sens de l'ouïe n'étant pas parfait. La présence du cérumen dans le méat externe peut être symptomatique de plusieurs affections, telles que l'obstruction des trompes d'Eustache, l'épaississement de la muqueuse tympanique, l'affaiblissement du nerf auditif, l'ankylose de l'étrier, etc. ; il importe donc d'examiner soigneusement chaque cas, à la suite de l'extraction d'une collection de cette nature, parce que, si le pouvoir auditif n'est pas complétement restauré, c'est qu'il y a quelque autre lésion qui réclame l'attention.

Les causes de l'engouement cérumineux dans les cas non compliqués d'autres maladies sont : le calibre trop étroit du méat ; l'application du froid ; le mélange de poussières et de cérumen ; et, assez fréquemment, l'habitude d'introduire dans l'oreille la pointe d'une serviette, qui refoule le cérumen aggloméré vers la M. T.

Les *symptômes* de l'accumulation cérumineuse sont une surdité soudaine, survenant souvent à la suite de l'action du froid qui a tuméfié la peau du méat, à la suite d'un bain ou de l'introduction d'eau dans l'oreille. Cette surdité s'améliore souvent le matin ; elle s'aggrave par les mouvements de la mâchoire pendant la mastication ; et elle disparaît souvent aussi brusquement qu'elle est venue, avec un bruit de craquement dans l'oreille. La cause de la soudaineté de l'apparition et de la disparition de la surdité, c'est le mouvement du bouchon cérumineux ; se trouve-t-il placé de façon à laisser passer les vibrations sonores entre lui et la paroi du conduit, l'ouïe revient ; mais l'infirmité reparaît, quand la masse vient de nouveau en contact avec le méat. Souvent le malade éprouve un sentiment de plénitude dans l'oreille ; il n'est pas rare qu'il y ait des bruits et du vertige et parfois une douleur considérable.

Les symptômes de l'engouement cérumineux varient suivant la nature et la position de la masse. Quelquefois tout le méat est distendu par le cérumen dont l'extrémité interne est en contact avec la face externe de la M. T. qui se moule souvent sur le bouchon de cérumen. Dans ces cas, il existe fréquemment du vertige par suite de la pression exercée sur la chaîne des osselets. Les symptômes de compression cérébrale sont familiers à la plupart des chirurgiens ; mais on ne sait pas aussi généralement que la pression sur le contenu labyrinthique produit des symptômes ayant quelque analogie.

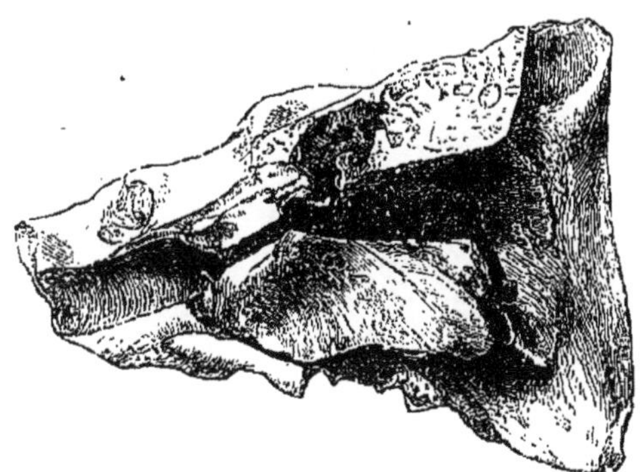
Fig. 17. — Cérumen en contact avec la face externe de la membrane du tympan.

Un bouchon de cérumen peut refouler en dedans la M. T. et la chaîne des osselets, au point de faire presser la base de l'étrier sur le contenu du vestibule. Dans certains cas de ce genre, on voit de constantes attaques de vertige; d'autres fois il existe une confusion des idées et une impossibilité de marcher droit; dans une troisième catégorie de cas, il y a un sentiment de pesanteur et de pression sur la tête. Souvent on combat ces symptômes par l'emploi de contre-irritants et de moyens déplétifs; mais le seul remède approprié, c'est l'extraction du bouchon obstructeur.

Tantôt il existe une masse volumineuse dans la 1/2 ou les 2/3 externes des conduits auditifs, tandis que la portion voisine de la M. T. est vide; tantôt il n'y a qu'une petite quantité de cire qui adhère à la surface de la membrane et produit une grande irritation en même temps que l'irrégularité d'action du muscle tenseur du tympan. La masse est-elle très-dure, elle est sujette à provoquer l'inflammation du méat dermoïde. Une collection de cérumen peut séjourner dans l'oreille bien des années, et les oreilles du patient peuvent avoir été souvent seringuées, sans que la nature de l'affection ait été découverte. Les praticiens habitués à l'observation attentive des cas de surdité seront toutefois généralement à même de se prononcer sur l'existence de cérumen dans le méat, sans même aucun examen. J'ai souvent diagnostiqué la maladie sur l'observation écrite d'un médecin; et la répétition des injections (déjà pratiquées antérieurement), mais avec plus de vigueur, a fait disparaître complétement la cophose. L'examen au spéculum, aidé d'une forte lumière, doit cependant toujours être fait avant l'adoption de tout traitement.

La présence prolongée de cérumen durci, dans le méat externe, détermine parfois la lésion des parois du conduit et de la M. T. Mon muséum renferme plusieurs spécimens sur lesquels le méat osseux a été considérablement dilaté; d'autres, où l'os s'est trouvé résorbé en partie; dans l'un une portion de cérumen se trouvait engagée dans les cellules mastoïdiennes, après avoir traversé un orifice de la paroi postérieure atténuée du méat. Dans un autre exemple, où le cérumen, par sa pression, avait causé une perforation ulcérative de

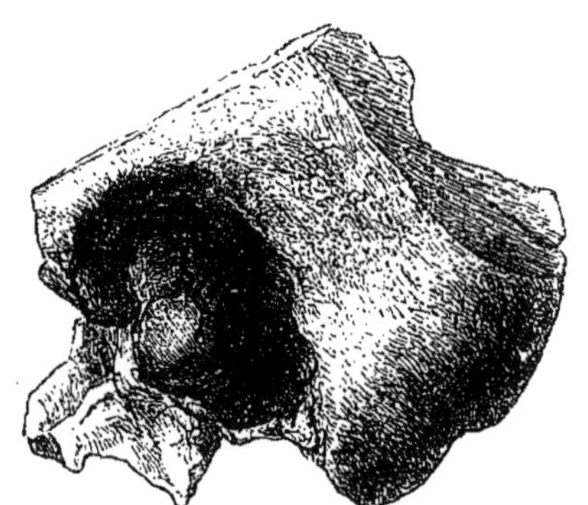

Fig. 18. — Dilatation considérable du méat par du cérumen.

la M. T., une portion de la masse s'était insinuée dans la cavité tympanique.

Le *traitement* des cas d'engouement cérumineux consiste natu-

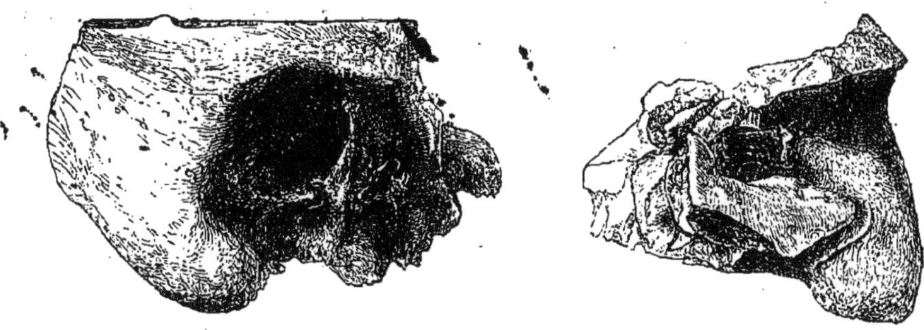

Fig. 19. — Résorption partielle de la paroi antérieure du méat externe, provoquée par une accumulation cérumineuse.

Fig. 20. — Cérumen se projetant à travers la M. T. dans la cavité tympanique.

rellement dans l'éloignement de la masse. Le meilleur, pour ne pas dire le seul mode judicieux d'extraction, c'est l'emploi de la seringue, qui emportera complétement les bouchons même les plus durs. On a conseillé l'usage d'autres instruments, tels que la curette; mais j'ai rarement entendu parler de leur emploi sans qu'ils eussent provoqué de la douleur, de l'inflammation et souvent une suppuration du derme. La petite seringue ordinaire n'est évidemment pas assez puissante pour chasser une masse durcie; mais celle dont je me sers d'ordinaire et que l'on peut employer pour bien d'autres objets tient plus de 100 grammes et est munie de deux anneaux qui permettent de la manœuvrer de la main droite, et laissent la gauche en liberté pour tenir l'oreille du malade.

Le bec de la seringue se compose d'un tube métallique de diamètre très-petit, qui doit se retirer jusqu'au moment où l'eau a été pompée par la grande ouverture, et être revissée ensuite. En agissant ainsi, l'air ne pénètre pas dans la seringue et on économise beaucoup de temps; car ce n'est pas chose facile de remplir une seringue de grande capacité par le moyen d'une petite ouverture. L'extrémité du bec doit être un peu plus grosse que le corps d'un stylet ordinaire, pour que l'eau soit projetée avec assez de force et que son retour à l'orifice ne soit pas empêché. On tournera l'oreille du malade en face d'une fenêtre et l'on placera le bout de la seringue à la partie postérieure de l'orifice du méat, sans quoi le jet pourrait aller frapper la paroi antérieure du conduit. Chaque fois qu'on se sert de la seringue, le pavillon doit être tiré en arrière de manière à redresser le conduit auditif ; et si la main gauche, occupée ailleurs, ne pouvait remplir cet office, on pousserait en arrière avec le bout de la seringue la paroi postérieure du méat. L'eau chaude seule suffit généralement, sans l'addition d'aucune substance. Elle doit être parfaitement propre ; c'est aussi une bonne chose d'avoir deux vases, un contenant l'eau dont on va se servir, l'autre pour la recevoir à sa sortie de l'oreille. Avec un vase de verre pour ce dernier objet, il est plus facile de constater la condition de l'eau et par conséquent celle de l'oreille. L'emploi d'une gouttière auriculaire est très-utile pendant les manœuvres de la seringue. Cette gouttière se compose d'un ressort destiné à passer sur la tête et à l'une des extrémités duquel s'attache le conduit s'adaptant sous le pavillon et qui amène l'eau de retour dans le bassin (fig. 22).

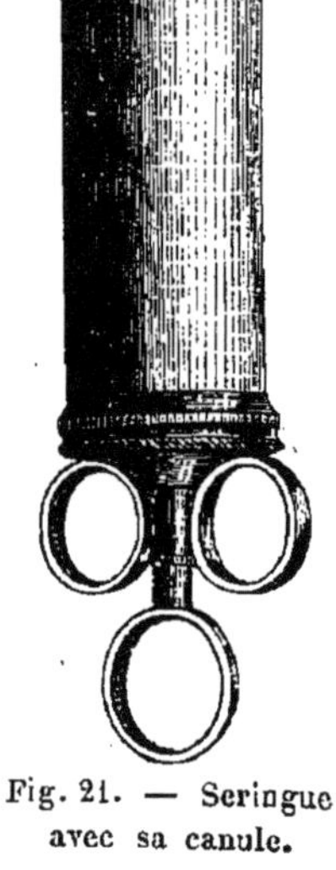

Fig. 21. — Seringue avec sa canule.

Dans bon nombre de cas, où le bouchon cérumineux n'est pas très-compacte, l'injection d'une ou deux seringues pleines d'eau chaude suffira à déloger la masse ; d'autres fois, il faut bien plus de temps, et, lorsque la cire se trouvait très-dure, j'ai quelquefois injecté de l'eau chaude pendant vingt minutes ou une demiheure, sans retirer la moindre particule, sans même que l'eau fût troublée. Parfois il est bon de laisser la cire se ramollir sous l'action de l'eau, avant de reprendre la seringue ; a-t-on affaire à du cérumen extraordinairement dur, ou à un conduit auditif tellement sensible que les injections déterminent beaucoup de douleur, il est désirable de faire instiller dans l'oreille une solution légèrement alcaline dans les intervalles. Comme

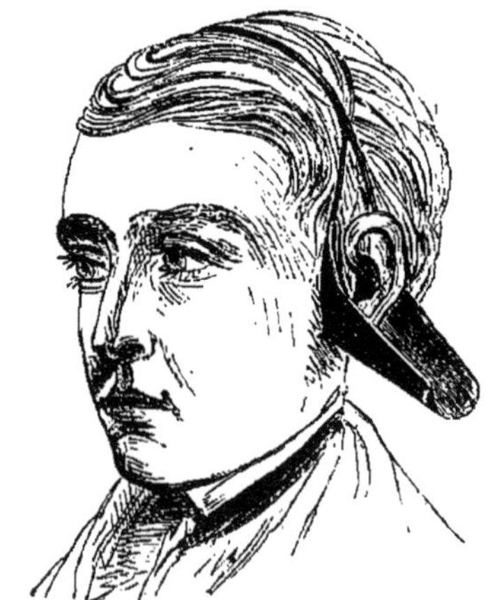

Fig. 22. — Gouttière auriculaire, fixée sur la tête.

il n'est pas à propos de continuer les injections quand il ne reste plus de cire, on doit inspecter souvent le méat pour s'assurer des progrès de l'opération, parce que le dépôt s'en va souvent avec lenteur et en petits fragments, le dernier morceau est pourtant ordinairement volumineux et présente souvent le moule de la M. T. Après l'extraction du cérumen, le malade peut porter un tampon d'ouate pendant un jour ou deux.

OBSERVATIONS D'ACCUMULATION CÉRUMINEUSE DANS LE MÉAT EXTERNE.

OBSERVATION I.—Mrs R., âgée de 38 ans, me consulta en juillet 1854 pour une grande dureté de l'ouïe. Elle me raconta que, sans aucun symptôme antérieur, elle était devenue soudainement sourde, il y avait dix mois, d'abord d'une oreille, puis de l'autre. Cet accident durait depuis un mois, quand elle entendit un craquement des deux côtés et recouvra l'ouïe; depuis lors ce sens était demeuré parfait, lorsque quelques jours avant de venir me trouver, pendant un fort rhume, elle redevint sourde. A l'examen, je trouvai le méat de chaque côté rempli d'un cérumen très-foncé; la distance de l'audition n'était que de 0^{m},012, et il fallait lui parler à voix forte à 1 mètre. Le cérumen enlevé, l'ouïe retrouva sa perfection.

OBSERVATION II. *Masse cérumineuse extrêmement dure et très-difficile à enlever.* — Lord D., âgé de 50 à 60 ans, me consulta en avril 1851 pour une surdité de l'oreille droite, accompagnée d'une sensation de plénitude dans cet organe. Je trouvai dans le méat une masse volumineuse de cérumen que les injections n'attaquèrent aucunement pendant une demi-heure. Je fis instiller dans l'oreille pendant quelques jours une solution aqueuse de carbonate de soude (3^{gr},88 pour 31 grammes); mais la masse en fut à peine ramollie. Aussi continua-t-on l'emploi de la solution, et ce ne fut qu'au bout de plusieurs semaines que le cérumen était assez dissous pour se laisser extraire avec facilité.

OBSERVATION III. *Bouchon cérumineux, accompagné de douleurs et d'inflammation du derme.* — Miss H., âgée de 30 ans, me consulta en mai 1853 pour des élancements de l'oreille droite qu'elle éprouvait à peu près sans interruption, depuis une quinzaine de jours. Elle n'avait remarqué aucun affaiblissement du sens de l'ouïe. L'examen montra les deux conduits auditifs remplis de cérumen; du côté droit la distance de l'audition était de 0m,012; du côté gauche, de 0m,25. La cire fut retirée des deux oreilles; celle du côté droit, étant excessivement dure, exigea de fréquentes injections. La distance de l'audition s'étendit alors de ce côté à 0m,15; à gauche, elle redevint normale. La surface du conduit auditif droit était rouge et gonflée. Une fois le cérumen extrait, la douleur se dissipa et les symptômes inflammatoires disparurent.

Observation IV. *Masse cérumineuse produisant l'inflammation de la couche dermoïde de la M. T.* — J.-R. M., âgé de 55 ans, chirurgien, se plaignait de douleurs de l'oreille droite avec beaucoup de surdité. La douleur revenait sous forme d'accès; elle était fort aiguë et s'exaltait pendant la déglutition. Le méat se montra distendu par une masse de cérumen dont l'extraction soulagea immédiatement à la fois la douleur et la surdité. La moitié supérieure de la couche dermoïde de la M. T., contre laquelle la masse cérumineuse avait évidemment pressé, était rouge et fort tuméfiée; la moitié inférieure était saine.

Observation V. *Bouchon de cérumen causant des douleurs névralgiques de la face.* — G. W. H. Esq. s'adressa à moi en mai 1853, pour une dysécée de l'oreille droite, accompagnée d'une légère douleur de l'oreille, et d'une névralgie intense du côté droit de la face. Cette névralgie faciale survenait parfois très-soudainement, avec une grande acuité, puis disparaissait, elle durait depuis huit ou dix jours. On trouva à droite une accumulation considérable de cérumen remplissant le méat; une fois enlevée à l'aide de la seringue, la dureté de l'ouïe, la douleur d'oreille et la névralgie faciale, tout disparut complétement.

Observation VI. *Accumulation cérumineuse causant un sentiment de pulsations dans l'oreille.* —W. E. Esq., âgé de 53 ans, me consultait en octobre 1851, pour des bruits pulsatifs qui revenaient dans l'oreille, chaque fois qu'il se penchait, mais qui disparaissaient aussitôt qu'il relevait la tête. Le malade se plaignait aussi de bourdonnements revenant de temps en temps dans les deux oreilles. Soumis pendant quelque temps à un traitement médical pour ces symptômes, il n'en avait éprouvé aucun soulagement. Je trouvai une masse de cérumen remplissant les deux conduits; l'extraction de ce produit améliora beaucoup le sens de l'ouïe et fit disparaître complétement les pulsations.

Observation VII. *Engouement cérumineux du méat externe ; vertiges et autres symptômes d'irritation cérébrale guéris immédiatement par l'emploi de la seringue.* — L. S. M. Esq., âgé de 43 ans, me consultait en novembre 1845. Cinq ou six ans auparavant il avait été atteint de surdité de l'oreille gauche, accompagnée de tintements très-intenses ; depuis lors, il se trouvait parfois sourd le matin, mais l'ouïe revenait ordinairement dans la journée, et, de fois à autres, l'action de se moucher le rendait sourd pendant un peu de temps. Onze mois avant de venir me consulter, en sortant d'une chambre bien chauffée pour aller en plein air, il éprouva brusquement des bourdonnements dans l'oreille droite, et ce bruit avait persisté depuis cette époque. Dernièrement il éprouva une sensation de pesanteur au sommet de la tête, et de fréquents vertiges qui l'alarmèrent singulièrement. En marchant dans les rues, il remarquait que de temps en temps il allait en zigzag. L'inspection des oreilles fit voir que chacun des conduits était à peu près rempli de cérumen durci, que l'on enleva soigneusement à l'aide de la seringue. Les symptômes disparurent aussitôt et ne revinrent point.

Un autre malade, artiste, qui souffrait de la même façon, éprouvait tant de vertiges qu'il fut obligé de s'appuyer aux grilles et de se reposer en venant chez moi. Une fois il fut aussi plus d'une minute à pouvoir reconnaître sa sœur, et avait la plus grande difficulté pour écrire une note ordinaire. Ce malade se trouva de même guéri immédiatement après l'extraction du cérumen de chacune de ses oreilles.

Un troisième guérit de la même manière de douleurs et d'engourdissement continuels de la tête : chez un quatrième la douleur s'était étendue jusqu'au bas du dos. Le cas suivant est également intéressant.

Observation VIII. *Confusion cérébrale, impossibilité de marcher droit, déterminées par un engouement cérumineux.* — Mrs R., âgée de 45 ans, me consulta en avril 1845. Elle me dit avoir éprouvé pour la première fois, quatre mois auparavant, des bruits d'oreilles qui furent suivis d'une surdité considérable. Ces symptômes durèrent plusieurs semaines, puis disparurent pendant trois semaines, à l'expiration desquelles, ils revinrent compliqués d'un sentiment de confusion dans la tête. Ce symptôme s'exaltait parfois au point que la malade restait assez souvent quelques secondes sans pouvoir dire où elle était. Des accidents vertigineux se montraient de temps en temps assez intenses pour la faire chanceler et tomber dans les rues ; d'autres fois elle ne pouvait plus tenir ce qu'elle avait à la main, et les objets lui échappaient. L'examen fit découvrir dans chaque oreille une masse considérable de cérumen compacte. Quelques injections en débarrassèrent les conduits, et la disparition complète de tous les symptômes en fut la conséquence.

Dans quelques cas, la masse cérumineuse durcie a pressé contre la surface externe de la M. T. avec assez de force pour déterminer l'inflammation de ses tissus et celle de la membrane muqueuse de la cavité tympanique. Dans ces cas, il a fallu appliquer des sangsues pour faire disparaître complétement les symptômes cérébraux ; dans d'autres exemples ces symptômes n'ont cédé que graduellement, bien qu'en règle générale, ils disparaissent avec l'éloignement du cérumen.

CHAPITRE V.

Le méat externe (*suite*).

LE DERME ET SES MALADIES.

Inflammation aiguë : — *a.* Inflammation aiguë limitée au derme. — Traitement. — Observations. — *b.* Inflammation aiguë s'étendant au cerveau et à ses enveloppes. — Traitement. — Observations. — Inflammation chronique : — *a.* Inflammation chronique avec hypertrophie et accumulation de l'épiderme. — Traitement. — Observations. — *b.* Inflammation catarrhale chronique. — Traitement. — Observations. — *c.* Inflammation catarrhale chronique, s'étendant à l'os et au cerveau. — Traitement. — Observations. — *d.* Ulcération.

Les maladies auxquelles le *derme* du méat externe est sujet sont :

I. L'inflammation aiguë, se terminant par résolution, écoulement de sérosité, de mucus ou de pus, ou par ulcération ;

II. L'inflammation chronique, avec ou sans écoulement, végétations polypoïdes ou carie osseuse.

I. — Inflammation aigue du derme.

C'est une des maladies comprises jusqu'à présent sous le nom d'*otite*. Le méat externe est très-sensible, surtout vers le milieu. Cette sensibilité est due au derme, qui est abondamment pourvu de nerfs et de vaisseaux sanguins et est revêtu d'une couche délicate d'épiderme. Cette membrane est exposée à s'enflammer sous l'action de *causes* multiples, telles que l'introduction de corps étrangers ou l'instillation de gouttes âcres dans le méat ; l'engouement cérumineux, l'application du froid ou de la chaleur, surtout quand ils proviennent de brusques changements atmosphériques ou toute affection débilitante.

Les *symptômes* de cette maladie, au début, sont un sentiment de plénitude, de tension et de malaise dans le méat, qui augmente quand on presse sur l'oreille ou quand les muscles qui font mouvoir le pavillon entrent en jeu. Cette sensation fait place à une douleur souvent très-aiguë, sans aller jusqu'à l'intensité de la souffrance que provoque l'inflammation violente de la muqueuse tympanique; des battements et des bruits subjectifs accompagnent souvent la douleur, et il existe quelquefois une diminution de l'ouïe. Ces derniers symptômes tiennent probablement à la congestion des oreilles moyenne et interne. En même temps, le pouls est généralement fréquent; il y a une disposition fébrile et de l'agitation; et quelquefois la douleur s'étend à tout le côté de la tête. L'*examen* aux premières périodes montre le méat membraneux rouge, l'épiderme laissant voir par transparence les vaisseaux sanguins sous-jacents. Cette rougeur s'étend parfois à la couche dermoïde de la M. T. à la circonférence de laquelle les vaisseaux deviennent dilatés. La maladie progresse-t-elle, le derme se tuméfie au point de diminuer le calibre du méat d'un tiers ou de moitié, et la douleur s'exalte. Tantôt ces symptômes s'évanouissent sans qu'il se produise d'écoulement ; tantôt une sécrétion abondante se forme soudainement et amène un soulagement si rapide, que le malade croit à l'ouverture d'un abcès. Mais l'examen révèle la condition réelle du conduit. Le produit qui remplit le méat ayant été soigneusement enlevé à l'aide de la seringue, on trouve la surface tuméfiée du méat d'une coloration rouge foncé, complétement dépouillée de son épiderme et sécrétant au lieu de ce dernier un fluide muqueux. Dans les formes graves de cette action inflammatoire, la sécrétion se compose de mucus qui s'échappe de l'oreille en masse considérable de matière blanche visqueuse, ayant assez d'analogie avec le produit fourni par la membrane muqueuse du tympan dans les cas de catarrhe de cette cavité; avec cette différence que, dans ces derniers, la périphérie de la masse est plus filamenteuse, la couleur n'est pas aussi blanche, et que la matière est moins consistante. Lorsque cet écoulement a duré pendant quelques jours, il perd sa viscosité et devient laiteux, conservant ce caractère aussi longtemps que l'affection persiste à l'état chronique. Quand l'inflammation n'est pas très-intense, le caractère de la sécrétion est toujours laiteux, non muqueux. Il y a des cas où la sécrétion est ténue et presque aussi transparente que le sérum; parfois elle est teintée de sang. La quantité de cette sécrétion séreuse étonne à la fois le malade et le médecin. Je n'ai jamais eu l'opportunité de recueillir le produit, de manière à pouvoir évaluer exactement la quantité de ce qui s'écoule en vingt-quatre heures; mais, à en juger d'après l'état d'imbibition des mouchoirs, du linge et des oreillers, il doit se monter à plusieurs onces. La source de cette sécrétion si abondante se trouve dans les vaisseaux sanguins du méat dermoïde, qui sont extrêmement nombreux et de très-gros calibre.

On voit des malades exposés à des attaques répétées d'inflammation aiguë du méat, mais chez eux les symptômes ne sont pas très-intenses; il en est d'autres cependant chez lesquels l'inflammation s'étend à l'os et de là aux membranes du cerveau. Il n'est pas rare de voir des malades offrant quelques symptômes d'irritation cérébrale, bien que d'un caractère peu sérieux; chez d'autres, au contraire, ils sont assez formidables pour entraîner la mort. Ces cas seront décrits plus complétement un peu plus loin.

L'inflammation aiguë du méat dermoïde est quelquefois la conséquence d'une blessure; mais elle cède ordinairement aux sangsues et aux fomentations.

Le *traitement* de l'inflammation aiguë du méat dermoïde consiste, pour les cas les plus légers, dans l'emploi de fumigations, de fomentations chaudes et de cataplasmes; dans les cas plus graves, on appliquera des sangsues au pourtour de l'orifice du méat, de façon à soustraire le sang directement des vaisseaux congestionnés; le méat lui-même sera seringué à l'eau chaude, la tête étant légèrement élevée. Le malade gardera le lit, à l'abri de tout bruit; on peut administrer de petites doses d'opium. La douleur ayant disparu, l'oreille sera complétement nettoyée à l'eau chaude trois ou quatre fois par jour et même davantage; de manière 1° à assurer l'éloignement complet des sécrétions qui pourraient déterminer de l'irritation, et 2° à agir comme un bain chaud sur la membrane enflammée. A moins de débilité constitutionnelle, ou d'un affaiblissement de l'oreille consécutif à une maladie antérieure, l'écoulement cesse ordinairement au bout de peu de jours; l'épiderme recommence à être sécrété normalement; et l'ouïe revient. Les cas d'inflammation aiguë du derme dépendant de causes constitutionnelles et provenant ordinairement d'excitation nerveuse, réclament des toniques intérieurement, avec les applications locales. Dans certains cas, cette maladie est le point de départ de l'inflammation catarrhale chronique du derme, dont je parlerai bientôt.

OBSERVATIONS.

Observation I. *Inflammation aiguë du méat dermoïde provenant du froid.* — M. F. Esq., âgé de 26 ans, médecin, me consulta en janvier 1853 pour une douleur violente des deux oreilles. Il dit avoir été pris, quatorze jours auparavant, d'une attaque de forte douleur dans les deux oreilles, surtout du côté gauche, après avoir été traversé par la pluie; la douleur durait depuis vingt-quatre heures quand l'écoulement apparut et le soulagement avec lui. La veille du jour où il vint me trouver, pendant un voyage, la douleur revint dans chaque oreille, mais plus particulièrement à droite; de temps à autre la souffrance augmentait considérablement. L'*examen* montra le derme des deux conduits auditifs très-rouge et gonflé; l'épiderme manquait, mais point d'écoulement. La distance de l'audition pour chaque oreille était de $0^m,45$; un tampon d'ouate imbibé d'un liquide volatil amena la guérison.

Observation II. *Inflammation aiguë du derme. Abondante sécrétion de mucus.* — Miss M., âgée de 17 ans, grande, un peu délicate, me consulta le 20 décembre 1853 pour une douleur de l'oreille droite, avec écoulement.

Historique. — Dix jours auparavant, elle avait éprouvé dans l'oreille une légère douleur qui s'aggrava peu à peu au point de l'empêcher de reposer la nuit. Cela dura huit jours, toutefois avec des périodes de mieux. Deux jours avant de me venir voir, elle eut un écoulement d'oreille qui durait encore.

L'*examen* montra le méat rempli du produit de l'écoulement; extrait à l'aide de la seringue, il constituait une masse considérable de mucus blanc, de la grosseur d'une féverole ordinaire, et d'écailles épidermiques. Le méat membraneux était très-tuméfié et rouge; la couche dermoïde de la M. T. était également rouge et gonflée. La distance de l'audition n'était que de $0^m,20$.

Traitement. — Application de deux sangsues à l'orifice du méat; injection d'eau chaude dans le conduit auditif deux fois par jour

La douleur se calma graduellement et en six jours l'écoulement avait disparu.

Observation III. *Inflammation aiguë du derme; surdité considérable et sécrétion séreuse abondante.* —A. H. H. Esq., âgé de 38 ans, de constitution faible, me fit appeler en janvier 1854.

Historique. — Durant trois semaines il avait souffert d'une attaque de pneumonie et, quatre jours avant ma visite, au moment de la convalescence, il fut pris dans la nuit d'une violente douleur dans l'oreille gauche. Cette douleur, en dépit du traitement, dura douze heures, quand une sécrétion du conduit auditif apparut tout à coup et diminua beaucoup la souffrance. Lorsque je vis le malade quatre jours après l'apparition de l'écoulement, il existait une grande sensibilité du méat et une surdité telle que la montre n'était pas entendue même au contact. A l'*examen*, le derme se montra enflé et rouge, la couche dermoïde de la M. T. était dans le même état. L'écoulement séreux était si copieux qu'en une demi-heure un mouchoir blanc en était complétement imbibé. J'avais grand'peur que l'oreille n'eût été sérieusement injuriée par l'inflammation ; mais voyant que la M. T. conservait sa position naturelle et sachant que la congestion de la muqueuse tympanique était bien suffisante pour produire la cophose, je fis espérer que l'ouïe reviendrait aussitôt que la congestion de cette membrane se dissiperait. J'ordonnai d'appliquer une sangsue à l'orifice du méat tous les deux jours; le méat fut seringué à l'eau chaude deux fois par jour et l'on détermina une légère vésication derrière le pavillon. Au bout de trois jours, l'écoulement commença à diminuer, la douleur disparut et en dix jours l'ouïe était rétablie.

Observation IV. *Attaques fréquentes d'inflammation du derme. — Pouvoir auditif normal.* — Miss C., 28 ans, me consulta le 7 mars 1854.

Historique. — Durant deux ans elle a été sujette à des attaques douloureuses de chaque oreille, suivies d'un écoulement, après lequel il survenait une démangeaison intolérable. — Il y a trois mois, elle eut une de ces attaques, à la suite de laquelle il lui resta une irritation constante.

L'*examen* montra que le derme revêtant les deux méats était rouge et tuméfié. — La distance de l'audition était normale des deux côtés. L'application de sangsues à la marge de l'orifice du conduit fit disparaître les symptômes d'irritation ; et les attaques d'inflammation ne revinrent plus.

INFLAMMATION AIGUË DU MÉAT DERMOÏDE S'ÉTENDANT AU CERVEAU.

Observations anatomiques. — Les vaisseaux sanguins qui se ramifient dans le méat membraneux se continuent directement avec ceux qui vont alimenter le méat osseux ; l'intime connexion qui existe entre le derme du méat et l'os est donc bien évidente. Les relations des parois osseuses du conduit auditif externe avec la cavité du crâne méritent attention. Chez l'adulte on constatera que la paroi supérieure du méat consiste en une solide lamelle osseuse, de $0^m,002$ à $0^m,004$ d'épaisseur, qui sépare la cavité du méat de celle occupée par le lobe moyen du cerveau. Dans quelques cas on trouve un diverticulum de la cavité tympanique s'étendant dans la substance de la paroi supérieure du méat. Chez l'enfant, ces relations diffèrent d'une manière notable de celles que nous venons d'exposer. A la naissance et pendant l'année suivante, le seul rudiment du conduit auditif osseux est la dépression superficielle située au milieu de la partie externe et inférieure de la portion écailleuse, immédiatement derrière la racine de l'apophyse zygomatique. Cette dépression à laquelle le nom de « fossette auditive » peut s'appliquer convenablement a en arrière d'elle les rudiments de l'apophyse mastoïde ; sa surface est plus unie, sa substance plus dense que celles de l'os environnant ; elle contient aussi moins de trous vasculaires que celui-ci. A l'époque de la naissance, la portion osseuse qui forme la fossette n'a pas plus de $0^m,001$ à $0^m,0015$ d'épaisseur, et le méat membraneux s'attache à sa surface externe, la dure-mère de la cavité cérébrale moyenne, à sa surface interne. Son tissu est loin d'être compacte ou dense et dans sa substance les vaisseaux sanguins du méat communiquent avec ceux de la dure-mère.

A mesure que l'os approche de sa maturité, la fossette prend une position oblique et constitue la paroi supérieure du conduit auditif externe, qui se trouve séparé de la cavité de la fosse cérébrale moyenne par une couche osseuse dense dans laquelle se prolongent assez souvent des cellules communiquant avec la cavité tympanique. Chez l'adulte la fossette auditive a à peu près perdu sa direction oblique pour devenir une lamelle osseuse horizontale.

D'après les remarques qui précèdent, il est évident que les affections du méat membraneux externe sont exposées à s'étendre à la surface externe de l'os et de là à l'intérieur. Dans le seul cas de maladie chronique fatale que j'aie eu l'occasion d'observer, la maladie s'était étendue en arrière, jusqu'au sinus latéral.

L'*inflammation aiguë du méat dermoïde* peut provenir de l'application du froid sur l'oreille ou de l'irritation déterminée par un corps étranger; mais ces causes ne sauraient suffire d'ordinaire à produire une inflammation étendue du cerveau ou de ses membranes, à moins de coexistence d'une irritation constitutionnelle considérable.

Je suis redevable des particularités de l'observation suivante au docteur Nairne, grâce à qui je pus aussi disséquer l'oreille.

OBSERVATION V. *Inflammation aiguë du derme du méat externe, s'étendant au cerveau et à ses enveloppes, et provoquée par le curage de l'oreille avec une épingle.* — Mary Wells, demoiselle, âgée de 24 ans, de famille scrofuleuse, fut prise, le 1er avril 1841, d'une violente douleur dans l'oreille droite; la souffrance fut atroce pendant quelques heures, puis la malade éprouva la sensation de quelque chose qui se crevait, et il se fit un écoulement de sérosité sanguinolente qui produisit un soulagement immédiat. Antérieurement elle n'avait jamais eu d'otalgie et ne pouvait rapporter cette attaque qu'à l'action d'une épingle avec laquelle elle s'était curé l'oreille pour calmer des bruits de tintement. L'écoulement resta sanguinolent pendant deux jours, et cessa entièrement au bout d'une semaine; alors la malade se trouva assez bien. Peu de jours après cependant, elle eut un frisson, suivi d'une souffrance intense dans l'oreille pendant vingt-quatre heures; alors apparition d'un écoulement purulent considérable qui apporta le même soulagement que la première fois. Absence complète de douleur et bon état de santé. L'écoulement se maintint avec son abondance jusqu'au 24 avril et cessa alors de nouveau. Le lendemain, douleur intense de l'oreille droite et du côté correspondant de la tête, accompagnée de vomissements et de symptômes fébriles généraux.

Il y avait de la constipation, on administra un purgatif. Le 28, la douleur revint dans la tête avec violence et, vers le soir, elle s'étendait à l'oreille droite, sans s'accompagner de rougeur et sans s'aggraver par la pression. La malade vomit deux fois. Depuis la première attaque, l'ouïe avait toujours été affectée du côté droit, et dans les derniers jours elle se plaignait de bruits dans l'oreille et de vertiges et portait la tête renversée en arrière (1). La douleur augmentant, elle fut admise le 30 à l'hôpital de Saint-George, où on lui donna une pilule de calomel et une infusion de séné.

Le premier mai, elle était dans l'état suivant : pouls à 104, plein, vif et compressible ; langue rouge et sale ; peau chaude et sèche ; conjonctives légèrement injectées. Il y avait une légère intolérance de la lumière et une sensibilité particulière du sens du toucher qui lui faisait fuir l'approche d'un doigt, bien que le contact ne lui fît éprouver aucune douleur. Les yeux étaient brillants et toujours en mouvement ; la pupille droite était un peu plus dilatée que la gauche. Respiration accélérée (32 inspirations par minute). La physionomie était calme ; les traits étaient toutefois un peu bouleversés. La malade avait ses règles. On lui mit des ventouses, on appliqua des compresses froides sur la tête ; à l'intérieur, calomel et médecine noire. La nuit suivante, elle fut prise de délire, tout en étant capable de reprendre connaissance lorsqu'on provoquait un effort de sa volonté.

2 mai, 1 h. après midi. Léger degré d'opisthotonos ce matin ; la garde a remarqué que la malade, en sortant de son lit, avait une rigidité particulière des muscles. Elle se trouvait cependant tout à fait bien et disait que le mal de tête avait disparu une heure après la pose des ventouses. Pouls à 120, vif, mais compressible ; langue rouge et sale. — Prescription ; vésicatoire derrière l'oreille droite, et 0^{gr}, 15 d'*hydrargyrum cum cretâ* soir et matin.

3 mai. Les symptômes fébriles sont un peu abattus, elle a eu un bon sommeil le matin. L'urine est sécrétée en quantité normale.

4 mai, 1 h. après midi. Pouls encore plus vif, bien que la langue soit humide. Les globes oculaires sont sensibles et voilés. La ma-

(1) M. Maule, qui vit la malade deux ou trois fois, pensa qu'il se formait un abcès dans l'oreille interne.

lade ne se plaint d'aucune souffrance, mais elle gémit quand on la remue. La figure est abattue, elle repousse ses couvertures ; comprend pourtant très-bien quand on lui parle. — Glace sur la tête ; même médication.

3 h. Est plus accablée et a moins de connaissance.

6 h. La glace a été appliquée environ 4 heures ; aussitôt après, état comateux pendant lequel elle agite pourtant parfois les mains et paraît reconnaître ses parents.

5 mai, 11 h. du matin. Coma absolu vers 4 heures du matin. En ce moment sueurs profuses. Pupille droite contractée. — Mort à midi.

Autopsie 26 heures après la mort. — Temps chaud.

Tête. — A la surface des deux hémisphères cérébraux, légers épanchements de lymphe, situés çà et là immédiatement audessous de l'arachnoïde, qui est plus vasculaire qu'à l'état normal. Les circonvolutions sont aplaties ; la substance cérébrale est aqueuse, mais non ramollie, à l'exception du corps calleux, du trigone cérébral et des parties contenues dans les ventricules latéraux et autour d'eux, qui se déchirent au moindre attouchement. Les cavités des ventricules sont dilatées et contiennent une quantité abondante d'un liquide trouble.

Le pont de Varole, la moelle allongée et les nerfs adjacents sont enduits d'une lymphe concrète, purulente, épanchée dans la cavité de l'arachnoïde. Le tissu cellulaire qui entoure les nerfs optiques et le chiasma contient du pus. Le cervelet est un peu plus mou qu'à l'état normal. La dure-mère recouvrant la surface du rocher est très-vasculaire, et ses vaisseaux sont gorgés de sang ; elle est aussi séparée de l'os par une petite quantité de fluide séreux. La substance de l'os est de couleur foncée, les vaisseaux sanguins sont distendus. L'examen de l'oreille interne montre que la M. T. est entière, mais comme la muqueuse tympanique, elle est plus vasculaire qu'à l'état naturel. La lésion principale siége dans le méat externe dont la membrane revêtant le tiers interne de ce conduit est ramollie, très-vasculaire, facile à séparer de l'os et recouverte de matière purulente ; aucune apparence d'ulcération à la surface.

II. — Inflammation chronique du derme qui tapisse le méat.

Cette affection peut se diviser en :

a. Inflammation chronique simple ;

b. Inflammation catarrhale chronique ;

c. Inflammation catarrhale chronique s'étendant au cerveau ;

d. Ulcération du méat ordinaire.

a. *Inflammation chronique simple.* — Cette forme morbide, sans otorrhée, se rencontre fréquemment et s'associe souvent avec un mauvais état de santé, tout en se présentant parfois comme une maladie purement locale. L'une des causes *prédisposantes* les plus communes est la résidence dans une atmosphère humide. Dans certains cas très-rebelles les malades ont dû changer d'air pour voir l'affection se calmer. Les causes *déterminantes* paraissent être les mêmes que celles de l'affection aiguë, c'est-à-dire l'application du froid ou de quelque substance irritante dans le méat ; la cause excitante la plus fréquente est peut-être l'habitude de se curer l'oreille avec quelque corps étranger. Les *symptômes* de l'inflammation chronique sont un sentiment de distension de l'oreille, uni souvent à une légère douleur ou à de violentes démangeaisons. Tantôt le derme est tuméfié de telle manière que le canal se trouve réduit à la demie ou même au quart de son calibre normal. Tantôt il est à peine gonflé, mais sa surface libre est rouge et l'épiderme s'exfolie en larges écailles. Ces lamelles épidermiques s'accumulent et forment des masses considérables, composées de plusieurs couches, et susceptibles d'obstruer le méat et de déterminer une sérieuse diminution du pouvoir auditif. Parfois cet épiderme se trouve en masses assez volumineuses pour dilater le méat ou provoquer l'altération de l'os ; d'autres fois, il produit l'inflammation aiguë du méat dermoïde et de la couche dermoïde de la M. T.

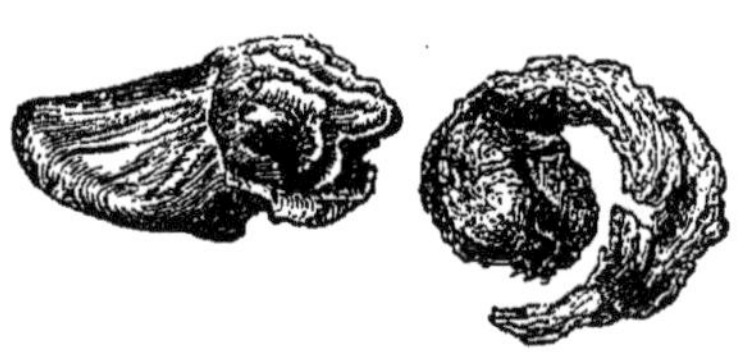

Fig. 23. — Épiderme détaché du méat externe sous la forme d'un cul-de-sac tubulaire, et couche disposée circulairement.

Traitement. — Quand le derme est hypertrophié, sans être très-sensible, on peut le badigeonner deux fois par semaine avec une solution de nitrate d'argent (3^{gr},88 p. 31 gr.), et l'on entretiendra en même temps une légère contre-irritation sur l'apophyse mastoïde. Si la surface du derme se trouve dénudée par places, et est plus vasculaire qu'à l'état normal le méat sera d'abord seringué à l'eau chaude pour enlever toutes les particules épidermiques qui pourraient causer de l'irritation et en même temps adoucir le derme. Dans l'intervalle des injections, on peut porter à la surface du méat une lotion astringente à l'aide d'un tampon d'ouate. Une fois les symptômes inflammatoires calmés, on peut appliquer deux fois par jour une solution faible de nitrate d'argent (0gr, 50 p. 31 gr.). L'épiderme continue-t-il de s'amasser dans le conduit auditif, on l'enlèvera à l'aide de la seringue qui, généralement, suffit pour cette opération, tout en réclamant beaucoup de patience, à cause de la densité des masses épidermiques et de la manière intime dont les couches s'emboîtent les unes dans les autres.

OBSERVATIONS.

OBSERVATION I. *Inflammation chronique simple du méat dermoïde.* — R. P. A. Esq., 47 ans, de bonne santé, me consulta le 4 juillet 1853.

Historique. — Pendant les dix-huit mois précédents, il souffrait de temps en temps d'une démangeaison extrême avec dureté de l'ouïe, suivie d'un léger écoulement.

A l'*examen*, le méat des deux oreilles, près de l'orifice, contenait une grande quantité de cérumen mou ; au milieu du conduit, le derme était rouge foncé, et les vaisseaux sanguins apparaissaient dilatés et tortueux. Distance de l'audition du côté droit : 0m,45 ; à gauche, 0m, 18.

Traitement. — Chaque méat fut lavé avec 28 centilitres d'eau chaude deux fois par jour ; le soir on mettait dans les conduits auditifs un tampon de ouate imbibée d'une solution de chlorure de zinc (0gr,10 p. 31 gr,) ; au bout de quinze jours la guérison était complète.

OBSERVATION II. *Inflammation chronique simple avec desquamation épidermique.* — Miss E. P., 39 ans, quelque peu débilitée, me consultait le 1er juillet 1853.

Historique. — Les deux ou trois hivers précédents, elle avait à la suite de rhumes éprouvé une assez grande douleur dans les deux oreilles, accompagnée de dysécée. La douleur durait deux ou trois jours, puis une *peau* s'échappait ; et la souffrance diminuait en même temps que l'ouïe s'améliorait. Il y a six mois, elle eut une attaque très-intense suivie d'un écoulement qui ne dura que peu de jours. Durant les trois dernières années, elle a souffert d'une irritation considérable des deux oreilles.

L'*examen* montra les deux conduits auditifs rouges par places, du côté gauche la rougeur s'étendait à la couche dermoïde de la M. T. Des portions d'épiderme adhéraient à la surface du derme, ces portions enlevées, le derme restait entièrement dénudé. La distance auditive était de $0^m,075$ pour l'oreille droite et de $0^m,025$ pour la gauche.

Traitement. — Application de deux sangsues au pourtour de l'orifice de chaque méat ; deux fois par jour, injections d'eau chaude dans les deux oreilles ; quand la congestion eut diminué, on badigeonna chaque jour les deux conduits avec une solution de nitrate d'argent ($0^{gr},25$ p. 31 gr.). On posa aussi sur les apophyses mastoïdes un petit carré de papier vésicant et l'on administra des médicaments toniques. Ce traitement produisit une grande amélioration, et, quand je revis la malade en décembre, l'ouïe était bien meilleure et il y avait une abondante sécrétion de cérumen dans chaque oreille. Il y avait eu une attaque de l'oreille gauche au mois d'août.

OBSERVATION III. *Inflammation chronique du derme, avec hypertrophie considérable.* — Miss T., 57 ans, de santé passable, me consulta en juin 1853 pour une grande irritation et une surdité considérable des deux oreilles.

Historique. — Durant les 5 ou 6 dernières années elle a eu des attaques de surdité accompagnées d'un gonflement considérable dans chaque oreille. Quand la tuméfaction diminuait, l'ouïe revenait en partie. Il y a environ trois semaines, elle éprouva beaucoup d'irritation dans les deux conduits auditifs, accompagnée parfois de douleur et d'une grande dureté de l'ouïe, mais sans écoulement.

L'*examen* montra chacun des conduits si tuméfié que le canal n'aurait admis qu'un stylet de moyenne grosseur ; la surface du derme était de couleur prune ; la montre ne s'entendait que lorsqu'on l'appuyait sur l'oreille.

Traitement.—Application de sangsues à l'orifice de chaque méat; puis lotion avec une solution de nitrate d'argent (1^{gr}, 9 p. 31 gr.) Je n'ai pas su le résultat.

OBSERVATION IV. *Inflammation chronique du méat dermoïde, accumulation d'épiderme.* — Le révérend G. T., 55 ans, me consulta en juillet 1850 pour une douleur de l'oreille gauche, accompagnée de surdité.

Historique. — Pendantp lusieurs mois a eu une sensibilité de l'oreille gauche, avec sensation de plénitude, et diminution de l'ouïe; dernièrement ces symptômes se sont aggravés.

A l'*examen*, la surface de la moitié externe du méat paraît rouge et quelque peu tuméfiée ; la moitié interne du conduit est entièrement remplie d'épiderme. La distance auditive à la montre est de 0^{m},05.

Traitement. — La collection épidermique fut enlevée à l'aide de la seringue et d'eau chaude. Opération qui réclama le plus grand soin à cause de l'extrême sensibilité de la surface du méat, le simple jet ordinaire de la seringue déterminait beaucoup de douleur. La collection extraite, la faculté auditive se trouva très-améliorée. La surface du derme étant rouge, on appliqua à la surface du méat une faible solution de nitrate d'argent deux fois la semaine, qui produisit une nouvelle amélioration, mais l'épiderme se ramassa de nouveau. Après son extraction on employa des astringents modérés, et l'oreille fut fréquemment seringuée à l'eau chaude; l'inflammation diminua, mais l'épiderme n'en continua pas moins de s'agglomérer, et il fallut enlever la masse au moyen d'injections tous les deux ou trois mois. L'air humide dans lequel vit le malade était probablement l'une des causes du caractère rebelle de cette affection.

b. *Inflammation catarrhale chronique du méat dermoïde.* — On a souvent classé cette maladie parmi les cas d'otorrhée. Comme son nom l'implique, elle consiste dans l'inflammation chronique du méat dermoïde, avec écoulement. Dans bon nombre de cas, la maladie se limite au conduit auditif; d'autres fois elle gagne la couche dermoïde de la M. T. On la rencontre le plus communément chez les enfants, sans qu'elle soit aucunement rare chez les adultes. Dans l'enfance, elle s'accompagne d'ordinaire d'une tendance aux engorgements glandulaires ou de quelque autre signe de débilité constitutionnelle. Chez l'adulte, elle est aussi trop souvent symptomatique d'un affaiblissement de la santé. La *cause excitante* peut être une attaque d'inflammation aiguë du derme, une blessure, l'emploi d'applications stimulantes, ou la rougeole, la scarlatine, une affection catarrhale. Souvent cette maladie se produit sans cause appréciable, et débute par une légère démangeaison de l'oreille, quelque fois même l'apparition de l'écoulement est la première indication de l'action morbide. Dans les premières périodes, il n'y a ordinairement qu'une légère dysécée, même lorsque l'inflammation et l'hypertrophie s'étendent à la couche dermoïde de la M. T. Quand la maladie dure depuis quelque temps, la membrane muqueuse tympanique peut être envahie, et la surdité peut en être la conséquence. Il faut cependant avoir bien présent à l'esprit que le catarrhe du méat membraneux et de la couche dermoïde de la M. T. est souvent symptomatique de l'irritation de la cavité tympanique, et que ces symptômes extérieurs se dissipent aussitôt que l'irritation interne a cédé. Dans ces cas de catarrhe *sympathique* du méat dermoïde, l'historique indique souvent une irritation antérieure de la caisse, et une dureté considérable de l'ouïe précède communément l'apparition de l'écoulement. Lorsque cette affection a persisté quelque temps, il existe souvent un degré considérable d'irritation du méat, quelquefois il y a de la douleur et de temps en temps un écoulement de sang. Le dernier symptôme est cependant plus fréquent quand il existe un polype.

L'*examen* du méat dermoïde, dans les cas de catarrhe de ce conduit, montre généralement le derme hypertrophié, parfois au point d'obstruer presque complétement le conduit. Tandis que, dans certains cas, la surface (dépouillée d'épiderme) est rouge, dans d'autres elle est plus pâle qu'à l'état normal. Le produit de sécrétion a d'ordinaire une odeur très-fétide ; et sa coloration varie du blanc laiteux à la couleur ardoise foncée. Le caractère distinctif de ce produit est, quelqu'en puissent être la quantité, la couleur, la consistance, de ne renfermer aucune masse de mucus ; mais il se mélange librement avec l'eau, dans laquelle il détermine une opacité générale. Cependant, quand il coexiste un polype avec cette forme d'inflammation, l'écoulement contient des flocons de mucus, de même que dans les cas d'ulcération des lames fibreuses de la M. T. ; quelquefois il y a aussi un écoulement de sang. Lorsque l'inflammation catarrhale chronique s'étend à la couche dermoïde de la M. T., le tissu de cette membrane, comme celui du méat dermoïde, s'hypertrophie et souvent se congestionne à un haut degré ; la membrane elle-même perd à la fois sa couleur et sa forme normales ; sa surface externe est aplatie ; tandis que le manche et souvent la courte apophyse du marteau sont complétement cachés par elle.

Le *traitement* du catarrhe chronique du méat dermoïde consiste dans des injections d'eau chaude répétées et assez fortes pour enlever complétement les produits sécrétés et nettoyer le conduit. S'il existe des symptômes de douleur ou d'irritation, on appliquera une ou deux sangsues à la marge de l'orifice du méat, que l'on fera suivre de fomentations chaudes, de fumigations ou de cataplasmes. Une fois l'irritation disparue, on peut employer des injections faiblement astringentes et entretenir une légère révulsion sur l'apophyse mastoïde. Ces mesures, jointes à l'administration de médicaments toniques et à l'observation de la santé générale, suffiront souvent à entraver la maladie. Dans les cas plus obstinés, on entretiendra un écoulement sur l'apophyse mastoïde au moyen d'un vésicatoire ou d'un liniment à l'huile de croton. Tous les jours, on lotionnera la surface du méat avec une solution de nitrate d'argent ($0^{gr},50$ à 2gr. p. 31 gr.). En dépit de toute médication, certains cas ne sont que médiocrement améliorés après deux ou trois mois de traitement. Il n'en est pas moins fort important de persévérer dans le traitement pour éviter la carie de l'os, l'ulcération de la M. T. et le développement de polype.

OBSERVATION V. *Inflammation catarrhale chronique du méat dermoïde compliquant la dentition.* — J. A., âgé de 9 mois, pâle et faible, fut admis dans mon service à l'hôpital Sainte-Marie, en novembre 1854, pour un écoulement fétide de l'oreille gauche.

Historique. — La mère raconta qu'environ deux mois auparavant, dans un moment où la dentition rendait l'enfant irritable et agité, un écoulement se fit à l'oreille gauche. D'abord modérée, la quantité de la sécrétion augmenta graduellement, et elle devint très-fétide.

A l'*examen*, le méat externe gauche se montra plein d'un produit blanc de lait qui, à la suite des injections, se trouva mêlé avec l'eau, devenue opaque et laiteuse et dans laquelle flottaient des masses épidermiques ; mais aucune trace de mucus. Une fois le conduit débarrassé des produits de sécrétion, on remarqua que son calibre était réduit de moitié par le gonflement du derme dont la surface interne était dépouillée d'épiderme et un peu plus rouge qu'à l'état normal ; la couche dermoïde de la M. T. était plate et blanche.

Traitement. — Promenades journalières en plein air ; huile de foie de morue. Tous les jours ablutions d'eau tiède sur toute la surface du corps, et injections d'eau chaude dans l'oreille deux fois par jour ; pendant la nuit, coton imbibé d'une solution de chlorure de zinc ($0^{gr},05$ p. 31 gr. d'eau), dans le conduit auditif. La santé de l'enfant ne tarda pas à s'améliorer considérablement, l'otorrhée diminua et au bout de six semaines avait complétement cessé.

Observation VI. *Catarrhe du derme des deux oreilles chez un enfant atteint de dysécée.* — Master E M., 3 ans 1/2, me fut amené le 6 avril 1855 pour un écoulement des oreilles avec dureté de l'ouïe. Il était pâle et maigre, la santé générale n'était pas bonne, et il était sujet à l'engorgement des glandes cervicales.

Historique. — Environ deux ans auparavant, sans cause appréciable, un écoulement s'était produit soudainement dans l'oreille droite, un mois plus tard l'oreille gauche s'affectait de la même manière ; la sécrétion était abondante et d'odeur très-fétide. Elle dura trois ou quatre mois, puis disparut des deux côtés ; mais environ un mois avant de me consulter, l'otorrhée était revenue avec les mêmes symptômes que la première fois.

L'*examen* montra chacun des conduits auditifs rempli d'un produit laiteux et rouge à la surface, la substance du derme gonflée. La couche dermoïde de la M. T. était rouge et épaissie. L'ouïe était tellement affaiblie qu'il fallait parler fortement pour se faire entendre à la distance de 2 mètres. La montre ne s'entendait qu'au contact avec l'oreille droite ou lorsqu'on l'appuyait sur la gauche. Il était évident que l'inflammation avait gagné l'intérieur de la caisse aussi bien que la M. T.

Traitement. — Laver les deux oreilles à l'eau tiède trois fois par jour, puis les injecter avec une solution d'acétate de zinc ($0^{gr},25$ p. 31 gr.) ; appliquer un papier vésicant sur les apophyses mastoïdes, le soir tous les deux jours ; deux cuillerées à thé de vin ferrugineux deux fois par jour. Deux mois de ce traitement amenèrent une amélioration considérable, l'écoulement diminua et l'ouïe devint meilleure. Mais le bénéfice ne fut que temporaire ; à la fin de l'année je revis le malade, à peu près dans le même état que la première fois. J'appris alors que les injections avaient été très-mal faites et qu'il restait une portion considérable du produit de sécrétion dans les oreilles après l'opération. Je recommandai l'attention la plus scrupuleuse sur ce point ; une solution de nitrate d'argent (0^{gr},50 p. 31 gr.) fut appliquée à la surface du derme à l'aide d'un pinceau de poils de chameau, soir et matin ; le papier vésicant fut remis en usage, et je prescrivis l'huile de foie de morue. Ce traitement fut poursuivi pendant trois mois, l'otorrhée s'arrêta, bien que l'ouïe ne se rétablît pas complétement.

OBSERVATION VII. *Inflammation catarrhale chronique du derme, grande irritation.* — Mrs. A., 30 ans, me consulta en août 1856. Santé passable.

Historique. — Deux ans auparavant elle éprouvait parfois beaucoup d'irritation et de douleur dans le conduit auditif de chaque oreille, puis il survenait de l'otorrhée ; elle pense que la maladie tenait à sa résidence dans une maison humide et qu'elle s'était aggravée à la suite d'une exposition à l'air froid. Depuis cette époque, elle a eu plusieurs attaques semblables, et les oreilles n'ont jamais été complétement libres de démangeaisons ni d'écoulement. L'ouïe ne s'est pas affaiblie.

A l'*examen*, on trouva dans les deux oreilles la surface du derme dépouillée d'épiderme, rouge, légèrement tuméfiée et recouverte d'une sécrétion muqueuse. Les deux M. T. étaient saines. L'ouïe était normale.

Traitement.—Comme il y avait évidemment beaucoup de congestion, deux sangsues furent posées au pourtour de l'orifice de chaque méat, et l'on injecta les deux oreilles avec de l'eau chaude deux fois par jour. Dans le cours d'une semaine, la congestion ayant beaucoup diminué, on appliqua matin et soir, à la surface de chaque conduit, une solution de nitrate d'argent (0^{gr},30 p. 31 gr.) à l'aide d'un pinceau de poils de chameau. Ce traitement aidé d'injections d'eau chaude, répétées de temps en temps, fit céder l'irritation et disparaître l'écoulement. L'affection s'était cependant légèrement reproduite sous l'influence de la persistance d'un temps humide, ou d'un affaiblissement de la santé ; mais le traitement en triompha rapidement.

Observation VIII. *Catarrhe chronique du méat externe consécutif à la fièvre scarlatine et compliqué de douleurs de tête.* — E. D., 7 ans, fut admis dans mon service au dispensaire de Saint-George et Saint-Jacques le 24 février 1845. Avait eu la fièvre scarlatine à l'âge de trois ans ; à la suite, douleurs d'oreilles et écoulement des deux conduits auditifs ; l'otorrhée apparaissait après chaque accès d'otalgie. Actuellement, et pendant les deux dernières années, douleur à l'occiput. L'*examen* montra le méat membraneux de chaque oreille rouge, épaissi et versant une sécrétion laiteuse. Les deux M. T. étaient opaques, la couche dermoïde était hypertrophiée et vasculaire ; le traitement consista dans des injections répétées à l'eau chaude, l'application d'une sangsue de fois à autres, au pourtour de l'orifice du méat, avec des médicaments toniques à l'intérieur. Au bout de dix semaines de cette médication, l'ouïe s'était beaucoup améliorée et la céphalalgie avait disparu.

c. *Inflammation catarrhale chronique du méat dermoïde s'étendant au cerveau.* — Il est rare de voir l'inflammation catarrhale chronique gagner l'os et le cerveau ; du moins n'ai-je rencontré qu'un seul cas bien marqué ; ce cas eut une issue fatale.

Observation IX. *Inflammation catarrhale de la couche dermoïde du méat externe, avec carie de la paroi postérieure, et extension de la maladie au sinus latéral et au cervelet.* — Harriet Baker, 3 ans 1/2, fut admise dans mon service au dispensaire de Saint-Georges et Saint-Jacques, le 6 décembre 1848. La mère raconta que son enfant avait toujours été maladive ; et qu'à l'âge de cinq mois, elle eut du côté gauche un écoulement épais, crémeux qui, sans être abondant, était très-fétide. Jusqu'à ces derniers temps, l'enfant ne s'était plainte d'aucune douleur, mais de temps en temps, elle demandait qu'on lui curât l'oreille pour calmer des démangeaisons. Il y a trois semaines, l'écoulement cessa, une violente otalgie lui succéda, accompagnée d'un gonflement de la région squameuse et de l'apophyse mastoïde, qui forçait le pavillon de s'éloigner du crâne. Puis il survint une grande agitation et du délire ; constamment la petite malade se jetait de côté et d'autre.

A l'*examen*, la surface du derme était rouge et dépouillée de son épiderme ; elle était lisse, mais non ulcérée et très-hypertrophiée, si bien que le calibre du conduit se trouvait réduit au tiers de son diamètre normal. Plus de M. T. L'abcès formé derrière l'oreille s'était ouvert et après l'écoulement d'environ un verre de pus, d'une odeur très-fétide, on sentait la surface de la portion squameuse et de l'apophyse mastoïde rugueuse et cariée. Application de cataplasmes de farine de lin.

9 décembre. Écoulement toujours copieux ; la douleur et la tuméfaction ont gagné l'articulation temporo-maxillaire ; la mâchoire ne s'ouvre que dans une étendue très-limitée.

14 déc. L'otorrhée, dernièrement si abondante, a cessé maintenant, en même temps que les souffrances et l'agitation ont beaucoup augmenté ; les mains restent appliquées sur la tête.

Les symptômes cérébraux sont allés en augmentant jusqu'au 29, où la malade mourut dans un grand état d'émaciation.

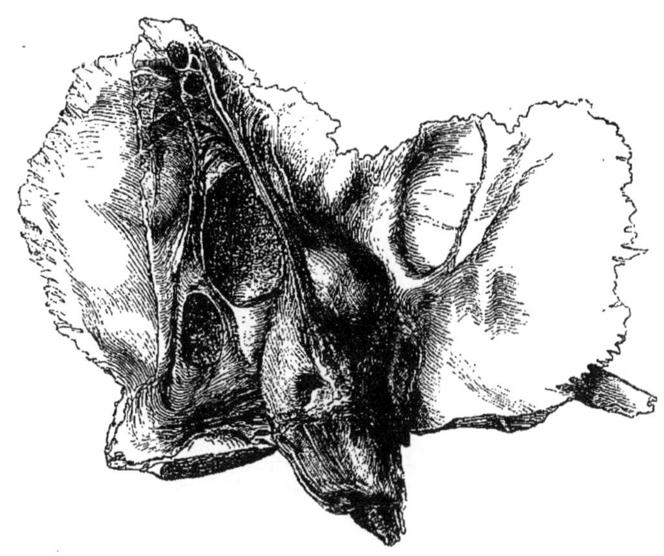

Fig. 24. — Face interne de l'os temporal, montrant les deux orifices du sinus latéral, qui étaient remplis par le cervelet, ainsi que la carie de la gouttière latérale.

Examen post mortem.—Le crâne enlevé, la dure-mère parut saine, aussi bien que l'arachnoïde et la pie-mère. Les ventricules latéraux contenaient environ 15 grammes de sérosité parfaitement claire. Après l'enlèvement du cerveau, rien ne paraissait encore malade ; la dure-mère et l'arachnoïde recouvrant la partie supérieure du rocher gauche étaient tout à fait normales. Au-dessous de la tente du cervelet, l'hémisphère gauche de ce dernier parut beaucoup plus mou qu'à l'état normal, et la portion en rapport avec la surface postérieure du rocher était de couleur foncée et très-ramollie. En retirant le cervelet en arrière avec précaution, on observa qu'il s'appliquait contre deux orifices de la partie postérieure du sinus latéral et qu'il était séparé de la cavité du sinus par l'arachnoïde et la pie-mère épaissies. Dans cette dernière, au niveau de l'orifice, un vaisseau considérable était distendu par un caillot ferme et foncé de $0^m,012$ de longueur. La paroi membraneuse antérieure du sinus latéral était absente ; l'os formant la gouttière latérale, au niveau de l'apophyse mastoïde, était carié, et le sinus se trouvait rempli d'un coagulum de couleur foncée et de matière purulente, on trouva aussi du pus dans les veines jugulaires.

L'oreille.—Le derme qui tapisse tout le méat externe était ramolli, tuméfié, de couleur foncée, sa surface était dépourvue d'épiderme; au-dessous de la couche dermoïde, matière purulente, qui la sépa-

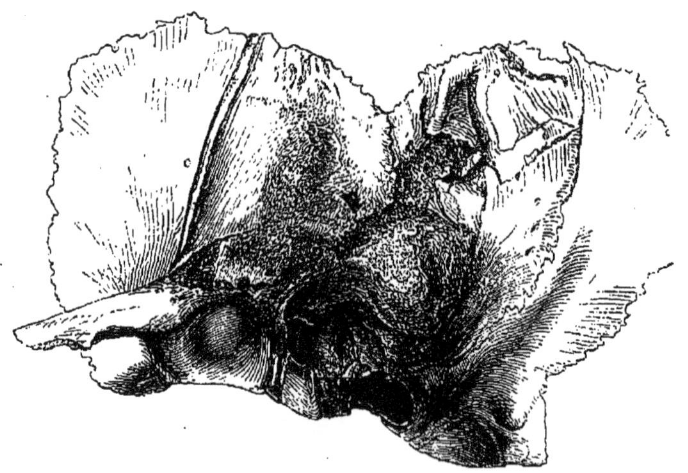

Fig. 25. — Face externe de l'os temporal montrant l'étendue de la portion cariée s'étendant, en arrière de l'apophyse mastoïde à la racine de l'apophyse zygomatique antérieurement.

rait des os cariés. La M. T. n'existait plus ; mais, dans la cavité tympanique, l'altération morbide se bornait au retentissement produit par l'affection du conduit auditif. Le temporal était carié antérieurement jusqu'à la racine de l'apophyse zygomatique et à la cavité destinée à l'articulation de la mâchoire inférieure. En haut et postérieurement, la carie s'étendait à la distance de $0^m,032$ du pariétal ; mais, dans certains points, lata ble externe seule était affectée, tandis qu'ailleurs le diploé et par suite la table interne étaient atteints. En exposant l'os à la lumière, on voyait qu'il était traversé par de petits orifices ; de telle sorte, que sa surface externe ou cette partie qui était recouverte par le méat membraneux se continuait directement avec le sinus latéral.

Dans ce cas, la marche de la maladie de dehors en dedans est très-remarquable ; rien ne prouve en effet que la maladie eût pris naissance ailleurs que dans le conduit auditif ; et il est évident, par suite de la communication directe (au moyen des vaisseaux sanguins) entre le méat membraneux et l'os formant le sinus latéral, que la maladie pouvait aisément se transmettre du méat enflammé à l'os situé au-dessous. La considération attentive du sujet m'a cependant amené à croire que la marche de l'affection de dehors en dedans, du méat au sinus latéral et au cervelet s'offre rarement, et à penser que la majorité des observations analogues publiées par de précédents observateurs, qui en auraient examiné les cas, était réellement des exemples de maladies allant de dedans en dehors, de la cavité tympanique ou des cellules mastoïdiennes au conduit auditif, pendant le cours desquelles le cervelet et le sinus latéral s'étaient trouvés impliqués.

Traitement. — J'ai déjà dit, basant mon opinion sur l'observation de quelques-uns des cas déjà produits que, lorsqu'une maladie du cerveau prend naissance dans une affection chronique de l'oreille, la cause de cette complication peut être attribuée au défaut du libre écoulement de la matière.

Les produits de sécrétion peuvent être retenus de diverses manières. Dans le méat externe, la tuméfaction des parois, aussi bien que cette disposition valvulaire particulière que présente le conduit chez les petits enfants, crée une barrière capable de s'opposer au libre écoulement de la matière. Dans la cavité tympanique, les produits inflammatoires sont ordinairement retenus par la M. T., qui oppose à leur sortie un obstacle absolu ou partiel ; quelquefois cependant l'hypertrophie de la membrane muqueuse suffit seule à enfermer la sécrétion en partie en dedans d'elle : parfois encore la consistance de la matière accumulée peut constituer un obstacle suffisant à la sortie de ce qui est au delà. Dans les cellules mastoïdiennes, il va de soi que la matière peut être retenue par suite de la position particulière de leur portion horizontale, dont le plancher est souvent à un niveau inférieur à celui de l'orifice tympanique; ou bien le pus peut occuper la portion verticale des cellules qui se trouve bien au-dessous de la partie conduisant au tympan. Les règles à établir dans le traitement du catarrhe chronique du méat dermoïde, de la membrane muqueuse de la caisse et des cellules mastoïdiennes sont les suivantes :

1° Soigner la santé générale pour essayer de diminuer l'affection catarrhale ;

2° Donner autant que possible un libre cours aux produits sécrétés ;

3° Entretenir une sécrétion extérieure, afin d'arriver à la résorption de la sécrétion interne; et de la sorte arrêter la formation de nouveaux produits et calmer l'action morbide.

Traitement général. — En ce qui concerne les mesures générales, les mêmes observations s'appliqueront à chacune des différentes parties de l'oreille. Comme il paraît probable que la cause prédisposante ordinaire de ces maladies est la diathèse scrofuleuse, il faut recourir à tous les moyens capables de fortifier la santé. Beaucoup d'exercice en plein air, surtout à la campagne ou au bord de la mer, régime simple, nutritif mais non stimulant, médicaments toniques doux : voilà la base du traitement. Veiller attentivement à ce que les malades couchent dans une chambre bien aérée, dans un lit sans rideaux, la tête tenue haute et fraîche, et en dehors des couvertures. Tout ce qui pourrait déterminer de l'irritation doit être évité avec soin; les jeux violents dans lesquels la tête est susceptible de recevoir quelque coup doivent être défendus. Quelle que soit la source de l'écoulement, il est bon, quand c'est posssible, de laver fréquemment à l'eau tiède la membrane qui fournit les produits sécrétés, de là l'importance si grande de la seringue (1). Quand il y a de la conges-

(1) Beaucoup des seringues ordinairement employées sont loin de remplir le but qu'on en attend, parce qu'elles n'envoient pas dans l'oreille un jet assez fort pour chasser les produits de sécrétion. — La meilleure et la plus simple pour l'usage des malades, c'est la poire de caoutchouc vulcanisé fabriquée par Bell et

tion, il est bon d'appliquer une ou deux sangsues et de recourir parfois à une légère révulsion, à l'aide de frictions avec un liniment sur les oreilles ou autour du pavillon et au bas de l'épine. On peut aussi employer de légers astringents. Quelle que soit la provenance de la sécrétion, si elle persiste pendant quelques mois après l'action de la cause déterminante, elle est symptomatique d'une diathèse scrofuleuse ou autre; et, malgré tous les efforts, on ne saurait agir que très-lentement sur la membrane hypertrophiée, ce qui revient à dire que l'écoulement est généralement de longue durée. Il importe toutefois que le médecin, connaissant la nature exacte de la maladie et instruit de son caractère essentiellement chronique, informe les parents ou les amis du malade, que toute tentative pour arrêter l'écoulement à l'aide d'astringents énergiques ou par d'autres moyens que les procédés doux pourrait amener des conséquences sérieuses, telles que la production d'une inflammation aiguë. Qu'il me soit permis ici de dire quelques mots sur le sujet si souvent considéré du danger de tarir un écoulement de l'oreille. Le prétendu danger de l'arrêt de l'écoulement, consécutif aux applications locales, semble provenir de l'observation de ce fait que, l'un des symptômes les plus fréquents, dans les premières périodes de l'inflammation aiguë de l'oreille, survenant dans le cours d'une maladie chronique, est la cessation de l'écoulement qui auparavant et souvent pendant de nombreuses années s'était montré constant. Mais on ne saurait douter que, dans ces cas, la cessation de l'écoulement ne soit l'effet et non la cause de l'inflammation; car d'autres symptômes de l'action inflammatoire peuvent ordinairement s'observer avant la disparition de l'otorrhée. Dans les cas où de puissants astringents ont été employés pour tarir la sécrétion auriculaire, les symptômes consécutifs ne dépendent pas de la cessation de l'écoulement (car certes l'otorrhée ne diminue pas toujours) mais, de l'inflammation provoquée par la substance irritante.

Cie. La canule de métal doit s'adapter de façon à pouvoir se retirer facilement. Pour remplir la seringue, on enlève le bec, et le liquide de l'injection est versé dans la poire; celle-ci peut aussi se remplir d'elle-même si l'on a eu soin de la comprimer préalablement pour chasser l'air qu'elle contenait.

Pour résumer ce que nous avons dit relativement au traitement général, dans le cas de catarrhe chronique simple du méat dermoïde, de la M. T. ou de la muqueuse tympanique, lorsque le pus peut sortir librement : s'il existe des symptômes de congestion on appliquera une ou deux sangsues dans le voisinage de la partie affectée ; on seringuera fréquemment l'oreille avec une grande quantité d'eau chaude ; on fera des lotions légèrement astringentes et on essayera d'améliorer la santé par tous les moyens à la disposition du malade. Malgré tout, le médecin peut s'attendre à voir la maladie marcher très-lentement vers la guérison ; mais il devra se trouver bien heureux de détourner les complications qui pourraient survenir du côté des os et du cerveau.

Dans les cas de catarrhe du méat dermoïde, il existe très-souvent quelque source d'irritation du côté de la membrane muqueuse tympanique dont le catarrhe du méat n'est qu'un symptôme. Ainsi il n'est pas rare de trouver une obstruction de la trompe d'Eustache, même à l'orifice pharyngien, accompagnée d'une inflammation catarrhale et même de polype du méat. L'éloignement de la maladie primitive entraîne la disparition complète des deux affections secondaires. On rencontre pourtant de temps en temps des exemples de catarrhe simple du méat dermoïde ; et nous en avons précédemment cité un qui eut une terminaison fatale. Règle générale, on les distinguera des cas secondaires par l'absence de toute apparence morbide dans la cavité tympanique, par la légère altération de l'ouïe et par l'état naturel de la M. T., sauf parfois l'augmentation de vascularité de sa couche dermoïde.

Le catarrhe primitif de la couche dermoïde se présente chez les enfants débilités ; alors le derme, au lieu de sécréter son épiderme, fournit un fluide aqueux composé de sérosité dans laquelle flottent des cellules épidermiques à différentes périodes de développement. Cet écoulement a souvent une odeur extrêmement fétide, dépendant généralement, non de la présence d'une nécrose osseuse, mais d'une altération fonctionnelle des glandes cérumineuses. L'écoulement du méat, dans le cas de catarrhe chronique, diffère du produit fourni par la même affection siégeant dans le tympan, par les caractères déjà décrits ; et il cède habituellement aux injections d'eau tiède, aux médicaments toniques et aux méthodes généralement employées pour fortifier la constitution du malade. Quand la santé est gravement altérée, la guérison peut demander quelques mois, mais pendant tout ce temps il faut faire un usage journalier de la seringue.

d. *Ulcération du méat dermoïde.* — Les cas de catarrhe du méat dermoïde, négligés, peuvent aboutir à l'ulcération; l'os peut s'altérer, et une petite lamelle osseuse peut finir par sortir; mais l'ulcération du méat membraneux provient ordinairement de la pression d'un séquestre des cellules mastoïdiennes se frayant un passage à travers l'orifice du conduit auditif.

Outre l'ulcération du derme dont nous venons de parler, et consécutive à une ulcération osseuse, on peut en rencontrer d'une autre espèce, je veux parler des ulcérations syphilitiques. Le traitement local de ces dernières ne diffère point de celui des autres ulcérations de la partie membraneuse du conduit.

CHAPITRE VI

Le méat externe (*suite*).

POLYPES.

Causes. — Symptômes. — Trois espèces de polypes : — 1. Le polype cellulaire framboisé. — Structure. — Traitement avec le caustique de Vienne (potassa cum calce). — Observations. — Traitement par l'extraction à l'aide de la pince à anneaux-levier. — Observations.
2. Le polype fibro-gélatineux. — Structure. — Traitement. — Observations. — 3. Le polype cellulaire-globuleux. — Structure. — Traitement. — Observations.

Polypes. — Les productions polypoïdes se rencontrent assez fréquemment dans le méat et sont, comme nous l'avons déjà dit, généralement le résultat de l'irritation chronique de sa couche dermoïde ; quelquefois cependant elles proviennent de l'inflammation chronique de la membrane muqueuse du tympan, ou d'une obstruction de la trompe d'Eustache. En thèse générale, les polypes naissent de la couche dermoïde du méat; j'ai cependant vu des cas où ils s'attachaient à la surface externe de la M. T., et dans une autopsie, j'ai rencontré une tumeur polydoïde insérée à la surface interne de cette dernière. La présence d'un polype s'accompagne toujours de l'écoulement d'un produit purulent, fourni ordinairement par deux sources différentes, la couche dermoïde du conduit auditif et la surface même de la tumeur. Dans certains cas, il s'échappe du sang, et généralement le produit de sécrétion a une odeur repoussante. Un polype de petit volume ne cause ordinairement que peu d'inconvénients, et sa présence ne peut souvent se découvrir qu'à l'aide d'un examen attentif ; la production est-elle volumineuse, elle détermine au contraire une sensation de plénitude dans l'oreille, accompagnée assez fréquemment d'un sentiment de pesanteur, de vertiges, et de confusion cérébrale. Ces derniers symptômes s'aggravent considérablement quand le polype fait saillie en dehors du méat et qu'on presse la masse. J'ai vu une semblable pression déterminer la perte complète de connaissance. Parfois il existe aussi une douleur pulsative allant de l'oreille à la tempe. Ces symptômes d'irritation cérébrale alarment souvent singulièrement le malade et ses proches et paraissent tenir à la pression du polype sur la face externe de la M. T. et la chaîne des osselets, pression qui pousse en dedans l'extrémité interne de la chaîne, vers la cavité du vestibule, dont le liquide se trouve soumis à une tension continuelle. Ce résultat apparaît clairement aux yeux attentifs sur une pièce préparée par moi à ce dessein ; malgré les deux articulations qui séparent le manche du marteau de la base de l'étrier, il est manifeste que le léger mouvement en dedans du manche du marteau a refoulé la base de l'étrier du côté de la cavité vestibulaire ; et, comme nous l'avons déjà remarqué, la compression du liquide labyrinthique paraît produire des résultats tout à fait semblables à ceux de la compression cérébrale.

Suivant nos observations personnelles la première donne naissance : 1° à des sensations subjectives de l'ouïe ; 2° à la confusion des idées ; 3° à des vertiges et à l'insensibilité.

Dans tous les cas d'otorrhée, la première chose à faire, c'est de recourir à la seringue pour nettoyer le conduit auditif. Après cela, il n'est pas difficile de déterminer l'existence d'un polype, lors même qu'il serait situé tout près de la M. T.

Les polypes du méat externe peuvent se diviser en trois classes :

1° Celui que l'on peut appeler Polype cellulaire framboisé et qui est le plus commun ;

2° Celui que l'on a nommé polype fibro-gélatineux ;

3° Le polype cellulaire globuleux.

Il s'agit maintenant de décrire séparément chacune de ces trois espèces, avec le traitement qui leur convient.

1. — POLYPE CELLULAIRE FRAMBOISÉ.

J'ai donné ce nom au polype, si fréquent dans le conduit auditif, et qui se compose de nombreux grains arrondis, rappelant par l'aspect extérieur la surface de la framboise. Ces grains s'attachent par de petits filaments à un axe central, qui constitue la racine du polype. La surface est souvent recouverte d'épithélium cilié et, au microscope, la substance intérieure paraît composée de petites cellules sphériques.

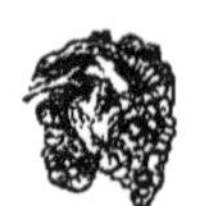

Fig. 26. — Polype cellulaire framboisé.

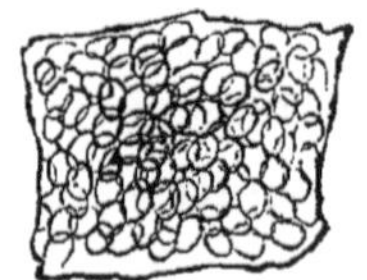

Fig. 27. — Structure cellulaire du polype framboisé.

Le tissu est ordinairement si mou qu'il se déchire et saigne beaucoup lorsqu'on vient à le saisir avec la pince à pansements ordinaires. Cette espèce de polype a un volume très-variable; quelquefois pas plus gros qu'un grain de moutarde, il a d'autres fois des dimensions telles qu'il remplit la totalité du conduit et se projette hors de l'orifice. Il s'insère aux diverses parties du méat, mais son siége de prédilection est la moitié interne du conduit auditif, souvent près de la M. T. Est-il petit, sa couleur est habituellement rouge foncé; mais à mesure qu'il se développe, il devient plus pâle et les masses arrondies augmentent considérablement de volume. La formation de ces polypes s'accompagne souvent de douleurs intenses et d'un écoulement de sang; mais il n'est pas rare de les voir rester plusieurs années sans se modifier; pendant tout ce temps, ils fournissent une sécrétion très-fétide, sans déterminer cependant des symptômes assez inquiétants, pour engager le malade à demander du soulagement; par contre, il en est qui provoquent des symptômes cérébraux de nature à alarmer sérieusement.

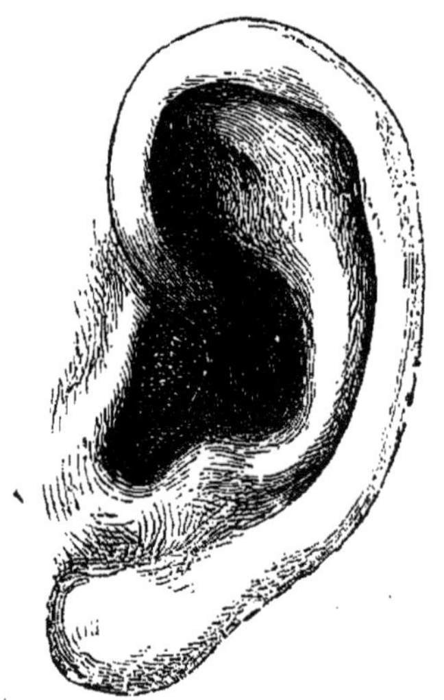

Fig. 28. — Gros polype framboisé visible à l'orifice du méat.

Le *traitement* généralement adopté consiste dans l'application de lotions et de gouttes astringentes ou dans l'extirpation de la masse à l'aide d'instruments. Quant aux applications astringentes, il est impossible de douter de leur inefficacité à restreindre le développement du polype, à en diminuer la vascularité, aussi bien qu'à modérer la quantité des produits sécrétés. J'en dirai autant du nitrate d'argent : en effet, malgré l'emploi d'une forte solution de cette substance ou même du crayon en nature, j'ai vu le polype cellulaire non-seulement conserver sa vascularité, mais augmenter rapidement de volume. Les deux méthodes dont je me sers pour faire disparaître cette espèce de polype sont : l'application du caustique de Vienne et l'extraction au moyen de la pince à anneaux-levier.

1° *Emploi du caustique de Vienne.* — Dans les premiers mois de l'année 1852, j'ai publié dans *The medical Times and Gazette* une série d'articles, dans lesquels je recommandai l'emploi du caustique de Vienne ; depuis lors j'ai eu l'idée de recourir à la pince à anneaux-levier ; cet instrument m'a donné des résultats si satisfaisants que maintenant je ne m'adresse plus que rarement à la première méthode. Mais comme il est probable que bien peu de médecins possèdent cet instrument et, qu'à son défaut, le caustique de Vienne me paraît être ce qu'il y a de mieux, je crois à propos de donner les résultats de mon expérience à cet égard. Et d'abord, il importe que la substance employée soit en bâtons très-minces. Ceux que me fournit M. Squire, d'après la formule recommandée par le docteur H. Bennet, répondent très-bien au but, tant qu'ils conservent leur forme et leur volume ; mais, comme c'est une substance très-déliquescente, il faut avoir grand soin de la tenir à l'abri de l'air. Le caustique employé à Saint-Marys' hospital sort du laboratoire de Bailey, de Wolverhampton, et a été coulé en bâtons plus petits par Hopkins et Williams, de New-Cavendish Street. Il contient une petite proportion de fer qui le rend plus ferme et moins déliquescent que le caustique ordinaire. La dernière préparation, exigeant moins de soins, conviendra peut-être mieux aux médecins qui n'ont pas occasion de l'employer souvent ; mais le caustique qui ne renferme pas de fer est assurément le plus efficace.

Quand on se propose d'appliquer le caustique, il faut d'abord seringuer l'oreille à l'eau chaude, puis sécher le conduit avec du coton. Le malade sera ensuite placé en face d'une forte lumière, de façon que le chirurgien, voyant bien distinctement le polype, puisse prendre un bâton de caustique de la main droite, tandis que la gauche tire le pavillon en arrière ; mais on aura un soin extrême de ne pas toucher la surface du méat qui est d'une sensibilité si exquise que la douleur produite sur elle par l'action d'un escharotique est extrêmement aiguë. Pour protéger le conduit auditif, on peut se servir d'un tube de verre ovalaire; on l'introduira dans le méat jusqu'au point d'insertion du polype, lorsque par de douces pressions on peut faire entrer dans le bout externe du tube une portion de l'excroîssance. Le polype n'est pas comme le méat; il est fort peu sensible; on appuie doucement le caustique sur la surface et l'effet immédiat est la décomposition de toute la partie sur laquelle il s'étend. En se servant de la pince coudée, la main du chirurgien, pas plus que son instrument, n'empêche l'opérateur de voir le polype pendant l'application du caustique, et il peut s'assurer de toucher la totalité de la surface libre. L'opération faite avec précaution sera à peine sentie par le malade; mais, s'il arrive que quelque portion de l'escharotique atteigne la surface du conduit auditif, la douleur aiguë qui en est la suite peut être calmée immédiatement à l'aide d'injections d'eau tiède que l'on doit toujours avoir sous la main. Le caustique a-t-il été appliqué d'une manière complète, la couleur du polype a passé aussitôt du rouge brillant à une teinte livide. Après l'opération le malade restera encore assis pendant trois ou quatre minutes, et dans le cas où l'on se serait servi du tube de verre, on le laissera en place comme pendant l'opération. L'examen de la production morbide au bout de trois ou quatre minutes la montrera fragmentée et laissant suinter du sang; au lieu de la tête arrondie qu'il offrait d'abord, il présente maintenant une masse pulpeuse, inégale. Le méat doit ensuite être seringué à l'eau tiède, lorsqu'on voit sortir du sang mêlé avec les débris du polype sous forme filamenteuse. La surface du polype conserve encore sa couleur foncée et pendant plusieurs heures il se fait une lente dissolution dans toute la partie atteinte par l'escharotique. Si le coton avait complétement séché la surface de la tumeur, il serait bon de mouiller très-légèrement le bâton de caustique. En règle générale, on peut répéter l'opération le lendemain, avec les précautions déjà décrites et recommencer jusqu'à ce que la masse entière soit détruite.

Observation I. *Polypes vasculaires situés près de la M. T.; tintements d'oreilles; diminution de l'ouïe; traitement par le caustique de Vienne; guérison.* — Mr W. L., 40 ans, me fut adressé le 20 juillet 1850, par M. Cock de Guy's hospital. Homme gros, fort, et de bonne santé. Il dit avoir remarqué cinq ou six mois auparavant une dureté de l'ouïe du côté gauche, cette infirmité disparut à l'aide d'injections qui chassèrent une grande quantité de cérumen. Plus rien jusqu'il y a trois mois, époque où les mêmes symptômes réapparurent du même côté. L'emploi de la seringue amena de nouveau quelque soulagement, mais cette opération fut suivie d'un écoulement d'odeur repoussante, accompagné de bourdonnements d'oreille. De temps en temps, il éprouvait une légère otalgie. L'examen montra le conduit auditif rempli d'une matière, qui, enlevée, se trouva composée de mucus adhésif mélangé de cellules épidermiques, celles-ci donnant au produit un aspect lactescent. Le mucus présentait de nombreux petits flocons, ou plutôt de petites particules semblables à des fils de coton, de $0^m,003$ à $0^m,006$ de longueur. L'examen du méat, renouvelé après l'extraction de ce fluide muqueux, fit voir un polype de couleur rouge, situé profondément dans le conduit, dont il paraissait occuper le quart interne, empêchant complétement de voir la M. T. L'ouïe était diminuée au point que, pour que la montre fût entendue, il fallait l'appuyer sur le pavillon. Le traitement de cas semblables m'avait appris qu'il n'était pas convenable de tenter l'extraction de cette masse à l'aide d'instruments, non-seulement à cause de la nature molle du polype et de son extrême sensibilité, mais encore à cause de l'incertitude du point d'implantation de ses racines ; dans le cas où le polype serait fixé à la M. T., l'emploi d'une force si minime qu'elle fût pourrait léser cet organe. Mes dissections (1) m'ayant montré depuis que la couche dermoïde du méat se continue avec la lame dermoïde de la M. T., c'est encore une raison pour ne pas arracher un polype qui s'insérerait dans le voisinage de cette membrane, car une dilacération du méat pourrait s'étendre jusqu'à elle.

21 juillet. Le caustique de Vienne fut appliqué à la surface du polype de la manière décrite ci-dessus ; au bout d'une minute, tout ce qu'on pouvait voir de la masse prenait une teinte livide et, cinq minutes après, des injections d'eau tiède entraînaient de nombreuses particules du polype, ramollies et désagrégées. Le malade n'éprouvait qu'une douleur fort légère, qui se dissipa complétement à l'aide d'injections.

(1) Voir un article de l'auteur. « On the structure of the membrana Tympani in the Human Ear. » *Philos. Trans.*, part. I, 1851.

29 juillet. Le polype est plus petit et moins rouge ; l'écoulement du méat est très-abondant. Nouvelle application du caustique avec les mêmes résultats.

13 août. Le polype paraît très-diminué. Au lieu de l'apparence framboisée qu'avait la masse lors du premier examen, elle ressemble maintenant à un bouton arrondi d'environ $0^m,003$ de diamètre. Application nouvelle du caustique.

18 octobre. L'écoulement a beaucoup diminué ; son odeur est moins fétide ; le polype a presque disparu ; l'ouïe s'est considérablement améliorée.

13 novembre. Depuis la dernière visite, le malade a fait deux fois par jour des lotions avec $11^{gr},5$ de tannin pour 240 grammes d'eau. L'écoulement est à peu près tari et ne se compose plus guère que de cellules épidermoïdes. Le seul vestige du polype consiste dans la présence de deux boutons très-petits, chacun comme la tête d'une épingle ; ils s'insèrent à la partie supérieure du méat membraneux tout près de la M. T.

29 novembre. Les injections ont été continuées ; il n'existe plus en ce moment traces du polype ; les bruits subjectifs ont cessé; mais la surface de la M. T. est terne. La montre s'entend à $0^m,15$ de distance.

Les traits intéressants de cette observation paraissent être : 1° que, malgré les applications du caustique de Vienne renouvelées seulement à des intervalles de plusieurs semaines, le polype n'avait pas augmenté de volume dans ces intervalles, mais au contraire avait subi une diminution graduelle ; 2° la destruction du polype avait amené la disparition complète des bourdonnements ; 3° l'amélioration si considérable de l'ouïe.

Observation II. *Écoulement de l'oreille gauche pendant de nombreuses années ; vertiges ; polype ; traitement avec le caustique de Vienne ; guérison.* — Le révérend H. C., 40 ans, me consultait le 21 avril 1851. Constitution peu robuste ; le malade avait séjourné quelque temps dans l'Inde.

Historique. — Sourd de l'oreille gauche depuis l'enfance ; écoulement d'une matière fétide de ce côté remontant à la même époque ; depuis peu, attaques de vertiges, surtout quand il se lève brusquement de sa chaise.

L'*examen* fit découvrir un polype rouge remplissant la moitié interne du méat. Le même traitement fut appliqué ici que dans le cas précédent, excepté que, comme le malade habitait la province, le caustique fut appliqué deux ou trois fois dans l'espace de neuf ou dix jours, puis il s'écoula une période plus longue avant d'y revenir. Mais le résultat fut le même : au bout de six mois, le polype avait disparu et il n'était plus question de vertiges.

Dans un autre cas, chez un malade de 26 ans, où le polype remplissait la totalité du méat, des portions furent enlevées avec des pinces, et le reste disparut sous l'influence du caustique. Le symptôme spécialement intéressant était dans ce cas-ci la production de vertiges par la pression exercée sur la partie extérieure de la tumeur.

Dans le cas de polype coexistant avec l'inflammation catarrhale du méat dermoïde, il est désirable d'entretenir une légère révulsion sur l'apophyse mastoïde, au moyen de papier vésicant, pendant qu'on cautérise le polype. Pour enlever l'odeur repoussante de l'écoulement, on peut se servir d'une injection composée de 1 partie de solution de chlorure de chaux pour 12 parties d'eau, trois ou quatre fois par jour.

2° *Extraction du polype vasculaire à l'aide de la pince à anneaux-levier.* — Tout chirurgien qui a essayé d'enlever un polype, surtout s'il était situé près de la M. T., doit avoir échoué en se servant de la pince ordinaire. Et d'abord, il est presque impossible de saisir la production morbide, par suite du petit calibre du conduit auditif qui empêche de séparer les lames de l'instrument ; et dans le cas où le méat a un diamètre assez grand pour permettre cette séparation, la pince obstrue une si grande partie du conduit qu'on ne peut plus se rendre compte si l'on tient le polype ou non. Enfin le chirurgien a-t-il réussi à saisir le polype, la masse se rompt sans que les racines soient atteintes.

On a inventé des instruments variés dans le but d'extraire les petits polypes vasculaires du conduit auditif externe. L'un des meilleurs est le polypotome de M. Wilde ; voici la description qu'en donne l'auteur, page 420, de son ouvrage sur la chirurgie aurale.

« Il se compose d'une légère tige d'acier, de $0^m,13$ de longueur, « et recourbée à sa partie moyenne ; la partie inférieure est qua- « drangulaire et se termine par une extrémité destinée à recevoir

« le pouce ; une petite barre transversale glisse sur cette partie de « la tige. La portion supérieure porte près de son angle et près de « son extrémité deux petits anneaux latéraux, à travers lesquels « passe un fil métallique fin, dont les deux bouts viennent se fixer « sur la barre transversale. Ce fil doit avoir la longueur nécessaire « pour que l'anse se resserre complétement quand on amène la « barre transversale vers l'extrémité inférieure de l'instrument... « Pour s'en servir, on avance la traverse et l'on fait à l'extrémité « supérieure une anse assez grande pour enfermer la production « morbide. On embrasse ensuite le polype et l'on pousse le fil sur sa « racine ; puis on retire vivement la traverse, tandis que l'extré- « mité de la tige appuie sur la surface d'implantation de la tumeur ; « l'instrument ne manque jamais de couper le polype ou d'amener « avec soi tout ce qui était embrassé par l'anse métallique. »

La difficulté de l'emploi de cet instrument consiste dans l'application de l'anse autour du polype, qui est souvent de très-petit volume ; un autre inconvénient, c'est qu'il ne coupe qu'une portion de la tumeur, au lieu de l'enlever tout entière.

L'instrument dont je me suis servi habituellement pendant plusieurs années à Saint-Mary's hospital, aussi bien que dans ma pratique privée, avec les résultats les plus satisfaisants, est celui que j'ai appelé la pince à anneaux-levier. Dans l'intérieur d'un tube glisse une délicate tige d'acier, dont l'extrémité se sépare en deux portions, terminées chacune par un petit anneau ovalaire, de $0^{m},008$ à $0^{m},010$ de longueur sur $0^{m},004$ à $0^{m},006$ de largeur. Ces anneaux (dont la surface interne est légèrement dentelée) sont séparés l'un de l'autre, quand on n'appuie point sur le levier, mais, dès qu'on presse sur ce dernier, les anneaux viennent en contact. On introduit l'instrument, les anneaux séparés ; on embrasse avec eux le polype ou une portion de sa masse, le levier est pressé, la tumeur est saisie et enlevée intantanément.

Observation III. *Polype cellulaire framboisé dans chacune des oreilles, enlevé à l'aide de la pince à anneaux-levier ; grande amélioration.* — M. I., 20 ans, de bonne santé, mais ayant une disposition aux engorgements glandulaires, me consulta le 7 mars 1853.

Historique. — Dans son enfance, il a éprouvé plusieurs fois des attaques de surdité, qui duraient de dix jours à trois ou quatre mois et disparaissaient graduellement. Entre trois et quatre ans, l'oreille gauche commença à couler; l'otorrhée a duré jusqu'à présent. Pendant les deux derniers mois, l'ouïe s'est tellement affaiblie du côté gauche, qu'il faut parler fortement près de l'oreille pour que

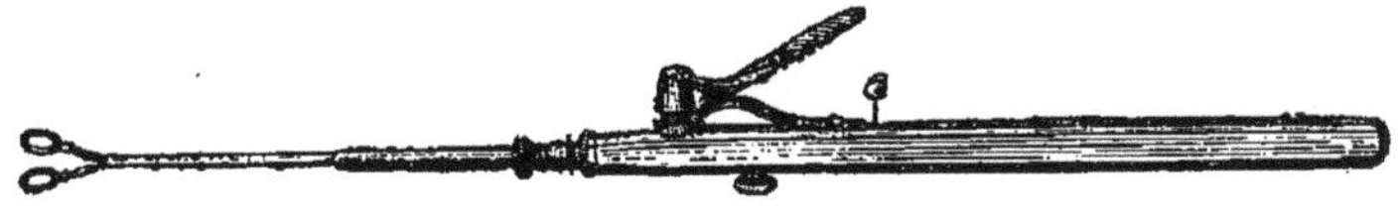

Fig. 29 — Pince à anneaux-levier ouverte.

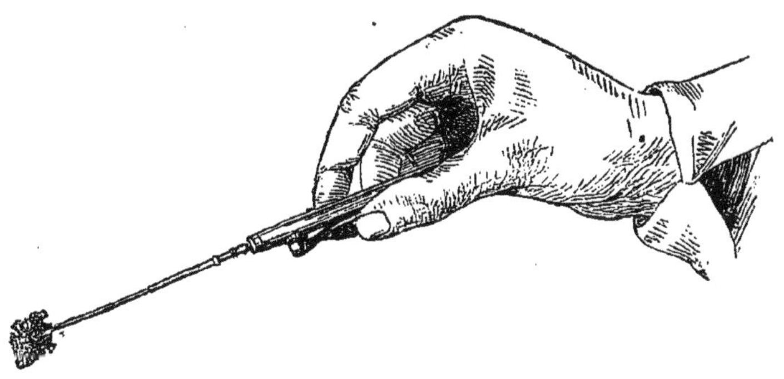

Fig. 30. — Pince à anneaux-levier tenant un polype.

le malade entende. Depuis un mois, l'oreille droite sécrète aussi et est presque aussi dure que l'autre.

A l'*examen,* on constata que, pour être entendue, la montre devait appuyer sur l'oreille gauche ; à droite, il fallait qu'elle fût au contact. Au fond de chacun des conduits, près de la M. T., se trouvait un polype vasculaire volumineux. Dans l'expiration forcée, les narines fermées, l'air sortait librement par le méat gauche : mais non du côté droit. La membrane muqueuse du pharynx était rouge et tuméfiée.

Traitement antérieur. — Excision des amygdales et introduction de coton au fond du méat. Aucun bénéfice n'a été retiré de ces opérations.

Traitement. — On enleva d'abord le polype de l'oreille droite avec la pince à anneaux-levier. Le malade était debout, la tête légèrement renversée sur l'épaule gauche. La lampe à gaz tenue entre les dents, l'oreille du malade fut tirée en arrière par la main gauche, pour dilater et redresser le conduit autant que possible. On introduisit alors un spéculum de fort calibre ; puis la main droite conduisit graduellement la pince à anneaux-levier sur le polype avec les anneaux en contact. Arrivés sur le polype, on les laissa se séparer et on les fit alors embrasser la tumeur. Cela fait, le levier fut pressé et les anneaux se rapprochèrent. L'instrument retiré amena avec lui le polype ; la M. T. devint visible. Pendant tout le temps de l'opération, je pus voir ce que je faisais, grâce à la ténuité de la tige qui n'occupait qu'une portion insignifiante du conduit auditif. Le lendemain l'ouïe était fort améliorée ; la montre s'entendait à la distance de 0m,05 ; l'écoulement avait aussi beaucoup diminué. Le polype de l'oreille gauche fut alors attaqué; il ne vint d'abord qu'un léger fragment de la tumeur, aussi trois ou quatre opérations furent-elles nécessaires ; elles furent suivies d'une amélioration considérable. On découvrit alors une large ouverture dans la M. T.; à l'aide d'une membrane artificielle on améliora encore davantage la faculté auditive.

OBSERVATION IV. *Obstruction de la trompe d'Eustache à l'orifice guttural ; polype cellulaire du méat externe ; extraction ; guérison.* — H. W. Esq., 19 ans, élève architecte, me consulta le 19 février 1854 pour une surdité double et un écoulement de l'oreille droite.

Historique. — A été sujet depuis l'enfance à des attaques de dysécée coïncidant avec des rhumes ; ces attaques disparaissaient après trois ou quatre semaines de durée. Il y a environ deux ans, attaque de surdité suivie d'un écoulement de l'oreille droite ; cette sécrétion a augmenté depuis peu, en même temps que l'ouïe s'affaiblissait à un degré considérable. Actuellement il faut lui parler à voix forte à la distance d'un mètre.

L'*examen* fait constater que la montre ne s'entend que lorsqu'elle est en contact avec l'*oreille droite*. Sécrétion muqueuse accumulée dans le méat ; ce produit enlevé, on aperçoit un polype rouge ayant de nombreuses saillies à sa surface, occuper la moitié interne du conduit auditif. La trompe d'Eustache est imperméable.

Oreille gauche. — Distance de l'audition, 0m,15 ; membrane du tympan opaque et en partie calcaire ; trompe imperméable ; muqueuse pharyngienne rouge et épaissie.

Traitement. — Le 25 février, j'enlevai à l'aide de la pince à anneaux-levier un polype gros comme une féverolle qui s'insérait à la surface postérieure du conduit, tout près de la M. T. Le 1er mars, à peine trace d'écoulement ; M. T. visible en totalité, mais calcifiée par places. — Grande amélioration de l'ouïe ; la montre s'entend à la distance de 0^{m},05. — Administration de médicaments toniques ; ablutions sur toute la surface du corps avec de l'eau vinaigrée. — Gargarisme astringent acide trois fois par jour.

8 mars. Le malade entend bien mieux. Le 6, après s'être gargarisé, il a entendu un craquement brusque dans l'oreille droite, à la suite l'ouïe devint très-fine. Elle n'est pas tout à fait aussi bonne aujourd'hui, mais H. W. entend cependant une conversation générale.

3 avril. L'oreille gauche s'est aussi fort améliorée ; le malade peut entendre parfaitement à présent.

Mars 1855. — J'ai vu dernièrement ce malade, il est resté tout à fait bien.

OBSERVATION V. *Polype cellulaire provoquant la surdité et de sérieux accidents cérébraux ; extraction ; guérison.* — I. E. Esq., 21 ans, m'a été adressé par le docteur Conolly, le 10 février 1855, pour une surdité de l'oreille gauche, accompagnée parfois de vertiges.

Historique. — Sujet depuis l'âge de 6 ans à un écoulement fétide de l'oreille gauche ; il sortait aussi du sang de temps en temps ; jamais d'otalgie, mais fréquemment sensation de plénitude dans l'oreille gauche ; quand on pressait sur l'oreille, vertiges considérables. Il a éprouvé dernièrement des symptômes extraordinaires d'excitation mentale.

A l'*examen* on constate que le malade n'entend pas la montre, bien qu'il puisse distinguer le craquement des ongles. Dans l'oreille, on voit un polype à 0^{m},012 de l'orifice du méat, de couleur rouge foncé et recouvert d'un produit de sécrétion transparent. La pression détermine aussitôt une sensation de vertige.

Traitement. — Le polype étant de volume considérable et un peu ferme, je résolus d'essayer de l'extraire à l'aide de la pince à anneaux ; il en vint ainsi une portion volumineuse, mais les racines restèrent. L'opération amena un soulagement immédiat et considérable ; puis la pince à anneaux-levier réussit à enlever le reste de la production morbide. On trouva que la M. T. était intacte ; l'ouïe s'améliora beaucoup et les symptômes cérébraux disparurent complétement.

II. — POLYPE FIBRO-GÉLATINEUX.

Après le polype vasculaire vient par ordre de fréquence le polype appelé gélatineux. Ce nom lui vient de sa mollesse, de l'apparence de gelée de ses portions libres et de sa ressemblance comme aspect général avec le polype nasal gélatineux. L'examen attentif et minutieux, à l'aide du microscope, ne confirme pourtant pas la convenance de cette dénonciation, et, comme on va le voir, le mot polype *fibro-gélatineux* lui siérait beaucoup mieux.

Structure du polype fibro-gélatineux. — Cette production morbide atteint généralement un volume considérable. Ma collection renferme des spécimens variant de la grosseur de la dernière phalange du pouce à celle d'une petite fève. Quelquefois ce polype a une racine et un corps uniques, mais plus souvent deux ou plusieurs masses ont une base commune. La racine qui s'insère à la paroi du méat n'a généralement pas plus de $0^m,002$ à $0^m,004$ de diamètre. Si l'on examine le polype de la base à la partie externe, on verra qu'il s'attache près de la racine de nombreuses productions arrondies et petites ressemblant beaucoup à de délicates granulations, qui paraissent être des excroissances rudimentaires, arrêtées dans leur développement par la pression exercée sur elles par les parois du conduit auditif et par l'expansion plus volumineuse des portions externes de la tumeur. En approchant de l'orifice du méat, le polype prend une forme globulaire se composant depuis une jusqu'à six ou huit têtes arrondies. Quand ces têtes sont nombreuses, elles ont des pédicules dont la longueur varie de $0^m,006$ à $0^m,012$, qui les relient à la racine. La surface de ce polype est lisse et est constituée d'une couche d'environ 1/2 millimètre d'épaisseur, qui peut se séparer de la masse par la macération et qui se compose de cellules ressemblant tout à fait à celles de l'épithélium recouvrant la membrane muqueuse de la bouche. Cette couche épithéliale a l'épaisseur et la blancheur du papier à écrire ordinaire; détachée et flottant dans le liquide de la macération, elle conserve la forme du polype dont elle constituait la surface.

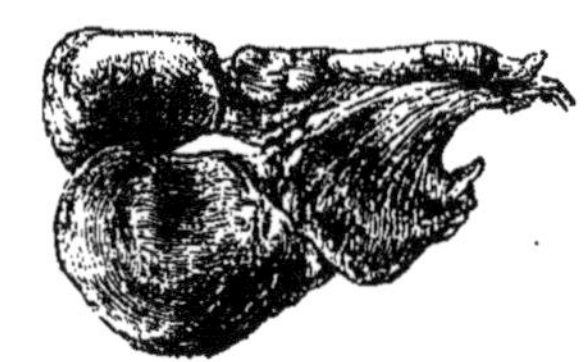

Fig. 31. — Polype fibro-gélatineux; le pédicule est à droite, les deux masses faisaient saillie à l'orifice du méat.

La substance intérieure du polype gélatineux se compose de corpuscules et de tissu fibreux, dont la proportion varie dans les différents spécimens; mais le tissu fibreux prédomine généralement. Les corpuscules ont une forme arrondie, mais variable aussi bien que le volume. Sur un spécimen pouvant servir de type de cette espèce de polype, comme il se présente à l'observation du chirurgie (d'aspect blanc et mou et facile à comprimer entre le pouce et l'index), j'ai trouvé ces cellules variant au point de vue de la forme, de la figure d'une sphère à celle d'un ovoïde irrégulier et, comme volume, allant de la grosseur d'un corpuscule du sang à la moitié ou au quart des dimensions de ce dernier, le plus grand nombre paraissant certainement plus petites que les globules sanguins; mais elles présentaient tous les intermédiaires entre le volume de ceux-ci et celui d'une fine granulation ; et l'on constatait très-peu de symétrie au double point de vue de la forme et du volume même entre celles qui étaient le plus près les unes des autres. Ces cellules généralement ne se touchent point, mais sont séparées par une délicate substance gélatineuse, tantôt complétement transparente et amorphe et tantôt assez abondante pour former de beaucoup la plus grande portion de la masse morbide. Dans les parties où le polype est résistant, ces cellules sont séparées les unes des autres par de délicates bandes ondulées, ayant l'apparence de fibres et l'on remarque que les cellules adhèrent à la surface de ces fibres. En certains points, ces fibres ondulées, d'apparence gélatineuse, forment presque l'entière substance du polype, les cellules arrondies se montrant çà et là en nombre très-rare; en d'autres points, ces fibres sont absentes. Les fibres ondulées s'étendent suivant le grand diamètre de la tumeur, possèdent une résistance considérable et, tout en étant faciles à isoler et à séparer les unes des autres, on n'arrive à les déchirer transversalement qu'avec une force considérable. Dans certains exemplaires, ces fibres sont extrêmement fermes, le polype en est entièrement composé ; ce qui le rend solide et très-dur. Séparées les unes des autres, elles prennent l'apparence de lignes transparentes, dont le diamètre varie de la moitié ou du quart de celui des disques sanguins. Dispersés çà et là à travers la substance du polype on observait de nombreux cristaux fusiformes. Sous l'influence de l'acide acétique, les fibres se gonflaient et prenaient une apparence gélatineuse confuse, perdant complétement leur caractère fibreux; les corpuscules se convertirent aussi en une masse semblable, dans laquelle on pouvait cependant observer un grand nombre de granulations. L'action de l'acide acétique fit voir aussi un nombre bien plus grand de ces cristaux délicats et fusiformes, remarqués auparavant. Le polype gélatineux arrive parfois à un degré de dureté tel qu'on a de la peine à le couper avec des ciseaux, condition qui paraît dépendre de l'accroissement de la quantité et de la solidité du tissu fibreux, de la diminution du nombre des corpuscules et de l'absence de la matière gélatineuse qui les sépare. Nous avons dit plus haut que le polype vasculaire se compose de cellules arrondies; celles-ci diffèrent extrêmement des cellules du polype gélatineux, en ce qu'elles sont toutes à peu près de même forme et de même volume et plus grosses que les dernières. Elles ne paraissent être séparées par aucune substance, mais elles sont agglomérées ensemble et constituent la masse entière du polype. La surface extérieure est aussi plus lisse que celle du polype gélatineux, elle est toujours enduite d'un produit de sécrétion et se compose d'une couche de cellules épithéliales munies souvent de cils vibratiles, dont le mouvement persiste fréquemment longtemps après l'extraction de la portion du polype qu'ils recouvrent.

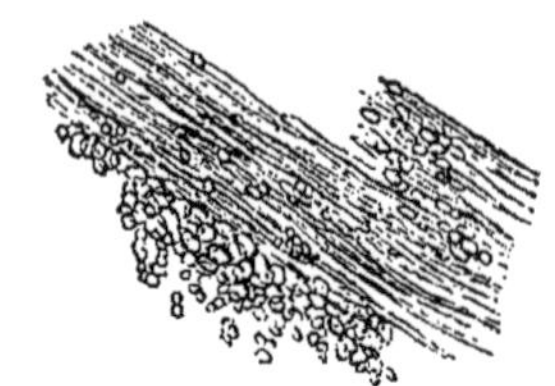

Fig. 32.— Structure du polype fibro-gélatineux.

Traitement du polype gélatineux. — La différence de structure des trois espèces de polypes de l'oreille, prépare naturellement le chirurgien à une différence dans la manière de les traiter. Le caustique de Vienne, qui s'est montré si efficace dans la destruction du polype vasculaire, ne rend que peu de service lorsqu'il s'agit du polype gélatineux ou fibro-gélatineux, pour employer une expression plus correcte. L'escharotique agit si peu sur le tissu fibreux que l'on doit toujours recourir à l'extraction. L'instrument le meilleur pour cette opération est une pince à anneaux le diamètre de ceux-ci ne doit pas excéder $0^m,004$ à $0^m,006$. On introduit cette pince à la distance de $0^m,012$ à $0^m,018$ de l'orifice du conduit, et l'on saisit le polype aussi près que possible de sa racine; cela fait, la pince doit agir à la façon d'un levier, la partie extérieure de l'oreille servant de point d'appui; la tumeur ainsi arrachée est ensuite extraite de la cavité. Il faut d'ailleurs peu de force et, règle générale, la production morbide vient sans difficulté en totalité. Une fois, chez la femme d'un médecin, un polype gélatineux assez volumineux pour remplir la plus grande partie du méat fut éloigné à l'aide d'injections répétées d'eau chaude. La

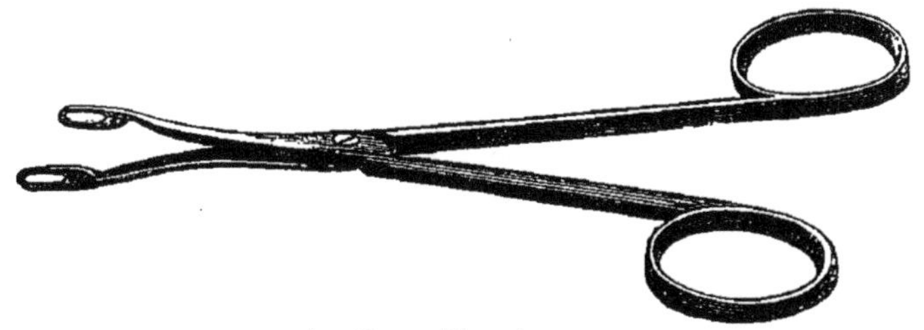

Fig. 33. — Pince à anneaux.

traction produite par le courant récurrent parut d'abord diminuer la masse sanguine qui alimentait le polype; celui-ci prit peu à peu une couleur foncée et fut enfin expulsé. L'examen du méat, après l'extraction de la tumeur, permit de voir distinctement la surface d'implantation du polype, qui, pendant un temps peu considérable, laissa suinter un peu de sang. Il reste parfois des portions de la racine de la masse morbide ; mais généralement on n'a pas à s'en préoccuper, elles se dessèchent peu à peu et disparaissent. Toutefois si quelques-uns des petits corps globulaires restaient attachés à la racine on les verrait augmenter rapidement de volume, et il faudrait recommencer l'opération pour cette production morbide. L'extirpation du polype fibro-gélatineux soulage généralement non-seulement les symptômes cérébraux si désagréables, provoqués par la compression du fluide labyrinthique, mais améliore aussi l'ouïe qui avait diminué sous l'influence de la masse morbide. Mais ce dernier bénéfice n'est pas immédiat, comme on pourrait le supposer; loin de là, il n'est pas rare de voir la faculté auditive ne pas augmenter tout d'abord, mais s'améliorer graduellement et très-lentement. Peut-être est-il possible d'expliquer ce fait, par cette circonstance que le polype a pendant longtemps exercé une pression considérable sur la M. T., ou, lorsque cette membrane n'existe plus, sur les osselets du tympan ; organes qui ne reviennent qu'avec lenteur à leur état normal.

OBSERVATION VI. *Polype gélatineux dans l'oreille gauche pendant sept ans, dans l'oreille droite pendant un an; bourdonnements de l'oreille droite ; vertiges déterminés en pressant le polype. — Guérison par l'extirpation, suivie d'applications d'alun et de chlorure de zinc.* — Harriet Wenlock, 58 ans, blanchisseuse, forte, assez grosse et de bonne santé, à part les symptômes produits par le polype, me consultait au commencement d'avril 1850. Elle raconte que sept ans auparavant, sans aucun autre symptôme, un écoulement se produisit à l'oreille gauche, et n'a jamais disparu depuis ; peu après l'apparition de l'écoulement, un corps arrondi se voyait à l'orifice du méat. Il y a environ un an, l'oreille droite commença aussi à couler, et il apparut bientôt une grosseur à l'orifice externe. La malade éprouve des bruits intenses de ce côté ; ces bruits varient beaucoup ; tantôt c'est un bourdonnement, tantôt on dirait le tintement d'une choche, sonnant très-fort. Vient-on à comprimer la surface de la tumeur de l'oreille gauche, elle éprouve des vertiges ; si la pression continue, elle perd connaissance et tombe. En ce moment et depuis longtemps l'ouïe est si dure, qu'il faut lui parler à voix forte tout près de la tête. L'examen de l'oreille droite montre un polype arrondi de couleur pâle, dont le diamètre dépasse $0^m,012$; il fait saillie hors de l'orifice du méat ; au-dessous de cette tumeur, il y en a une autre de volume environ moitié moindre. Dans le conduit auditif gauche on observe un corps arrondi, n'ayant pas plus de $0^m,002$ de diamètre et ne dépassant pas l'orifice. Comme je ne constatai aucun symptôme accusant une altération osseuse, je crus que le mieux était d'enlever immédiatement les polypes, et je me décidai à commencer par le côté droit. La production morbide vint avec la plus grande facilité au moyen de la pince à anneaux ordinaire, de la manière ci-dessus décrite. La malade n'éprouva qu'une douleur légère et momentanée et ne perdit qu'une quantité de sang insignifiante. Le polype examiné après son extraction se montra composé des deux têtes arrondies déjà notées, portant chacune une seconde masse, d'environ moitié de leur grosseur respective, continue avec la masse principale et s'étendant presque jusqu'à la racine qui était resserrée, son diamètre ne dépassant pas $0^m,002$ à $0^m,0025$. La surface des expansions de ce polype était recouverte d'écailles aplaties, analogues à celles de l'épiderme, tandis que plus près de la racine on pouvait distinguer aussi des cellules allongées, armées de cils vibratiles. Les parties arrondies qui étaient exposées à l'air, étaient plus lisses et plus blanches que les parties cachées, celle-ci présentant une surface un peu rugueuse.

Le 22 avril, 15 jours après, l'examen montra que la quantité des produits sécrétés était plus grande qu'à l'ordinaire, et l'on aperçut une production arrondie près de la M. T., comme si les racines du polype persistaient encore; je conseillai d'appliquer sur cette masse trois fois par jour une solution composée de 2 grammes d'alun pour 60 grammes d'eau. Le polype de l'oreille gauche fut enlevé et se montra composé d'un pédicule, d'un corps et de trois têtes arrondies, dont deux étaient visibles à l'orifice du méat avant l'extirpation.

20 avril. Amélioration de l'ouïe. Légère douleur dans chaque oreille et aussi quelques vertiges. L'écoulement, quoique moins abondant, a encore une odeur fétide. Dans l'oreille gauche, les débris du polype paraissent s'attacher à la partie supérieure du méat, près de la M. T.; on voit à la partie postérieure de cette dernière une perforation. Du côté gauche, les racines du polype paraissent occuper la moitié du méat. Continuer les instillations de la solution d'alun.

6 mai. *Oreille droite.* L'écoulement a cessé; l'ouïe s'est améliorée et est beaucoup mieux après l'action de se moucher. Le polype a entièrement disparu, et la muqueuse tympanique, rouge et épaissie, se voit à travers l'ouverture de la M. T.

Oreille gauche. Les racines du polype sont à peu près dans le même état.

13 mai. Les racines du polype restent comme la semaine précédente; application de chlorure de zinc à la surface.

17 mai. Polype gauche plus petit; on recourt encore au chlorure du zinc.

21 juin. Plus d'écoulement du côté gauche. Le polype a beaucoup diminué. L'air passe à travers la M. T. La solution d'alun est continuée; quinze jours après le polype avait totalement disparu.

Observation VII. — *Polype gélatineux guéri par l'extirpation; amélioration du sens de l'ouïe.* — J. W. Esq., 24 ans, étudiant en médecine, pâle et peu fort, me consultait le 24 octobre 1851 pour une dysécée telle qu'il fallait lui parler à une distance de sa tête ne dépassant pas $0^m,30$. Il existait aussi une otorrhée abondante du côté gauche.

Historique. — Douze ans auparavant il avait eu une attaque de porrigo pour laquelle sa tête avait été rasée. Durant cette maladie, il devint très-sourd des deux oreilles, puis il avait parfaitement guéri. Il y a un an, l'oreille droite devint dure peu à peu et voilà huit mois que la gauche s'affaiblit graduellement. Dernièrement douleur dans l'oreille gauche accompagnée d'un écoulement, dont la quantité est très-variable et d'odeur repoussante. L'examen prouve que du côté droit la montre ne s'entend qu'à la distance de 0^m,012. La surface de la M. T. est terne et sa substance opaque.

Oreille gauche. — La montre n'est entendue que lorsqu'on l'appuie sur l'oreille. Un polype remplissait le méat, et s'avançait jusqu'à l'orifice externe ; on l'enleva avec des pinces et l'ouïe s'améliora peu à peu.

Observation VIII. — *Polype gélatineux enlevé avec les pinces ; application du caustique de Vienne sur les racines ; guérison.* — Miss E. H., 26 ans, me consulta le 4 avril 1851 pour un écoulement de l'oreille droite. La malade raconte qu'à l'âge de 16 ans, elle a eu la scarlatine, compliquée de douleurs d'oreilles surtout du côté droit. A l'otalgie de ce côté succéda un écoulement qui a persisté jusqu'à présent, sauf une quinzaine de jours, où il disparut au moment où les douleurs prenaient beaucoup d'intensité. L'examen fit voir un polype de couleur plombée se projetant hors de l'orifice du méat. La malade me dit qu'il y avait quatre mois qu'elle le voyait dans cette position. La compression de cette tumeur avait toujours provoqué des vertiges. Je constatai que ce polype s'insérait à la partie postérieure et inférieure du conduit, près de la M. T. Il fut enlevé au moyen de la pince à pansements, et comme les racines montraient de la tendance à s'accroître, on fit une application de caustique de Vienne, la production fut ainsi radicalement détruite,

Observation IX. — *Polype gélatineux à la suite de bains ; opération de l'extraction ; guérison.* — J. D. Esq., 36 ans, me consulta le 20 mai 1853, pour une surdité de l'oreille gauche, avec otorrhée.

Historique. — Il y a 5 ans, après des bains de mer, douleurs de l'oreille gauche, suivies d'un écoulement qui a toujours continué depuis, et parfois devenait très-fétide. Pendant les deux ou trois derniers mois, il est devenu tellement sourd qu'il entend très-difficilement avec l'oreille gauche.

A l'examen, on voit un gros polype gélatineux qui occupe le conduit presque jusqu'à l'orifice. Il fut emporté avec la pince à anneaux, l'ouïe s'améliora aussitôt. On découvrit alors une perforation à la partie postérieure de la M. T. L'ouïe continua de s'améliorer; la montre s'entendait à 0^{m},30 de l'oreille et l'otorrhée disparut tout à fait. — On constata que les racines du polype s'insséraient à la surface du méat, dans le voisinage de la M. T.

III. — POLYPE CELLULAIRE GLOBULEUX.

La troisième espèce de polype qui se développe dans le conduit auditif externe est le polype cellulaire globuleux. J'ai nommé ainsi une production qui diffère *essentiellement* de celles appartenant aux deux classes précédentes. Elle se compose d'une masse globulaire unique, parfaitement lisse à la surface et sans aucune apparence de granulations. Ce polype se confine dans le 1/4 ou le 1/6 interne du méat, à la partie supérieure duquel il se développe d'ordinaire, et d'où il tombe comme un rideau cachant complétement ou en partie la M. T. D'un rouge foncé, et plus mou que le polype cellulaire ordinaire, il n'atteint pas généralement un volume supérieur à celui d'un petit pois. Cette excroissance se présente habituellement chez les enfants ou chez les jeunes gens; elle s'accompagne d'un écoulement muqueux, souvent très-fétide; le produit de sécrétion est constitué comme celui des autres formes de polype, par des cellules épidermoïdes qui donnent un aspect laiteux à l'eau des injections; on y trouve aussi de fins filaments de mucus. Cette espèce de polype peut exister pendant plusieurs années sans produire aucun symptôme sérieux; et jusqu'ici on ne l'avait pas distinguée des autres variétés de polype. On peut le distinguer de la maladie que j'ai appelée inflammation catarrhale chronique du méat dermoïde, par l'écoulement qui contient des flocons de mucus, semblables à de petites particules filamenteuses et par la masse rouge qu'il présente toujours à l'extrémité interne du méat. Cette affection diffère aussi de l'inflammation catarrhale du méat, par l'absence de lésion osseuse consécutive; l'écoulement paraissant provenir uniquement de la surface du polype. La maladie auriculaire avec laquelle le polype cellulaire pourrait le plus faci-

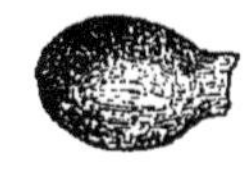
Fig. 34. — Polype cellulaire globuleux.

lement être confondu, c'est l'inflammation catarrhale de la muqueuse tympanique ; en effet, dans certains cas de cette dernière maladie, la membrane muqueuse a une coloration rouge foncé, et est tellement boursouflée qu'elle se projette dans le conduit auditif externe à la distance de 0^m,002 à 0^m,0025 au delà de la position qu'occupait la M. T. avant sa destruction. L'examen de la masse morbide, à l'aide du spéculum et de la lampe, ne permet pas toujours de déterminer facilement à laquelle de ces deux affections l'on a affaire. Toutefois l'examen de l'écoulement suffit pour décider la question. En effet, bien que, dans les deux cas, il existe du mucus floconneux, celui qu'on trouve dans le produit sécrété par le polype se compose de particules semblables à des fils ténus, tandis que le mucus provenant de la membrane muqueuse du tympan présente des masses volumineuses de forme irrégulière, généralement de couleur jaune. L'historique du cas aidera aussi habituellement le chirurgien à établir son diagnostic, en ce sens que le polype cellulaire globuleux apparaît d'ordinaire sans la manifestation de symptômes très-prononcés ; l'apparition de l'otorrhée peut être le premier indice de son existence ; au lieu que l'affection du tympan provient généralement d'une attaque d'inflammation aiguë et souvent complique la fièvre scarlatine ou la rougeole.

Traitement. — Le traitement de cette espèce de polype est beaucoup plus simple que celui des deux genres précédents ; toutefois, à moins de connaître la véritable nature du mal, il est inutile de recourir aux applications astringentes communément prescrites pour tarir les otorrhées. Cette affection tient le milieu entre le polype vasculaire ordinaire et l'inflammation catarrhale du méat dermoïde ; le premier n'est aucunement influencé par l'emploi des astringents les plus puissants, l'autre cède généralement aux légères solutions astringentes ; tandis que le polype cellulaire globuleux se laisse bien attaquer par les astringents, mais il faut qu'ils soient très-énergiques.

La méthode de traitement suivie par moi consiste à seringuer le conduit auditif de l'oreille affectée avec de l'eau tiède pour entraîner tous les produits sécrétés ; puis après avoir fait pencher la tête sur l'épaule du côté atteint, afin de faire écouler l'eau de l'injection, je laisse tomber dans le méat trois ou quatre gouttes d'une solution astringente, et je bouche le conduit pendant une demi-heure avec un tampon d'ouate, trempé dans la solution. On peut recommencer ainsi deux fois, trois fois et plus dans la journée, en ayant soin d'enlever le dépôt laissé par la solution chaque fois qu'on veut instiller de nouvelles gouttes. Les préparations dont je me sers sont les acétates de plomb, de zinc, l'alun ou le tannin ; toutefois c'est la première substance qui, selon moi, se montre le plus efficace. Ce genre de polype peut souvent disparaître en une semaine ou en quinze jours au plus ; en même temps, pour éviter toute congestion de la cavité tympanique, j'ai l'habitude d'entretenir un léger écoulement sur l'apophyse mastoïde, pendant l'emploi de la solution astringente.

Observation X. *Polype cellulaire globuleux ; otorrhée datant de 3 ans ; guérison par la solution saturnine.* — Miss F. A., 12 ans, constitution assez faible, fut amenée à ma consultation le 30 mars 1850. La mère me dit que sa fille avait une dureté de l'oreille gauche, depuis plusieurs années ; cette dysécée a augmenté dernièrement au point que, lorsque l'oreille droite repose sur l'oreiller, l'enfant ne saurait entendre même les voix fortes. Depuis trois ans, il existe une otorrhée dont le produit est parfois très-fétide et parfois, surtout le matin, d'une couleur foncée. Nulle douleur d'oreille, mais il y a de la sensibilité au-dessous du pavillon. De temps en temps, douleur sur la région sourcilière gauche, s'étendant parfois à tout le côté correspondant de la tête. L'examen permit de constater que la montre n'était entendue que lorsqu'on la mettait en contact avec l'oreille. A l'aide du spéculum, je découvris une production rouge globulaire, comme un polype, cachant la M. T., à l'exception d'une légère portion semi-lunaire au bord inférieur (d'environ 0m,001 de diamètre au centre) qui était tout à fait opaque. Comme cette excroissance ne s'étendait pas loin dans le méat — qu'elle était de couleur rouge foncé et que sa surface était tout à fait lisse, elle avait beaucoup d'analogie avec l'apparence qu'offre la membrane muqueuse tympanique, laquelle, nous l'avons déjà dit, s'hypertrophie parfois au point de faire saillie dans le conduit auditif et d'occuper dans cette cavité une position plus rapprochée de l'orifice que ne le faisait la M. T. avant d'être détruite. Toutefois, dans le cas actuel, la présence de cette dernière était certaine ; avec l'otoscope, on entendait l'air entrer dans la caisse, sans qu'il passât dans le méat ; et l'on pouvait observer que la légère portion visible de la M. T. se tendait et devenait blanche quand la cavité tympanique était remplie d'air. Il était donc évident que la production morbide était un polype.

Le *traitement* consista dans l'application à la surface de la tumeur, trois fois par jour, d'une solution d'acétate de plomb ; et comme je ne pouvais revoir la malade qu'au bout de deux ou trois mois, il me parut désirable de ne pas faire la solution aussi forte qu'elle aurait pu l'être sans cette circonstance, aussi fis-je mélanger seulement six gouttes de liqueur plombique avec 30 grammes d'eau.

18 juin. L'écoulement a presque disparu ; l'examen montre le polype réduit au volume d'une tête de grosse épingle. L'ouïe s'était améliorée, la montre s'entendait à $0^m,05$; auparavant il fallait la mettre au contact.

Je n'ai plus eu l'occasion de revoir la malade ; mais peu après la dernière visite j'appris que l'écoulement avait cessé et que l'ouïe s'était tellement améliorée que l'enfant était considérée comme guérie.

Observation XI. *Polype globulaire de l'oreille droite, brisé avec les pinces ; application d'une solution d'acétate de plomb ; guérison.* — Master A. H., 16 ans, vu par moi pour la première fois le 13 avril 1850. Hypertrophie des deux amygdales ; disposition aux engorgements glandulaires ; à l'époque de sa visite, il était loin d'être de forte santé.

Historique. — A l'âge de 6 ans, attaque de scarlatine, suivie de dysécée ; l'infirmité s'est accrue depuis deux ans et demi ; et depuis dix-huit mois, écoulement d'odeur repoussante par l'oreille droite.

Oreille droite. — L'inspection montre un polype à l'extrémité interne du méat, partant de la paroi supérieure, près de la M. T. La tumeur était rouge et globulaire, avec une surface lisse et brillante. Le produit sécrété, enlevé du conduit, était blanc comme du lait, non visqueux ; il se composait de cellules arrondies, semblables à celles excrétées dans l'inflammation catarrhale de la membrane muqueuse du tympan ; les noyaux de ces cellules devenaient très-distincts par l'addition d'acide acétique. A l'aide de l'otoscope, on entend l'air entrer dans la caisse, avec un bruit fort, analogue à celui qui accompagne la distension d'une vessie par l'air. La montre ne s'entend pas quand on l'appuie sur l'oreille, mais seulement lorsqu'on l'applique sur la tempe.

Oreille gauche. — M. T. terne à sa surface et blanche. L'air pénètre dans la cavité tympanique en produisant un bruit semblable à celui de l'oreille droite. Distance de l'audition, 0^{m},006.

17 avril. A l'aide de la pince rectangulaire, j'emporte la portion externe du polype ; cette production était très-sensible et saigna un peu. Une solution d'acétate de plomb dans l'eau (0^{gr},20 pour 31 grammes) dut, par mon ordre, être instillée dans l'oreille trois fois par jour ; en même temps je fis appliquer à la nuque du cérat cantharidiné.

25 avril. Grande diminution de l'écoulement, sa fétidité a disparu ; le polype n'a plus que le tiers de son volume primitif et l'on aperçoit un peu de la portion inférieure de la M. T.

4 mai. Même état à peu près ; instiller dans l'oreille quelques gouttes d'une solution de chlorure de zinc (0^{gr},50 pour 30 grammes).

16 mai. Plus d'écoulement, l'ouïe est tellement améliorée que le malade croit parfois entendre d'une manière normale ; il ne reste plus que les racines du polype. — Continuer le traitement ; la dernière fois que je revis le malade, le 13 septembre, il était tout à fait bien.

Dans le cas suivant, j'ai adopté un plan de traitement plus actif. Sachant d'après une observation positive que les productions polypoïdes de la nature de celles que nous considérons en ce moment sont extrêmement molles, je résolus, pour les faire disparaître plus rapidement, d'employer un astringent beaucoup plus énergique que tous ceux dont je m'étais servi jusqu'alors ; le succès complet de ce procédé fut des plus manifestes.

Observation XII. *Polype cellulaire globuleux détruit par une forte solution d'acétate de zinc.* — Miss T., 21 ans, de bonne complexion et de bonne santé, vint me consulter le 13 janvier 1852.

Historique. — Il y a 17 ans, à la suite d'un abcès derrière l'oreille droite, l'ouïe avait beaucoup diminué et n'était jamais revenue. Depuis six mois, apparition d'un écoulement de cette oreille ; l'otorrhée a duré sans interruption jusqu'à présent. L'examen de l'oreille droite fait constater que la montre ne s'entend qu'au contact ; le méat contient une quantité considérable de produits de sécrétion consistant en particules filamenteuses de mucus visqueux et en cellules de mucus. A l'extrémité interne du conduit, on découvre un polype de forme globulaire, rouge, s'insérant à la partie supérieure du méat membraneux, tout près de la M. T., qui se trouve complétement cachée, à l'exception d'une petite portion semi-lunaire au bord inférieur.

Oreille gauche. — Distance de l'audition, $0^m,025$. M. T. blanche, comme du cartilage.

Traitement. — Seringuer l'oreille droite à l'eau tiède trois fois par jour ; après chaque opération, instiller dans le méat quelques gouttes d'une solution d'acétate de zinc (2 grammes pour 30). Poser sur chaque apophyse mastoïde un petit morceau de papier vésicant.

15 janvier. Légère douleur pendant une demi-heure après les trois instillations des gouttes astringentes ; hier la malade se plaignait d'un sentiment de distension des oreilles. — Diminution de l'écoulement ; le polype a une teinte grisâtre, saigne quand on le touche, et paraît en partie détruit. De grosses particules d'acétate de zinc se sont réunies à la surface de la tumeur.

19 janvier. Polype plus petit ; plus d'écoulement ; otalgie assez forte ; injections d'eau chaude, suspendre l'usage des gouttes astringentes.

22 janvier. Plus de douleur ; plus d'otorrhée ; le polype a complétement disparu. La M. T. se voit maintenant ; elle est blanche et hypertrophiée à sa partie supérieure et postérieure ; deux petites perforations existent à sa partie antérieure ; on voit, à travers, la muqueuse tympanique rouge et épaissie ; l'ouïe s'est améliorée ; la montre s'entend maintenant à droite à $0^m,075$ de l'oreille ; et à gauche, à $0^m,05$. Depuis, le malade m'a fait savoir que l'écoulement n'avait pas reparu et que l'ouïe continuait de s'améliorer.

CHAPITRE VII.

Le méat externe (*suite*).

TUMEURS.

Tumeurs osseuses. — Structure. — Deux classes. — Traitement. — Observations. Tumeurs molluscoïdes. — Structure. — Leurs effets sur l'os. — Traitement. — Conclusion du sujet des maladies du méat externe. — Tableau des conditions morbides rencontrées dans le méat externe à la suite de 1,013 dissections.

I. — TUMEURS OSSEUSES.

Malgré le peu d'attention donnée jusqu'ici à ce sujet, il y a lieu de supposer que la production de tumeurs osseuses dans le conduit auditif externe n'est pas une maladie rare. Ces tumeurs paraissent être des déterminations des diathèses rhumatismale ou goutteuse, et elles peuvent se développer dans tous les points de la longueur du conduit; mais la partie où elles siégent le plus souvent, c'est vers le tiers moyen du méat. Dans un cas cependant la tumeur s'étendait au delà de l'orifice externe du méat osseux et pouvait se sentir en plaçant le petit doigt dans le conduit auditif. Tantôt la paroi postérieure est le point d'implantation de la production morbide, on croirait alors avoir affaire à un simple bombement de la paroi. Tantôt une tumeur semblable se développe en même temps sur la paroi antérieure, si bien que les deux protubérances venant à

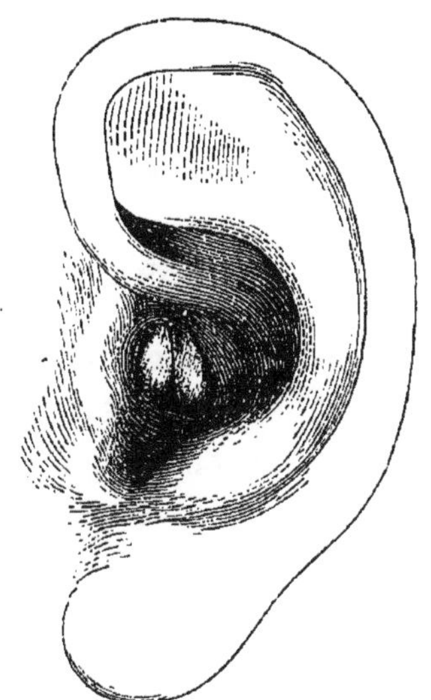

Fig. 35. — Deux ostéomes naissant des parois antérieure et postérieure du méat externe et laissant au-dessus d'eux une ouverture triangulaire.

la rencontre l'une de l'autre, finissent par se toucher par leur partie moyenne, laissant au-dessus et au-dessous d'elles un espace triangulaire, au lieu de l'ouverture primitive du conduit. Parfois les surfaces externes des tumeurs sont en contact dans presque toute leur étendue, ne laissant qu'un petit pertuis à la partie inférieure. L'ostéome peut aussi se développer à la paroi supérieure du méat et, en augmentant peu à peu de volume, finir par remplir complétement ou à peu près le méat. D'autre part, deux ou plusieurs tumeurs s'étendent quelquefois des différentes parties de la surface du conduit et, convergeant vers le centre, arrivent à remplir presque toute la cavité.

Autant que j'en puis juger par ce que j'ai vu, ces tumeurs, comme dans le cas représenté figure 36, paraissent composées d'un tissu osseux extrêmement dur et compacte. Dans un cas où une portion d'os était à nu, elle apparaissait blanche, brillante et polie comme de l'ivoire. Dans un autre, croyant avoir affaire à un polype, j'appliquai le caustique, l'os fut mis à découvert et se montra extrêmement dur et dépourvu de sensibilité. Dans un troisième exemple, où je constatai l'absence de la M. T., il y avait une couche mince de cartilage à la surface, au-dessous de cette couche, l'os était très-dur.

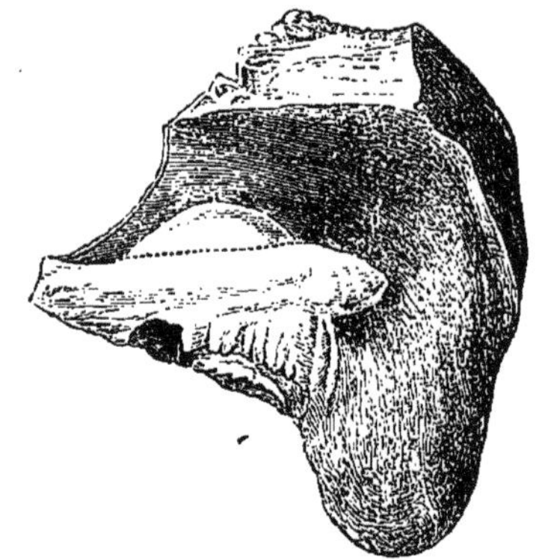

Fig. 36. — Coupe verticale du méat externe et de l'ostéome, de dehors en dedans.

Les tumeurs sont ordinairement recouvertes par la membrane de revêtement du méat, qui est souvent épaissie, spongieuse, et moins sensible qu'à l'état normal. Lorsque, par suite de l'irritation, il s'établit une inflammation chronique, cette membrane sécrète un produit dont l'odeur est très-fétide.

Le développement de ces tumeurs s'accompagne rarement de symptômes capables d'attirer l'attention du malade ; ce n'est donc qu'au moment où, par leur augmentation de volume, elles apportent un obstacle au passage des vibrations sonores à la M. T., que le malade, gêné par la surdité, vient réclamer du secours. La surdité peut provenir alors 1° d'une collection de cérumen ou d'écailles épidermiques qui obstrue l'étroit passage laissé dans le conduit par les tumeurs ; 2° une goutte d'eau peut pénétrer dans l'oreille pendant les ablutions ordinaires et provoquer le même effet ; 3° le développement de la tumeur peut être allé sans rencontrer de résistance au point de remplir complétement la cavité du conduit auditif. Dans certains cas cependant, la formation des masses morbides peut produire dans l'oreille un sentiment de distension et une sensation de pesanteur dans la tête du côté affecté ; tandis que d'autres fois ces symptômes paraissent dépendre d'une exostose qui se forme dans les régions plus profondes de l'oreille ; comme par exemple dans les cavités tympanique ou vestibulaire, condition que j'ai quelquefois rencontrée dans le cours de mes dissections. Dans trois exemples, cités plus loin, il y avait beaucoup de probabilité pour qu'il en fût ainsi ; et les bruits pénibles ainsi que les vertiges tenaient probablement à la pression exercée sur les expansions du nerf auditif par une exostose vestibulaire.

La seule production morbide avec laquelle on pourrait confondre les ostéomes sont les polypes ; la plus légère attention suffira à établir ce diagnostic facile. Quand on fait l'examen au spéculum, le polype paraît de couleur plus foncée ; généralement lubrifiée par les produits de sécrétion, sa surface est brillante ; la tumeur osseuse au contraire est blanche et, tout en étant lisse, elle n'est pas mouillée. Généralement aussi la base du polype est étroite, tandis que celle de l'exostose est large. S'il restait un doute, le stylet en aurait d'ailleurs facilement raison ; en frappant la protubérance osseuse, il en révèlerait immédiatement la nature.

Cette maladie peut se diviser en deux classes.

La première et la plus commune est celle où l'affection paraît associée avec la congestion de la membrane muqueuse de l'oreille. La plupart des malades qui m'ont consulté pour cette catégorie de tumeurs avaient l'habitude de manger et de boire beaucoup de substances stimulantes.

La deuxième classe montrait des symptômes concomitants d'altération des cavités qui renferment les expansions du nerf auditif.

Je vais maintenant indiquer quelques-unes des méthodes de traitement. Dans les cas où les tumeurs occupent un espace considérable du tube et où la surdité dépend de l'obstruction du canal par une accumulation de cérumen ou d'épithélium, il importe avant tout d'enlever ces matières et d'empêcher la formation d'un nouvel engouement. Lorsque l'eau pénètre dans l'orifice du méat et remplit la portion du conduit encore perméable, un tampon d'ouate sera placé dans l'orifice du méat au moment où le malade se lave. Si la membrane qui recouvre la tumeur, comme il arrive assez souvent, est très-épaisse, on procurera quelque soulagement en appliquant des médicaments capables d'en réduire la substance. Dans un cas de ce genre, je pus augmenter le calibre du conduit, et, par suite, améliorer beaucoup le sens de l'ouïe, par l'application de nitrate d'argent.

Pour diminuer le volume même de la tumeur, le meilleur moyen, après le renoncement de la part du malade au régime stimulant, est celui que les chirurgiens emploient contre l'exostose, je veux parler des applications iodurées. Je prescris le médicament à l'intérieur, et à l'extérieur derrière l'oreille, et aussi à la surface de la tumeur, avec beaucoup d'avantage. Dans certains cas, des tumeurs volumineuses diminuèrent assez pour laisser passer les vibrations sonores ; et les malades recouvrèrent, dans une certaine mesure, le pouvoir auditif dont ils étaient privés depuis bien des mois.

Si l'expérience ultérieure établissait ce fait que les tumeurs osseuses peuvent être entravées dans leur marche, surtout à une période rapprochée du début, alors que le calibre du conduit n'est encore que légèrement atteint, ce serait un grand bienfait et l'on soulagerait ainsi beaucoup de souffrances. Et tandis qu'on peut faire beaucoup d'objections sérieuses aux tentatives d'extirpation de ces tumeurs, au moyen d'opération ou à l'aide d'escharotiques, il n'y en a point à adresser à l'emploi de l'iode et des autres médicaments absorbants, dont on ne peut attendre, avec de la persévérance, que des résultats heureux.

En consultant les autorités sur cet intéressant sujet, voici les seules observations que j'ai rencontrées dans Kramer :

« Ils (*les polypes*) sont même d'une dureté cartilagineuse et os-
« seuse. Une excroissance pendait en forme de stalactite de la
« surface supérieure du méat, très-près de la M. T., et elle était
« d'une dureté osseuse et d'une densité telle qu'il était impossible
« de l'entamer même avec l'instrument le plus tranchant (1). »

(1) *On the Nature and Treatment of Diseases of the Ear*. Longman, 1847, p. 117.

Itard, tout en exposant que les causes principales du rétrécissement du conduit auditif externe, sont l'hypertrophie des tissus osseux, cartilagineux et membraneux qui composent le méat, dit :

« Je n'ai jamais eu l'occasion d'observer le gonflement de la « partie osseuse du conduit auditif externe, et l'extrême dureté de « cette partie tendrait à rendre ce genre d'altération très- « rare (1). »

OBSERVATION I. *Tumeurs dans les deux oreilles, avec surdité ; diminution du volume de ces tumeurs ; guérison de la surdité.* — Juin 1848. D. N., 65 ans, se sent un peu sourd, surtout du côté gauche, depuis ces dernières semaines. L'infirmité s'est aggravée sous l'influence d'un rhume, auquel le malade est sujet.

Oreille droite. — Conduit auditif en partie rempli par des productions osseuses ; l'une s'élevant de la partie antérieure, l'autre de la partie postérieure du conduit auditif. M. T. terne. Distance de l'audition moindre que celle d'une oreille saine.

Oreille gauche. — Méat obstrué, sauf un petit pertuis, par trois tumeurs qui font saillie sur les parois du conduit. L'espace laissé entre ces ostéomes était occupé par une collection de cérumen qui, une fois enlevée, laissa la faculté auditive encore défectueuse, il est vrai, mais en meilleur état qu'auparavant.

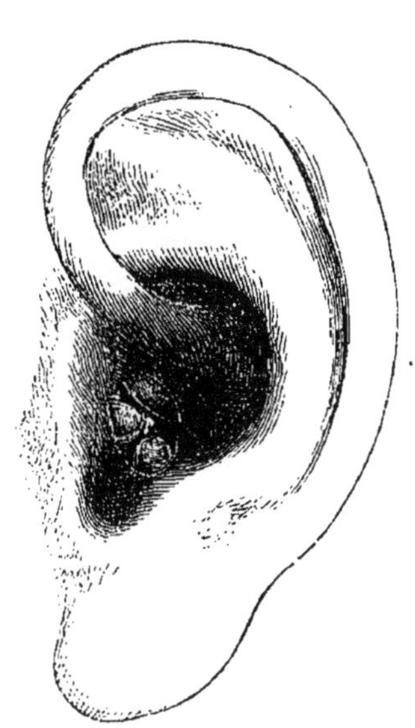

Fig. 37. — Trois ostéomes naissant des parois du méat.

Voyant que chaque attaque de rhume augmentait la surdité et que la M. T. était terne — la membrane muqueuse paraissait aussi boursouflée — j'établis le plan suivant de traitement : pilules bleues à doses altérantes ; lavages de la surface du conduit avec une solution de nitrate d'argent (3gr,88 p. 31 gr.) tous les quatre ou cinq jours, et plus tard une fois par semaine. Ce traitement, continué pendant trois ou quatre semaines, amena une amélioration considérable de l'ouïe. On le reprit l'année suivante, et le résultat final fut une diminution évidente de la tumeur, provenant, à ce

(1) *Traité des maladies de l'oreille et de l'audition*, 1821. Tome I, p. 328.

que je crois, de la diminution d'épaisseur de la membrane qui la recouvrait; la faculté auditive se rétablit complétement.

Observation II. *Tumeurs dans les deux oreilles ; surdité produite par la présence d'une goutte d'eau dans le méat.* — Juillet 1846. E. F., 60 ans, était si sourd de l'oreille droite, depuis quelques années, que ce côté lui servait de peu. La même infirmité s'est présentée brusquement et à plusieurs reprises de l'autre côté, au point qu'il pouvait à peine entendre une conversation. Ces attaques survenaient habituellement le matin après les ablutions ordinaires, et durait souvent plusieurs heures.

Oreille droite. — Deux ostéomes s'observent dans le conduit auditif, dont elles occupent environ la moitié du calibre. M. T. terne.

Oreille gauche, méat. — De la partie supérieure du méat part une longue tumeur osseuse qui occupe les deux tiers du calibre du conduit. Cette tumeur est recouverte d'une membrane molle et épaisse, excepté en un point d'environ 0m,001 de longueur sur 0m,0005 de largeur. Des parties antérieure et postérieure de la moitié inférieure du conduit saillissent deux petites élévations osseuses, d'environ 0m,0015 d'épaisseur et allant à la rencontre de l'exostose plus volumineuse, de façon à ne laisser entre elles qu'un très-petit pertuis triangulaire. Cet espace était la seule ouverture par laquelle les ondes sonores pussent se transmettre à la M. T., et je trouvai que cet espace pouvait se remplir d'eau pendant les ablutions du matin, c'était là ce qui produisait la surdité temporaire. Je n'eus pas l'occasion de prescrire un système de médication propre à diminuer le volume des tumeurs, mais l'adoption de moyens destinés à empêcher l'entrée de l'eau dans le méat fit disparaître complétement les attaques de surdité.

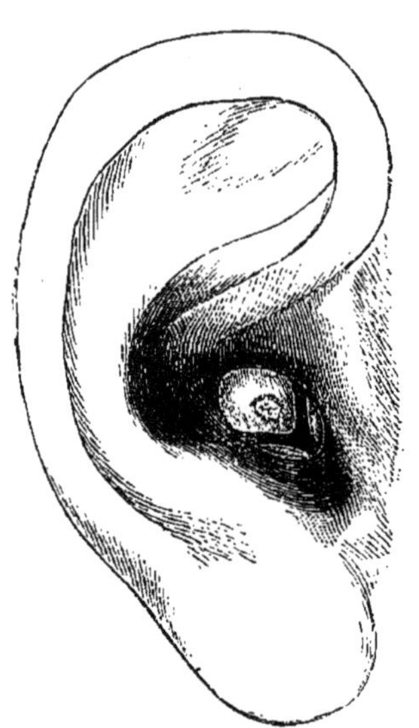

Fig. 38. — Gros ostéome et deux plus petits dans le méat externe.

Observation III. *Tumeur du méat de l'oreille droite. Perforation de la M. T. de l'oreille gauche.* — 13 novembre 1845. P. H., 56 ans.

Onze ans auparavant, étant en Russie, il s'endormit dans un jardin. Le lendemain, violente douleur de l'oreille gauche, qui dura quatorze jours, après quoi l'écoulement apparut. Il a eu depuis plusieurs attaques analogues du même côté, accompagnées de battements et de bruits.

Il y a environ six mois, se trouvant aux Indes Occidentales, il eut une attaque d'otalgie à droite, suivie d'une diminution de l'ouïe, mais sans écoulement. De retour en Angleterre depuis deux mois, il a recouvré complétement l'usage de l'oreille droite, l'ouïe s'améliore aussi du côté gauche. Voilà quatre jours qu'il est survenu des douleurs de l'oreille gauche qui ont augmenté rapidement et qui ont été suivies d'otalgie à droite, avec accompagnement d'une surdité double telle qu'il fallait lui parler en criant.

Oreille droite, méat externe. — Les deux tiers moyens de la paroi inférieure sont occupés par une tumeur osseuse qui remplit la moitié du calibre du conduit.

Oreille gauche. — Conduit auditif rouge et recouvert de produits de sécrétion. M. T. blanche, ramollie et boursouflée, avec une petite perforation à travers laquelle passe l'air.

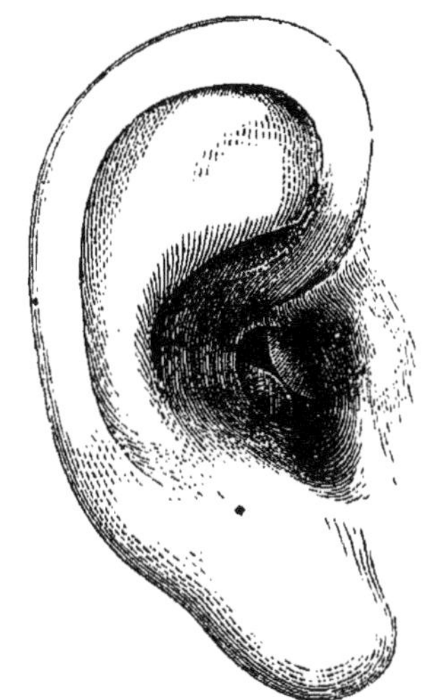

Fig. 39. — Deux ostéomes du méat externe en contact par leur face interne.

Observation IV. *Tumeurs osseuses des deux oreilles; sentiment de confusion cérébrale.* — 4 novembre 1848. T. T., 38 ans. L'année dernière, il est survenu une surdité graduelle de l'oreille gauche, s'aggravant parfois la nuit. Cette infirmité a beaucoup augmenté depuis peu et s'accompagne aussi d'un sentiment de confusion et d'oppression cérébrales.

Oreille droite. — Deux ostéomes font saillie sur toute l'étendue des parois antérieure et postérieure du méat et arrivent en contact au centre du conduit. Distance de l'audition $0^{m},30$.

Oreille gauche. — Deux tumeurs semblables existent également dans le conduit auditif gauche ; mais à la partie supérieure, elles se sont accrues au point d'être en contact d'un bout à l'autre, ne laissant qu'un petit pertuis à la partie inférieure. La surdité a beaucoup augmenté de ce côté par suite de la présence d'une petite quantité de cérumen, qui avait obstrué le petit pertuis dont nous venons de parler ; l'extraction de cette matière produisit un soulagement temporaire; mais il était évident que les exostoses iraient en augmentant jusqu'à l'obstruction complète du méat, à moins d'adopter immédiatement un système de traitement que je n'eus pas l'occasion de mettre en œuvre.

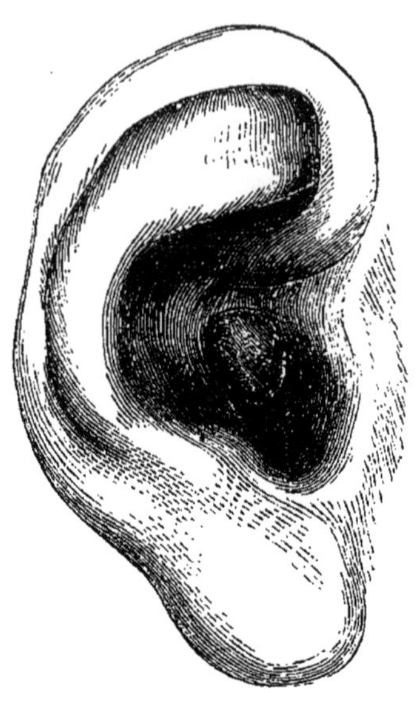

Fig. 40. — Ostéome naissant de la paroi supérieure du méat et occupant presque la totalité de son calibre.

Observation V. *Tumeur volumineuse de l'oreille, provoquant la surdité ; diminution sous l'influence de l'iode.* — Février 1849. S. P., 17 ans, dit avoir commencé à devenir sourd de l'oreille gauche, il y a environ deux ans et demi ; l'infirmité s'est aggravée progressivement au point que le malade a fini par ne plus entendre du tout de ce côté. Parfois violente démangeaison suivie d'otorrhée; le conduit auditif est devenu si sensible que le moindre attouchement y provoque une douleur atroce. De plus, il existe continuellement une sensation désagréable, comme celle que produirait la distension de l'oreille. Le malade se plaint de dysécée de l'oreille droite; il s'est adressé à divers chirurgiens et à différents établissements publics, sans obtenir le moindre soulagement.

Oreille droite. — Un ostéome considérable occupe à peu près la totalité du méat, et s'attache à sa partie supérieure. Il est recouvert de l'enveloppe dermoïde du conduit auditif, qui a environ $0^m,0007$ d'épaisseur.

Oreille gauche, normale.

Application de teinture d'iode à la surface de la tumeur et derrière l'oreille; à l'intérieur, $0^{gr},25$ d'iodure de potassium trois fois par jour, pendant une période de deux à trois mois. Il s'ensuivit une grande amélioration ; le volume de la tumeur a diminué ; l'ouïe s'est beaucoup améliorée; le conduit auditif a perdu sa sensibilité anormale ; et la sensation désagréable de distension a complétement disparu.

Observation VI. *Tumeur de l'oreille droite remplissant toute la capacité du conduit auditif; légères protubérances dans l'oreille gauche.* — 25 novembre 1848. J. S., 65 ans, dit avoir eu il y a dix ans un abcès dans l'oreille droite, avec douleur intense et écoulement considérable; il a pourtant continué d'entendre assez bien jusqu'il y a à peu près un mois, époque où il est devenu tellement sourd qu'il ne saurait entendre à moins qu'on ne lui parle pour ainsi dire dans l'oreille.

Oreille droite. — Le méat externe contient une collection d'épithélium, après l'extraction de laquelle on découvre une tumeur osseuse remplissant presque toute la capacité du conduit. L'ostéome se projette des surfaces supérieure et latérales et atteint presque la paroi inférieure du conduit auditif. La montre ne s'entend pas, même lorsqu'on la met en contact avec le pavillon.

Oreille gauche. — La paroi inférieure du méat présente deux élévations superficielles et très-dures.

Traitement. — Doses altérantes de pilules bleues, avec application de teinture d'iode derrière les oreilles. Résultat inconnu.

Observation VII. *Tumeur de l'oreille droite à la suite de l'extraction d'un polype.* — Juin 1847. Le rév. J. D., 47 ans, me consulte pour un écoulement continuel de l'oreille droite. Il raconte que vingt ans auparavant après une extraction violente d'un bouchon cérumineux de l'oreille droite, il a éprouvé beaucoup de douleur, suivie d'un écoulement fétide, qui a persisté jusqu'à présent. L'examen montre un polype volumineux, rouge et ferme, remplisssant la totalité du méat presque jusqu'à l'orifice. Il s'insérait à la paroi du conduit, près de la M. T. ; après son extraction, on voit la M. T. très-épaissie et très-vasculaire, avec une petite perforation à la partie inférieure. L'otorrhée a disparu complétement.

En juillet 1857, le malade revint me consulter pour une légère récidive de l'écoulement, accompagnée d'une céphalalgie assez intense à droite, avec un sentiment désagréable de plénitude et de compression dans l'oreille. L'inspection fait voir le méat contracté au quart de son calibre naturel par suite de la production d'une substance osseuse à la surface des parois, surtout antérieurement et postérieurement, qui laissait une simple ouverture triangulaire à travers laquelle on ne pouvait apercevoir que la partie centrale de la M. T., qui se trouvait blanche et épaissie.

Je recommandai l'emploi d'une forte solution d'acétate de plomb pour arrêter l'écoulement du méat et l'application de teinture d'iode derrière l'oreille.

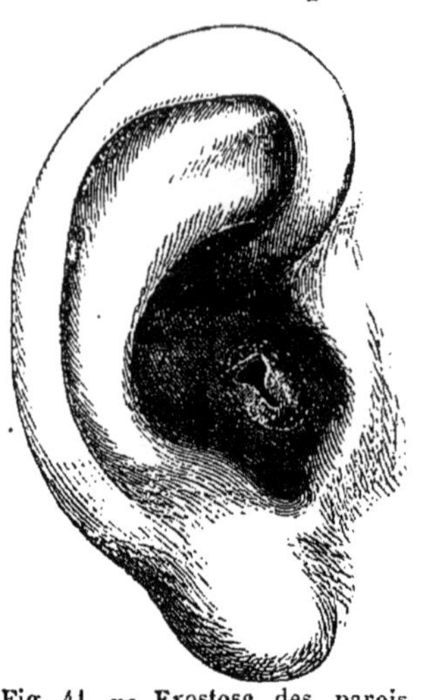

Fig. 41. — Exostose des parois du méat externe laissant un espace central triangulaire.

Dans ce cas, il y avait une maladie chronique de la cavité tympanique, de la M. T. et du conduit auditif externe, consécutive à une lésion locale. La maladie s'accompagnait d'une surdité telle qu'on pouvait croire à une complication du côté des cavités labyrinthiques.

Observation VIII. *Protubérance de la paroi inférieure du conduit auditif gauche.* — Décembre 1848. L. E. H., 25 ans, éprouva, il y a dix ans, des bourdonnements dans l'oreille gauche qui s'aggravaient beaucoup pendant les rhumes et s'accompagnaient d'un sentiment d'engourdissement. Un nouveau rhume avait dernièrement aggravé tous les symptômes de l'oreille en question et provoqué comme un bruit de cloche dans l'oreille opposée.

Oreille droite. — M. T. terne : distance de l'audition, 0^m,60.

Oreille gauche. — Le conduit auditif contenait une grande quantité de cérumen ; après son extraction on vit que le méat était rouge. A la partie inférieure, près de la M. T., bombement considérable de la paroi osseuse. Distance de l'audition, 0^m,012.

Dans ce cas, l'affaiblissement de l'ouïe du côté gauche ne dépendait pas de l'exostose du conduit auditif, car la membrane muqueuse de la caisse était évidemment épaissie.

Observation IX. *Ostéome du méat externe, ayant déterminé la formation d'une collection épidermique et de sérieux symptômes cérébraux ; amélioration.* — J. J. S., Esq., 56 ans, me consulte le 27 avril 1850. Il dit avoir eu dans son enfance un écoulement de l'oreille droite ; depuis lors, il devenait sourd de temps en temps, et se trouvait sujet aux bourdonnements d'oreille aussi bien qu'à une sensation de compression sur la tête. Il y a deux mois, il eut un mal de dents, pendant lequel la surdité s'est un peu améliorée ; mais dernièrement l'infirmité s'est aggravée de nouveau, s'accompagnant d'une sensation de pression dans les oreilles ; il eut aussi de fréquents accès de vertiges et de confusion cérébrale. L'examen de l'oreille droite montre la partie moyenne du conduit auditif occupée par un ostéome qui remplit la totalité du canal, à l'exception d'un espace d'environ $0^m,0015$ de diamètre, situé à la partie supérieure. On constate que cet espace est rempli d'une substance blanche, que le stylet annonce être d'une densité considérable. Comme il paraissait probable qu'une partie au moins des symptômes précédents dépendait d'une collection épidermique derrière la tumeur osseuse et de la pression que cette accumulation exerçait sur la M. T., je jugeai à propos d'en tenter l'extraction. De petites portions en furent détachées avec la pointe d'un stylet, puis l'on eut recours à la seringue ; mais la matière était si dure qu'il ne s'en détacha que de légères particules. Je conseillai d'appliquer constamment pendant quelques jours une solution de carbonate de soude ; cela permit d'en extraire encore un peu, et les symptômes s'apaisèrent. En poursuivant de la sorte, on finit par enlever toute la matière logée derrière la tumeur ; c'était un amas d'écailles épidermiques. Le malade non-seulement entendit mieux, mais les symptômes désagréables de vertiges et d'irritation cérébrale disparurent complétement. D'après la grande quantité d'épiderme enlevée en comparaison du petit espace qui séparait l'exostose de la M. T., il était évident que cette substance avait été fortement comprimée et que la M. T. avait dû également être soumise à une forte pression. En 1852, et de nouveau, cette année même, le même gentleman me consultait pour des symptômes analogues ; l'usage seul de la seringue les fit disparaître complétement.

II. — Tumeurs molluscoïdes.

Des tumeurs molluscoïdes se forment parfois dans le méat externe, amenant des conséquences fort sérieuses. Je rencontrai d'abord ces tumeurs, dans le cours de mes dissections, et je possède plusieurs spécimens qui montrent bien la nature de cette maladie. Ces excroissances semblent avoir leur origine dans le derme du méat et elles augmentent graduellement de volume, de manière non-seulement à remplir la totalité du conduit, mais à envahir l'os et à en provoquer la résorption. Ainsi, dans quelques exemples, la paroi ossseuse inférieure du méat est affectée et en partie résorbée, tandis que d'autres fois, la tumeur s'étend en haut, et toute la partie supérieure du conduit disparaît sous l'influence de la pression exercée sur elle. J'ai vu des cas où la tumeur avait gagné la cavité

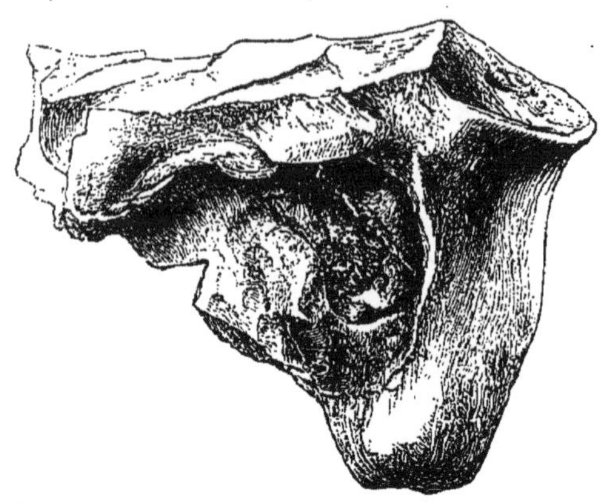

Fig. 42. — Tumeur molluscoïde remplissant la totalité du méat externe.

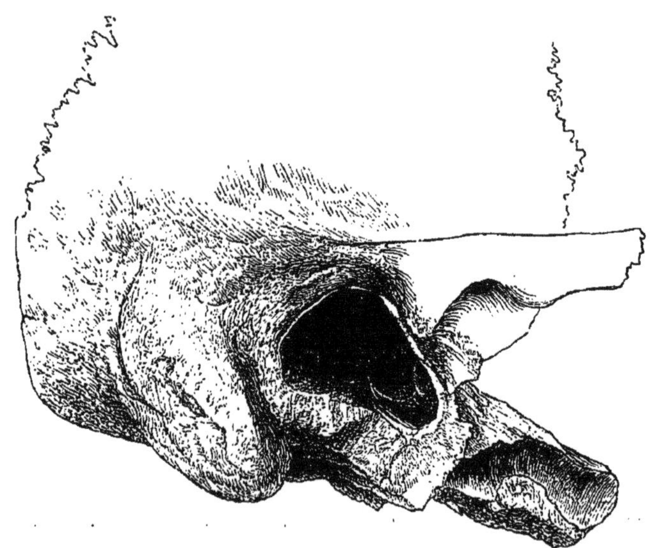

Fig. 43. — Cavité du méat externe d'où a été enlevée une tumeur molluscoïde.

cérébrale. Ces cas sont exposés à être méconnus et à se trouver classés parmi les simples engouements cérumineux du conduit auditif.

Le traitement des tumeurs molluscoïdes consiste dans l'extraction de la masse considérable d'écailles contenues dans la tumeur, puis à injecter dans le conduit auditif beaucoup d'eau chaude 2 ou 3 fois par jour.

Observation X. *Tumeur molluscoïdedu méat externe : otorrhée.* — M. G., de 40 à 50 ans, me consulte pour un écoulement de l'oreille droite, accompagné de surdité. L'examen du méat le montre à peu près rempli d'une matière blanche d'aspect caséeux, de laquelle suintait le produit de l'écoulement. L'usage persévérant de la seringue, aidé des pinces, fit sortir une masse blanche volumineuse, que l'on trouva composée de couches d'une substance blanche, constituée par de larges écailles semblables à celles des autres tumeurs molluscoïdes. L'extraction de cette masse amena la disparition de l'otorrhée.

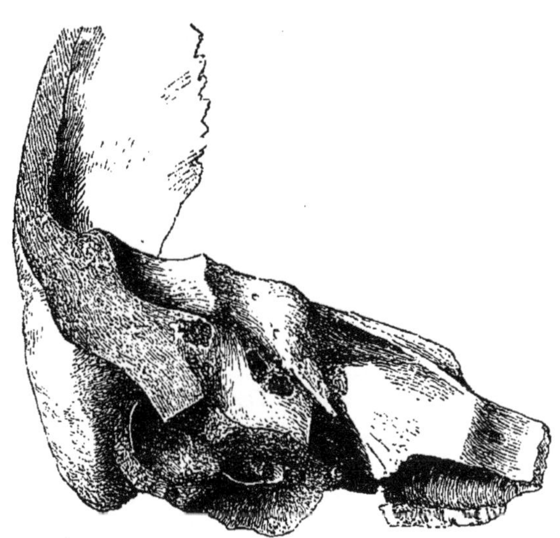

Fig. 44. — Ouvertures de la paroi supérieure du méat externe communiquant avec la cavité cérébrale et produites par une tumeur molluscoïde.

Comme conclusion de nos observations sur les affections du méat externe, il me paraît à propos d'appeler l'attention sur les lésions pathologiques révélées par la dissection de 1,013 oreilles malades. Les voici :

OREILLES

Contenant une collection de cérumen	71
— — et d'épiderme	9
Distendues et dilatées par une collection de cérumen	5
— — — et d'épiderme.	1
Contenant une collection de cérumen et de graines de seigle	2
— id. les parois osseuses étant résorbées par places	3
— id. et d'épiderme, les parois osseuses étant résorbées par places	4
— id. les parois osseuses étant résorbés par places, de manière à exposer les cavités mastoïdiennes	1

Contenant une collection de poils	1
— une collection d'ouate	1
— une tumeur molluscoïde	5
— une tumeur molluscoïde, les parois osseuses étant résorbées par places	3
— id. se projetant par une ouverture osseuse dans la cavité cérébrale	1
— id. se projetant dans les cellules mastoïdiennes	1
— une collection de pus	10
— — mêlée d'épiderme	1
Ayant des polypes naissant de ses parois	1
— — avec carie de l'os	1
La couche dermoïde atrophiée au point de mettre l'os à nu	2
— hypertrophiée	2
— congestionnée	7
— ramollie	1
— — et rouge	2
— ramollie et détachée de l'os	2
— ramollie et épaissie, avec carie de l'os	1
— ulcérée, avec carie osseuse	1
Parois osseuses rugueuses	1
— cariées	7
— résorbées par places	2
Parois osseuses présentant un orifice supérieurement	3
— — inférieurement	1
Conduit osseux fortement contracté	3
Exostoses des parois osseuses, canal fortement contracté	14

CHAPITRE VIII.

Membrane du tympan.

STRUCTURE ET FONCTIONS.

Couche épidermoïde. — Couche dermoïde. — Couches fibreuses : — Couche fibreuse radiée. — Couche fibreuse circulaire. — Couche muqueuse. — Ligament tenseur. — Fonctions de la membrane du tympan.

OBSERVATIONS ANATOMIQUES. — La structure de la M. T. et ses conditions morbides offrent, au point de vue pathologique, tant de points intéressants, insuffisamment reconnus jusqu'ici, que le sujet mérite un examen approfondi. Étudiée de dehors en dedans, la M. T. peut être décrite comme composée des feuillets suivants :

1° L'épiderme,

2° Le derme,

3° La couche fibreuse, composée de :

a. La lamelle des fibres radiées,

b. La lamelle des fibres circulaires,

4° La membrane muqueuse.

L'épiderme est une couche mince qui recouvre la face externe du feuillet dermoïde ; il se continue avec l'épiderme du méat externe et, sous l'influence de la macération, on peut le détacher sous la forme d'un petit cul-de-sac qui présente, en quelque sorte, le moule du conduit auditif et de la surface externe de la M. T. Quand il flotte dans l'eau, ce cul-de-sac reprend la forme qu'il avait lorsqu'il était en contact avec les tissus sous-jacents ; son extrémité interne est convexe, répondant à la concavité externe de la M. T. La couche épidermique qui forme le revêtement externe de la M. T. est mince et, sur le sujet vivant, si transparente qu'elle laisse voir distinctement, à travers elle, la couche dermoïde ; sa surface externe est très-lisse et capable de réfléchir la lumière ; ordinairement on voit à sa partie antéro-inférieure une tache brillante triangulaire

Dans le cours de mes dissections, il m'est arrivé plus d'une fois de voir cette délicate lamelle épidermique subsister seule, en des points où les autres tissus manquaient dans une étendue variant de $0^m,002$ à $0^m,003$, et paraissant cependant avoir suffi à fermer la cavité tympanique et à maintenir la faculté auditive à peu près dans son état d'intégrité. La connaissance de ce fait doit engager à user de précautions dans l'emploi de la seringue, dans les cas où il n'existe pas de masse cérumineuse, car la rupture de l'épiderme serait chose facile.

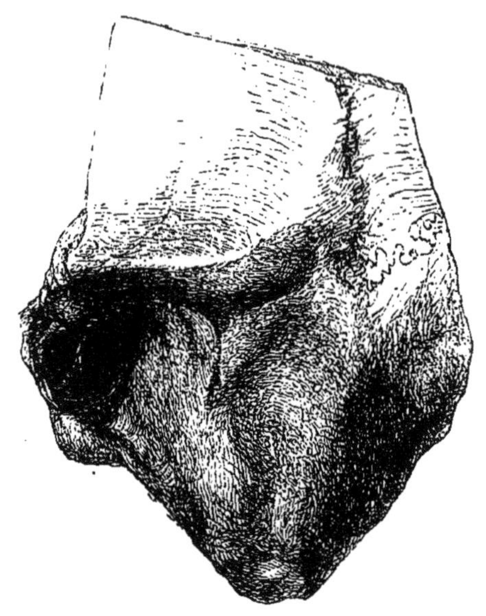

Fig. 45. — Triangle lumineux situé à la partie antéro-inférieure de la face externe de la M. T

La *couche dermoïde,* comme son nom l'implique, se continue avec le derme qui tapisse le méat externe et se trouve située entre le feuillet épidermique et la couche fibreuse radiée. Elle est extrêmement mince et sécrète l'épiderme. Avant la publication de mon mémoire sur la structure de la M. T., qui a paru dans les *Transactions philosophiques* pour 1851, on admettait que l'épiderme était sécrété par la couche fibreuse radiée. La meilleure manière de démontrer la présence du derme est de disséquer avec soin, sous l'eau, le méat membraneux de la surface supérieure du canal osseux, jusqu'au point d'attache de la M. T.; là on voit le périoste du méat se continuer avec le feuillet des fibres radiées ; on coupe le périoste et l'on constate le passage de la couche dermoïde en bas sur la surface des fibres radiées, qu'elle sépare de l'épiderme. Si, d'une main, on tire doucement en bas la partie supérieure de cette couche ; à l'aide d'une aiguille fine, tenue de l'autre main, on peut déchirer le tissu cellulaire délicat qui l'unit à la lamelle fibreuse, et amener le derme en totalité. Il est encore possible de démontrer la présence de cette couche en insinuant entre elle et la couche fibreuse radiée, à la partie supérieure de la M. T., une fine soie de sanglier dont le passage de haut en bas déchire le tissu cellulaire.

A l'état normal, lorsqu'elle n'est pas congestionnée ou injectée par des moyens artificiels, la lamelle dermoïde est mince et transparente, et sa structure, sous le microscope, rappelle le tissu aréolaire. Cependant, lorsqu'elle est injectée, cette membrane paraît renfermer de nombreux vaisseaux sanguins, qui se ramifient dans sa substance et forment un plexus considérable ; ce sont ces vaisseaux qui, en se dilatant, donnent à la M. T. cette apparence rouge que l'on rencontre si souvent pendant la vie ; et ce sont les nerfs qui se distribuent dans cette lamelle qui donnent à la M. T. son exquise sensibilité.

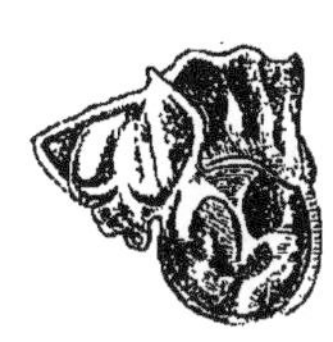

Fig. 46. — Couche dermoïde de la M. T. continue avec le derme qui tapisse la paroi supérieure du méat externe.

La connaissance de l'existence de la membrane que nous venons de décrire importe à l'anatomiste qui reconnaît en elle l'organe sécréteur du feuillet épidermique de la M. T., et au chirurgien qui, grâce à sa présence, est à même de comprendre les phénomènes qui se présentent dans certaines maladies de l'oreille. Il est des conditions morbides particulières dans lesquelles la couche dermoïde de la M. T. s'hypertrophie considérablement.

La *couche fibreuse* propre de la M. T. peut se séparer facilement en deux lames qui sont dénommées d'après la direction de leurs fibres constituantes. Avant de les décrire, il est bon de citer les opinions émises sur leur compte par des anatomistes éminents.

In the Croonian Lecture publiée dans le 19e volume des *Transactions philosophiques* , Sir Éverard Home a avancé l'opinion que la M. T. chez l'homme est de nature musculaire. Voici ses propres expressions : « Vues au microscope à un grossissement de « 23 diamètres, les fibres musculaires sont très-remarquables et « paraissent uniformes sur toute la surface. Il n'existe pas de ten- « don central comme dans le diaphragme, les fibres musculaires « paraissent former à elles seules la couche interne de la mem- « brane et se voient très-distinctement quand on les examine de ce

« côté (1). L'usage de ce muscle radié, dit Sir Everard, est de « donner à la membrane les divers degrés de tension dont elle a « besoin pour correspondre à la variété des vibrations extérieu-« res (2). »

Depuis la première publication de cette opinion relative à la *muscularité* de la M. T., les anatomistes, tout en admettant généralement qu'elle est fibreuse, ne s'accordent guère au point de vue de sa composition. Suivant M. Quain et le D. Sharpey, « elle se « compose de fibres fines très-serrées, dont le plus grand nombre « rayonnent d'un point à peu près central à la circonférence : « mais en dedans de ces fibres radiées se trouvent des fibres circu-« laires qui sont plus clairsemées et moins distinctes, excepté « près de la périphérie de la membrane où elles forment un anneau « dense, presque cartilagineux (3). » M. Wharton Jones écrit : « La « membrane propre peut se diviser en deux couches, une externe « mince, composée de fibres radiées, et l'autre plus interne et plus « épaisse, qui est moins distinctement fibreuse, bien que, lors-« qu'on la déchire, elle indique une disposition fibreuse et dans « une direction opposée à la première...... Les fibres qui croisent « celles de la couche radiée sont plus aggrégées au centre; elles « courent parallèlement au manche du marteau et s'enroulent « autour de son extrémité. A la circonférence de la membrane « propre existe un anneau épais, solide, ligamenteux ou cartila-« gineux, qui se fixe dans la rainure osseuse. L'anneau ligamen-« teux paraît être formé par une aggrégation des fibres circu-« laires, qui s'entrelacent avec les extrémités périphériques des « fibres rayonnées (4). »

La dissection minutieuse des couches fibreuses de la M. T. permet de les séparer en deux lamelles distinctes, dont les fibres ne communiquent nullement entre elles. La couche externe peut s'appeler *lamelle fibreuse radiée*, puisque ses fibres rayonnent du marteau pour aller s'attacher à l'anneau cartilagineux ; et l'interne, *lamelle fibreuse circulaire*. La première est la plus épaisse et la plus forte. La séparation de ces deux couches l'une de l'autre est

(1) *Loc. cit.*, p. 5.
(2) *Loc. cit.*, p. 11.
(3) *Elements of Anatomy*, 5e édit. 1848, vol. II, p. 932.
(4) *Cyclopædia of Anatomy and Physiology*, vol. II, p. 545.

si facile, qu'on l'obtient avec moins de peine que n'en demande la séparation de la couche circulaire de la membrane muqueuse.

a. *Couche fibreuse radiée.* — Si l'on enlève avec soin la totalité de la M. T., on observera à sa circonférence un anneau blanc, dense, d'apparence cartilagineuse, qui s'enchâsse dans la rainure osseuse du temporal qui lui est destinée. On se souviendra toutefois que cette rainure n'occupe qu'environ les 5/6 de la circonférence de l'extrémité interne du méat, le 1/6 supérieur étant lisse et n'offrant pas de sillon. L'anneau cartilagineux dans sa partie supérieure s'attache au marteau, l'extrémité antérieure s'insérant à la partie antérieure du col de cet osselet et l'extrémité postérieure à la partie postérieure du même col ; à la surface externe de cet anneau s'unit le périoste qui tapisse le conduit auditif externe. Si l'on examine la lamelle radiée à un grossissement de 10 à 12 diamètres, on observera des fibres dont le bout périphérique s'attache à l'anneau cartilagineux et l'autre extrémité au marteau. Les plus élevées de ces fibres doivent cependant en être exceptées ; en effet, au lieu d'aller de la partie supérieure de l'anneau au marteau, elles se dirigent en face de la courte apophyse et forment une couche membraneuse distincte sur la face externe de la couche radiée. La disposition de cette portion de la lamelle fibreuse radiée est intéressante à la fois pour l'anatomiste et le chirurgien, car on remarque qu'elle se continue avec le périoste qui tapisse la partie supérieure du méat externe. M. Shrapnell, voyant que cette portion de la M. T. ne se trouve pas aussi tendue que le reste, en a fait une lamelle distincte qu'il a nommée la *membrana flaccida*.

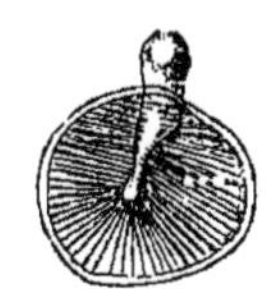

Fig. 47. — Couche fibreuse radiée de la M. T.

Immédiatement au-dessous de la courte apophyse du marteau, les fibres radiées s'attachent à la crête qui occupe la face externe de cet osselet ; mais en ce point les fibres de chaque moitié de la M. T. s'insèrent si près les unes des autres que lorsqu'on l'examine antérieurement on ne voit aucune portion du marteau. Vers l'extrémité inférieure du manche, cependant, les fibres s'insérant sur les côtés et non à la surface antérieure, une petite portion de la surface externe du manche, à sa partie inférieure, est laissée à découvert et en contact avec la couche dermoïde ; comme on peut le voir distinctement sur l'oreille normale d'un sujet vivant à l'aide du spéculum et d'une loupe. Les fibres partant du marteau pour former le segment postérieur de la membrane sont de 1/5 plus grandes que celles qui forment le segment antérieur. La partie la plus épaisse de cette couche environne l'extrémité du manche du marteau et la plus mince se trouve entre le bord postérieur de ce manche et la circonférence de la M. T.

Structure de la lamelle radiée. — Les fibres composant la lamelle radiée, examinées à l'état frais, à l'aide du microscope, sont trans-

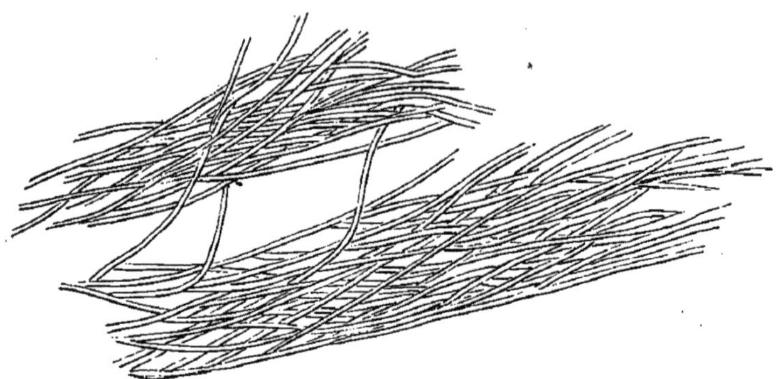

Fig. 48. — Fibres composant la lame fibreuse radiée (grossissement de 300 diamètres) (*).

lucides, et, à l'exception d'un petit nombre de globules transparents, elles ne présentent aucune particularité de structure. Toute-

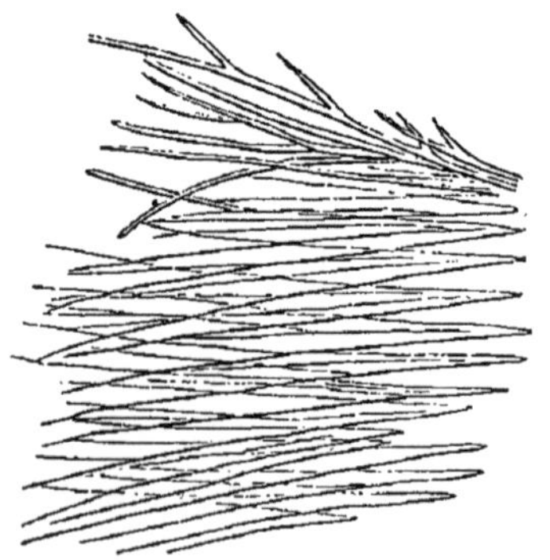

Fig. 49. — Lame fibreuse radiée; face externe offrant les figures rhomboïdales produites par l'entrelacement des fibres.

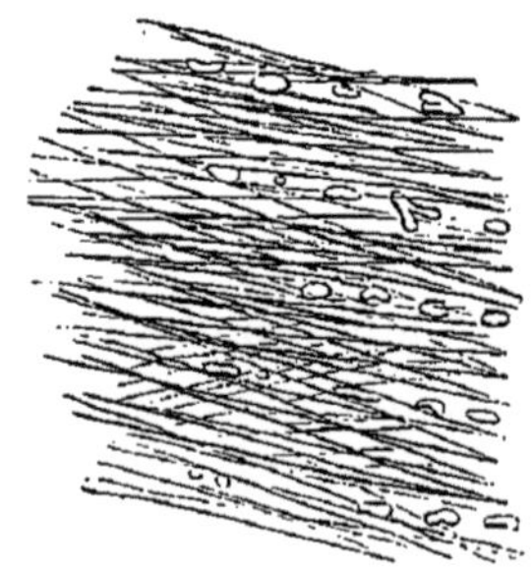

Fig. 50. — Lame fibreuse radiée après son traitement par l'acide acétique.

fois les lignes ondulées longitudinales et parallèles qui caractérisent les membranes fibreuses ordinaires font défaut. Les fibres sont

(*) Les autres figures, dessinées au microscope, sont représentées à la même échelle.

aplaties et ont une largeur variable de $\frac{1}{4000}$ à $\frac{1}{5000}$ de pouce ($0^{mm},006$ à $0^{mm},005$). En passant du cartilage circulaire au marteau, ces fibres s'entrelacent de manière à former ces figures rhomboïdales spéciales que l'on peut observer sur la surface externe de la membrane. Traitée par l'acide acétique, cette lamelle devient opaque et quelquefois, mais non toujours, on y découvre des noyaux ovalaires allongés, dont le long axe correspond avec le cours des fibres. Mais, dans aucun cas, il ne m'a été donné de trouver un noyau ovalaire dans une fibre isolée.

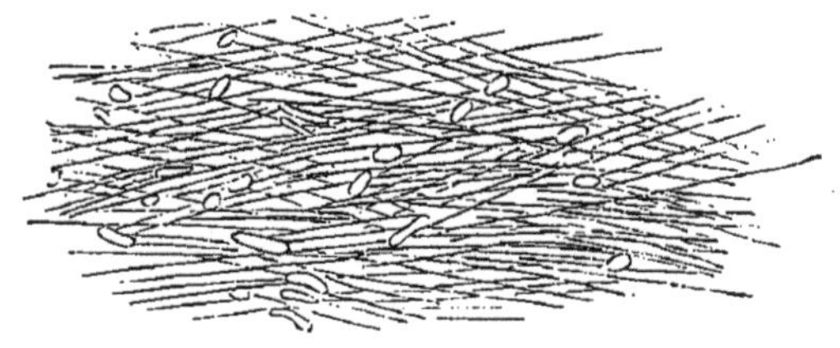

Fig. 51. — Bande circulaire cartilagineuse après son traitement par l'acide acétique.

La *bande blanche circulaire*, située à la circonférence des fibres radiées, se compose d'une masse de tissu ferme, légèrement élastique et présente l'apparence indistincte de fibres entremêlées de noyaux ovoïdes. Sous l'influence de l'acide acétique, ce tissu perd son aspect blanc, devient translucide et découvre un grand nombre de noyaux ovoïdes.

b. *Lamelle fibreuse circulaire*. — Cette membrane, comme il a été dit ci-dessus, s'unit aux fibres radiées par du tissu cellulaire fin et peut en être facilement séparée ; car, nous l'avons fait remarquer encore, les fibres de chaque lamelle sont tout à fait distinctes et ne s'entremêlent jamais. Comme son nom l'implique, cette couche se compose de fibres circulaires, qui sont fermes et solides à la circonférence, mais s'atténuent tellement vers le centre, qu'il faut une observation minutieuse pour les découvrir. Les fortes fibres de la circonférence forment un cercle complet et s'insèrent à droite et à gauche du corps du marteau, et aux côtés du 1/3 supérieur du manche. Examinées attentivement, à un grossissement de 30 à 40 diamètres, les fibres circulaires s'entrecroisent avec d'autres d'un caractère extrêmement délicat, dont le nombre augmente vers le centre de la couche, où elles se fondent si intimement avec les fibres circulaires

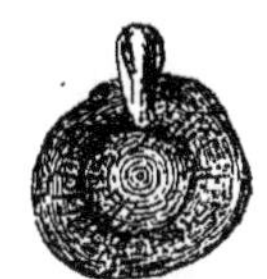

Fig. 52. — Face externe de la lame fibreuse circulaire ; les fibres s'insérant au manche du marteau.

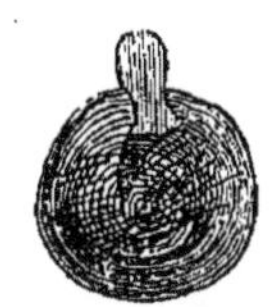

Fig. 53. — Face interne de la lame fibreuse circulaire ; le manche du marteau se voit à travers la partie centrale translucide.

que celles-ci deviennent difficiles à distinguer. La portion centrale mince de la couche circulaire ne s'attache pas au marteau, mais les fibres de droite et de gauche se continuent entre elles et forment une lamelle membraneuse par la réunion d'une série de cercles concentriques fibreux; la surface externe étant en contact avec la surface interne de la 1/2 inférieure du manche du marteau, auquel elle adhère par un tissu cellulaire lâche. La lamelle fibreuse circulaire n'a aucune connexion avec l'anneau cartilagineux auquel s'insèrent les fibres rayonnées; mais elle se continue avec le périoste qui tapisse la cavité tympanique, dont elle peut être considérée comme une modification. La lame des fibres circulaires, détachée de la couche radiée, est légèrement concave extérieurement, bien que la concavité soit moins prononcée que celle de la couche externe. Dans cet état de séparation elle n'est d'ailleurs pas tout à fait aussi concave que lorsqu'elle est unie avec la surface interne des fibres rayonnées; mais, lorsqu'on pousse en dedans sa portion centrale, de manière à en augmenter la concavité, l'élasticité dont elle est pourvue lui fait reprendre bien vite sa forme primitive de soucoupe. En mettant à côté l'une de l'autre les deux couches, séparées de la sorte, il est très-facile de constater dans la couche fibreuse radiée la concavité plus prononcée de la surface externe.

Structure de la lame circulaire. — Examinées à un fort grossissement, les fibres de la lame circulaire paraissent plus petites que celles de la couche des fibres radiées; leur largeur varie de $\frac{6}{1000}$ à $\frac{10}{1000}$ de pouce ($0^{mm},0042$ à $0^{mm},0025$). Les fibres externes marchent parallèlement entre elles et ne s'entrelacent point; elles sont diaphanes et sans aucune ondulation longitudinale. Sous l'action de l'acide acétique, les fibres se gonflent et prennent un certain degré d'opacité; dans certains spécimens, cette lamelle présente aussi des noyaux ovalaires distincts dont le grand axe répond à la direction des fibres; mais, de même que pour la

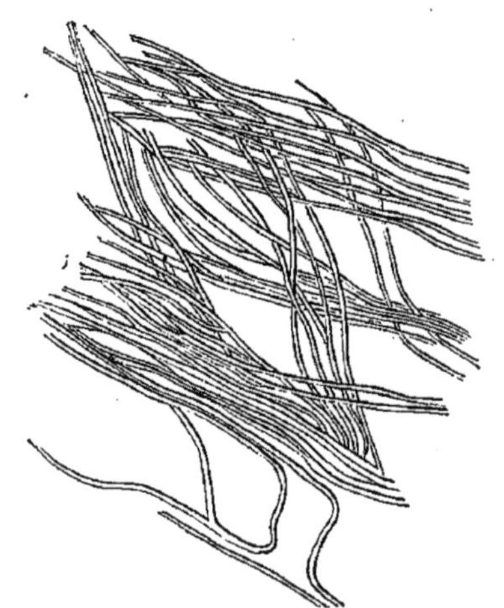

Fig. 54. — Fibres composant la lame fibreuse circulaire.

lame radiée, il n'y en a jamais dans les fibres isolés, et ces noyaux font très-souvent défaut.

Il est souvent difficile de se prononcer sur la muscularité d'un tissu ; aussi des doutes peuvent-ils s'élever au sujet de la véritable nature des deux couches fibreuses de la M. T. Mes recherches personnelles ne me semblent pas favorables à l'idée que cette membrane soit un tissu contractile. Les faits qui paraissent combattre l'hypothèse du caractère musculaire de cet organe sont :

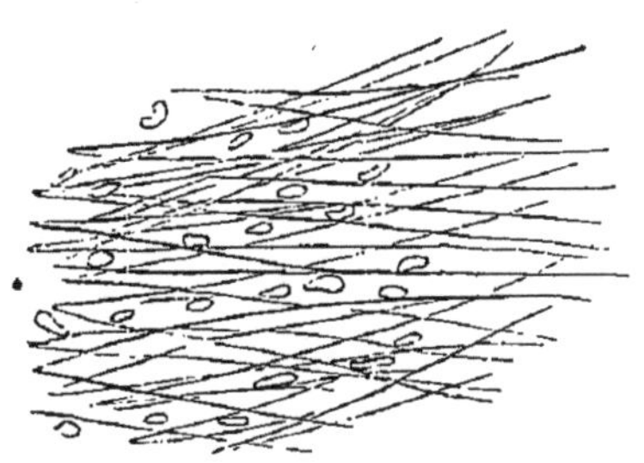

Fig. 55. — Fibres de la lame fibreuse circulaire traitées par l'acide acétique.

1° L'absence des noyaux distincts dans les fibres ;

2° La grande densité et l'extrême dureté de celles-ci, la ténacité et la fermeté de leur structure, qui les rend si fortes qu'il est difficile de les rompre en travers.

c. La *membrane muqueuse*, formant la couche interne de la M. T. est, sur l'oreille normale, tellement mince, qu'il est assez difficile de la découvrir ; cependant, grâce à une dissection minutieuse, on peut l'enlever tout entière de la surface interne des fibres circulaires, avec laquelle elle s'unit au moyen d'un tissu cellulaire fin d'une résistance considérable.

Il doit être évident maintenant que de toutes les lamelles qui constituent la M. T., il n'en est pas de propre à cet organe ; toutes se continuent directement avec d'autres parties, dont elles paraissent être de simples modifications. Ainsi :

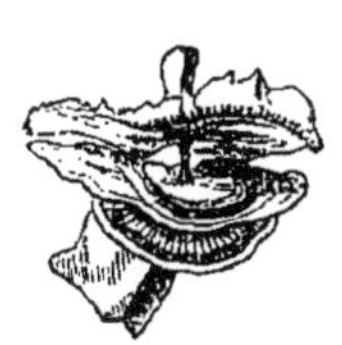

Fig. 56. — Lamelle fibreuse radiée, lamelle fibreuse circulaire et membrane muqueuse de la M. T., se continuant avec les autres tissus.

1° L'épiderme se continue avec celui qui tapisse le méat externe ;

2° Le derme se continue avec le derme de ce conduit ;

3° La lame fibreuse se compose de la *couche fibreuse radiée* qui n'est que le prolongement du périoste de revêtement du conduit auditif externe ; et de la *couche fibreuse circulaire*, prolongation du périoste de la caisse.

4° La couche de *membrane muqueuse* forme partie de celle qui tapisse la cavité tympanique.

Avant d'arriver à la considération des fonctions des lamelles fibreuses de la M. T., il est bon d'appeler l'attention sur un autre point de la structure et des relations de cet organe. Nous avons déjà dit que la M. T. s'attache par sa circonférence à l'os temporal, et, par sa partie centrale au marteau, cet osselet se trouvant, au moyen de l'apophyse grêle et de la courte branche de l'enclume, suspendu de telle façon que le manche peut se mouvoir en dedans vers la caisse du tympan et en dehors du côté du méat. Il devient donc évident que, pour empêcher la membrane tympanique concave, les attaches ci-dessus étant données, de rester dans un état de relâchement, le muscle tenseur du tympan doit être dans un état de contraction perpétuel, ou qu'il doit exister quelque autre disposition capable de retenir la M. T. dans une tension modérée propre à recevoir les ondulations sonores. Cette disposition existe en effet et elle a, autant que je sache, échappé jusqu'ici à l'attention des anatomistes ; je veux parler du *ligament tenseur de la M. T.*

Ce ligament a environ $0^{m},0015$ de longueur et s'attache en dedans au promontoire et en dehors à cette partie de la surface interne du marteau où le manche s'unit avec le col de l'osselet. Dans l'intérieur de ce ligament qui est tubiforme, est placé le tendon du muscle tenseur du tympan. Antérieurement, le ligament est mince et composé de fibres très-délicates ; mais l'autre partie est épaisse, dense et composée d'un fort tissu ligamenteux. Tant qu'il reste intact et que la M. T. n'est pas lésée, cette dernière conserve son degré naturel de concavité et de tension ; mais, dès qu'on vient à couper le ligament ou qu'il éprouve une solution de continuité pathologique, la M. T. devient très-lâche, lors même que le tendon du muscle tenseur reste intact. Lorsque, dans le cours d'une préparation, on vient à tirer sur le muscle tenseur du tympan, la membrane se tend fortement en même temps que le ligament tenseur du tympan se relâche ; mais aussitôt que le muscle se relâche, la membrane reprend son état normal, et le ligament se tend de nouveau.

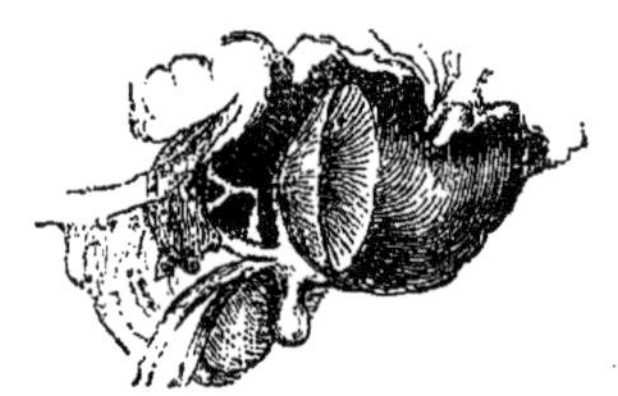

Fig. 57. — Attaches du ligament tenseur du tympan ; le tendon du muscle tenseur du tympan est tiré en haut de manière à laisser le ligament isolé.

Fonctions des lamelles fibreuses de la M. T. — Il est évident que l'un des usages des lamelles fibreuses de la M. T. est de présenter une cloison membraneuse solide mais délicate pour la réception des ondes sonores. La disposition des deux séries de fibres à angle droit, les unes par rapport aux autres, a pour effet de donner à la membrane beaucoup de force, combinée avec la plus grande délicatesse et une extrême ténuité.

Comme nous l'avons observé, rien ne prouve que les fibres dont se compose la M. T. possèdent en elles-mêmes aucun pouvoir contractile; ces fibres constituantes ne paraissent posséder non plus qu'un degré d'élasticité extrêmement léger. Cependant l'examen de cette partie, après la mort, montre qu'elle est douée de la faculté de revenir à son état naturel, après avoir été distendue outre mesure. Ainsi, vient-on à mettre à découvert la M. T. sans la déranger de son état naturel de tension, et à ouvrir le canal qui renferme le muscle tenseur du tympan, de façon à pouvoir tirer le muscle du côté de son point d'origine, la concavité extérieure de la membrane peut s'accroître jusqu'à ce que celle-ci devienne très-tendue; mais à peine a-t-on lâché le muscle que l'on voit la M. T. reprendre sa condition primitive. Cette action peut s'expliquer en partie par la légère élasticité de la bande circulaire cartilagineuse, sur laquelle viennent s'insérer les extrémités périphériques des fibres radiées, et en partie par la légère élasticité de ces fibres elles-mêmes; mais plus spécialement par l'arrangement particulier de la lame fibreuse circulaire qui a toujours une tendance, lorsqu'on l'abandonne à elle-même, à se rétrécir. Ainsi, quand la membrane devient très-concave, les fibres circulaires se séparent légèrement les unes des autres; mais, quand l'exagération de tension a cessé, les fibres qui intersectent les fibres circulaires aident à rapprocher de nouveau ces dernières les unes des autres.

La disposition de la région centrale de la lamelle circulaire aide aussi à ramener la M. T. à son état naturel à la suite de la tension produite par le muscle tenseur. Nous avons fait remarquer que la partie moyenne de ces fibres circulaires, au lieu de s'attacher au manche du marteau, s'applique à sa surface interne, cette disposition concourt à tendre la membrane par la pression du manche du marteau contre la surface externe de la couche circulaire durant l'action du muscle tenseur du tympan; puis, lorsque ce muscle cesse d'agir, la partie centrale de cette couche circulaire réagit sur le marteau, et l'oblige à reprendre sa position ordinaire. Outre l'office de ramener la M. T. à son état naturel, après l'action du muscle tenseur du tympan, la couche fibreuse circulaire paraîtrait agir toujours comme antagoniste du ligament tenseur du tympan ; si bien que par l'action soutenue de ces deux tissus, — l'un tirant en dedans, l'autre en dehors, — la M. T. se maintient dans un état propre à la réception de toutes les vibrations sonores ordinaires, indépendamment de tout exercice de la puissance musculaire.

Fonctions de la M. T. — Les anatomistes considèrent généralement que l'usage de la M. T. est de recevoir les ondes sonores apportées par le conduit auditif, et de les transmettre aux osselets par l'intermédiaire desquels elles arrivent au labyrinthe. Que les vibrations soient transmises au labyrinthe par deux intermédiaires, ou par l'air seul, il n'en est pas moins vrai que la M. T. est l'agent de transmission des ondes sonores du conduit auditif au tympan. J'essayerai, dans une autre partie de ce volume, de prouver qu'une autre fonction de la M. T. est, conjointement avec les muscles et les osselets de la caisse, d'agir à la façon de l'iris dans l'organe de la vue ; et ainsi, 1° d'exclure de l'oreille interne, ou, tout au moins, de modifier l'effet des vibrations trop fortes ; 2° de rendre l'oreille accessible aux ondulations les plus délicates.

Quelle que soit l'opinion que l'on se fasse sur les fonctions de la M. T., on ne saurait douter que l'intégrité de cet organe ne soit essentielle à l'accomplissement régulier de ses fonctions et qu'il ne lui importe de conserver son degré de ressort normal, comme de pouvoir être mue par ses muscles avec facilité.

CHAPITRE IX

Membrane du tympan (*suite*).

Couche épidermoïde. — Couche dermoïde. — *a*. Inflammation aiguë. — Traitement. — Observations. — *b*. Inflammation chronique. — Observations. — *c*. Ulcération. — Observations. — Lamelles fibreuses. — *a*. Inflammation aiguë. — *b*. Inflammation chronique. — *c*. Ulcération. — *d*. Dégénérescence calcaire. — *e*. Relâchement de la membrane du tympan. — Traitement. — Observations.

Dans la description des maladies de la M. T., je parlerai successivement de ses couches épidermoïde, dermoïde et fibreuse, laissant la membrane muqueuse pour le moment où nous aurons à traiter des affections de la cavité tympanique.

I. *Couche épidermoïde*. — Les éléments de cette couche sont parfois sécrétés avec tant d'abondance qu'ils forment une masse de plusieurs lignes d'épaisseur à la surface externe du derme. Dans certains cas, j'ai vu cette masse composée de six ou sept lamelles, intimement emboîtées les unes dans les autres. Les symptômes qui accompagnent cette accumulation sont analogues à ceux des engouements épidermiques du méat ; il y a souvent aussi un grand degré d'irritation cérébrale par suite de la pression exercée sur la chaîne des osselets. Le traitement est semblable à celui des collections d'épiderme du conduit auditif. La seringue et l'eau chaude suffisent ordinairement à détacher la masse et à l'expulser. Dans le cas d'échec, quelques gouttes d'eau pure ou légèrement savonneuse, instillées dans le méat pendant un jour ou deux, dégageraient la masse et en faciliteraient l'extraction. En règle générale, la surdité et la gêne cérébrale disparaissent avec l'expulsion de la collection.

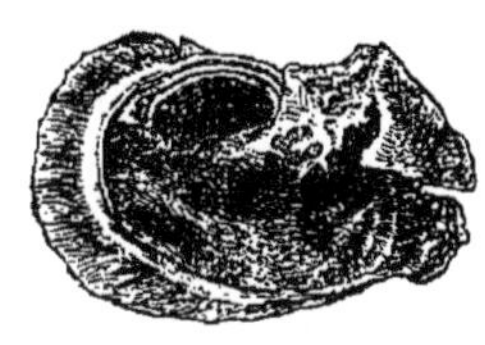

Fig. 58. — Couche épidermoïde de la membrane du tympan hypertrophiée (vue à un grossissement de trois diamètres).

II. *Couche dermoïde*. — Cette partie de la M. T., comme le derme du méat, est sujette à l'inflammation aiguë et chronique et aussi à l'ulcération. Par suite des relations intimes qui existent entre les couches dermoïde et fibreuse de la M. T., il est de grande importance d'arrêter court ces affections du derme, car elles peuvent envahir les couches plus profondes de cet organe.

a. **Inflammation aiguë du derme.** — L'inflammation aiguë du derme se présente d'ordinaire chez les sujets débilités et est produite par l'application du froid, de l'eau froide, ou de quelque corps étranger à la surface. Les causes excitantes sont l'exposition brusque à un air froid en sortant d'un endroit chaud, ou la pénétration d'eau froide dans l'oreille pendant un bain; souvent aussi, elle provient de l'extension de l'inflammation du derme qui tapisse le conduit auditif. Les symptômes de cette espèce d'inflammation sont une légère douleur au fond du méat (douleur qui s'aggrave par l'action de tousser, d'éternuer, et parfois par les mouvements de déglutition) et assez souvent une démangeaison avec une légère dureté de l'ouïe. — L'examen de la surface externe de la M. T. la montre terne, la couche dermoïde paraît opaque; les vaisseaux sont distendus par le sang. Tous les vaisseaux qui s'étendent le long du marteau sont extrêmement dilatés et forment souvent deux lignes rouges, dont chacune suit l'un des côtés du manche du marteau. Au bout de peu de jours apparaît souvent un écoulement muqueux. Cette affection, abandonnée à elle-même, peut aller jusqu'à l'ulcération, et les couches fibreuses courent le risque d'être détruites.

Traitement. — Le traitement ressemble beaucoup à celui de l'inflammation aiguë du méat dermoïde. Application d'une ou de plusieurs sangsues au pourtour de l'orifice du conduit auditif, injections d'eau chaude dans ce conduit trois fois par jour ou plus souvent; fomentations chaudes tout autour de l'oreille et, s'il le faut, médicaments apéritifs et calomel. Le plus souvent l'inflammation (qui s'accompagne rarement d'otorrhée, sauf parfois une légère sécrétion de la surface de la membrane) cède volontiers à ce traitement, et les lamelles fibreuses échappent au danger de l'extension du mal

Observation I. *Inflammation aiguë de la couche dermoïde de la M. T.* — G. W., Esq., âgé de 60 ans, me consulta le 15 février 1853 pour une douleur de l'oreille droite.

Historique. — Sans cause appréciable, une légère douleur était apparue dans l'oreille droite quelques jours auparavant; elle a persisté jusqu'à présent avec des exacerbations de fois à autres. Elle augmente pendant la toux et légèrement aussi pendant les mouvements de déglutition. Le malade se plaint encore d'un sentiment de plénitude.

A l'*examen*, je trouvai la couche dermoïde de chaque M. T. plus opaque qu'à l'état normal; de nombreux vaisseaux se montraient distendus par le sang, surtout à la partie supérieure: légère dysécée.

Traitement. — La douleur n'étant pas très-intense, je prescrivis de seringuer l'oreille à l'eau chaude deux fois par jour; cataplasmes de farine de lin sur l'oreille pendant la nuit et frictions avec un liquide stimulant derrière le pavillon. La douleur céda graduellement, et la membrane revint à son état naturel.

OBSERVATION II. *Inflammation aiguë de la couche dermoïde de la M. T.* — B. S., Esq., médecin, 48 ans, vint me voir en février 1852.

Historique.—Étant étudiant, 26 ans auparavant, il eut un rhume pendant lequel il devint tout à coup sourd des deux oreilles, mais il guérit au bout de deux mois. Il y a 16 ans, attaque de vertiges et perte soudaine de l'usage de l'oreille gauche; l'ouïe revint en partie, mais elle est encore dure. Quinze jours environ avant de me consulter, il eut un relâchement du pharynx accompagné d'un sentiment de malaise dans l'oreille gauche, et l'ouïe redevint dure pour les sons extérieurs, tandis que sa propre voix résonnait comme un tonnerre.

L'*examen* montre la M. T. gonflée et beaucoup plus rouge qu'à l'état normal; vaisseaux sanguins volumineux et distendus. La montre s'entend à la distance de $0^m,60$.

Traitement. — Entretien d'une légère révulsion derrière l'oreille; lotion calmante dans le méat pendant 10 jours; au bout de ce temps, guérison complète.

OBSERVATION III. *Inflammation aiguë de la couche dermoïde de la M. T.; écoulement de mucus visqueux.* — Master S., trois ans, m'est amené par son père, médecin à Londres, le 19 avril 1858.

Historique. — Peu de jours auparavant, le petit malade n'étant pas très-bien, se plaignait d'une légère douleur des deux oreilles, qui dura deux jours et fut suivie d'un écoulement muqueux et d'une légère dysécée. Les derniers symptômes ont persisté jusqu'à présent.

A l'*examen*, chaque conduit auditif se trouve en partie rempli d'un produit, qui, enlevé à l'aide de la seringue, se composait de masses de mucus, de caractère semblable à celles qui s'écoulent du méat dans les cas d'inflammation aiguë du derme. Elles étaient plus floconneuses, plus blanches, mais moins allongées que dans la sécrétion de la membrane muqueuse de la caisse. Une fois le conduit nettoyé, la surface externe de la M. T. parut d'un rouge foncé et saillante en dehors dans la cavité du conduit auditif. Une inspection plus minutieuse montra que cette coloration rouge dépendait de la tuméfaction de la couche dermoïde de la membrane qui, dépourvue d'épiderme, laissait voir l'apophyse courte du marteau à la partie supérieure. L'ouïe était très-dure.

Traitement. — Application d'une sangsue près de l'orifice de chaque méat, cataplasmes chauds sur les oreilles. Grâce à ces moyens, la douleur disparut, les symptômes inflammatoires se dissipèrent. Trois jours après, on appliqua un petit morceau de papier vésicant derrière chacune des oreilles. L'ouïe revint peu à peu, l'écoulement disparut et la membrane dermoïde recouvra son apparence naturelle.

Observation IV. *Inflammation aiguë de la couche dermoïde. Sécrétion de mucus.* — A. Moorman, 58 ans, fut admis dans mon service au dispensaire de Saint-George et Saint-James, le 24 mai 1850.

Historique. — S'était beaucoup affaibli pendant les cinq derniers mois. Sept semaines environ avant que je le visse, douleur soudaine dans l'oreille droite, suivie de « bruits de vapeur et de sifflet ». Ce bruit persista pendant trois semaines, puis apparut un écoulement qui a continué jusqu'à présent, avec des démangeaisons assez grandes et une sensation de frottement dans l'oreille.

A l'*examen*, je constate que la montre ne s'entend que lorsqu'elle est en contact avec le pavillon ; la couche dermoïde de la M. T. est plane, rouge et très-gonflée ; écoulement aqueux, composé principalement de cellules épidermoïdes. La surface du méat est un peu hypérémiée.

Traitement. — Injections d'eau chaude dans l'oreille deux fois par jour ; papier vésicant tous les soirs derrière l'oreille.

31 mai. Mieux ; le bruit est moins fort ; l'ouïe s'est améliorée.

7 juin. Amélioration journalière : l'écoulement a beaucoup diminué ; les bruits ont cessé, à l'exception d'attaques de courte durée de temps en temps. La M. T. reprend son aspect naturel.

b. **Inflammation chronique simple de la couche dermoïde, avec ou sans accumulation d'épiderme.** — Cette affection est souvent aussi produite par l'action du froid, mais elle est de peu d'importance, excepté quand elle provoque la sécrétion de grandes quantités d'épiderme. La simple tuméfaction de la couche dermoïde affecte ordinairement l'ouïe d'une façon trop légère pour engager le malade à réclamer du soulagement ; dans beaucoup de cas où la couche était hypertrophiée, les malades n'en éprouvaient aucun inconvénient. Cependant lorsqu'elle se tuméfie assez pour tendre la M. T., il en résulte une surdité facile à constater. Dans la majorité des cas d'hypertrophie de la membrane dermoïde, il coexiste un épaississement de la muqueuse tympanique qui détermine la surdité. La présence de plusieurs couches d'épiderme sur la face externe du derme est aussi la source d'une surdité considérable et très-souvent de sensations désagréables dans l'oreille et dans la tête.

Observation I. *Inflammation chronique simple de la couche dermoïde, avec accumulation d'épiderme à la surface.* — Le colonel T., 45 ans, fort et de bonne santé, me consulta le 1 juillet 1855 pour une sensation de bourdonnements dans les deux oreilles, surtout du côté droit, qui durait depuis trois mois, accompagnée d'un sentiment d'oppression cérébrale et de dysécée.

A l'*examen*, la montre ne s'entend qu'au contact, et l'on observe une grande quantité d'épiderme au fond du méat. Au moyen de la seringue, on en retira plusieurs couches, ce qui mit à découvert la surface du derme, rouge et épaissie. L'extraction de l'épiderme fit disparaître les bruits et la sensation désagréable de la tête ; l'ouïe s'améliora aussi beaucoup ; la distance de l'audition avec la montre s'étendit à $0^{m},15$.

Observation II. *Inflammation chronique et hypertrophie de la couche dermoïde.* — R. J., Esq., 25 ans, vint me trouver le 20 mars 1853 pour une dureté de l'ouïe.

Historique. — Il y a 5 ans, à la suite de l'extraction d'une masse considérable de cérumen, il avait eu une irritation des deux oreilles et demeura quelque temps sourd après l'opération. Il y a trois mois, repris de surdité, il fut soulagé par des injections; dernièrement l'oreille gauche redevint dure, et le malade en souffrait ainsi que du côté correspondant de la face.

A l'*examen*, l'oreille droite entend la montre à la distance de 0m,05 ; la gauche à la distance de 0m,025. La couche dermoïde des deux M. T. est hypertrophiée, celle du côté gauche est très-rouge.

Traitement. — Entretien d'un léger écoulement à la surface de chaque apophyse mastoïde, et application à la surface de la membrane affectée d'une faible solution de nitrate d'argent (0gr,25 p. 30 gr.).

9 avril. Ouïe améliorée. La montre s'entend à droite à 0m,076 de distance ; à gauche à 0m,18.

c. **Inflammation catarrhale chronique de la couche dermoïde.** — Cette forme d'inflammation est loin d'être rare. Comme la même maladie de la couche dermoïde du méat, elle se présente souvent chez les enfants dont la santé est altérée, et résulte aussi de l'application du froid à la surface de la membrane. Très-souvent elle prend son origine dans une attaque d'inflammation aiguë qui, au lieu de se dissiper, passe à l'état chronique. L'écoulement se compose d'ordinaire de cellules épidermoïdes, qui s'échappent mélangées avec beaucoup de liquide, au lieu de former une couche épidermoïde distincte. Ces produits enlevés, on trouve le derme gonflé et complétement dénudé d'épiderme; la coloration de la surface variant du rouge foncé au rouge pâle. Les cas de ce genre réclament la plus profonde attention, car ils peuvent aboutir à la formation de granulations ou de polypes à la surface de la membrane, ou se terminer par ulcération ; cette dernière complication met les lamelles fibreuses en danger. Cette affection s'associe aussi assez communément avec une maladie correspondante de la couche dermoïde du méat, qui peut céder sans que la maladie de la M. T. soit guérie.

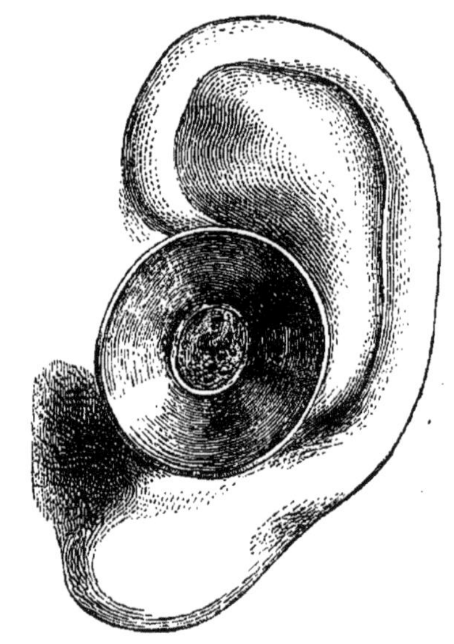

Fig. 59. — Granulations à la surface de la couche dermoïde de la membrane du tympan (vues à travers le spéculum).

Observation I. *Inflammation catarrhale chronique de la couche dermoïde, avec épaississement de la membrane muqueuse du tympan.* — Le rév. W. A., 32 ans, vint me consulter le 18 novembre 1854.

Historique. — Depuis son enfance, a l'oreille gauche hors d'usage. L'année dernière, l'ouïe est devenue dure, de temps en temps, du côté droit, et le malade éprouvait une irritation de cette oreille, pour laquelle il avait pris l'habitude d'employer un cure-oreille. Dernièrement, la surdité a augmenté au point qu'il fallait lui parler fort à 1 mètre de la tête ; de plus, il existe une otorrhée à droite.

A *l'examen*, on observe que le derme du méat de l'oreille droite est rouge, tandis que la couche dermoïde de la M. T. est en partie rouge, en partie blanche : en même temps écoulement abondant de mucus.

Traitement. — Seringuer l'oreille à l'eau chaude trois fois par jour ; appliquer trois sangsues à l'orifice du méat, et du papier vésicant derrière l'oreille.

26 novembre, beaucoup mieux ; croit entendre maintenant aussi bien qu'il le faisait pendant quelques années. Couche dermoïde de la M. T. moins rouge ; sécrétion moins abondante.

Observation II. *Inflammation catarrhale de la couche dermoïde après un bain.* — Miss. J. G., 27 ans, me consulta le 15 octobre 1855 pour une dureté de l'ouïe à gauche, avec écoulement.

Historique. — Il y a un an, immédiatement après un bain de mer, a éprouvé une légère douleur dans l'oreille gauche, qui persista trois ou quatre jours et fut suivie d'un écoulement qui dure encore, accompagné de dureté de l'ouïe.

A *l'examen* la surface de la couche dermoïde de la M. T. est trouvée couverte de produits de sécrétion ; ceux-ci enlevés, la membrane paraît rouge, avec distension de ses vaisseaux sanguins. Sous l'influence du même traitement que celui du cas précédent, la malade guérit en deux mois.

Observation III. *Inflammation catarrhale de la couche dermoïde à la suite de la rougeole. Production polypoïde à la surface de la membrane.* — Miss. M. E. S., 10 ans, peu vigoureuse, me fut amenée le 2 avril 1853.

Historique. — Il y a trois ans, a eu une attaque de rougeole, suivie d'un écoulement de l'oreille gauche, avec une dureté considérable de l'ouïe des deux côtés. Il y a huit mois, fièvre lente pendant deux ou trois mois, qui aggrava beaucoup la surdité. Actuellement, il faut lui parler distinctement à la distance d'un mètre de l'oreille droite. Chaque nuit, il y a écoulement et otalgie assez intense. Elle se trouve mieux par le temps chaud.

A l'*examen*, on trouve dans l'oreille droite une grande quantité de produits de sécrétion ; une fois enlevés, la couche dermoïde apparaît très-hypertrophiée, et couverte de granulations rouges dans une étendue considérable, surtout à la partie postérieure. Distance de l'audition, $0^{m},10$.

Oreille gauche. — M. T. blanche à la partie supérieure, le derme très-épaissi : écoulement abondant. Distance de l'audition, $0^{m},013$.

Traitement. — Solution de chlorure de zinc ($0^{gr},10$ p. 30 gr) injectée dans chaque oreille tous les jours ; révulsion sur l'apophyse mastoïde. Ce traitement fit disparaître l'otorrhée et améliora considérablement le sens de l'ouïe.

Observation IV. *Inflammation catarrhale de la couche dermoïde, à la suite de la rougeole.* — Master M. N., 6 ans, pâle, fluet, de diathèse scrofuleuse, m'est amené le 12 mai 1851 pour un écoulement de l'oreille droite.

Historique. — Sujet depuis l'enfance à des attaques d'otalgie ; il y a 5 mois rougeole, suivie d'un écoulement de l'oreille droite, qui, tout en diminuant de fois à autres, n'a jamais cessé complétement. On n'a remarqué aucune dureté de l'ouïe.

A l'*examen*, je trouve la distance de l'audition réduite, à droite, à $0^{m},10$; le méat contient une grande quantité de produits de sécrétion d'odeur repoussante ; la surface externe de la M. T. est aplatie ; le derme est blanc et très-épaissi.

Traitement. — Médicaments toniques à l'intérieur ; 3 fois par jour, seringuer l'oreille avec une pinte ($0^{lit},85$) d'eau tiède ; puis avec une solution de tannin ($0^{gr},15$ p. 30 gr) ; frotter matin et soir l'apophyse mastoïde avec un liniment stimulant. Ce traitement, continué pendant deux mois, fit disparaître l'écoulement, diminua l'hypertrophie de la membrane et améliora l'ouïe. On me ramena ensuite le malade trois ou quatre fois pour des récidives qui cédèrent toujours à un traitement semblable.

d. **Ulcération de la couche dermoïde de la M. T.** — L'ulcération de la couche dermoïde est une affection que l'on ne rencontre que de fois à autres et qui résulte d'un catarrhe chronique du derme, ou de l'application à la surface de matières irritantes ou de cérumen. Les symptômes ressemblent complétement à ceux décrits dans la section précédente; cependant il y a fréquemment écoulement de sang, et la douleur est plus intense.

OBSERVATION I. *Ulcération de la couche dermoïde due à la présence de cérumen.* — Mrs. G., 40 ans, vint me consulter le 26 mai 1855.

Historique. — Quatorze jours auparavant, elle a éprouvé des bourdonnements dans l'oreille gauche, qui apparurent soudainement à la suite de fatigues et ont persisté jusqu'ici ; ils s'accompagnent parfois de confusion cérébrale.

A *l'examen*, je trouve le méat plein de cérumen, la montre ne s'entend qu'au contact. Le cérumen enlevé à l'aide d'injections d'eau chaude, la face externe de la M. T. apparut rouge ; à la partie antérieure, il y avait une petite surface d'environ $0^m,0015$ de diamètre, où le derme avait été complétement détruit par l'ulcération, il existait aussi une petite dépression au fond de laquelle la membrane était rouge. Distance de l'audition réduite à $0^m,20$. L'ulcère se cicatrisa en peu de jours, sans aucune application locale.

OBSERVATION II. *Ulcération de la couche dermoïde; mise à nu des couches fibreuses.* — J. A., Esq., 35 ans, m'est adressé le 26 mars 1850 par M. Mossop, de Whitehaven.

Historique. — Il y a vingt ans, a eu dans l'oreille droite un polype, qui fut enlevé; il récidiva et fut extirpé une deuxième fois ; depuis cette deuxième opération, il y a eu de fois à autre un écoulement de cette oreille. Il y a trois ans, rhume intense qui le rendit très-sourd pendant une semaine ; l'ouïe revint peu à peu ; depuis cette attaque il est encore devenu très-sourd pendant un autre rhume. Il est encore enrhumé en ce moment, et l'ouïe est tellement dure qu'il faut lui parler fort et de très-près.

Oreille droite. — L'examen montre la surface rouge ; à la partie postérieure existe une petite dépression, où la couche dermoïde a été érodée par l'ulcération. Dans l'état de distension de la cavité tympanique, les couches fibreuses font saillie en dehors à travers l'orifice du derme. La montre s'entend quand elle est en contact avec l'oreille.

Oreille gauche. — La membrane dermoïde est blanche et épaissie ; la surface sécrète. Distance de l'audition, $0^{m},012$.

Traitement. — Entretien d'un écoulement révulsif sur chaque apophyse mastoïde ; à l'intérieur pilules bleues à petites doses ; peu à peu l'ouïe s'améliora légèrement.

OBSERVATION III. *Ulcération de la couche dermoïde. Écoulement de sang.* — M. S. Chambers, 7 ans, fut admise dans mon service, au dispensaire de Saint-George et Saint-James, le 18 janvier 1850.

Historique. — A eu il y a dix-huit mois une attaque de variole, qui l'a rendue très-mal pendant six semaines. Quelques mois plus tard. écoulement soudain des deux oreilles, qui a toujours continué depuis, très-fétide et parfois mêlé de sang ; dernièrement a été aussi sujette à des démangeaisons d'oreilles, à de l'otalgie, à des douleurs frontales et aux vertiges. L'examen de l'oreille droite montre la surface de la M. T. rouge et tuméfiée, avec un orifice à la partie antérieure, qui traversait la totalité des lamelles.

Oreille gauche. — Le derme est d'un rouge foncé ; sa portion centrale a été détruite par l'ulcération ; quand la cavité tympanique est distendue par l'air, les couches fibreuses bombent en dehors.

Le *traitement* consista dans l'administration de toniques ; entretien d'un écoulement révulsif à la surface de l'apophyse mastoïde ; usage de légers astringents. Au bout de plusieurs semaines, l'écoulement avait beaucoup diminué ; absence complète de douleurs.

III. *Lamelles fibreuses.* — Bien que les deux lames fibreuses soient très-distinctes au point de vue de leur structure et de leurs relations, leurs maladies se ressemblent tellement et elles sont d'ordinaire si également affectées, qu'il est désirable de les considérer simultanément. Les maladies auxquelles elles sont sujettes sont : — l'inflammation aiguë, l'inflammation chronique, l'hypertrophie, l'ulcération et la dégénérescence calcaire.

a. **Inflammation aiguë des lamelles fibreuses.** — Lorsque les couches fibreuses de la M. T. sont le siége d'une inflammation aiguë, la muqueuse tympanique est ordinairement affectée de la même façon ; cette complication rend difficile la détermination des symptômes de l'inflammation aiguë des couches fibreuses. Cette affection est provoquée habituellement par l'air froid qui vient frapper la surface externe de la M. T., aussi le passage subit d'un endroit chaud à l'air froid, surtout par les vents d'est, la détermine-t-il souvent. Comme dans l'inflammation de la membrane muqueuse du tympan, on constate communément parmi les causes prédisposantes l'affaiblissement de la santé.

Les *symptômes* de cette maladie sont : une titillation profonde dans l'oreille, souvent accompagnée de mouvements involontaires de la M. T., dus à l'action irrégulière du muscle tenseur du tympan. Cette sensation s'exagère et fait place à une douleur lancinante considérable, qui augmente sous l'influence des mouvements de déglutition, dans l'action de se moucher, pendant la toux, l'éternuement.

A l'*examen*, la surface de la membrane paraît brillante, la couleur est plus plombée qu'à l'ordinaire, teintée souvent d'une nuance rougeâtre, due à la distention des vaisseaux sanguins. L'affection se termine communément par résolution, cependant l'ulcération en est souvent la conséquence ; nous la décrirons plus loin.

Le traitement de cette forme d'inflammation aiguë consiste dans l'application de sangsues autour de l'orifice du méat, suivie de fomentations chaudes et de cataplasmes ; à l'intérieur, calomel et opium. Nous donnerons des observations de cette maladie à propos de « l'inflammation aiguë de la membrane muqueuse du tympan ».

b. **Inflammation chronique et hypertrophie des couches fibreuses.** — Dans cette affection, les couches fibreuses demeurent congestionnées pendant quelque temps ou deviennent opaques. Cette maladie sera traitée longuement sous le titre de « Rigidité de la M. T. ».

c. **Ulcération des lames fibreuses de la M. T.** — Cette affection a ordinairement son origine dans l'inflammation catarrhale aiguë ou chronique de la couche dermoïde ; quelquefois cependant elle résulte d'une inflammation aiguë primitive des couches fibreuses. On la rencontre habituellement chez des personnes de santé débilitée, et elle s'accompagne souvent d'une grande irritation constitutionnelle. Quand elle dépend du catarrhe de la couche dermoïde, cette membrane s'est détruite par places, et la surface externe de la mamelle fibreuse radiée se trouve mise à nu. Dans cet état, vient-on à examiner la M. T. à l'aide du spéculum et d'une forte lumière, on voit la couche fibreuse radiée former le fond d'une dépression dont les bords sont constitués par la couche dermoïde. Dans certains cas, cette surface est couverte de granulations rouge foncé ; d'autres fois, des portions considérables des couches fibreuses sont mises à découvert et sécrètent des produits abondants en l'absence de toute granulation. Lorsque quelques-unes des fibres des lamelles fibreuses ont été détruites par l'ulcération, celles qui restent sont tellement affaiblies que toute la membrane tombe en dedans vers la surface du promontoire, ce qui diminue grandement la capacité de la caisse du tympan. Dans d'autres cas, une grande portion de la couche fibreuse est entièrement détruite, et la couche muqueuse seule demeure ; ou tout l'ensemble des lamelles est érodé, et il en résulte une perforation. A

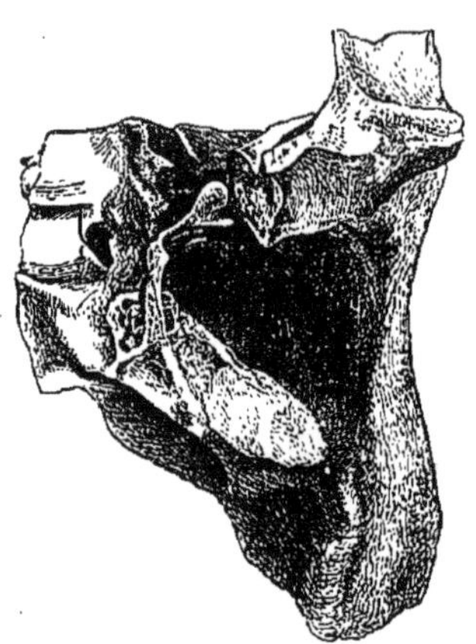

Fig. 60. — Membrane du tympan inclinée du côté du promontoire, par suite de la faiblesse des lames fibreuses (vue de la coupe).

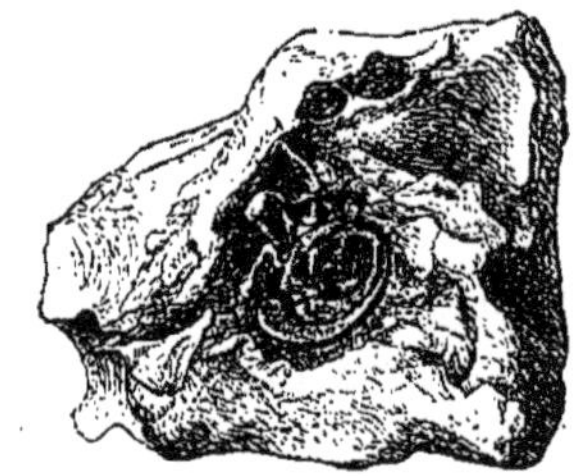

Fig. 61. — Membrane du tympan infléchie par suite de la faiblesse des lames fibreuses (vue de la face).

l'inspection, on peut toujours distinguer un cas de perforation de la M. T. produite par l'ulcération des lamelles fibreuses et s'avançant de dehors en dedans, d'un cas de perforation provenant, comme cela se fait le plus souvent, du catarrhe de la membrane muqueuse du tympan et marchant de dedans en dehors. Dans les cas de cette dernière catégorie, le pourtour de l'orifice est vif, lisse et bien défini ; la forme en est ordinairement circulaire ou ovale ; et la portion restante de la membrane, conservant son plan naturel, est lisse ; au lieu que, dans les cas de perforation par suite de l'ulcération des couches dermoïde et fibreuse, les bords et la forme de l'orifice sont irréguliers, et le plan de la portion restante de la membrane, déviant de l'état normal, est souvent en forme d'entonnoir et très-concave extérieurement.

L'ulcération des couches fibreuses de la M. T. une fois établie peut durer de nombreuses années, et c'est une des maladies que l'on a comprises jusqu'ici sous le nom « d'otorrhée ». Quelquefois une grande partie de la substance des couches fibreuses est entièrement détruite, c'est la surface externe de la membrane muqueuse qui fournit les produits de sécrétion. Une complication

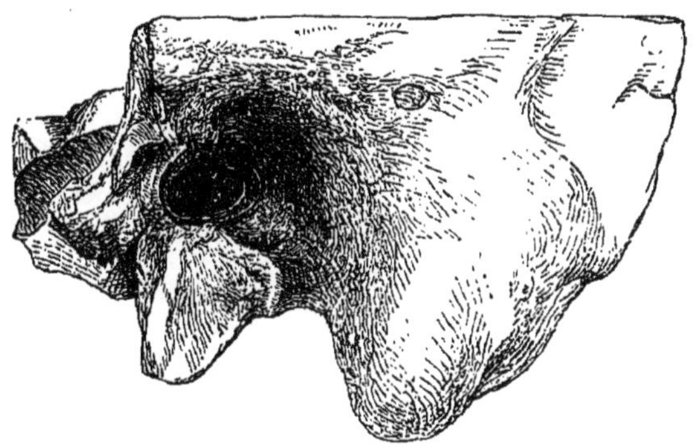

Fig. 62. — Orifice de la membrane du tympan produit par l'ulcération des lames fibreuses.

singulière de cette affection des lamelles fibreuses est la contraction du canal carotidien. J'ai rencontré si souvent cette condition pathologique, dans les cas d'ulcération de la M. T., alors qu'elle se présentait si rarement dans d'autres circonstances, que je suis amené à la considérer comme liée avec l'ulcération.

Le *traitement* à suivre dans les cas d'ulcération des lamelles fibreuses consiste dans des nettoyages fréquents du méat à l'eau chaude et dans l'application, à l'aide de la seringue, d'une faible solution de nitrate d'argent ou de quelque autre astringent, sur la partie affectée. La M. T. est-elle perforée, l'usage d'une membrane artificielle sera souvent utile. On entretiendra aussi un léger écoulement à la surface de l'apophyse mastoïde. Concurremment avec ces applications locales, on recourra aux mesures capables de fortifier l'état général.

Observation I. *Ulcération des lamelles fibreuses de la M. T.* — W. W., 50 ans, médecin, résidant à Londres, me consulta en 1852 pour un écoulement chronique de l'oreille gauche, compliqué de surdité.

Historique. — Dans son enfance, à la suite d'attaques répétées d'otalgie, il apparut un écoulement du côté gauche, qui n'a pas cessé pendant plus d'une semaine ou deux à la fois, depuis cette période. Dernièrement, le malade a eu de temps en temps une grande surdité, produisant un inconvénient extrême par suite de la perte de l'ouïe du côté droit depuis longues années. Des injections de l'oreille gauche firent sortir une quantité considérable de matière fétide, et la M. T. apparut distinctement. Sa circonférence est à l'état normal, mais au centre, les couches dermoïde et fibreuse ont été détruites par l'ulcération de manière à mettre à nu la surface externe de la couche muqueuse. Au lieu de la cloison que forme la membrane, dans sa situation naturelle, celle-ci se trouvait presque en contact avec la surface externe du promontoire. Dans les mouvements de déglutition exécutés avec les narines fermées, on remarque que la membrane muqueuse bombe en dehors et forme une espèce d'ampoule qui persiste jusqu'au moment où le malade déglutit naturellement, à ce moment la membrane retombe en dedans. Pendant que la membrane se projetait en dehors, l'ouïe s'améliorait beaucoup ; mais diminuait aussitôt qu'elle retombait en dedans.

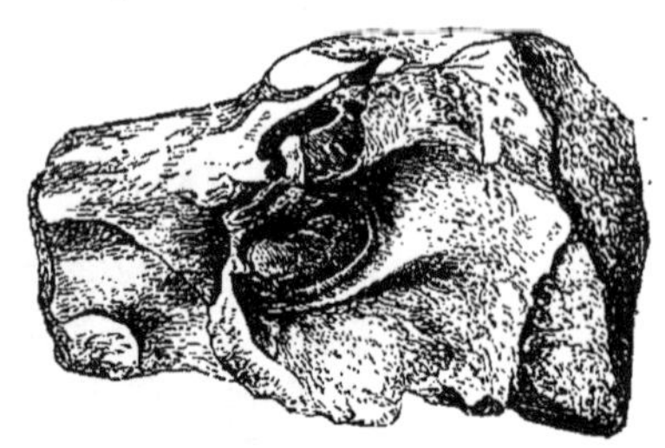

Fig. 63. — Couches fibreuses de la membrane du tympan ulcérées dans une petite étendue à la partie antérieure. La membrane muqueuse, persistante, forme un petit cul-de-sac ; vue extérieurement. Ce dessin, pris d'après une pièce de ma collection, donne une idée de la nature de la maladie.

Le *traitement* consista à seringuer l'oreille deux fois par jour, de façon à enlever la matière de l'écoulement ; à appliquer une faible solution de nitrate d'argent à la surface externe de la membrane, et à entretenir une légère révulsion sur l'apophyse mastoïde. Il en résulta une amélioration de l'ouïe ; de plus la membrane se fortifia au point qu'au lieu de tomber en dedans vers le promontoire, elle put se maintenir et former une cavité tympanique. Tant qu'elle se maintenait de la sorte, l'ouïe était excellente ; mais, lorsque, par une cause quelconque, la membrane muqueuse tombait en dedans, l'accomplissement des mouvements de déglutition les narines fermées la ramenait immédiatement à sa position naturelle, et améliorait le sens de l'ouïe.

Observation II. *Ulcération des lamelles fibreuses de la M. T.* — Mrs. E. C., 38 ans, me consulta en juin 1850 pour une surdité double, avec otorrhée et vertiges.

Historique. — Vingt ans auparavant, elle eut un mauvais rhume, dont les suites furent une surdité double et un écoulement des deux oreilles ; ce dernier a persisté jusqu'aujourd'hui. Elle était sujette à des attaques d'otalgie, suivies ordinairement d'une augmentation de l'écoulement qui, pendant un rhume, est beaucoup plus abondant, et devient souvent très-fétide. L'année dernière, elle a été bien pire, se plaignant de beaucoup de bourdonnements dans la tête et de vertiges. Il faut lui parler distinctement à la distance de 1 mètre.

A l'*examen*, après avoir retiré de chaque méat une quantité considérable de produits de sécrétion liquides, la membrane du tympan, du côté droit, apparaît blanche et épaissie à la partie postéro-inférieure, tandis que la partie antéro-supérieure tombe en dedans et semble adhérer au promontoire ; sa face externe est inégale et fournit la matière de sécrétion : l'air passe à travers la trompe d'Eustache. — Distance de l'audition, $0^{m},05$.

Oreille gauche. — Distance de l'audition, $0^{m},025$. La moitié supérieure de la M. T., tombée en dedans, est rouge et sécrète.

Le *traitement* consista à entretenir un vésicatoire à la nuque ; seringuer les oreilles deux fois par jour et appliquer une solution de nitrate d'argent (1 gramme pour 30), à la surface de la membrane. Ce traitement fut poursuivi pendant deux mois ; l'otorrhée disparut graduellement, et l'ouïe s'améliora beaucoup.

d. **Dégénérescence calcaire des lamelles fibreuses de la M. T.** — Les lamelles fibreuses de la M. T. subissent fréquemment la dégénérescence calcaire. Cette altération morbide a lieu à toutes les périodes de la vie ; elle se présente quelquefois alors que tout le reste de la membrane est sain et qu'on ne saurait découvrir aucun autre état anormal dans l'organe. Dans certains cas, cette dégénérescence calcaire de la membrane est symptomatique de dépôt de même nature dans la cavité tympanique ; d'autres fois elle est consécutive à l'inflammation chronique, avec ou sans catarrhe de la couche dermoïde, et paraît en être la conséquence. Lorsqu'il y a eu ulcération et destruction de certaines portions de la membrane, ce qui reste se convertit aussi parfois en matière calcaire. Tantôt la matière calcaire est disposée en cercle, le dépôt s'est fait alors dans la couche fibreuse circulaire ; tantôt elle prend une forme radiée, dans ces cas la couche des fibres rayonnantes est le siége du dépôt. D'autres fois toute la masse de la membrane est convertie en substance calcaire. Lorsque, dans cette maladie, on constate une grande diminution du pouvoir auditif, il y a ordi-

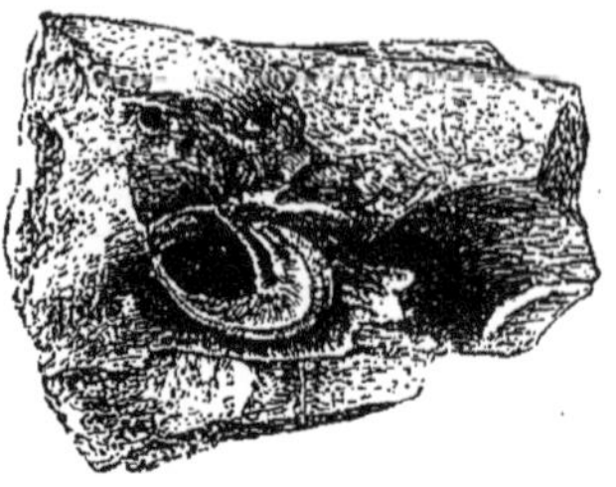

Fig. 64. — Dépôt calcaire dans la lame fibreuse circulaire de la membrane du tympan.

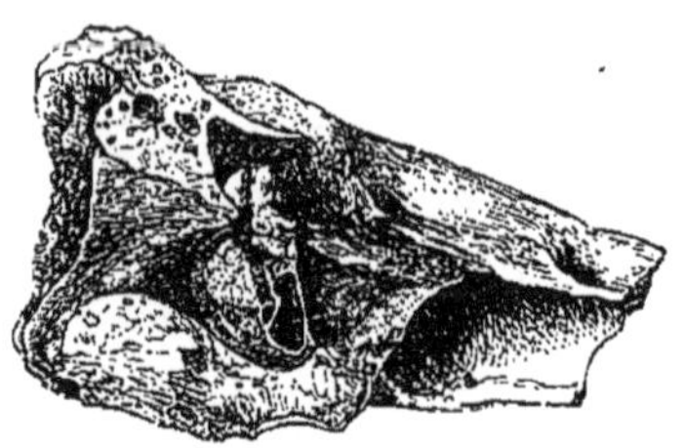

Fig. 65. — Dépôt calcaire dans la lame fibreuse radiée de la membrane du tympan.

nairement une ankylose partielle ou complète de l'étrier à la fenêtre ovale, et tout traitement doit avoir pour objet de diminuer l'ankylose. Les malades qui viennent réclamer du soulagement dans des cas semblables seront donc traités par une révulsion sur l'apophyse mastoïde et par l'administration de médicaments altérants.

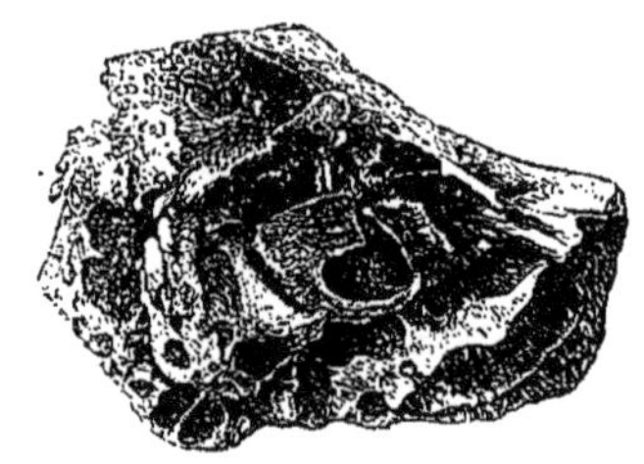

Fig. 66. — Totalité de la membrane du tympan convertie en matière calcaire.

Observation I. — M. C..., 32 ans, me consultait en décembre 1854.

Historique. — A eu dans son enfance une attaque de rougeole, suivie d'un affaiblissement considérable de l'ouïe ; aussi il n'a jamais pu depuis lors entendre qu'à la condition que son interlocuteur élevât la voix et lui parlât près de l'oreille. Pendant de nombreuses années, otorrhée du côté droit.

A l'*examen*, on trouve le méat de ce côté rempli d'un produit de sécrétion épais ; cette matière enlevée à l'aide de la seringue, la M. T. apparut calcaire dans sa moitié supérieure et transparente dans l'autre moitié. La trompe était perméable. La montre ne s'entend pas au contact ; mais le craquement de l'ongle est entendu à 0^m,30 de distance.

Oreille gauche. — La moitié antérieure de la M. T. est calcaire ; trompe perméable. Ouïe comme du côté opposé. Légère révulsion sur l'apophyse mastoïde. Je ne revis point le malade.

Observation II. — J. G. T., Esq., 18 ans, me consulta en 1855.

La santé générale est bonne, nulle tendance héréditaire à la surdité.

Historique. — Il y a cinq ans, la dureté de l'ouïe apparut peu à peu à la suite d'une attaque de grippe; deux années plus tard, fièvre scarlatine, suivie d'une otorrhée double et d'une aggravation considérable de la surdité. L'écoulement a cessé aujourd'hui; mais la cophose est telle qu'il faut lui parler fort à la distance de 0^m,90. De temps en temps, surtout pendant un rhume, le malade se plaint d'otalgie.

A l'*examen*, la montre s'entend à droite à la distance de 0^m,012. La plus grande partie de la moitié inférieure de la M. T. est convertie en une masse de matière calcaire en forme de croissant; l'autre portion de la membrane est saine. Trompe d'Eustache perméable.

Oreille gauche. — La montre s'entend quand on l'appuie sur l'oreille et sur la tempe; la M. T. a sa concavité exagérée, et on y distingue une surface calcaire semblable à celle de l'oreille droite au double point de vue de la forme et de l'étendue. Trompe perméable. Même traitement que dans le cas précédent; avec quelque bénéfice.

Observation III. — Mrs B., 34 ans, de bonne santé, mais sujette à des *attaques bilieuses*, me consulta en 1854.

Historique. — Depuis une attaque d'otalgie survenue pendant l'enfance, l'oreille gauche ne fonctionne plus. Il y a trois mois, l'oreille droite devint tout à coup sourde à la suite d'un rhume; la surdité fut traitée par les injections, léger écoulement de sang après l'opération, mais aucune amélioration immédiate. Toutefois, au bout de quelques jours, l'ouïe s'améliora, mais l'oreille était extrêmement sensible, et la malade y éprouvait constamment un sentiment de réverbération (du son). Lorsque plusieurs personnes parlaient à la fois, il se produisait de la confusion dans l'oreille, et pendant l'acte de la déglutition la malade entendait un bruit de frottement. Un bruit semblable à celui d'une chute d'eau se fait toujours entendre dans l'oreille droite.

L'*examen* de cette oreille montre que la plus grande partie de la M. T. est calcaire; trompe perméable. Distance de l'audition, 0^m,15. Dans l'oreille gauche, la M. T. est tellement tombée qu'elle est en contact avec le promontoire. La montre n'est pas entendue; mais le craquement de l'ongle s'entend à 0^m,075 de distance. Entretien d'un léger écoulement à la surface de l'apophyse mastoïde, on obtient ainsi une grande diminution des bruits pénibles des deux oreilles.

e. **Relâchement des lamelles fibreuses de la M. T.** — Quelques auteurs ont mis en doute l'existence de la maladie appelée « relâchement de la M. T ». Ainsi le docteur Kramer(1) dit : « Je demande « l'autorisation de bannir le relâchement et la tension de la « M. T. du catalogue des maladies que l'on rencontre dans la « pratique ; en quoi j'ai d'ailleurs été précédé par Itard, qui n'a « cependant pas allégué ses raisons. » Bien que les auteurs antérieurs au docteur Kramer, qui ont parlé de cette affection, n'aient pas décrit les symptômes ni les signes à l'aide desquels on peut la reconnaître, ils n'en ont pas moins eu raison de soutenir l'existence de la maladie en question. Et certes, je ne sache aucune maladie de l'oreille dont le diagnostic soit plus distinct que celui de cette affection.

Les *causes* de cette maladie sont : 1° les effets d'un rhume ordinaire, produisant l'hypertrophie de la couche muqueuse ; 2° l'inflammation des couches fibreuses. Sous l'action de l'une de ces causes, la M. T. peut perdre son ressort naturel et devenir assez lâche pour tomber en dedans et s'approcher du promontoire plus qu'à l'état normal ; lésion qui amène une grande dureté de l'ouïe. Toutefois cette infirmité peut être soulagée d'une manière temporaire par le refoulement en dehors du tambour jusqu'à ce qu'il ait repris sa position naturelle, soit au moyen de mouvements de déglutition, les narines étant fermées, soit par des efforts d'expiration, soit en aspirant l'air par le nez avec force et rapidité. Mais à peine le malade recommence-t-il à avaler de la manière naturelle que l'air s'échappe de la cavité tympanique, et que la M. T. retombe en dedans, la dysécée revenant immédiatement.

Le *traitement* dépend en partie de la cause du mal. La muqueuse tympanique est-elle boursouflée, on établira une contre-irritation sur l'apophyse mastoïde; les lames fibreuses sont-elles enflammées, il faudra appliquer des sangsues à l'orifice du méat. Quand les lamelles fibreuses sont affaiblies, le badigeonnage de la surface de la membrane avec une solution de nitrate d'argent est souvent fort utile. Il est des cas où la surdité se trouve non moins soulagée par

(1) *On the Diseases of the Ear*, traduit par Bennett, p. 143.

l'insufflation de la cavité tympanique; quand cela se présente, il est très-probable que l'on a affaire à une ankylose partielle de l'étrier. Les cas suivants éclairent pleinement les symptômes et le traitement de cette maladie.

OBSERVATION I. *M. T. relâchée; diminution temporaire de la surdité par l'insufflation des cavités tympaniques.* — S. B., Esq., 18 ans, me consulta en décembre 1853 pour une dureté de l'ouïe.

Historique. — Il y a plusieurs années, son ouïe devint dure, sans souffrance, et sans cause appréciable; dans ces derniers temps l'infirmité s'aggrava au point qu'il faut lui parler à voix forte à 1 mètre de distance. La surdité augmente considérablement sous l'influence d'un rhume. L'insufflation des cavités tympaniques amène chaqu efois une grande amélioration; mais, aussitôt que la déglutition s'accomplit naturellement, le malade éprouve un sentiment de pesanteur dans les oreilles et la surdité reparaît.

L'*examen* de l'oreille droite montre la M. T. opaque; le triangle lumineux est un peu allongé; la concavité externe est exagérée. Lorsque le malade avale ou fait un effort en fermant le nez, la M. T. revient à sa forme naturelle et reste ainsi jusqu'au moment où l'acte de la déglutition se répétant, le nez ouvert, elle retombe en dedans. Distance de l'audition à la montre, $0^m,012$. L'oreille gauche est dans le même état que la droite. La membrane muqueuse du pharynx est rouge et épaissie.

Traitement. — Comme il y avait une tuméfaction évidente de la M. T., je fis poser du papier vésicant derrière chaque oreille, administrer tous les soirs $0^{gr},0035$ de bichlorure de mercure, et badigeonner la face externe de la M. T. avec une solution de nitrate d'argent ($0^{gr},15$ pour 30 grammes d'eau distillée). Quinze jours de ce traitement amenèrent une amélioration telle que le malade pouvait entendre distinctement une voix ordinaire à 3 mètres de distance. Cette amélioration persista jusqu'à l'arrivée d'un gros rhume; mais la récidive céda au même traitement.

OBSERVATION II. *Relâchement et congestion de la M. T.; diminution temporaire des symptômes au moyen de l'inspiration forcée par le nez.*

J. J., Esq., 35 ans, vint me consulter en septembre 1853.

Historique. — Depuis son enfance a été sujet à l'otalgie des deux côtés. Pendant un an ou deux cette douleur ne s'est fait sentir que dans l'oreille droite seule, et dans ces derniers temps elle est devenue très-intense. Il éprouve une sensation de bruissement dans les oreilles et a une si grande dureté de l'ouïe qu'il faut lui parler distinctement à la distance de 1 mètre. Le bruissement et la surdité sont soulagés simultanément d'une manière temporaire par une inspiration brusque et forcée à travers le nez ; mais cette amélioration disparaît dès que l'acte de la déglutition s'accomplit naturellement ; le malade diffère-t-il les mouvements pour avaler, les symptômes reviennent peu à peu au bout de quelques minutes. Aussi a-t-il acquis ainsi l'habitude de « renifler » constamment, ce qui est extrêmement désagréable pour lui-même et pour son entourage. Pendant le temps qu'il est resté dans mon cabinet, il a bien dû renifler de la sorte vingt ou trente fois.

A l'*examen*, on trouve les deux membranes du tympan rouges et ternes, avec le triangle lumineux beaucoup plus étendu qu'à l'état normal.

Traitement. — Comme il existe une congestion manifeste de la M. T., je fais appliquer des sangsues au bord de l'orifice du méat, du papier vésicant sur les deux apophyses mastoïdes ; et l'on instille une solution chaude de chlorure de zinc ($0^{gr},10$ pour 30 grammes) dans chaque méat deux fois par jour. Ce traitement, poursuivi de la sorte, pendant trois mois, le malade finit par entendre presque aussi bien qu'à l'état normal, et il a perdu complétement l'habitude de « renifler ».

OBSERVATION III. *Relâchement de la M. T. par suite de l'épaississement de la membrane muqueuse du tympan, produit par un rhume ; surdité améliorée par l'insufflation de la caisse et par des injections d'eau.* — Miss J., 50 ans, s'adresse à moi en mai 1853.

Historique. — A éprouvé dans son enfance une affection de l'oreille gauche qui a déterminé une surdité complète. Pendant quelques années cette oreille devenait dure sous l'influence d'un rhume, et parfois la surdité était très-grande ; aujourd'hui la malade demande qu'on lui parle fort à la distance de 2 mètres ; mais, après l'insufflation du tympan, l'ouïe s'améliore temporairement au point que la malade peut entendre ce que l'on dit dans toutes les parties d'une pièce de dimensions ordinaires. Cette amélioration peut aussi se produire sous l'influence d'injections d'eau ; mais le bienfait, dans les deux cas, n'a guère de durée, la dysécée revient rapidement. Pour conserver un certain degré d'ouïe, la malade a pris l'habitude de faire pénétrer de l'air dans la caisse à chaque minute.

L'*examen* de l'oreille droite montre que la distance de l'audition est de $0^{m},05$. M. T. blanche, avec sa surface brillante. La trompe est perméable et, quand l'air distend la cavité tympanique, on voit la M. T. se mouvoir en dehors dans une étendue beaucoup plus considérable qu'à l'état normal. Ce mouvement s'accompagne d'une grande amélioration de l'ouïe, qui toutefois ne tarde guère à disparaître.

Traitement. — Ce cas de relâchement de la M. T. me paraissant produit par la tuméfaction de la membrane muqueuse tympanique, je fis établir une légère révulsion sur les apophyses mastoïdes et instiller chaque soir dans les conduits auditifs une solution de nitrate d'argent ($0^{gr},15$ pour 30 grammes). — Toniques à l'intérieur. — Après quinze jours de ce traitement, il se produisit une amélioration manifeste ; la malade entendait mieux, et ne se trouvait plus dans la nécessité de s'insuffler le tympan ; aussi en perdit-elle à peu près l'habitude. J'ai revu cette malade une ou deux fois depuis, — une fois en 1855, — le résultat du traitement a été tout à fait satisfaisant ; l'ouïe restait beaucoup mieux, excepté pendant les rhumes, où l'ancienne habitude de « *s'éclaircir les oreilles,* » en y poussant de l'air, revenait encore.

CHAPITRE X.

Membrane du tympan (*fin*).

Perforation. — Causes. — Observations physiologiques. — Expériences antérieures à la formation d'une membrane artificielle du tympan. — Membrane artificielle du tympan. — Manière de l'appliquer. — Observations. — Rupture de la membrane tympanique. — Observations physiologiques. — Observations pathologiques. — Observations.

a. **Perforation de la M. T. et emploi de la membrane artificielle.** — En parlant de l'ulcération des couches fibreuses de la M. T., j'ai eu occasion d'indiquer que la perforation de la membrane elle-même en est quelquefois, quoique rarement, le résultat. La cause ordinaire de la perforation de la M. T. est le catarrhe de la membrane muqueuse tympanique. Dans ce dernier cas, il y a une excrétion considérable de mucus, qui remplit la cavité tympanique, et qui, se trouvant trop visqueux ou trop abondant pour s'échapper dans le pharynx à travers la trompe, presse par conséquent contre la face interne de la M. T. dont il provoque peu à peu la résorption et enfin l'ulcération. Cette affection n'est pas le résultat de l'ulcération primitive de la membrane muqueuse qui tapisse la face interne de la M. T.; ce qui le prouve, à mon avis, c'est que, dans les cas de perforation, on ne rencontre aucune trace d'ulcération dans aucune autre partie de la cavité tympanique; et d'ailleurs, comme nous le verrons à propos des maladies de la membrane muqueuse de la caisse, l'ulcération est d'une occurrence comparativement rare.

La *cause* la plus ordinaire de la perforation de la M. T. est la scarlatine; dans d'autres cas, elle est liée avec la diathèse scrofuleuse, la membrane muqueuse du tympan versant de grandes quantités de mucus. Le résultat d'une perforation de la M. T., tous les médecins le savent, est une certaine diminution du pouvoir auditif. Un petit orifice, sans aucune autre lésion de l'organe, ne produit pas une dysécée telle que l'infirmité soit très-gênante ; mais si la petite ouverture s'accompagne du relâchement ou d'un état d'épaississement de la membrane muqueuse du tympan, ou de la portion restante de la membrane tympanique, on a affaire alors à une diminution très-sérieuse de l'ouïe. Un large orifice de la M. T. souvent ne produit même pas une surdité considérable, mais que, comme complication, il existe une hypertrophie considérable de la muqueuse de la caisse, le malade est entièrement exclu de la conversation, à moins qu'on ne s'adresse à lui en particulier et qu'on ne lui parle à voix haute, à la distance de 1 mètre. Quelle est la cause de la surdité dans les cas de perforation? On ne saurait douter, selon moi, que l'une des fonctions de la M. T. ne soit de confiner les ondulations sonores dans la cavité tympanique, pour leur permettre de se concentrer sur la membrane de la fenêtre ronde. Il me semble probable que les vibrations ne passent qu'en partie par la chaîne des osselets pour gagner le vestibule et que l'air de la caisse est un moyen important de communication avec le labyrinthe. S'il en est ainsi, il est clair qu'une ouverture de la M. T. est capable de diminuer la puissance de l'ouïe, en permettant aux vibrations de s'échapper de cette cavité dans le conduit auditif externe et de les empêcher ainsi de se concentrer sur la membrane de la fenêtre ronde. Cette explication de l'affaiblissement de l'ouïe, dans les cas de perforation de la M. T., semble confirmée par le résultat du traitement adopté pour l'amélioration de ces cas.

Traitement. — Jusqu'à ces derniers temps, on regardait comme incurable la surdité due à la présence d'une ouverture dans la M. T., et l'on n'avait essayé aucun plan raisonné de traitement, bien que plusieurs auteurs eussent parlé des bons résultats amenés par l'introduction de corps étrangers, et en particulier de charpie et d'ouate, dans les cas de perforation de cette membrane. Ainsi Itard cite un cas où la surdité fut soulagée par l'introduction d'un tampon d'ouate au fond du méat. Deleau parle aussi d'un malade qui améliorait considérablement son ouïe en employant de cette manière un morceau d'ouate ou la partie centrale d'un oignon. M. Tod parle « du soulagement obtenu par la simple introduction « d'un peu de charpie dans le méat externe, dans les cas de rup-

« ture ou de destruction morbide de la M. T. L'amélioration est « même si grande après un traitement aussi simple, que souvent « les malades paraîtront étonnés de la facilité avec laquelle ils ont « été soulagés (1). »

En 1848, M. Yearsley publia une brochure intitulée « Nouveau « mode de traitement de la surdité, quand elle s'accompagne de « la perte partielle ou totale de la M. T., associée ou non avec une « otorrhée. » Dans cette brochure, il recommande l'application de la ouate humide, dans les cas de perte partielle ou totale de la M. T.; l'objet de cette substance étant, comme il l'a exposé plus tard, « de soutenir la portion restante de la M. T. ou les osse- « lets (2). » Quant à la manière d'appliquer le coton, voici quelles sont ses instructions : « Un petit morceau d'ouate de volume pro- « portionné au cas, et complétement imbibé d'eau, est introduit à « l'aide du spéculum jusqu'au fond du méat, et ajusté en haut, en « bas, antérieurement ou postérieurement suivant la situation de la « perforation et les autres circonstances du cas ; mais il faut veiller « à ce que l'ouverture ne soit pas entièrement recouverte, autre- « ment l'opération ne réussirait pas. Il est encore indispensable au « succès que le coton retienne son humidité. »

A la suite de quelques recherches sur les fonctions de la cavité tympanique que je soumis à la Société royale, et après avoir fait quelques expérience sur les oreilles de malades ayant une perforation de la M. T., il me parut possible de construire une membrane tympanique artificielle, capable de retenir les vibrations dans la caisse du tympan et de les concentrer sur le labyrinthe. Le cours de mes investigations m'apprit que l'orifice guttural de la trompe d'Eustache reste fermé, excepté pendant l'action momentanée de certains muscles et que, pour tout ce qui concerne la transmission des ondulations sonores, le tympan est une cavité close; peu après, une modification de l'expérience de M. Wheatstone avec le diapason, que me suggéra M. C. Brooke, me démontra que les vibrations sonores communiquées aux os de la tête paraissent beaucoup plus fortes quand le conduit auditif externe est fermé, que lorsque son orifice est ouvert.

Ainsi, par exemple, vient-on à faire vibrer un diapason et à le

(1) *Anatomy and Physiology of the Organ of Hearing*, p. 105-6, 1852.
(2) *Provincial medical and Surgical Journal,* August 18th, 1862.

mettre en contact avec la tête, le son qu'il émet cessera, au bout de quelques secondes, de se faire entendre; mais, aussitôt que le son a cessé d'être perçu, si l'expérimentateur ferme l'entrée du méat d'un côté, de manière à convertir le canal en une cavité close, il entendra immédiatement de nouveau le son du diapason; cette expérience permet de conclure avec la plus grande probabilité que les vibrations sonores communiquées au méat externe impressionnaient la M. T. avec beaucoup plus de puissance lorsqu'elles étaient confinées dans ce conduit que quand elles pouvaient communiquer librement avec l'air extérieur. Ce résultat mis en regard de l'autre fait de la condition ordinaire de la cavité tympanique, qui est de constituer une cavité close, me permit de conclure avec une extrême probabilité que les vibrations sonores transmises à la caisse du tympan ne pouvaient faire toute leur impression sur les membranes du labyrinthe, qu'autant qu'elles se confinaient strictement dans la cavité tympanique et qu'il ne leur était pas possible de s'étendre dans la cavité pharyngienne. Cette conclusion se fortifiait encore de ce fait, que toutes les parois de la caisse paraissent expressément construites pour produire la résonnance, ayant une membrane de revêtement d'une ténuité telle qu'il serait difficile de la découvrir autrement que par le toucher ou par l'emploi de la loupe, et aussi par l'observation que cette condition particulière de la membrane muqueuse se limitait à la caisse même du tympan et à cette portion de la trompe d'Eustache qui fait partie des parois résonnantes de cette cavité.

Si l'opinion que nous avançons ici est exacte, si pour le parfait accomplissement des fonctions de l'ouïe il est nécessaire de confiner les vibrations sonores dans la cavité tympanique, il est clair que l'analogie que l'on dit ordinairement exister entre la tymbale et l'oreille humaine, en ce sens que, dans celle-ci comme dans la tymbale, l'air intérieur doit communiquer avec l'air extérieur, n'est pas exacte; et, de plus, il est évident qu'une ouverture de la M. T. doit affaiblir plus ou moins le pouvoir auditif. L'examen de malades affectés d'une simple perforation de la M. T. permet toujours de découvrir un affaiblissement de l'ouïe, voilà le fait; bien que, comme nous l'avons déjà dit, avec une ouverture petite et en l'absence de toute autre lésion de l'organe, la différence ne soit que légère. Mais, dans le plus grand nombre des cas, quand il existe une perforation de la membrane, il y a coexistence d'autres altérations d'un caractère sérieux, comme : épaississement de la membrane muqueuse tympanique, pression sur la membrane de la fenêtre ronde, dérangement de l'articulation de l'étrier avec la fenêtre ovale, ou lésion des expansions nerveuses du labyrinthe. Dans toutes ces circonstances, je jugeai que, de même qu'un orifice de la M. T. en empêchant les ondes sonores, par suite de leur diffusion dans le méat, de se concentrer sur les membranes labyrinthiques, pouvait être une cause directe de l'affaiblissement de l'ouïe, de même il était probable que l'amélioration de ce sens résulterait de la fermeture artificielle de la perforation.

Le cours de mes investigations m'amena à essayer la construction d'une membrane artificielle du tympan qui, c'était mon espérance, pourrait remplacer la membrane naturelle, au moins dans sa fonction de clore la cavité tympanique et d'en rendre les parois résonnantes.

Cet espoir de succès s'appuyait sur le résultat d'observations que j'avais faites sur des cas de perforation de la M. T. Lorsque de tels cas ne sont pas compliqués de quelque autre sérieuse lésion de l'organe (d'autres l'auront sans doute remarqué comme moi), il arrive que le malade, par l'effet d'une cause en apparence inexplicable, de fois à autre entend tout à coup parfaitement bien ou peu s'en faut. Ce retour de l'ouïe ne dure parfois que quelques minutes, d'autres fois il persiste une ou plusieurs heures. Ayant observé que l'amélioration survenait à la suite d'injections d'eau tiède, ou même de l'action de se moucher, j'examinai l'oreille de certains malades consécutivement à ces opérations, et je trouvai que, dans le premier cas, une bulle d'eau, dans l'autre, une bulle des produits de sécrétion, avait obstrué l'orifice de la M. T. La destruction de la bulle faisait disparaître immédiatement l'amélioration de l'ouïe. Chez un malade cette amélioration sensorielle pouvait être prolongée par l'emploi de temps en temps d'une solution de gomme arabique dans l'eau. En revenant sur ces faits, à l'achèvement de mes observations sur l'état clos de la cavité tympanique, je suis arrivé à la conviction que la bulle d'eau, du produit de sécrétion ou de mucilage produisait son bénéfice en confinant, temporairement les ondulations sonores dans la caisse du tympan, conviction que des observations ultérieures n'ont fait que corroborer.

Après quelques expériences, j'essayai le caoutchouc vulcanisé et la gutta-percha, en employant les couches les plus minces de ces substances qu'il me fut possible de me procurer. Avec ces deux substances, je réussis à produire une sorte de grossière membrane, en coupant un morceau ayant environ l'étendue de la membrane tympanique naturelle, que je traversai d'un bout de fil, pour pouvoir la conduire à sa destination spéciale à travers un tube peu volumineux. Cela fait, on retirait le tube, et le fil restait dans le méat, de façon à permettre au malade ou à l'opérateur de retirer à volonté la membrane artificielle. Les désavantages de cet appareil étaient : — la difficulté de son application par le malade; le danger de voir la matière se déchirer sous l'action du fil, et le désagrément qu'offrait la sortie de ce dernier hors du méat. Toutefois la tentative fut assez satisfaisante pour m'engager à demander à MM. Weiss d'en construire un, dont la partie centrale se composerait de deux plaques d'argent extrêmement fines, d'environ 0m,0015 de diamètre, entre lesquelles serait placée la feuille de caoutchouc vulcanisé ou de gutta-percha, et portant un fil d'argent fixé à la surface de la plaque externe. La M. T. artificielle, fabriquée sur ces données par MM. Weiss, a parfaitement réussi jusqu'à présent. Sortant des mains de ces messieurs la portion de caoutchouc vulcanisé (la seule substance dont on se serve aujourd'hui) a environ 0m,02 de diamètre, ce qui donne au chirurgien toute la latitude nécessaire pour tailler une membrane suivant la forme qui lui paraît désirable et pour laisser à volonté la plaque d'argent soit au centre, soit près de la circonférence. Le fil d'argent est assez long pour que le malade puisse introduire ou retirer la membrane, mais pas assez pour être visible extérieurement, à moins d'y regarder de près. On a une pince spéciale qui facilite l'introduction ou la sortie de l'appareil.

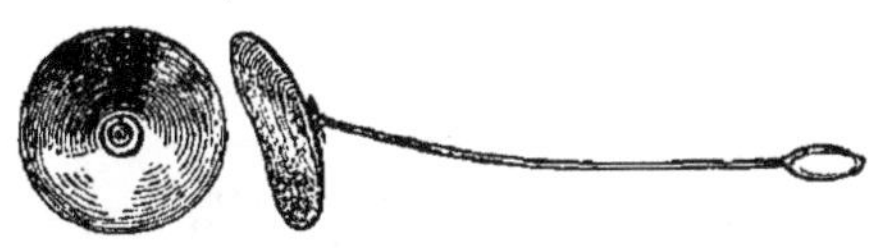
Fig. 67. — Membrane artificielle du tympan.

Avant de décrire la manière d'appliquer la membrane artificielle du tympan, nous devons dire quelques mots de l'état de la portion restante de la membrane tympanique, à la suite d'une perforation. Tantôt, l'orifice n'est pas plus grand qu'une tête d'épingle ; tantôt il a 0m,002 de diamètre, tandis que, dans bon nombre de cas, la membrane est entièrement détruite, sauf une bande circonférentielle d'environ $0^m,002$ de diamètre qui, se trouvant composée des fibres combinées de la portion la plus épaisse des lamelles circulaire et radiée, persiste généralement. Cette bande marginale est

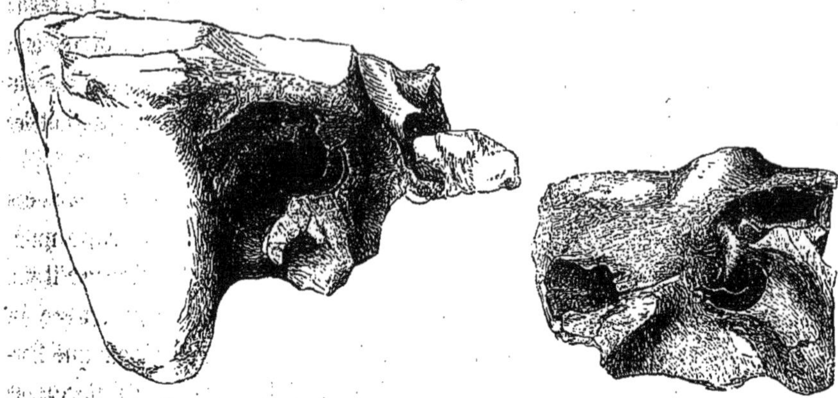

Fig. 68. — Débris marginal de la membrane du tympan persistant après la destruction du reste de la membrane.

Fig. 69. — Manche du marteau persistant après la destruction de la membrane du tympan.

très-profonde à la partie supérieure. Dans des cas rares, le manche du marteau reste entier, après la destruction complète de la membrane à laquelle il était attaché; mais, règle générale, la totalité de cette partie du marteau se résorbe graduellement, ne laissant subsister que la tête de l'osselet (qui s'articule avec l'enclume), le col et le corps qui reçoit l'insertion du ligament tenseur du tympan à sa face interne. Antérieurement et postérieurement s'attachent les fibres des parties restantes de la membrane; à sa face externe demeure l'apophyse courte. Comprenons-le donc bien, dans les cas de soi-disant destruction de la M. T., il persiste généralement un bord marginal, auquel demeure fixé le corps du marteau; et à la partie interne de ce corps s'attachent le

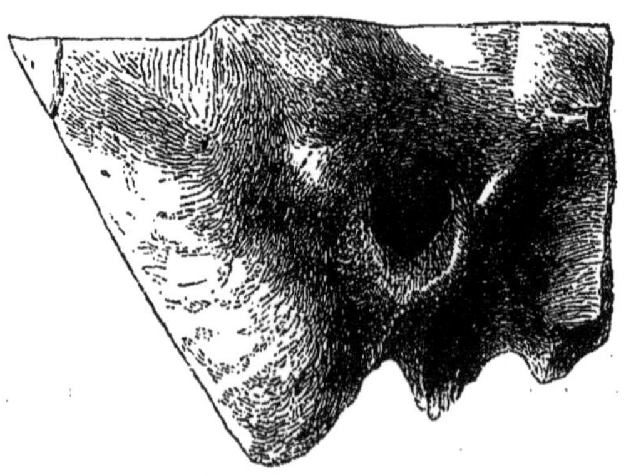

Fig. 70. — Corps du marteau persistant après la destruction de la membrane du tympan.

ligament et le muscle tenseurs du tympan ; grâce à ces débris, les osselets et les muscles du tympan sont encore capables de remplir leurs fonctions. Dans les cas d'ulcération générale de la muqueuse tympanique, qui heureusement se présentent rarement, l'enclume se détruit ordinairement, et quelquefois aussi le marteau ; mais même dans ces cas, pourvu que les insertions de l'étrier à la circonférence de la fenêtre ovale restent intactes, la faculté auditive est susceptible d'une grande amélioration ; mais que l'étrier disparaisse, la surdité sera totale et sans remède.

La membrane artificielle offre les plus grands avantages dans ces cas où il existe une ouverture bien définie de la membrane naturelle, ou, si cette dernière est entièrement absente, lorsqu'il y a une simple hypertrophie de la muqueuse tympanique, avec ou sans sécrétion de sa surface. Dans ces cas, on constatera que l'organe est loin d'avoir perdu complétement la faculté de percevoir les sons ; car, en thèse générale, la voix humaine est entendue quand l'interlocuteur parle à $0^{m},30$ de l'oreille du malade et qu'il articule lentement et distinctement. L'affaiblissement de l'ouïe prive complétement le malade des avantages de la conversation générale. Mais la surdité s'aggrave singulièrement quand, à l'affection de la M. T. et de la membrane muqueuse de la caisse, s'ajoute l'ankylose de l'étrier à la fenêtre ovale ou lorsque les expansions nerveuses ont été lésées. Dans ces dernières complications, il faut crier dans l'oreille, et la membrane artificielle est sans utilité.

MANIÈRE D'APPLIQUER LA MEMBRANE ARTIFICIELLE DU TYMPAN.

Dans les cas de perforation ou de destruction de la M. T., il existe si souvent une inflammation catarrhale de la membrane muqueuse du tympan, qu'il importe évidemment de ne placer aucune substance étrangère en contact avec cette membrane ; et comme il reste toujours un bord marginal de la M. T., le chirurgien doit avoir le soin de maintenir la membrane artificielle en dehors de ces débris. Après avoir noté exactement les dimensions de l'extrémité interne du méat où s'insérait la membrane naturelle, l'opérateur devra tailler la membrane artificielle autant que possible de la grandeur et de la forme de celle qui a été détruite, en ayant en même temps la précaution de lui donner un contour parfaitement lisse et régulier (1). Cela fait, on inclinera la tête du malade sur l'épaule opposée et l'on projettera une lumière intense dans le méat ; s'il existe de l'otorrhée, le conduit sera préalablement nettoyé à l'aide d'injections. Puis l'opérateur prendra la membrane artificielle et, après l'avoir trempée dans l'eau chaude, il l'introduira doucement au moyen du fil d'argent, jusqu'à ce qu'elle soit arrivée à ce que l'on peut considérer comme la position naturelle. On en sera averti par l'apparition d'un faible bruit de bouillonnement, provoqué par la fuite de l'air légèrement comprimé par derrière ; on éprouvera aussi la sensation d'une légère résistance opposée à sa progression par les débris de la membrane

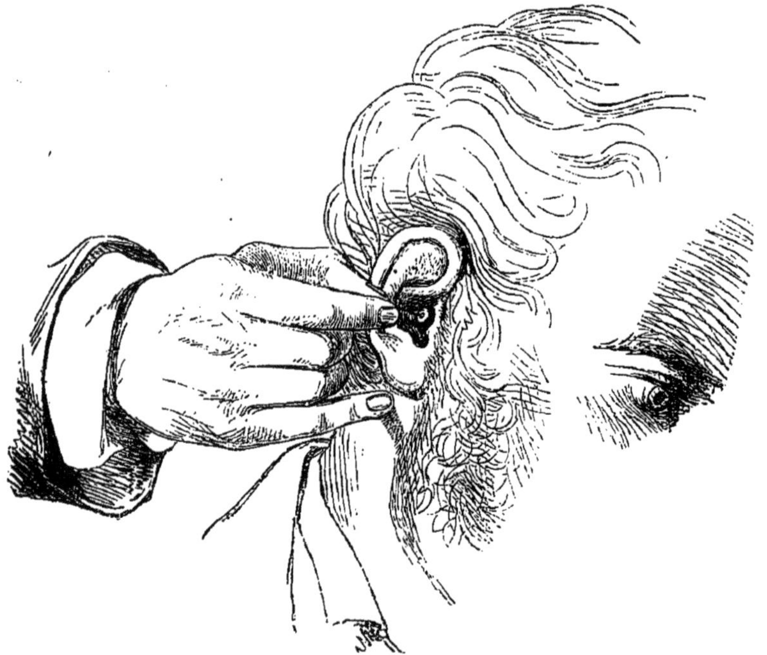

Fig. 71. — Chirurgien introduisant la membrane artificielle du tympan.

naturelle. Toute tentative faite pour pousser l'appareil au delà de ce point ferait éprouver au malade une douleur, qu'il n'avait pas encore ressentie jusque-là. Toutefois le témoignage le plus sûr de

(1) Dans les cas où il ne reste de la membrane naturelle qu'un bord étroit, il est souvent désirable de tailler la membrane artificielle un peu plus large que l'extrémité interne du conduit auditif, de manière que son pourtour puisse se replier en dehors.

la bonne position de la membrane artificielle est un signe subjectif du malade, qui s'aperçoit au son de sa propre voix ou de celle du chirurgien, ou au mouvement de sa langue et de ses lèvres, que son ouïe a éprouvé une amélioration soudaine.

Comme on peut se l'imaginer, il faut apporter beaucoup de soin à tailler la membrane de telle façon qu'elle s'adapte exactement à l'extrémité interne du méat ; en effet, trop large, elle causerait de la gêne ; trop étroite, elle ne remplirait point son but, qui est de rendre la caisse du tympan imperméable à l'air extérieur. Il n'est pas toujours facile de tailler la membrane artificielle de façon à empêcher toute communication entre l'air de la caisse et celui du méat externe, c'est pourtant là le but que l'on doit toujours viser. On recommandera au patient de ne pas porter d'abord l'appareil plus de deux heures par jour ; et, dans le cas où il éprouverait quelque gêne, une heure, une demi-heure même suffirait.

On pourrait croire que le contact d'un corps étranger, tel que la membrane artificielle du tympan, avec les parois du méat externe, deviendrait bien vite intolérable ; ce n'est cependant pas ce que l'on observe ; plusieurs malades sont sortis de mon cabinet sans pouvoir dire, par suite d'une sensation auriculaire, qu'il se trouvait dans leur conduit auditif quelque corps étranger ; et beaucoup, à l'heure qu'il est, portent journellement cet appareil, depuis plusieurs années, sans éprouver la moindre douleur. C'est un phénomène dont l'explication peut se trouver dans ce fait que la partie la plus sensible du conduit auditif externe est vers la partie centrale, tandis que la membrane qui tapisse la partie du conduit située dans le voisinage immédiat de la M. T. est moins abondamment fournie de nerfs ; on peut ajouter à cela que la circonférence de la membrane artificielle n'exerce qu'une pression extrêmement douce contre la paroi du méat.

Les résultats de l'application de cet appareil ont été plus satisfaisants qu'on ne pouvait le supposer. J'en ai déjà retiré des avantages dans plusieurs centaines de cas. La substitution d'une mince couche de caoutchouc vulcanisé à un tissu d'une délicatesse aussi exquise que celui de la membrane normale du tympan, d'après ce qu'on pouvait croire, ne devait offrir qu'une ressource insignifiante ; tel ne fut pourtant pas le cas ; en effet, parmi les malades soulagés de la sorte, la plupart parvenaient à distinguer parfaitement la voix humaine d'un bout à l'autre d'une pièce de moyenne étendue ; et, dans un cas, des voix d'enfants en plein air furent entendues à une distance considérable. Les chirurgiens qui se sont particulièrement occupés des maladies de l'oreille ne s'étonneront pas de l'efficacité de la membrane artificielle, s'ils veulent bien se rappeler les cas nombreux d'hypertrophie considérable de la membrane naturelle, spécialement dans l'inflammation chronique de sa couche dermoïde, cas où ils ne constataient qu'une diminution très-légère du pouvoir auditif.

Le chirurgien, après s'être assuré que l'appareil procure du bénéfice au malade, autorisera ce dernier à le porter pendant quelques heures d'abord, en augmentant progressivement jusqu'à la journée entière. Il est souvent à propos de faire précéder ou d'accompagner l'emploi de la membrane d'une vésication à la région mastoïdienne, destinée à améliorer l'état de boursouflement de la membrane muqueuse du tympan. Dans tous les cas, la membrane artificielle doit être enlevée la nuit et, lorsqu'il existe de l'otorrhée, l'oreille sera seringuée à l'eau tiède soir et matin.

Observation I. *Surdité datant de seize ans ; otorrhée double pendant six ans ; perforation des deux membranes du tympan ; rétablissement de l'ouïe.* — Peter Turnbull, 43 ans, ancien soldat, réformé pour cause de surdité, fut admis dans mon service à St-Mary's Hospital, le 12 janvier 1852. Il dit être devenu peu à peu dur de l'ouïe, il y a seize ans, sans autre cause appréciable qu'un rhume ; il y a cinq ou six ans, apparition d'un écoulement des deux oreilles qui a persisté jusqu'à présent. L'ouïe a décliné graduellement, au point qu'il faut aujourd'hui lui parler fort tout près de la tête.

A l'*examen*, on constate à chaque membrane tympanique une ouverture de 0m,002 à 0m,004 de diamètre ; la membrane muqueuse de la caisse qui fournit les produits de sécrétion est plus épaisse et plus rouge qu'à l'état normal.

Le traitement consista dans l'entretien d'une révulsion sur les apophyses mastoïdes, et dans des injections d'une solution d'acétate de zinc (0gr,15 pour 30 gr. d'eau) ; ce traitement produisit quelque amélioration, cependant l'ouïe restait encore assez défectueuse pour empêcher le malade de se livrer à ses occupations. Au commencement de juin, j'expérimentai sur ce malade la première membrane artificielle du tympan, composée de caoutchouc vulcanisé ; le bon effet s'en fit sentir immédiatement. Une fois qu'elle fut placée sur la membrane naturelle, de façon à fermer complétement l'orifice, le malade fit un mouvement avec ses lèvres, et dit : « Quelle différence avec la façon dont j'entendais depuis tant d'années ! Tout est distinct à mon oreille. » Ce malade s'en alla avec l'appareil dans le conduit auditif, entendant parfaitement la conversation. Le lendemain matin, il revint me trouver, disant qu'il avait déplacé accidentellement l'objet que j'avais laissé dans son oreille, et qu'il était « aussi sourd que jamais ». Je replaçai la membrane artificielle, et l'ouïe redevint bonne ; il eut un appareil qu'il pouvait introduire et enlever à volonté, et qu'il a toujours porté depuis pendant le jour, sans en éprouver ni douleur, ni gêne. Dans ces derniers temps, son ouïe s'est améliorée au point qu'il pouvait mettre de côté la membrane artificielle quelques heures chaque jour ; mais il entend bien mieux lorsqu'il la porte. Comme preuve du bénéfice considérable qu'il a acquis, le malade me dit qu'un jour, étant à la campagne, et portant son appareil, il entendit des voix à une certaine distance ; il se dirigea du côté d'où elles paraissaient venir et aperçut des enfants derrière une haie, située assez loin (more than a field distant) de l'endroit où il avait entendu ces enfants. Il est retourné à l'armée.

Ce malade fut présenté à une réunion de la Société pathologique de Londres, en février 1853. Voici les termes du rapport qui en a été fait : — « La membrane artificielle ayant été enlevée, les mem-« bres de la société ont pu voir la perforation des deux T. M. ; les « appareils enlevés, le malade ne pouvait plus entendre sans qu'on « lui parlât à haute voix ; mais, quand il les eut remis en place, ce « qu'il paraissait faire bien facilement, l'ouïe devint excel-« lente. »

Observation II. *Destruction des deux M. T. consécutive à une attaque de rougeole, à l'âge de quatre ans ; rétablissement de l'ouïe par la membrane artificielle ; grande sensibilité pour les sons.* — Miss B., 21 ans, me consulta le 9 novembre 1853, sur la recommandation du docteur Grindrod, de Seaforth, près Liverpool ; santé bonne.

Historique. — A l'âge de quatre ans, a eu la rougeole, suivie d'un écoulement des deux oreilles qui a persisté jusqu'à présent et exige des injections journalières. Depuis la rougeole, l'ouïe s'est affaiblie au point qu'il faut lui parler distinctement à la distance d'un mètre.

L'inspection montre les deux M. T. détruites, il n'en reste qu'une bande marginale très-étroite. La membrane muqueuse qui tapisse les cavités tympaniques est très-rouge, très-hypertrophiée et couverte d'une sécrétion muqueuse.

Traitement. — On introduit dans chaque oreille une membrane artificielle du tympan ; l'effet immédiat fut une amélioration de l'ouïe telle, que la malade put entendre parfaitement ma voix de l'extrémité de mon cabinet et en lui tournant le dos. Je lui prescris de porter les appareils pendant le jour, de les enlever la nuit et de se seringuer les oreilles matin et soir avec de l'eau chaude.

13 novembre. A porté les membranes de deux jours l'un ; entend parfaitement avec les appareils ; le seul inconvénient qui en résulte, est que ses parents, continuant de lui parler fort, déterminent ainsi un malaise considérable par suite de l'intensité du son.

16 novembre. Continue de bien entendre ; mais a été obligée de se retirer dans une rue tranquille, parce que le bruit des voitures qui passaient devant la maison provoquait une certaine gêne. Elle se plaint du « bruissement intolérable de sa robe de soie, » dont auparavant elle n'avait aucunement conscience. La malade quitta Londres tout à fait bien, après quelque nouvelle insomnie. Je reçus une lettre d'elle le mois suivant, en voici un extrait :

« La reconnaissance m'oblige de vous apprendre, que mon ouïe « s'est améliorée pour ainsi dire de jour en jour ; maintenant j'en-« tends facilement la conversation générale ; c'est une métamor « phose complète de ce que j'étais il y a peu de temps. Je suis en-« core sensible aux sons, mais ils me gênent beaucoup moins qu'au « début. La première fois que j'allai à l'Église, le bruit de l'orgue « était trop fort pour moi, et je fus obligée de sortir presque au com-« mencement de l'office. Je ne souffre nullement de mes oreilles, « et je jouis, sous tous les rapports, d'une bonne santé. »

Observation III. *Surdité datant de vingt ans, parfaitement guérie par la membrane artificielle.* — Les particularités suivantes d'un cas traité par correspondance m'ont été envoyées par le docteur Shearman, de Sheffield : — « J'ai essayé le tympan artificiel sur une « oreille ; la M. T. était détruite en totalité ; la cavité tympanique « était tellement à découvert, qu'il était difficile, à première vue, « de s'assurer si la M. T. était absente, ou cachée par des produc-« tions polypoïdes ou autres ; cependant le stylet tombait sur l'os.

« La membrane artificielle apporta une amélioration telle que la « distance de l'audition s'étendit du contact immédiat à 0m,30, « puis à 0m,45 : la malade est arrivée à pouvoir poser elle-même « l'appareil.

« La M. T. de l'autre oreille est recouverte de végétations poly- « poïdes au point qu'il m'est impossible de déterminer exactement « la condition de cet organe; cependant l'insufflation du tympan « prouve que la membrane est perforée. La surdité, qui datait de « vingt ans, a disparu complétement du côté gauche et, malgré la « destruction totale de la M. T. de ce côté, l'appareil agit parfai- « tement bien. »

OBSERVATION IV. *Destruction des deux M. T.; stricture du méat.* — Miss S., 24 ans, de santé médiocre, dit avoir eu la fièvre scarlatine à l'âge de quatre ans; les suites amenèrent une telle dureté de l'ouïe qu'il fallait lui parler distinctement à la distance d'un mètre. Cette infirmité s'aggrave par le temps froid et humide; elle a eu une double otorrhée; mais actuellement l'écoulement n'est plus que très-léger du côté gauche; c'est le meilleur. Ne souffre pas, mais a des sensations de bruits subjectifs. Dans ces derniers temps, sous l'influence d'un mauvais état de santé, l'ouïe est devenue pire que d'habitude.

Examen. — Oreille droite. Distance de l'audition de la montre, 0m,012. La partie centrale du méat est réduite à la moitié de son calibre normal. Ayant projeté une lumière intense au delà de la partie contractée, je parvins à découvrir une portion de la membrane muqueuse du tympan; mais je ne vis aucune trace de la M. T.

Oreille gauche. Distance de l'audition, 0m,025; rétrécissement du conduit auditif comme dans l'oreille droite: impossible de voir la M. T., mais, à sa place, j'aperçus la muqueuse tympanique brillante.

Tout d'abord, je crus que la présence du rétrécissement serait un obstacle à l'introduction de la membrane artificielle. J'essayai néanmoins d'en passer une petite dans chaque oreille; après lui avoir fait franchir la partie rétrécie, je la fis aller et venir avec douceur pour lui redonner sa forme plane. Cela fait, je la poussai légèrement dans la situation qu'occupait la membrane naturelle, aussitôt la malade entendit parfaitement tout ce que l'on disait dans tous les points de la pièce. Il n'y avait qu'une légère différence entre la faculté auditive des deux oreilles. Le cas demanda quelque attention, par suite d'une légère tendance du méat à l'irritation, toutefois la malade me quitta entendant bien. Dans le courant de février 1854, la mère de cette demoiselle, se trouvant à Londres, vint me remercier de l'amélioration éprouvée par sa fille. Elle me dit qu'elle « *continuait d'entendre parfaitement et qu'elle* (sa fille) *était devenue une personne tout autre.* »

OBSERVATION V. *Surdité consécutive à la scarlatine et datant de cinq ans; rétablissement complet de l'ouïe par l'emploi de la membrane artificielle.* — Miss G., 14 ans, me fut amenée, en août 1853, par le docteur Grindrod. Bonne santé.

Historique. — Fièvre scarlatine entre neuf et dix ans ; depuis lors, écoulement des deux oreilles, avec une diminution progressive de l'ouïe telle, qu'il faut lui parler fort et de très-près. Elle était dans ces derniers temps dans une institution de Bruxelles, où son infirmité avait entravé singulièrement ses progrès. L'inspection montre l'absence des deux M. T. ; on constate en même temps que la muqueuse tympanique est rouge, tuméfiée, et sécrète un produit muqueux. Application d'une membrane artificielle de chaque côté ; l'appareil amène une restauration de l'ouïe telle, que la malade entend tout ce qui se dit dans les différentes parties d'une grande chambre. Cette malade retourna à sa pension à Bruxelles, et environ six semaines après, je reçus de son père, médecin, une lettre dont voici un extrait : — « Nous avons reçu de notre petite fille, à « Bruxelles, les nouvelles les plus agréables à l'égard de son ouïe. « Je crois ne pouvoir mieux faire que de vous transmettre ses « propres expressions : « Trois médecins allemands et un français « sont venus pour me voir, ou plutôt pour voir la membrane arti- « ficielle. Je suis devenue une personne tout autre, tant mon ouïe « s'est améliorée. » Le père ajoute : « Ce cas prouve bien l'heu- « reuse influence de votre belle invention, après cinq ans d'une « surdité telle, que ma fille fut pendant tout ce temps incapable « d'entendre un mot à l'église. »

OBSERVATION VI. *Surdité datant de vingt ans, à la suite de la rougeole et de la scarlatine, très-améliorée par la membrane artificielle.* — M. M., 23 ans, me consulta le 20 décembre 1853. Bonne santé. Aucun sourd dans la famille.

Historique. — A eu la scarlatine à l'âge de trois ans, compliquée de rougeole; otorrhée consécutive des deux côtés; complétement sourd pendant quelques mois après cette double maladie; mais l'ouïe s'améliora peu à peu, de manière que le malade pouvait entendre quand on lui parlait à voix forte près de l'oreille gauche; oreille droite à peu près inutile. Dernièrement a entendu mieux de fois à autres, de l'oreille gauche, pendant deux ou trois heures. Aujourd'hui, il faut lui parler fort à $0^m,60$ de cette oreille; c'est à peu près l'état ordinaire.

A l'*examen*, on trouve le conduit auditif *droit* obstrué par une collection de mucus et d'épiderme; cette masse enlevée, la M. T. apparaît blanche comme du papier, plane et hypertrophiée; postérieurement au tiers inférieur du marteau est un petit orifice, d'environ $0^m,0015$ de diamètre, à travers lequel suinte du mucus provenant de la caisse. La montre ne s'entend pas même lorsqu'on l'appuie contre l'oreille; mais le craquement des ongles est perçu.

Oreille gauche. — Le méat contient des lambeaux d'épiderme; absence de la M. T.; la membrane muqueuse tympanique est rouge et très-tuméfiée. La montre s'entend lorsqu'on la met en contact avec l'oreille. Bien que l'ouïe de l'oreille gauche fût un peu plus faible qu'elle ne l'est dans la majorité des cas d'absence de la M. T., sans autre complication pathologique, je me déterminai néanmoins à essayer la membrane artificielle, dont l'effet fut d'améliorer la faculté auditive à un degré considérable, moindre cependant que dans le plus grand nombre des cas.

21 décembre. Je prescris de porter l'appareil pendant quatre heures.

22 décembre. A l'aide de la membrane, entend aujourd'hui ma voix distinctement à la distance de la moitié de la longueur de mon cabinet.

27 décembre. Dit ne pas se souvenir d'avoir jamais entendu aussi bien qu'hier; a entendu tout ce qui se disait à dîner et sa propre voix très-distinctement. Le bruissement de la robe de soie d'une dame l'a fort étonné. Vers la fin de la journée n'entendit pas tout à fait aussi bien; et la nuit dernière, après avoir retiré l'appareil, a eu froid; ce qui a provoqué quelque douleur. Aujourd'hui, sans la membrane, il ne peut entendre ma voix, qu'autant que je lui parle dans l'oreille gauche; avec l'appareil, entend beaucoup

mieux, mais moins bien qu'hier, ce qui provient du boursouflement considérable de la membrane muqueuse du tympan. Cette tuméfaction disparut graduellement et, quelques jours plus tard, le malade me quittait, entendant parfaitement bien. Il s'introduit lui-même la membrane artificielle, opération qui réclame quelque attention pour une bonne adaptation. Une fois, comme il se disposait à sortir pour faire une promenade dans la ville, après avoir posé son appareil, l'ouïe était loin d'être bonne ; mais, en marchant sur le pavé, il se produisit tout à coup un mouvement dans son oreille et il entendit parfaitement.

Dans une lettre du mois de février 1854, ce gentleman me dit : « J'ai grand plaisir à vous informer que la membrane artificielle « continue de se montrer efficace ; mes parents sont enchantés « du succès que vous avez réalisé. »

b. **Rupture de la membrane du tympan.** — Avant de parler de cette lésion, il me paraît à propos de faire quelques remarques sur les fonctions de la M. T. et de la chaîne des osselets.

I. *Articulation de l'étrier.* — L'étrier est généralement décrit par les anatomistes comme s'unissant à la circonférence de la fenêtre ovale par une simple membrane. Sir Antony Carlisle, dans son Mémoire sur la physiologie de l'étrier, parle simplement « d'une membrane qui unit cet osselet au pourtour de la fenêtre du vestibule (1). » Les professeurs Sharpey et Quain s'accordent avec sir A. Carlisle. D'après eux, « le ligament annulaire de l'étrier unit la « base de cet osselet à la marge de la fenêtre ovale. Les fibres de « ce ligament sont recouvertes en dehors par la muqueuse qui tapisse le tympan et en dedans par la membrane du vestibule (2). « M. Wharton Jones décrit ce ligament comme naissant du pour- « tour de la fenêtre vestibulaire pour aller s'insérer sur le bord « saillant qui fait le tour de la base de l'étrier (3). » Sœmmering paraît avoir envisagé d'une manière différente cette articulation. Il dit : « Une mince capsule articulaire unit la base de l'étrier à la « fenêtre ovale (4). »

(1) *Philosophical Transactions*, p. 201, 1805.

(2) *Elementary Anatomy*, p. 940, 1848.

(3) *Cyclopædia of Anatomy and Physiology*, vol. II, p. 548.

(4) *De corporis humani fabrica*, tomus secundus, de Ligamentis ossium, p. 10. Huschke dit que Sœmmering a tort de considérer ce ligament comme une capsule. Huschke ne parle que du ligament annulaire.

Si l'on examine avec attention la circonférence de la base de l'étrier, à l'aide d'une loupe grossissant de trois à quatre diamètres, on verra qu'au lieu d'une simple ligne marginale, cette partie présente une surface distincte, qui, lorsqu'elle est *in situ*, répond au bord de la fenêtre ovale, et est séparée des faces interne et externe de la base par des bords bien définis. La surface circonférentielle de la base de l'étrier n'a pas partout la même largeur ; la partie la plus large a sa surface inclinée obliquement en arrière et en dehors ; elle mesure environ 0^{m},0007 à sa partie moyenne et se rétrécit graduellement pour devenir continue avec les surfaces supérieure et inférieure. L'extrémité antérieure de la surface n'est pas aussi large que l'extrémité postérieure et, au lieu d'être oblique, elle est légèrement arrondie. Les surfaces supérieure et inférieure de la base de l'étrier sont plus étroites que les portions antérieure et postérieure, et leur partie moyenne est la moins large. Quand on examine sur une pièce fraîche la surface circonférentielle de la base de l'étrier, on la trouve tout à fait lisse et recouverte d'une couche de cartilage très-délicate qui, lorsqu'on la touche avec un fin stylet, donne au doigt une sensation de mollesse. Ce cartilage se compose de corpuscules ovoïdes, ressemblant singulièrement à ceux du cartilage ordinaire, tout en étant beaucoup plus petits ; c'est aux deux extrémités que cette couche est le plus épaisse, et là on peut souvent en enlever des fragments, surtout chez les jeunes sujets, pour les soumettre à l'examen microscopique. La surface de la fenêtre ovale sur laquelle s'applique la base circonférentielle de l'étrier est plus large que celle de l'étrier ; sa surface postérieure ne répond pas complétement par sa direction à celle de cet osselet, mais regarde directement en avant, au lieu de se diriger obliquement en dedans et en avant, pour faire face à l'étrier qui, comme nous l'avons dit, s'incline en arrière et en dehors. La surface articulaire de la fenêtre ovale est lisse, d'apparence très-compacte, semble n'être revêtue aucunement de cartilage, et est limitée par deux crêtes bien définies. La circonférence de la base de l'étrier s'attache à celle de la fenêtre ovale au moyen de deux membranes ou ligaments. L'interne ou ligament vestibulaire va de la marge interne de la fenêtre ovale au bord interne de la circonférence de la base de l'étrier ; et le ligament externe s'étend de la marge externe de l'une au bord externe de l'autre. Ces deux ligaments laissent entre eux un espace que l'on peut appeler la cavité articulaire, puisqu'elle contient assez de fluide pour lubrifier les surfaces articulaires des os. Par l'action du muscle tenseur du tympan, la base de l'étrier se trouve poussée en dedans vers le vestibule, comme un piston dans son cylindre; puis aussitôt que le muscle cesse d'agir, les ligaments, que nous venons de décrire, par leur élasticité, ramènent en dehors la base de l'osselet.

II. *Mouvements de l'étrier.* — L'étrier est mû par deux muscles, le tenseur du tympan et le stapédius. Les anatomistes semblent s'accorder sur l'action du premier, qui est de pousser l'étrier directement en dedans du côté de la cavité vestibulaire, et l'opinion générale paraît admettre que le muscle de l'étrier est un simple congénère du tenseur du tympan. Ainsi M. Wharton Jones dit : « La première action de ce muscle (le stapédius) sera de presser la partie postérieure de la base de l'étrier contre la fenêtre vestibulaire. En même temps, la longue branche de l'enclume sera tirée en arrière et en dedans; et la tête du marteau se trouvant, par ce mouvement de l'enclume, poussée en avant et en dehors, son manche se portera en dedans et tendra ainsi la membrane du tympan. Breschet appelle le muscle de l'étrier un muscle *laxator* (de relâchement), mais j'ignore sur quelles raisons il s'appuie (1). » Les professeurs Todd et Bowman écrivent : « En contraction il « (le muscle stapédius) fixerait l'étrier en tirant en arrière le col « de cet osselet. Il comprime probablement le contenu du vesti- « bule (2). » Ellis dit qu'il concourt à retenir l'étrier appliqué à la fenêtre ovale (3). Müller écrit : « L'influence du muscle stapé- « dius dans l'audition est inconnue. — Le seul effet que l'on « puisse, selon moi, lui attribuer, serait de tendre la membrane « au moyen de laquelle la base de l'étrier s'unit avec le pourtour « de la fenêtre (4). »

La petitesse du muscle stapédius et le peu d'étendue de mouvement qu'il produit rendent assez difficile de déterminer de quelle manière ce muscle influence le contenu du vestibule. Comme le tendon du stapédius, dans son trajet en avant, passe légèrement en

(1) *Cyclopædia of Anatomy*, vol. II, p. 549.
(2) *Physiological Anatomy*, 1847. Part. III, p. 71.
(3) *Demonstrations of Anatomy*, p. 286.
(4) *Elements of Physiology*, par Baly, vol. II, p. 1264. 1842.

haut, on est en droit d'en inférer qu'il tire le col de l'étrier en arrière et légèrement en bas et qu'il produit une légère rotation de la base. Que ce mouvement rotatoire de l'étrier ait pour effet d'éloigner quelque peu la base de cet osselet de la cavité vestibulaire, c'est ce que démontre, suivant moi, l'expérience suivante. La cavité tympanique et le muscle stapédius étant mis à découvert, et l'étrier laissé *in situ,* faisons à l'aide de petites cisailles une section à travers le limaçon, dont une portion sera laissée en connexion avec le vestibule. La rampe vestibulaire de cette portion sera remplie de liquide jusqu'au bord de la section ; et ce fluide se continue naturellement avec la périlymphe de la cavité du vestibule. Les choses ainsi disposées, si l'on tire le muscle stapédius ou si l'on pousse doucement en arrière le col de l'étrier, on verra le liquide du sac mis à nu de la rampe vestibulaire se retirer légèrement et sa surface devenir concave ; mais à peine laisse-t-on l'étrier revenir à son point de repos que le liquide repasse dans la rampe du vestibule qu'il remplit, en prenant une surface convexe. Indépendamment de cette action sur le contenu vestibulaire, le muscle stapédius produit un léger relâchement de la M. T. Cet effet tient à ce que le col de l'étrier, dans le mouvement de rotation, se dirige en dehors aussi bien qu'en arrière, poussant ainsi doucement en dehors l'extrémité inférieure de l'enclume ; de cette façon, le corps de l'enclume s'incline en dedans, entraînant avec lui la tête du marteau et forçant le manche de cet osselet, et la M. T. d'aller en dehors. Il paraîtrait donc que le stapédius agit comme l'antagoniste direct du muscle tenseur du tympan ; le premier diminuant la tension du fluide labyrinthique, de la membrane de la fenêtre ronde et de la M. T. ; le dernier comprimant le liquide du labyrinthe et tendant les deux membranes. Cette interprétation se trouve corroborée par ce fait que le muscle de l'étrier est animé par un rameau du nerf facial, tandis que le tenseur du tympan reçoit un filet du ganglion otique (1). Aussi comme conclusion lo-

(1) Comme addition à la description qui précède, j'appellerai l'attention sur une monographie de l'oreille par Huschke, que j'ai déjà citée, et dans laquelle l'auteur est arrivé, à l'égard des fonctions du muscle stapédius, à des conclusions semblables aux miennes. Comme il est évident, d'après les passages des otologistes précédemment cités, que ces vues n'ont pas été acceptées, je n'ai pas eu de scrupule à rapporter mes recherches avec une certaine longueur. Voici les expressions de Huschke : « Pendant qu'il (le muscle stapédius) pousse l'extré-

gique, je dirai que la fonction du muscle tenseur du tympan est de protéger la M. T. et le labyrinthe contre l'influence fâcheuse des sons trop forts, tandis que le stapédius met ces parties dans une condition qui leur permet d'être impressionnées par les vibrations les plus délicates; il doit entrer en jeu dans l'action d'*écouter*. Il est des cas assez fréquents où ces deux muscles ne sauraient fonctionner rapidement et où ce retard entraîne des conséquences désagréables. Ainsi le bruit intense d'un coup de canon tiré tout à coup près d'une personne qui ne s'y attend pas, ne permettant pas au tenseur du tympan de se contracter à temps, détermine souvent des tintements ou des bourdonnements d'oreilles par suite de l'ébranlement probable des expansions du nerf auditif; ces sensations subjectives durent souvent de nombreuses années. Il n'est pas rare non plus de voir des cas dans lesquels la membrane muqueuse de la caisse est boursouflée et amène comme conséquence une grande dureté de l'ouïe. Beaucoup de malades ainsi affectés entendent parfaitement bien certains sons (la voix humaine par exemple) quand ils écoutent avec attention; mais, dès que la volonté cesse d'agir, la même voix, dans la même situation, cesse d'être perçue. Il semblerait que, dans ces cas, le muscle stapédius a à contrebalancer la pression exercée sur l'étrier par la membrane muqueuse épaissie. Les parents des jeunes sujets affectés de la sorte s'imaginent souvent que leurs enfants n'ont pas d'infirmité réelle, mais qu'ils manquent simplement d'attention; la réalité est que la faculté d'entendre certains

mité postérieure de la base de l'étrier sur la partie postérieure du pourtour de la fenêtre ovale, il élève l'extrémité antérieure de cet osselet et couvre la fenêtre. En même temps, la branche descendante de l'enclume, avec l'étrier, est tirée en arrière; par ce mouvement le corps de cet osselet porte le marteau en avant, et comme le manche de ce dernier repose sur la membrane tympanique, cette membrane se trouve relâchée. J'ai souvent observé ce mouvement du marteau quand je mouvais la longue branche de l'enclume dans la direction du tendon du muscle de l'étrier. Je considère donc ce muscle comme ralâchant le tympan et ouvrant le labyrinthe; c'est-à-dire, comme l'a déjà exposé Treviranus, qu'il est l'antagoniste du muscle tenseur du tympan. Ces deux muscles ont entre eux beaucoup d'analogie; tous deux décrivent un arc regardant en haut, passent sur une espèce de poulie et sont contenus dans un canal osseux; mais ils ont des fonctions aussi opposées; le stapédius se dirige d'arrière en avant; le tenseur du tympan d'avant en arrière; le premier reçoit son nerf du facial, le deuxième de la 5e paire. » *Encyclopédie anatomique*, tome V, p. 782, 783.

sons a cessé d'être involontaire pour ces malades et qu'elle n'entre en jeu que par un violent effort de la volonté.

Le muscle tenseur du tympan paraît avoir pour usage non pas seulement d'empêcher la M. T. et le labyrinthe d'être lésés par de trop fortes vibrations, mais encore de protéger ces organes contre la pression brusque et violente de l'air ou d'un corps étranger. Ainsi la M. T. offre une résistance considérable à la pression d'une substance étrangère, qui a été introduite lentement dans le conduit auditif; bien que le contact soudain et inattendu d'un corps semblable produise souvent une déchirure étendue de cette membrane. D'autre part, un coup violent porté sur l'oreille avec la paume de la main lèse rarement la M. T. quand la personne frappée s'y attendait; tandis qu'un coup léger, en comparaison, mais imprévu, produit souvent non-seulement l'ébranlement du labyrinthe nerveux et une sérieuse altération fonctionnelle, mais assez souvent des ruptures même de la M. T. (1).

Les observations qui précèdent indiquent que l'une des fonctions, au moins, des osselets et des muscles de la caisse et de la membrane du tympan est d'agir à la facon de l'iris dans l'œil, et de régler la quantité d'ondulations sonores qui doivent être transmises au labyrinthe. C'est une opinion qui a déjà été formulée, avec plus ou moins de précision, par certains auteurs. (Bichat, entre autres, note du traducteur.) M. Savart, dans le cours de ses recherches si intéressantes sur les fonctions de la M. T., est arrivé à une opinion analogue, bien qu'il ait omis d'indiquer la manière dont les muscles agissent sur le labyrinthe et la M. T. Il dit : « Les osselets ont encore pour fonction de modifier l'amplitude des « excursions des parties vibrantes des organes contenus dans le « labyrinthe (2). » M. C. Brooke, dans une leçon faite à l'Institu-

(1) Je puis rapporter un exemple de ce que j'ai avancé ci-dessus. Il concerne un médecin éminent de Londres qui, en jouant avec ses enfants, reçut un coup brusque et rapide de l'un d'eux qui alla donner de la tête contre l'oreille de son père. Depuis lors (l'accident date de quatre à cinq ans) il existe dans cette oreille un bourdonnement perpétuel. (Voir la 1re observation de surdité nerveuse.)

(2) *Recherches sur les usages de la membrane tympanique et de l'oreille externe*, par M. Félix Savart. Lu à l'Académie royale des Sciences, le 29 avril 1822. *Journal de Physiologie*, par F. Magendie, t. IV, p. 183.

tion royale, en 1843, dit : « Cet arrangement osseux peut être considéré comme remplissant dans l'oreille un office analogue à « celui de l'iris à l'égard des rayons lumineux ; savoir, celui de « régler la tension des divers tissus qui sont mis en vibration, « suivant la hauteur et l'intensité du son qui doit être transmis « aux fibres nerveuses du sens auditif. Cette opération s'effectue « par l'action combinée des muscles tenseur du tympan et stapé- « dius qui peuvent tendre le tympan, et un changement simul- « tané dans la position de l'étrier modifierait la tension du fluide « labyrinthique et par conséquent aussi la tension de la membrane « de la fenêtre ronde, qui s'interpose entre ce fluide et l'air de la « cavité tympanique (*Lancet*, 1843, p. 180). » Les professeurs Todd et Bowman disent qu'il y a « grande raison de supposer que le « muscle tenseur du tympan est analogue dans ses fontions à « l'iris, et qu'il est destiné à protéger l'organe contre les impres- « sions trop violentes. » (*Physiological anatomy*, part. III, p. 191.)

Le premier effet de la destruction de la M. T. donne du poids à l'opinion que nous défendons. M. Busk m'a donné les détails d'un cas dans lequel, pendant quelques jours après la destruction de la M. T., le malade était incapable d'endurer le sifflement d'un camarade couché dans un lit à côté ; et Cheselden rapporte « qu'a- « près avoir détruit sur un chien les deux M. T., l'animal éprou- « vait une grande horreur des bruits violents. » (*The anatomy of the human body*, 5e édition, 1740, p. 305.)

Observations pathologiques. — La M. T. peut se rompre de plusieurs manières. La plus commune est un coup donné sur l'oreille à l'improviste. Cet organe peut encore se déchirer sous l'action d'un corps étranger poussé sur lui, de sons très-forts, d'une chute, dans un effort violent pour se moucher, dans les secousses du vomissement. M. Wilde cite un cas dans lequel un gentleman se rompit la M. T., en s'introduisant le petit doigt dans le conduit auditif pour en chasser de l'eau qui y était entrée pendant qu'il se baignait.

Dans les cas de rupture simple, comme celle déterminée par un coup reçu à l'improviste sur l'oreille, les bords de l'orifice sont ordinairement en contact, il s'écoule à peine de sang ; et, grâce à une effusion de fibrine, la déchirure se cicatrise rapidement. Mais lorsque les lèvres de la plaie ne sont plus en contact, et que la membrane a été soumise à une grande violence, il peut en résulter une irritation très-vive, qui exige d'actives mesures antiphlogistiques. Les cas les plus graves proviennent de lésions dues à l'introduction de corps étrangers, parce qu'alors la couche dermoïde se trouve ordinairement comprise dans la maladie.

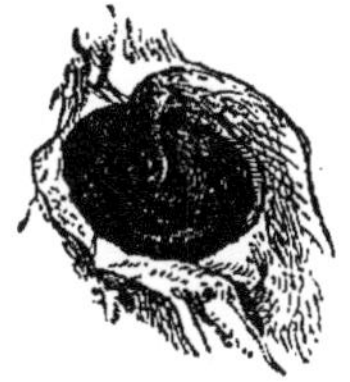

Fig. 72. — Ouverture située à la partie infre de la membrane gauche du tympan, produite par rupture.

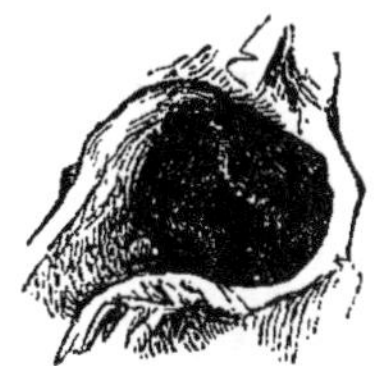

Fig. 73. — Ouverture située à la partie postre de la membrane droite du tympan, produite par rupture.

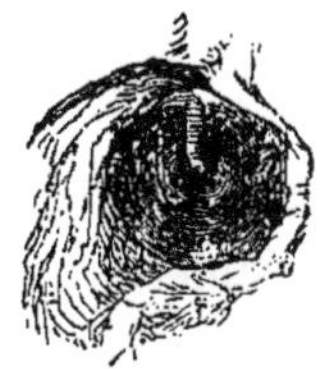

Fig. 74. — Ouverture de la membrane du tympan (un peu postérieure au manche du marteau et à peu près parallèle à toute la longueur de ce manche).

Dans les cas de rupture simple de la M. T. où il existe encore des symptômes inflammatoires, il est bon de se contenter d'introduire un tampon d'ouate dans le méat pour empêcher les bruits violents d'entretenir l'irritation de l'organe. L'inflammation est-elle considérable, on posera des sangsues au-dessous de l'oreille et au pourtour de l'orifice du conduit, et l'on fera des fumigations au bord même du méat. Si cette médication était insuffisante, on établirait une révulsion sur l'apophyse mastoïde.

Observation I. *Rupture de la M. T. produite par un soufflet inattendu sur l'oreille.* — Master G., 14 ans, me fut amené le 2 juin 1852, pour une sensation particulière qu'il éprouvait dans l'oreille gauche chaque fois qu'il se mouchait.

Historique. — Il y a 5 jours, comme il était tranquillement assis, son précepteur vint doucement derrière lui et lui appliqua brusquement et sans qu'il s'y attendît, un léger soufflet sur l'oreille gauche, qui détermina instantanément une douleur profonde dans cet organe. L'enfant, en se mouchant après cela, éprouva dans l'oreille un tintement et un clapotement ; puis il survint dans l'organe une douleur intermittente, et de fois à autres il s'échappait une ou deux gouttes de sang. L'inspection montra un petit orifice à la partie inférieure de la M. T., d'environ $0^m,002$ de diamètre, avec des bords blanchâtres (fig. 72). L'air traversait l'ouverture quand l'enfant soufflait doucement en se tenant le nez. La montre s'entendait à la distance de $0^{m},30$. Comme il y avait une légère douleur, je prescrivis l'application d'une sangsue au-dessous de l'oreille, le soir tous les deux jours. Le traitement fut continué pendant dix jours, au bout desquels la douleur avait disparu, l'orifice s'était fermé et l'ouïe s'était rétablie.

Observation II. *Rupture de la M. T. par suite d'un coup de traversin sur l'oreille.* — Master K., 14 ans, vu par moi en consultation avec M. Keal, le 20 décembre 1855, pour une sensation désagréable dans l'oreille gauche.

Historique. — Une semaine auparavant, dans une lutte à la pension, « à coups de traversin », il reçut un coup sur l'oreille gauche, qui lui causa de la douleur. Le matin, en se mouchant, l'enfant sentit l'air s'échapper par l'oreille, de telle sorte qu'il fut obligé de se placer le doigt sur le conduit auditif pour se moucher. L'examen de l'organe montra une déchirure de la M. T., allant de l'extrémité inférieure du marteau à la partie inférieure de la membrane. Les bords de la plaie étaient en contact, mais l'air passait à travers au plus léger effort. L'ouïe était normale. Fumigations à l'aide d'un liquide volatil sur un tampon de coton placé à l'orifice du méat. Douze jours après, les lèvres de la plaie paraissaient tuméfiées, et un petit caillot sanguin y adhérait; l'air passait du pharynx dans le tympan, mais il ne s'échappait plus à travers l'ouverture. Lorsque je revis le malade, quinze jours plus tard, l'orifice était fermé, mais la cicatrice restait.

Observation III. *Rupture de la M. T. en se mouchant avec force.* —Miss. S. A. N., 16 ans, me consulta le 5 février 1850 pour une douleur et un écoulement de l'oreille droite, accompagnés d'une double dysécée. Ses parents me disent qu'elle avait depuis longtemps l'habitude de se moucher très-violemment; c'est en agissant ainsi quatre ou cinq mois auparavant, qu'elle sentit comme quelque chose céder dans l'oreille droite; à partir de ce moment elle eut une otorrhée de ce côté. Chaque fois qu'elle se mouche, l'air sort de l'oreille droite avec un bruit fort et sifflant. L'examen de l'oreille droite montre la M. T. couverte de mucus; et, quand la malade se mouche, on voit l'air s'échapper du tympan à travers une fissure valvulaire à la partie postérieure de la membrane (fig. 73). La montre s'entend à la distance de $0^{m},05$. Comme traitement, sangsues au pourtour du méat, injections avec une faible solution d'extrait de saturne et légère vésication à la surface de l'apophyse mastoïde. Ce ne fut cependant que peu à peu que l'écoulement diminua et que se ferma l'orifice de la M. T. Celle-ci ne recouvra point son aspect naturel, la partie postérieure au marteau étant tombée en dedans vers le promontoire.

Observation IV. *Rupture de la M. T. par une petite branche; lésion de la corde du tympan.* — J. L. Esq., 19 ans, me consulta le 25 septembre 1856. Une semaine auparavant, étant à la chasse, il essayait de traverser une haie, lorsqu'en se tournant vivement pour ramasser un oiseau, une petite branche s'introduisit dans son conduit auditif droit et détermina aussitôt une douleur aiguë assez profondément; immédiatement il se produisit de la surdité et une légère hémorrhagie, qui s'est renouvelée chaque nuit, d'une manière insignifiante, depuis l'accident; au moment de la blessure il était encore survenu dans l'oreille une sensation de bourdonnement. La douleur cessa rapidement. L'examen du méat droit montre un peu de sang coagulé; ce produit enlevé à l'aide de la seringue, on découvre une rupture de la M. T., s'étendant dans la plus grande partie de son diamètre, légèrement postérieure et parallèle au manche du marteau (fig. 74).

Les bords de l'orifice sont rouges et tuméfiés. L'air passe à travers dans l'insufflation du tympan. La montre n'est entendue qu'au contact. Application d'une sangsue à l'orifice du méat; injections légèrement astringentes deux fois par jour. Le 4 octobre, l'ouverture est entièrement cicatrisée, les bourdonnements ont à peu près cessé, la distance de l'audition est de 0, 012. Ce malade est parti dans l'Inde; mais il a fait savoir que son ouïe s'était beaucoup améliorée.

Pendant les jours qui suivirent la rupture de la membrane dans le cas ci-dessus, le malade éprouvait du côté correspondant de la langue comme une sensation de frottement avec un corps froid; le goût de ce côté se trouvait aussi altéré. Cependant la langue avait son aspect et ses mouvements parfaitement normaux et sa sensibilité au toucher était la même des deux côtés.

Observation V. *Rupture de la M. T. produite par l'éclatement d'un fusil.* — W. L. Esq., 28 ans, me consulta en septembre 1856. Six jours avant, il était à la chasse, quand son fusil lui éclata dans les mains ; aussitôt surdité de l'oreille gauche, suivie au bout de quatre jours, d'une sécrétion abondante de caractère aqueux. Hier il survint une légère otalgie, et pendant deux ou trois jours, le malade entendait dans l'oreille gauche toutes les pulsations vasculaires.

L'examen montre le conduit auditif gauche rouge et contenant une sécrétion purulente ; la M. T., rouge aussi, présente une ouverture à la partie supérieure et postérieure, de forme ovalaire, d'environ $0^m,002$ de longueur sur à peu près $0^m,002$ de largeur, comme si une portion de la membrane avait disparu ; la muqueuse tympanique est rouge ; distance de l'audition $0^m,10$. Appliquer de temps en temps une sangsue au pourtour de l'orifice du méat ; nettoyer chaque jour l'oreille à l'aide d'injections ; plus tard, lotion de nitrate d'argent ($0^{gr},50$ p. 4 gram.) sur du coton, porté au moyen d'un stylet sur la surface de la membrane. L'ouverture se combla peu à peu, comme par suite d'un dépôt de fibrine sur les bords, qui restèrent pendant quelque temps plus épais que la portion environnante de la membrane ; au bout de six semaines, elle était complétement fermée et l'ouïe était parfaitement restaurée.

Dans ce cas, la membrane du tympan du côté droit était rompue avant l'explosion du fusil ; cet accident ne produisit aucun effet sur cette oreille.

Le tableau suivant donne l'état de la M. T. dans la dissection de 1013 oreilles malades :

Opaque	15
Vasculaire	7
Vasculaire et épaissie	3
Relâchée	4
Tendue	10
Tendue et atrophiée	2
Surface interne adhérente au promontoire par des fausses membranes	32
— — à l'enclume	9
— — à l'étrier	4
— — à l'étrier par des fausses membranes	11
— — à l'enclume	1
— — à tous les osselets	2
— — et au promontoire par des fausses membranes	6
Surface externe plus concave qu'à l'état normal	34
— — — et épaissie	4
— — — et opaque	2
— — — épaissie et opaque	1
— — — et ramollie	2
— — — et tendue	2

Très-concave extérieurement, et face interne en contact avec le promontoire........ 10
— et face interne unie au promontoire par des fausses membranes........ 13
— et surface interne tout entière en contact avec la paroi interne du tympan, la caisse étant oblitérée. 7
— et épaissie, et adhérente au promontoire........ 3
Hypertrophiée........ 66
— et résistante........ 5
— et blanche........ 12
— et ramollie........ 2
— et tendue........ 5
— et unie à l'enclume par des fausses membranes........ 1
— et vasculaire et unie à l'enclume par des fausses membranes........ 1
— et opaque........ 4
— tendue et congestionnée........ 2
Contenant des dépôts de matière calcaire........ 14
— des plaques cartilagineuses........ 2
Plane extérieurement........ 6
Plane, épaisse et blanche........ 4
Lamelle épidermoïde épaissie........ 8
— absente........ 5
Couche dermoïde très-vasculaire........ 1
— très-épaissie........ 4
— très-épaissie et vasculaire........ 3
— détachée des lamelles fibreuses........ 1
Lamelle fibreuse radiée absente, entièrement détruite par l'ulcération. 3
— absente par places........ 2
Lamelles dermoïdes et fibreuses absentes par places, suite évidente d'ulcération........ 3
Lamelles fibreuses radiée et circulaire détruites çà et là par l'ulcération........ 6
— entièrement détruites par l'ulcération........ 4
— entièrement détruites par l'ulcération, avec la couche muqueuse attachée au promontoire........ 2
— contenant des cellules pigmentaires........ 3
Couche muqueuse épaissie........ 2
Toutes les lamelles détruites par l'ulcération, excepté la couche épidermoïde........ 3
— excepté la couche muqueuse........ 2
— perforées........ 47
— absentes, évidemment sous l'influence de l'ulcération. 21
— perforées, la portion restante de la membrane adhérant au promontoire........ 9
— perforées et très-épaissies........ 1
— perforées, très-épaissies et concaves, et adhérentes en dedans au promontoire........ 2
— perforées par des tumeurs molluscoïdes........ 2
Partie supérieure de toutes les lamelles détachées de l'os........ 2
Le cartilage circulaire mis à nu........ 2

CHAPITRE XI.

Trompe d'Eustache.

Observations anatomiques. — Observations physiologiques. — Observations pathologiques. — Siége de l'obstruction de la trompe : — 1, l'orifice guttural; 2, l'orifice tympanique ; 3, la partie moyenne. — Causes de l'obstruction : — 1, épaississement de la membrane muqueuse; 2, relâchement de la membrane muqueuse. — (*a*) Obstruction de l'orifice guttural par suite de l'épaississement de la muqueuse. — Exploration de la trompe. — Otoscope. — Traitement. — Emploi du cathéter et de l'explorateur. — Excision des amygdales. — Observations. — (*b*) Obstruction de la trompe d'Eustache à son orifice guttural par suite du relâchement de la muqueuse. — Symptômes. — Traitement. — Observations. — (*c*) Obstruction de la trompe à l'orifice tympanique par suite de l'épaississement de la membrane muqueuse. — Symptômes. — Traitement. — Paracentèse de la membrane tympanique. — (*d*) Obstruction de la partie moyenne de la trompe, par du mucus, par un rétrécissement, par des fausses membranes.

Observations anatomiques. — La trompe d'Eustache s'étend de l'arrière-cavité des fosses nasales à la caisse du tympan et a une longueur d'environ $0^m,038$ et $0^m,05$. A son orifice guttural ce tube est évasé et dilatable, mais il se resserre bientôt au point d'admettre difficilement un stylet de moyenne grosseur. Sa direction à partir du tympan est oblique en bas, en dedans et en avant.

La trompe d'Eustache se compose de deux portions, l'une *osseuse*, l'autre *fibro-cartilagineuse ;* la portion osseuse s'étend de la cavité tympanique à la portion fibro-cartilagineuse ; elle a environ $0^m,018$ de longueur et un diamètre d'environ $0^m,002$; elle est tapissée d'une membrane fibro-muqueuse extrêmement mince, parfaitement semblable à celle qui revêt la caisse du tympan.

La portion fibro-cartilagineuse, comme son nom l'indique, se compose de cartilage et de tissu fibreux et a environ $0^m,025$ de longueur. Sa forme est conique ; le sommet du cône se continue avec la portion osseuse, tandis que la base s'étend dans la cavité pharyngienne sous forme d'un tubercule arrondi. A l'examen, on constate que l'extrémité arrondie de la portion cartilagineuse forme une lèvre supérieure et une lèvre inférieure; la première se projette légèrement en bas et constitue la paroi ou l'angle supérieur du tube ; l'autre se dirige légèrement en haut et forme l'angle inférieur. La membrane fibreuse qui compose la paroi externe de la trompe s'attache supérieurement et inférieurement aux deux lèvres en question, formant antérieurement un bord libre et s'insérant en arrière au bord antérieur de la partie externe de la portion osseuse. L'orifice guttural de la trompe, évasé en pavillon, a environ $0^{m},012$ de longueur; et sa partie moyenne peut être considérée comme étant de niveau avec le méat inférieur des fosses nasales.

L'usage de la trompe d'Eustache est de permettre l'entrée de l'air dans le tympan et la sortie du mucus de cette cavité ; mais le point important et qui réclame une attention spéciale, c'est de savoir si son orifice guttural reste toujours béant, de manière à établir une communication *constante* entre l'air de la caisse et celui de la cavité pharyngienne. Certains physiologistes sont de cet avis : Müller dit que le but de cette ouverture toujours béante est « d'éviter le caractère sourd que pourrait prendre le son par « suite de la résonnance de l'appareil ; » et il ajoute qu' « Henle « suppose que l'air des cavités de la bouche et du nez se développe « d'une manière semblable par l'intermédiaire de la trompe d'Eus- « tache pour augmenter par résonnance l'intensité des sons qui « entrent dans l'oreille par le méat externe (1). »

Le docteur Todd parle d'une fonction de la trompe qui serait « d'offrir une issue à la sortie des ondulations sonores qui ne vont « pas frapper la paroi labyrinthique du tympan (2). »

D'autres auteurs diffèrent dans une certaine mesure de l'opinion précédente et quelques physiologistes ne croient pas à l'état de béance constante de la trompe. Ainsi M. Wharton Jones dit : « Il « faut remarquer que la trompe d'Eustache n'est pas habituelle- « ment béante de manière à laisser l'air y entrer et en sortir li- « brement, mais au contraire que, dans l'état de repos, ses parois

(1) Muller's *Physiology*, traduit par Baly, vol. II, p. 1270-1273.

(2) *Cyclopædia of Anatomy and Physiology*, article « Hearing, » p. 576.

« sont rapprochées l'une de l'autre. Par cette disposition, qui « donne à la trompe d'Eustache la propriété d'une valvule faible, « ouvrant la voie dans un sens ou dans l'autre, le passage de l'air « ne peut pas se faire trop facilement (1). »

Hyrtl s'accorde avec M. W. Jones, voici ses expressions : « Les « parois de l'ouverture en forme de pavillon de la trompe sont dis- « posées pour s'accoler l'une à l'autre et former des adhérences « muqueuses, de telle sorte que, chacun peut facilement s'en con- « vaincre, un degré considérable de compression de l'air contenu « dans la bouche et le nez (au moyen des muscles de la joue, la « bouche étant fermée) est nécessaire pour pousser l'air dans la « cavité du tympan (2). »

Dans un mémoire lu à la Société royale en 1853, j'ai essayé de montrer que, dans l'état de repos, l'orifice guttural est toujours fermé ; que cet orifice s'ouvre par le moyen des muscles du palais et qu'il s'ouvre pendant l'acte de la déglutition. Dans ce mémoire, j'indiquais encore que chez l'homme et la plupart des mammifères, les muscles chargés de cet office sont le tenseur et l'élévateur du palais (péristaphylins externe et interne) que l'on sait depuis longtemps s'attacher à l'orifice de la trompe. Chez quelques mammifères, le tube s'ouvre par l'action du constricteur supérieur du pharynx, et chez les oiseaux, par celle des muscles ptérygoïdiens internes. Que la trompe soit habituellement fermée et que l'acte de la déglutition soit le moyen par lequel elle s'ouvre, c'est ce que prouvent les expériences suivantes : Distendez partiellement la cavité du tympan avec de l'air en faisant une expiration forcée, les narines étant fermées ainsi que la bouche, vous éprouverez dans la caisse une sensation de plénitude ou de pression, provenant de la pression de l'air contre la face interne de la M. T. ; et cette sensation ne disparaît pas aussitôt que la respiration reprend son cours naturel, mais elle persiste jusqu'au moment où vous exécutez des mouvements de déglutition, qui permettent à l'air de s'échapper. D'autre part, si vous fermez la bouche et le nez pendant l'acte de la déglutition, vous éprouvez dans les oreilles la même sensation ; c'est que, pendant cet acte,

(1) *Cyclopædia of Surgery*, p. 23, 1841.

(2) *Vergleichende Anatomie über das innere Gehörorgan des Menschen und der Saugthiere*, 1845, p. 51.

l'air qui est légèrement comprimé par les muscles du pharynx se précipite dans les cavités tympaniques; de même que dans la première expérience, le sentiment de distension ne disparaît qu'au moment où vous répétez les mouvements pour avaler, avec le nez et la bouche ouverts. Un troisième exemple, prouvant que les trompes s'ouvrent pendant l'acte de la déglutition et se ferment quand les muscles du pharynx reviennent à l'état de repos, se rencontre chez les personnes qui descendent dans la cloche de plongeur. C'est un phénomène bien connu que, pendant la descente, l'air comprimé qui remplit le méat externe produit une sensation de pesanteur et souvent de douleur en refoulant en dedans la M. T. Cependant cette sensation peut cesser immédiament, en exécutant les mouvements de déglutition au moyen desquels, l'air condensé peut pénétrer dans la caisse par l'intermédiaire des trompes et soutenir ainsi la face interne de la membrane. Encore une preuve de la pénétration de l'air dans la cavité tympanique durant la déglutition, les narines étant fermées, et de sa sortie, dans la répétition du même acte avec les narines ouvertes: cette preuve s'obtient par l'inspection de la M. T. sur un sujet vivant, pendant l'exécution des deux opérations; très-souvent vous verrez la M. T. poussée légèrement en dehors sous l'influence de la première opération et revenir à son état primitif sous celle de la seconde.

Muscles qui ouvrent la trompe d'Eustache. — Valsalva (1), dans son admirable traité de l'oreille humaine, paraît avoir été le premier anatomiste qui ait indiqué ce fait, que les muscles tenseur et élévateur du voile du palais prennent une de leurs origines sur la trompe d'Eustache; c'est lui qui leur donna le nom de muscles de la trompe d'Eustache; mais, d'après lui, la fonction de ces muscles était de tenir le tube constamment ouvert, dans la croyance où il était qu'« une fois la trompe fermée, l'ouïe se perdait aussitôt. »

Des anatomistes très-modernes ont décrit les muscles du voile du palais comme tirant leur origine de la trompe, sans leur attribuer la fonction d'ouvrir le tube et sans leur reconnaître aucune action sur lui.

(1) *De Aure humana Tractatus*, 1735.

Comme nous l'avons dit, les deux muscles chargés d'ouvrir le tube chez l'homme sont : le tenseur et l'élévateur du palais.

Le tenseur du palais (péristaphylin externe) s'insère dans la fossette située à la racine de l'aile ptérygoïde interne, sur l'os adjacent, sur la face externe de la lèvre cartilagineuse supérieure de la trompe d'Eustache et sur la membrane qui forme sa paroi externe; de ces divers points les fibres descendent le long de l'aile interne, forment un muscle plat qui contourne le crochet de cette aile, pour aller s'épanouir dans l'aponévrose du voile du palais et s'attacher à la crête d'insertion de l'os palatin.

L'élévateur du palais (péristaphylin interne) prend son origine à la face inférieure du rocher près de la pointe de cet os, et à la moitié externe de la face inférieure de la portion cartilagineuse de la trompe, puis les fibres descendent en contact avec la moitié interne de la surface inférieure de la trompe et vont s'insérer sur l'aponévrose du voile du palais, quelques-unes de ces fibres s'unissant avec celles du côté opposé.

L'action du muscle tenseur du palais, quand il se contracte, est de tirer légèrement en dehors et de tendre la membrane qui forme la paroi externe de la trompe ; l'action de l'élévateur est de tirer en bas et de tendre la paroi inférieure du tube ; de là la conclusion que l'action combinée de ces deux muscles est d'ouvrir la trompe en séparant la membrane qui forme sa paroi externe du cartilage qui constitue sa paroi interne.

Comme pendant l'acte de la déglutition les muscles tenseur et élévateur du palais se contractent, il est évident qu'à chaque répétition de cet acte, la trompe doit s'ouvrir ; de plus, comme il n'existe pas d'appareil pour maintenir béant l'orifice guttural du tube, ses lèvres doivent s'accoler et l'orifice doit se fermer dès que les muscles cessent leur action. Pendant les courts moments où les muscles péristaphylins entrent en jeu dans les mouvements de déglutition, l'air peut entrer dans la cavité tympanique ou en sortir, de façon à conserver toujours la même densité que l'air extérieur. Les raisons qui font que la trompe d'Eustache reste fermée, sauf pendant l'acte momentané de la déglutition, c'est : 1° qu'il importe que la caisse constitue généralement une cavité close, afin que les vibrations sonores qui y pénètrent puissent se concentrer sur la membrane de la fenêtre ronde, et 2° que, comme l'a spécialement indiqué le docteur Yago, les sons provenant du pharynx ne pénètrent pas dans la cavité tympanique (1).

Observations pathologiques. — Bien que d'après les remarques qui précèdent on ne puisse guère douter de la fermeture ordinaire de l'orifice guttural de la trompe d'Eustache, sauf pendant l'acte de déglutition, il est pourtant nécessaire à la perfection de l'ouïe que le tube soit perméable et qu'il se fasse un échange constant entre l'air de la cavité tympanique et l'air extérieur. La trompe devient-elle imperméable, l'air contenu dans le tympan, au moment de l'obstruction, disparaît graduellement. Cet air est-il résorbé ou traverse-t-il la M. T. par une sorte d'exosmose? c'est une question peu facile à résoudre ; mais, quelle qu'en soit la cause, après un temps variable, suivant les cas, de quelques heures à un jour ou deux, il n'y a point de doute que l'air de la caisse ne soit épuisé en partie. L'effet de cette raréfaction est d'augmenter la concavité de la face externe de la M. T., de pousser en dedans la chaîne des osselets, de comprimer le contenu labyrinthique et de produire un affaiblissement très-sérieux de la faculté auditive.

Voici les conditions morbides de la trompe d'Eustache constatées dans 1523 dissections :

(1) L'examen de l'orifice guttural de la trompe d'Eustache chez d'autres animaux corrobore les opinions que nous émettons ci-dessus. Chez les *mammifères*, l'orifice en question présente de grandes variétés au double point de vue de la structure et de la forme. Chez les animaux de la classe des *ruminants* que j'ai disséqués, on constate l'absence complète de cartilage à l'orifice de la trompe, et l'ouverture est protégée par un mince repli de membrane élastique ; il s'ouvre par l'action des muscles pharyngiens. Chez les *carnivores*, le cartilage est proéminent et forme une saillie arrondie et distincte. Chez les *rongeurs*, l'orifice consiste en une simple fissure de la membrane muqueuse du pharynx. Chez quelques *mammifères*, l'orifice s'ouvre sous l'action du constricteur supérieur du pharynx. Chez tous les *oiseaux* que j'ai pu examiner, la trompe d'Eustache se composait de deux parties distinctes, l'une membraneuse, l'autre osseuse ; aucun cartilage n'entrait dans leur composition. La partie membraneuse consiste en un sac commun aux deux oreilles, dont la partie supérieure reçoit les deux tubes osseux et dont l'extrémité inférieure s'ouvre dans l'arrière cavité des fosses nasales. Les muscles qui ouvrent la trompe d'Eustache chez l'oiseau sont les ptérygoïdiens internes ou plutôt de petits muscles distincts des ptérygoïdiens, mais qui leur sont accessoires. Le tube membraneux commun est situé entre les muscles ptérygoïdiens internes ; les surfaces latérales de ce tube sont en contact avec la surface interne de ces deux muscles ou de leurs accessoires et leur adhèrent intimement, de telle sorte que, lorsque les fibres sont tirées de la ligne médiane, les parois du tube se séparent et établissent une libre communication entre la cavité tympanique et le pharynx.

Contenant du mucus	10
— avec congestion de la membrane muqueuse	2
— avec épaississement de la membrane muqueuse	2
Membrane muqueuse congestionnée	5
Portion gutturale, membrane muqueuse rouge et ramollie	2
Fausses membranes unissant les parois	3
Rétrécissement de la portion osseuse	1
— de la portion cartilagineuse	2
Très-large	2

On peut classer de la manière suivante les causes de l'obstruction de la trompe d'Eustache :

1. A son *orifice guttural;* l'épaississement ou le relâchement de la membrane muqueuse.

2. A son *orifice tympanique;* l'épaississement de la membrane muqueuse, ou un dépôt de fibrine.

3. A sa *partie moyenne;* une collection de mucus, le rétrécissement des portions osseuse ou cartilagineuse ou des fausses membranes unissant les parois.

1. L'obstruction de la trompe, à l'orifice guttural, a lieu :

a. Par suite de l'*épaississement* de la membrane muqueuse;

b. Par suite du *relâchement* de la membrane muqueuse.

a. OBSTRUCTION DE L'ORIFICE GUTTURAL DÉTERMINÉE PAR L'ÉPAISSISSEMENT DE LA MEMBRANE MUQUEUSE.

Dans ces cas, il existe ordinairement une hypertrophie des amygdales ou un boursouflement de la membrane muqueuse du nez et du pharynx. L'obstruction se présente-t-elle chez un sujet jeune, la pituitaire est communément assez épaissie pour opposer une certaine résistance au passage de l'air et pour provoquer l'habitude de respirer par la bouche ; habitude qui se manifeste la nuit à un degré prononcé ; souvent le malade ronfle bruyamment.

L'examen de la gorge montre parfois les amygdales hypertrophiées et la muqueuse pharyngée plus épaisse qu'à l'état normal. Chez l'adulte on observe bien cette dernière condition, mais les amygdales s'affectent moins fréquemment. La surdité survient d'ordinaire assez rapidement, souvent à la suite d'un rhume, et, après avoir duré un certain temps, elle disparaît brusquement avec un fort craquement dans l'oreille. Cette amélioration survient souvent dans l'action de bâiller, de se gargariser ou de tout autre effort musculaire vigoureux du gosier ; mais elle a rarement une longue durée ; la période de mieux varie de quelques heures à une journée ; cette variation dépend probablement du temps qui s'écoule avant que l'air ait disparu de la cavité tympanique. L'intensité de l'ouïe tient à la quantité d'air contenu dans la caisse. Parfois il faut, pour se faire entendre du malade, lui parler fort et tout près de l'oreille ; d'autres fois une voix distincte est entendue à la distance de 2 à 3 mètres. Souvent les malades se plaignent d'une sensation de pesanteur ou de pression dans les oreilles qui s'étend fréquemment à la tête et y produit de la pesanteur et une grande dépression intellectuelle. Parfois ce dernier symptôme est très-marqué, mais il s'évanouit complétement avec la disparition de l'obstruction. Il peut tenir à la pression exercée sur le contenu du labyrinthe par le refoulement en dedans de la M. T. et des osselets. Un symptôme singulier se rencontre quelquefois dans cette affection ; je ne saurais en donner l'explication ; c'est une amélioration qui survient pendant la position momentanée de la tête sur l'oreiller ou dans l'action de tourner la tête en arrière. Souvent les malades éprouvent de l'irritation dans le méat externe ; le derme de ce conduit parfois se congestionne beaucoup et peut arriver à sécréter ; l'irritation est-elle encore plus considérable, un polype se forme et une abondante quantité de mucus est sécrétée. Lorsqu'un malade va consulter le médecin pour une obstruction de la trompe, coexistante avec un polype ou un écoulement sympathique du méat, la maladie réelle peut être méconnue et être prise pour une simple affection du conduit auditif ; il faut, pour éviter cette erreur, un examen très-attentif.

L'*inspection de la membrane du tympan* montrera cet organe très-concave, de couleur terne et plombée, d'un aspect vitreux anormal, le triangle lumineux plus étendu qu'à l'ordinaire. Tantôt la M. T. bombe en dedans au point d'approcher de l'étrier, que l'on peut voir distinctement par transparence ; tantôt cette membrane est un peu opaque et sa surface externe est inégale et irrégulière.

Exploration de la trompe d'Eustache. — Le mode d'exploration de la trompe est si important pour l'examen complet, qu'il demande à être traité en détail. Dans un mémoire lu à la Société médico-chirurgicale en 1853, j'ai indiqué un procédé simple pour s'assurer de la perméabilité de la trompe, procédé qui réussit généralement sans qu'on ait besoin de recourir au cathéter. Nous avons déjà montré que, dans les mouvements de déglutition, avec la bouche et le nez fermés, il s'introduit par les trompes une petite quantité d'air dans les cavités tympaniques ; opération qui s'accompagne d'un sentiment de plénitude dans les oreilles. L'entrée de l'air dans le tympan peut s'entendre distinctement à l'aide d'un tube élastique d'environ 0m,45 de longueur, dont les deux extrémités sont garnies d'un embout d'ivoire ou d'ébène ; c'est l'instrument que j'ai nommé otoscope. Une extrémité s'introduit dans l'oreille du malade, et l'autre dans celle du médecin, qui doit veiller à ce qu'aucune portion du tube ne soit en contact avec un corps voisin. Lorsque le malade avale un peu de salive, en fermant le nez et la bouche, si la trompe est perméable, au moment où il éprouve la sensation de plénitude dans l'oreille, le chirurgien entendra fort distinctement un faible bruit de craquement, produit évidemment par un léger mouvement de la M. T. Ce bruit de craquement est celui qu'on entend le plus souvent ; mais dans certains cas com-

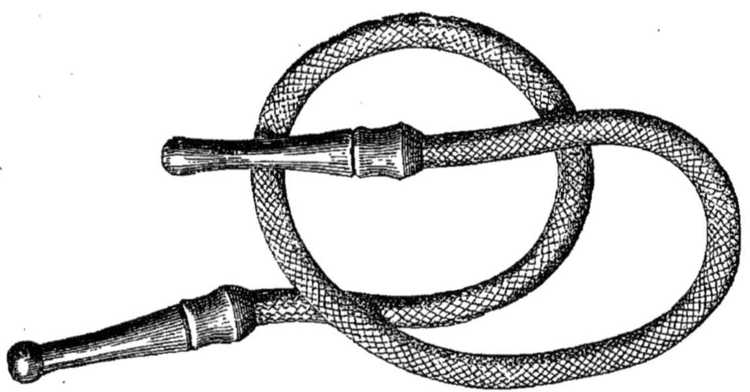

Fig. 75. — L'otoscope.

pliqués d'un épaississement de la muqueuse tympanique, on entendra à sa place un léger bruit de souffle. Dans un cas présumé d'obstruction de la trompe, l'otoscope ne permet-il d'entendre aucun bruit pendant les mouvements de déglutition, n'entend-on rien pendant l'expiration forcée, exécutée par le malade avec les narines et la bouche exactement fermées, — l'historique du cas, les symptômes et les apparences concordant d'ailleurs avec ceux attribués à l'obstruction du tube d'Eustache, — le chirurgien est, suivant moi, autorisé à affirmer que la trompe est obstruée et il n'a pas besoin de recourir à l'emploi du cathéter. Sans doute, dans bon nombre de cas, le malade n'arrive pas à pousser de l'air dans le tympan, bien que la perméabilité de la trompe soit démontrée par le témoignage de l'otoscope; cela peut dépendre d'une disposition particulière des lèvres de la trompe qui fait qu'elles s'appliquent l'une contre l'autre sous l'action de l'air comprimé. Il est d'autres cas où la trompe se montrera perméable sous l'influence de tentatives d'expiration forcée, bien que l'acte de la déglutition exécuté par le malade, avec les narines fermées, ne détermine l'apparition d'aucun bruit appréciable à l'otoscope; mais certes il est rare qu'une trompe perméable résiste en même temps à ces deux épreuves; j'en ai cependant rencontré des cas; mais comme l'historique, les apparences, les symptômes, tout concourait à prouver qu'il n'existait pas d'obstruction de la trompe, je ne jugeai pas nécessaire d'introduire le cathéter. Dans certains cas, on verra la M. T. se mouvoir pendant une tentative d'expiration, bien qu'on ne parvienne à entendre aucun bruit, aussi doit-on toujours demander au malade s'il perçoit quelque sensation dans les oreilles pendant qu'on fait les explorations que nous venons de décrire.

Le cathéter serait-il donc inutile comme moyen de diagnostic? Malgré le fréquent usage qu'en font les chirurgiens d'Allemagne et de France, je suis disposé à le croire. En observant avec attention les points établis ci-dessus, je suis d'avis qu'un cas d'obstruction de la trompe d'Eustache peut toujours être reconnu sans l'aide du cathéter. Quant à l'emploi de cet instrument comme agent curatif, j'en parlerai tout à l'heure.

Les autopsies démontrent que l'épaississement de la membrane muqueuse peut causer l'obstruction de l'orifice guttural de la trompe; sur le vivant, la démonstration s'obtient par la coexistence de l'hypertrophie de la membrane muqueuse en d'autres parties du pharynx, et par les résultats de la médication. Une opinion qui trouvait jadis assez de crédit parmi les médecins, c'est que les amygdales hypertrophiées pouvaient fermer les trompes par la pression qu'elles exerçaient sur elles. C'est une opinion évidemment erronée. Pour s'en convaincre, le chirurgien n'a qu'à remarquer les positions relatives de l'amygdale et du pavillon de la trompe; il constatera que la tonsille se trouve de $0^m,032$ à $0^m,038$ au-dessous de l'orifice de la trompe ; et qu'elle est située entre les muscles glosso-staphylin et pharyngo-staphylin, ce dernier la séparant complétement de la trompe d'Eustache ; il verra en outre que ce tube est situé près de la base du crâne, contre l'apophyse basilaire de l'occipital et qu'il est entouré des muscles tenseur et élévateur du palais dont la fonction, comme nous l'avons déjà montré, est d'ouvrir la trompe.

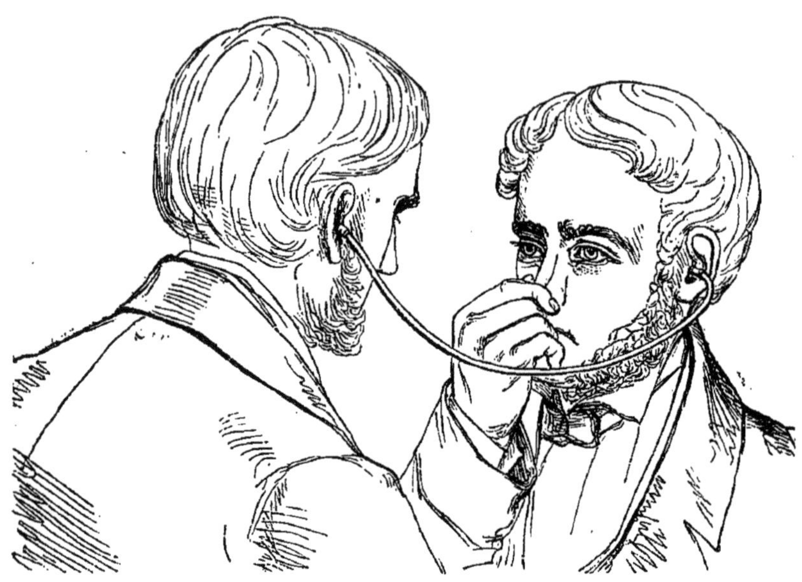

Fig. 76. — Chirurgien manœuvrant l'otoscope.

Des examens répétés m'ont convaincu que l'hypertrophie de l'amygdale la plus considérable qu'on puisse voir, ne lui permet pas d'atteindre l'orifice guttural ; car, en même temps que la tonsille, le muscle pharyngo-staphylin s'hypertrophie aussi et sépare complétement les deux organes. Il y a plus, dans les cas de développement de l'amygdale le plus considérable qu'il m'ait été donné d'observer, il n'existait pas de surdité ; c'est un fait que d'autres médecins ont dû constater comme moi. Souvent dans les cas d'obstruction de la trompe d'un seul côté, j'ai vu l'amygdale du côté sourd comparativement petite ; tandis que du côté opposé, où il n'existait aucun affaiblissement de l'ouïe, la tonsille était volumineuse. Sans doute, l'obstruction due à l'hypertrophie de la membrane muqueuse de l'orifice guttural de la trompe d'Eustache peut coexister avec des amygdales hypertrophiées ; mais il ne faudrait pas confondre la simple coexistence des deux affections avec la relation de cause à effet.

TRAITEMENT DE L'OBSTRUCTION DE L'ORIFICE GUTTURAL DE LA TROMPE PAR SUITE DE L'ÉPAISSISSEMENT DE LA MEMBRANE MUQUEUSE.

Les cas de ce genre, non compliqués de quelque affection de la caisse, cèdent ordinairement à l'emploi de médicaments généraux, d'applications locales, sans toucher à l'oreille externe. L'objet auquel on doit tendre est de diminuer la congestion et l'hypertrophie de la membrane muqueuse qui entoure l'orifice de la trompe, de manière à permettre aux muscles chargés de l'ouvrir de reprendre l'exercice de leurs fonctions ; il faut, pour y parvenir, souvent beaucoup de patience et de persévérance, c'est incontestable : car, chez beaucoup de sujets strumeux, surtout dans le jeune âge, la tendance à la congestion et aux engorgements est très-considérable.

Traitement général. — Les plus efficaces des moyens généraux sont les exercices actifs et répétés en plein air, et des vêtements chauds. On fera porter de la flanelle sur la peau. Chez les jeunes gens, le gilet de flanelle allant du cou au bas des côtes, n'est pas suffisant ; par les temps froids, le devant de la poitrine, partie plus à découvert, sera protégé par une petite pièce de flanelle supplémentaire suspendue au cou. Il ne faut pas entourer la gorge de foulards, de cache-nez, de boas, etc., tout cela ne peut qu'affaiblir la partie, en l'échauffant pendant quelque temps, puis, une fois enlevé, en la laissant exposée souvent à un air plus froid dans l'intérieur de l'appartement qu'au dehors, et amenant ainsi un relâchement de la membrane muqueuse. Les personnes qui ne portent qu'une simple cravate à l'intérieur ne doivent rien y ajouter pour sortir ; et chez les enfants à qui on laisse la gorge découverte dans la maison, une petite cravate de soie nouée d'une manière lâche est tout ce qu'il faut au dehors. Si j'insiste sur ces particularités, c'est que l'expérience m'a convaincu souvent de leur grande importance.

Chaque jour la surface du corps sera épongée ou frottée avec une serviette rude, trempée dans l'eau froide et tordue ensuite. Comme les enfants atteints de l'affection dont nous nous occupons ont ordinairement la circulation languissante et manquent d'énergie nerveuse, la serviette mouillée paraît avoir un double avantage. Servez-vous d'une serviette très-rude et ne frottez qu'une partie du corps à la fois. La peau, surtout au cou, à la gorge, à l'épine dorsale, doit être amenée au rouge vif. Ces frictions peuvent se faire le matin ou le soir, mais une seule fois par jour suffit. Le malade est-il assez délicat pour ne pouvoir pas supporter le léger saisissement que provoque la serviette froide, on peut se servir d'eau tiède. En addition à ces frictions et même pour les remplacer, surtout chez les jeunes gens de 14 à 16 ans qui pourraient ne pas se prêter à leur bonne exécution, on peut recourir aux bains ordinaires à l'eau tiède ou froide. Quand les bains de mer sont possibles, il ne faut pas les négliger; mais dans tous les cas d'immersion complète, il est bon de porter un bonnet de toile cirée, pour maintenir la tête sèche; ce n'est pas que l'eau soit nuisible pour la tête, c'est à cause de la difficulté de sécher les cheveux d'une manière parfaite, et que souvent l'évaporation lente de l'eau qu'ils contiennent est évidemment dangereuse. Les bains froids de rivière ne sont aucunement nuisibles dans la saison chaude. Dans le traitement des cas qui nous occupent, on ne saurait insister trop fortement sur la nécessité des exercices à l'air libre et des bains froids. J'ai vu ces moyens triompher des cas les plus rebelles, d'obstruction de l'orifice guttural de la trompe, alors que tous les remèdes locaux, que tous les médicaments n'avaient eu qu'une utilité médiocre ou un avantage temporaire. Il faut veiller aussi au régime du malade ; on évitera la pâtisserie, les sucreries, les corps gras, etc.; on peut donner un peu de végétaux; l'alimentation principale se composera de pain, surtout de celui qui renferme du son, de viande, et de légers pouddings, comme les gâteaux de riz, de sagou, etc. Les enfants ne seront pas poussés dans leurs études, ils se coucheront de bonne heure; on aura soin de bien aérer et bien ventiler les pièces où ils couchent (c'est une bonne méthode d'en laisser la porte entre-bâillée, pendant toute la nuit) ; enfin, il importe par-dessus tout, de veiller à ce qu'ils tiennent la tête hors des couvertures du lit.

Pour triompher de l'habitude fort générale qu'ont les malades de respirer par la bouche, et par laquelle l'air froid entretient une irritation constante sur la membrane muqueuse du pharynx, on leur conseillera de s'asseoir tranquillement pendant un certain temps chaque jour et de prendre l'habitude de respirer par le nez. Bien que cela puisse d'abord paraître difficile, la membrane muqueuse ne tardera pas à céder et l'air passera librement (1).

Médicaments. — Tous les médicaments capables de donner du ton à l'économie peuvent être employés tour à tour. L'huile de foie de morue, le fer sous ses formes variées, l'iodure de fer, l'iodure de potassium, la créosote, les acides minéraux et les amers végétaux, seront trouvés avantageux.

Traitement local. — De toutes les applications locales la plus efficace c'est, sans aucun doute, le nitrate d'argent, que l'on peut généralement employer sous la forme solide. MM. Weiss m'ont fabriqué un porte-caustique dont l'extrémité peut se plier à un angle tel, que le caustique peut être porté derrière le voile du palais et appliqué sur la membrane muqueuse de l'orifice de la trompe aussi bien que sur la muqueuse pharyngienne. Les amygdales sont-elles tuméfiées, on en badigeonnera la surface avec le crayon de nitrate d'argent, environ une fois par semaine ; de même pour la membrane muqueuse du pharynx ; l'action du caustique produira une irritation considérable et une abondante sécrétion de mucus. On prescrira aussi des gargarismes stimulants ; il y a avantage à les composer d'un mélange d'acides et d'astringents. L'eau froide ou glacée a souvent de l'utilité ; pour s'assurer de l'arrivée de l'eau froide sur les orifices des trompes, aussi bien que pour améliorer la condition de la muqueuse nasale, le malade peut aspirer l'eau par le nez et la faire revenir par la bouche. Existe-t-il une congestion considérable de la membrane muqueuse du gosier, on appliquera sur la région amygdalienne une sangsue ou deux, un liniment stimulant, ou un papier vésicant.

Emploi du cathéter. — Autrefois, et même encore maintenant, certains chirurgiens avaient l'habitude de répéter le cathétérisme de la trompe dans les cas d'obstruction de ce tube. Or, quel est l'effet de cette opération ? Si la membrane muqueuse n'est pas

(1) Il y a déjà bien des années que j'ai indiqué la composition du tissu érectile spéciale à la muqueuse nasale, non-seulement chez l'homme, mais chez le plus grand nombre des mammifères ; ce tissu fait de la muqueuse un « respirator » naturel très-efficace.

très-boursouflée, l'air est insufflé dans la caisse du tympan, et l'ouïe est améliorée. Mais à peine le cathéter est-il retiré que la trompe se ferme de nouveau, et ses muscles n'ont pas la faculté de la rouvrir; cependant l'air introduit dans la cavité tympanique ne tarde pas à disparaître, et la surdité revient. Le malade vient demander à être soulagé de nouveau par le même procédé, le résultat est le même; en effet, si on laisse la muqueuse dans le même état, il n'y a pas à espérer de guérison permanente; au contraire, l'emploi répété du cathéter tend plutôt à augmenter qu'à diminuer la congestion de la membrane. Cependant, dans certaines circonstances, le cathéter a une grande valeur. La méthode judicieuse est de commencer d'abord par la médication décrite ci-dessus afin de réduire l'hypertrophie de la muqueuse, ce qui, dans la majorité des cas, amènera la guérison. Après dix ou quinze jours de ce traitement, si l'on ne constate aucune amélioration, on peut introduire le cathéter et s'en servir pour insuffler de l'air dans la caisse du tympan; cette opération peut parfois faciliter la guérison en enlevant le mucus de la trompe ou en dégageant les lèvres de l'orifice guttural. Toutefois, on laissera passer plusieurs jours avant de répéter l'opération, s'il était nécessaire de la renouveler, ce qui est rare.

Manière d'appliquer le cathéter. — Nous avons déjà dit que l'orifice de la trompe est postérieur et externe à l'ouverture postérieure du méat inférieur du nez. Le cathéter dont je me sers n'a pas tout à fait le diamètre d'une plume ordinaire de corbeau; de plus, comme la partie extérieure de la trompe d'Eustache est ovale, j'ai dans ces derniers temps songé à donner à l'extrémité du cathéter une forme semblable. L'extrémité de l'instrument que doit tenir le chirurgien doit être un peu plus volumineuse que celle destinée à pénétrer dans la trompe, afin de pouvoir recevoir le bout de l'*explorateur*, ou le bec d'une seringue. Cette extrémité porte un anneau sur le côté opposé à la concavité du bout recourbé; le chirurgien la tiendra de la main droite, puis, le malade étant assis sur un siége en face de lui, il introduira l'instrument dans la narine, la pointe en bas et le glissera en arrière le long de la cloison du nez, jusqu'à ce que l'extrémité recourbée atteigne l'arrière-cavité des fosses nasales, là on poussera l'instrument contre la membrane muqueuse de la partie postérieure du pharynx. Puis on le ramènera légèrement en avant et par un mouvement de rotation en dehors, on relèvera l'extrémité du cathéter en haut de manière à l'engager dans l'orifice de la trompe, que l'on peut sentir distinctement et qui s'opposera à toute nouvelle rotation de l'instrument. Il ne restera plus qu'à pousser doucement le cathéter en dehors et en arrière quand on aura conscience qu'il est embrassé par la trompe. Maintenant il s'agit de maintenir la sonde en place ; on a employé dans ce but un bandage frontal, avec des pinces à fixation ; mais on peut s'en dispenser dans tous les cas ordinaires ; la main gauche suffit parfaitement. Le chirurgien, tenant la sonde légèrement, pour ne pas causer de douleur au malade (ce que l'on ne peut éviter avec le bandeau frontal), introduit dans l'extrémité dilatée de l'instrument le petit bout de l'explorateur ou de la seringue. L'*explorateur*, qui, entre mes mains, a complétement remplacé l'emploi de la machine à air comprimé, se compose d'un tube élastique, d'environ 0m,45 de longueur ; une des extrémités est munie d'un embout d'ivoire destiné à s'introduire dans la bouche de l'opérateur et creusé d'un ou deux sillons profonds pour recevoir les dents incisives qui assureront la solidité de l'instrument, tandis que l'autre extrémité porte un petit ajutage métallique qui s'adapte exactement à l'intérieur du bout du cathéter.

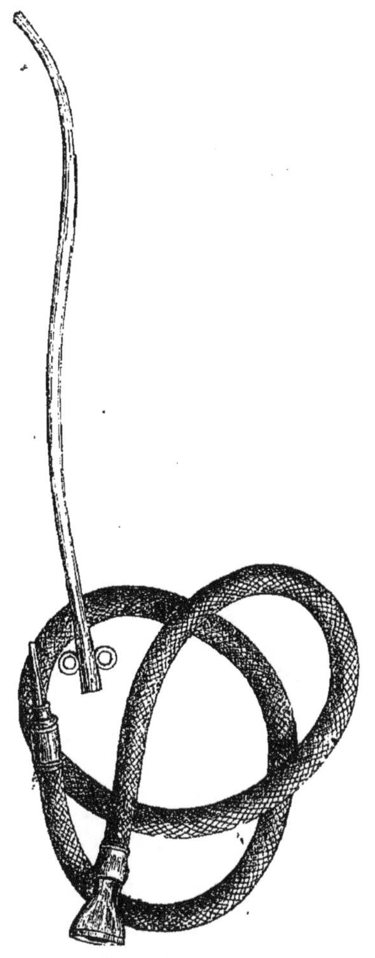

Fig. 77. — Tube explorateur, avec le cathéter de la trompe d'Eustache auquel il s'adapte.

La sonde ayant été convenablement introduite dans la trompe, et se trouvant maintenue par la main gauche du chirurgien, une extrémité de l'explorateur est placée dans la bouche de ce dernier et l'autre dans le cathéter, cette dernière est maintenue aussi par la main gauche de l'opérateur. De la main droite, laissée libre, le chirurgien saisit alors l'*otoscope* et en introduit un bout dans l'oreille du malade, qui peut le maintenir lui-même en position, l'opérateur plaçant et maintenant l'autre bout dans sa propre oreille ; on peut d'ailleurs donner à l'otoscope assez de légèreté pour lui permettre de rester en position sans être tenu, ce qui rend la liberté à la main droite du chirurgien.

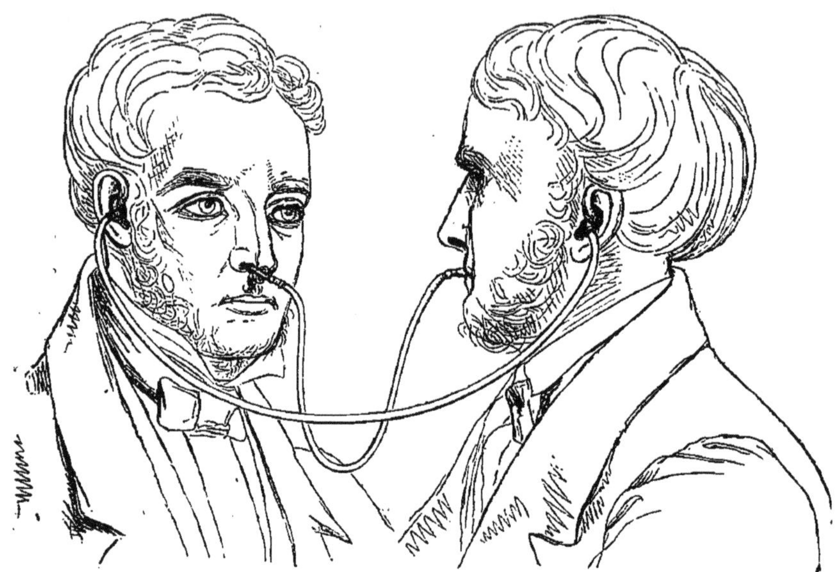

Fig. 78. — Chirurgien manœuvrant le cathéter de la trompe d'Eustache et l'explorateur.

Ce dernier souffle alors doucement dans l'explorateur et écoute en même temps à travers l'otoscope pour s'assurer si l'air pénètre dans l'oreille, et, dans le cas de pénétration, pour reconnaître la nature des bruits qu'il perçoit. Lorsque la caisse tympanique n'est pas obstruée par du mucus, on entend un courant d'air frapper la face interne de la M. T. ; mais, quand il existe des mucosités, il se produit un gargouillement caractéristique ; la muqueuse tympanique est-elle boursouflée, on perçoit un bruit spécial de murmure ou un son criard. Il serait peu judicieux de souffler avec force dans l'oreille ; il vaut mieux faire successivement de légères bouffées, en écoutant attentivement pendant la durée de chacune d'elles, pour découvrir l'espèce de bruit qui peut se produire dans le tympan. Parfois l'air ne pénètre point ; la muqueuse est trop épaisse pour le laisser passer ; dans ces circonstances, il serait peu prudent d'essayer d'insuffler la caisse avec force. De graves désordres ont été souvent le résultat de cette manœuvre ; la membrane muqueuse ayant été déchirée, l'air, par sa pénétration dans le tissu sous-muqueux, a provoqué un emphysème étendu. On a vu même des conséquences plus fâcheuses ; la mort instantanée, due peut-être à l'irruption de l'air dans le labyrinthe, à travers une rupture de la membrane de la fenêtre ronde ; la mort subite pourrait s'expliquer alors par l'ébranlement du système nerveux. Il n'y a rien d'étonnant que la pénétration de l'air dans le labyrinthe puisse causer la mort, quand on voit la simple distension forcée du tympan, à la suite de l'action répétée de se moucher, déterminer des vertiges par la compression labyrinthique.

Excision des amygdales. — Dans l'opinion où l'on était, que l'amygdale hypertrophiée allait presser contre l'orifice guttural de la trompe et le fermait, on a eu pendant longtemps l'habitude d'enlever les amygdales en totalité ou en partie pour guérir la surdité. Bien que la tonsille, aussi tuméfiée que possible, ne puisse, comme nous l'avons montré, déterminer l'occlusion de la trompe, cependant son excision partielle, dans les cas d'*hypertrophie considérable*, est quelquefois utile, en diminuant la congestion de la membrane muqueuse à l'orifice de la trompe ; l'opération a peut-être cet autre avantage de permettre aux muscles de la trompe d'agir plus librement. Mais elle est rarement nécessaire, et la meilleure règle de conduite est de ne jamais exciser une portion de l'amygdale, organe qui paraît avoir des fonctions importantes et indépendantes de la partie où il est situé, à moins qu'elle ne nuise évidemment à l'état général du malade, ou que l'obstruction de la trompe n'ait résisté à l'ensemble des moyens indiqués ci-dessus.

Observations d'obstruction de la trompe par l'épaississement de la muqueuse a son orifice guttural.

Observation I. — Master M. J., 15 ans, fut amené à ma consultation, le 4 décembre 1852, pour un affaiblissement très-considérable de l'ouïe, des deux côtés. Santé passable, cependant le malade est pâle. Il y a un an environ, à la suite d'un mauvais rhume, son ouïe est devenue dure ; depuis lors il n'entend que lorsqu'on lui parle à voix forte, à la distance de 1 à 2 mètres. A éprouvé de temps en temps la sensation de quelque chose qui se crevait dans les oreilles, sensation qui était suivie d'une amélioration légère et momentanée.

L'*examen* montre la membrane muqueuse du pharynx très-rouge et très-épaissie, avec les deux tonsilles légèrement tuméfiées.

Oreille droite. — La montre ne s'entend qu'au contact ; la M. T. est opaque, de couleur plombée ; sa concavité externe est exagérée ; au lieu du triangle lumineux ordinaire, on distingue nettement deux taches brillantes, attestant que la membrane a perdu la régularité de surface qui lui est ordinaire. L'exploration avec l'*otoscope,* pendant que le malade exécute des mouvements de déglutition, avec la bouche et le nez fermés, et pendant qu'il fait des efforts pour s'insuffler le tympan, ne permet d'entendre aucun bruit.

Oreille gauche. — Fort semblable à l'autre ; cependant la montre est entendue à $0^{m},05$ de l'oreille. Convaincu d'après l'historique du cas, les symptômes, l'état du pharynx, l'aspect de l'oreille et les résultats négatifs donnés par l'otoscope, que la trompe d'Eustache était obstruée à son orifice guttural, d'autant plus qu'il n'y avait aucune indication de maladie du tympan pouvant faire supposer que l'orifice correspondant était affecté, je ne recourus point au cathéter, mais j'appliquai immédiatement une solution de nitrate d'argent sur la membrane muqueuse du pharynx et aux orifices des trompes. Je donnai tous les jours à l'intérieur $0^{gr},15$ de sulfate de fer mélangés avec $0^{gr},50$ de sulfate de magnésie, et je fis entretenir une légère contre-irritation sur la région amygdalienne. Je ne m'adressai pas au cathéter comme moyen curatif, parce qu'il était évident que l'hypertrophie de la membrane muqueuse était venue lentement et qu'il n'était pas probable que l'amélioration eût une allure plus rapide. Le premier effet du traitement fut une légère amélioration de l'ouïe, malgré l'imperméabilité persistante de la trompe ; ce bénéfice dépendait probablement de la diminution de la congestion de la muqueuse tympanique. Vers la fin de janvier, l'ouïe s'était grandement améliorée du côté droit ; et au milieu de février, l'air passait librement à travers les trompes, pendant l'acte de la déglutition, et le malade entendait parfaitement.

Observation II. *Obstruction de l'orifice guttural datant de deux mois.* — W. W., Esq., 52 ans, fort et de bonne santé, me consulta le 26 juillet 1853. Il raconte qu'il y a deux mois, à la suite d'un mauvais rhume, il devint peu à peu sourd des deux oreilles, au point d'être obligé de prier les personnes de lui parler fort à la distance d'un mètre. Le 24, après un bâillement, il sentit tout à coup un craquement dans l'oreille gauche, et aussitôt l'ouïe s'éclaircit ; mais l'amélioration ne dura qu'un jour, et la surdité revint peu à peu. Dans l'intervalle des dix dernières années, il avait eu trois attaques semblables, mais ordinairement l'ouïe revenait au bout d'un mois environ, à la suite d'un bruit de craquement dans les oreilles. De temps en temps, il éprouvait beaucoup d'amélioration dans l'oreille droite en renversant la tête en arrière.

A l'*examen*, je trouve la membrane muqueuse pharyngienne rouge et hypertrophiée.

Oreille droite. — Distance de l'audition, 0^{m},075 ; conduit auditif rouge et hypertrophié ; M. T. plus concave qu'à l'état normal, surface inégale, et, au lieu d'un seul triangle lumineux, on voit deux petites taches brillantes.

Trompe d'Eustache. — L'exploration à l'aide de l'otoscope ne fait constater aucune pénétration d'air dans la caisse pendant l'acte de la déglutition pas plus que dans les tentatives d'expiration forcée, avec les narines fermées.

Oreille gauche. — La montre ne s'entend qu'au contact ; M. T. comme celle du côté opposé ; on aperçoit par transparence la longue branche de l'enclume. Trompe imperméable.

L'emploi de gargarismes astringents et d'un liniment sur les oreilles et la région tonsillaire amena une guérison complète dans l'espace de quinze jours.

Observation III. *Obstruction de l'orifice guttural; catarrhe du conduit auditif ; amygdales très-volumineuses ; guérison sans excision.* — Master B., 16 ans, amené à ma consultation en avril 1850. La santé générale n'est pas très-bonne ; sujet aux engorgements glandulaires.

Historique. — L'oreille droite a toujours été un peu dure ; depuis deux ou trois ans elle est devenue pire. Dernièrement l'oreille gauche est elle-même devenue assez dure pour qu'il faille parler distinctement au malade à un mètre de distance. A eu plusieurs attaques d'otalgie, à la suite desquelles, de même qu'après un rhume, la surdité s'aggravait. A eu, à diverses reprises, un écoulement des deux oreilles, et il y éprouve des bourdonnements. En dormant, il ronfle bruyamment et respire toujours par le nez. A entendu parfois un bruit de craquement dans les oreilles, suivi d'une amélioration temporaire.

L'*examen* montre les amygdales hypertrophiées au point de se toucher presque sur la ligne médiane ; en même temps, la muqueuse du pharynx et du nez est beaucoup plus épaisse qu'à l'état normal.

Oreille droite. — Distance de l'audition, $0^m,012$; M. T. concave ; triangle lumineux un peu terne ; trompe d'Eustache imperméable.

Oreille gauche. — Distance de l'audition, $0^m,05$; triangle lumineux de la M. T. subdivisé ; trompe obstruée.

Comme les tonsilles, dans ce cas, étaient beaucoup plus volumineuses qu'à l'état normal, qu'elles gênaient évidemment la respiration du malade, et qu'elles étaient peut-être nuisibles à sa santé, je pensai que l'excision d'une portion de l'une d'elles ou des deux produirait quelque avantage ; mais les parents firent tant d'opposition que je ne fis pas cette opération.

Le *traitement* consista dans l'application du crayon de nitrate d'argent sur la muqueuse pharyngienne et dans l'emploi de gargarismes astringents, avec une révulsion sur les oreilles et la région tonsillaire. — Administration de médicaments toniques ; régime convenable et exercices répétés en plein air. Le 21 août, un craquement se fit entendre dans l'oreille gauche, suivi d'une ouïe parfaite mais de courte durée. A dater de ce jour, une succession de craquements se fit entendre dans chacune des oreilles, et enfin, l'ouïe revint complétement et demeura parfaite, sauf pendant un rhume, dont toutefois les effets disparurent promptement.

OBSERVATION IV. *Obstruction de l'orifice guttural ; polype du méat externe ; extirpation ; guérison.* — M. H. W., Esq., 19 ans, m'est adressé par M. White Cooper, en février 1854, pour un affaiblissement considérable de l'ouïe, avec écoulement de l'oreille droite. La santé n'est pas très-bonne, et il est sujet aux engorgements des glandes cervicales.

Historique. — Il y a deux ans, il s'aperçut qu'il devenait graduellement dur d'oreilles. L'infirmité durait depuis quelques mois, accompagnée d'un sentiment de plénitude dans les oreilles, lorsqu'il survint une otorrhée du côté droit, dont la quantité s'est accrue considérablement dans ces derniers temps.

L'*examen* montre la muqueuse pharyngienne rouge et tuméfiée.

Oreille droite. — La montre ne s'entend qu'au contact; un polype framboisé, de la grosseur d'un petit pois, remplit le méat, tout près de la M. T.

Oreille gauche. — Distance de l'audition, $0^{m},15$; M. T. opaque et calcaire par places. Les deux trompes sont imperméables.

Le *traitement* consista dans l'excision du polype à l'aide de la pince à anneaux-levier; on put voir alors la M. T.; elle était blanche. Emploi de gargarismes astringents et acides; légère révulsion sur les oreilles et la région tonsillaire; toniques à l'intérieur; frictions journalières à l'eau froide. Au bout d'une semaine, un craquement se fit entendre dans l'oreille droite, suivi immédiatement d'une amélioration considérable de l'ouïe; puis un autre craquement eut lieu dans l'oreille gauche; restauration parfaite de l'ouïe. L'écoulement disparut aussi complétement. Je revis le malade plusieurs mois après, l'ouïe était parfaite; l'otorrhée n'avait pas reparu.

J'ai dit que l'on a rarement besoin de recourir au cathéter, parce que généralement l'état de la membrane muqueuse s'améliore très-bien sous l'influence des autres médications. Cependant voici un cas où, par suite d'une complication, le cathéter fut utile.

OBSERVATION V. *Imperméabilité de la trompe par suite de l'hypertrophie de la membrane muqueuse de l'orifice guttural; fissure du palais; emploi avantageux du cathéter.* — D. P., médecin, 43 ans, me consulta, en 1853, pour sa surdité.

Historique. — Il y a plusieurs années, a eu une maladie du palais qui se termina par la perte d'une portion considérable des apophyses palatines des maxillaires supérieurs et des os palatins et provoqua une large fissure. Depuis deux ou trois ans, a eu plusieurs attaques de surdité, complication de rhumes, et qui ont disparu après quelques semaines de durée.

L'*examen* montre la membrane muqueuse du pharynx rouge et très-épaissie. Vers la partie postérieure du palais se trouve une large fissure qui permet de voir l'extrémité gutturale de la trompe, dont la membrane muqueuse est très-boursouflée. Chacune des M. T. a une couleur plombée et est très-concave ; en arrière d'elle, reflet rouge comme si la membrane muqueuse était congestionnée. Il faut parler au malade distinctement à un mètre de distance. Trompes imperméables.

Traitement. — Application d'une solution de nitrate d'argent (7gr,5 p. 30) sur la muqueuse pharyngienne et aux orifices des trompes ; gargarismes astringents, et légère révulsion sur la région tonsillaire. Ce traitement amena une légère amélioration ; mais comme la surdité revint promptement, que le malade était très-anxieux d'entendre, et comme il paraissait probable que les muscles de la trompe étaient en partie hors d'état de remplir leurs fonctions, je passai le cathéter et, à l'aide de l'*explorateur*, je soufflai de l'air dans les cavités tympaniques. L'effet en fut instantané ; le malade entendit bien immédiatement. Toutefois l'amélioration ne dura pas au delà de douze heures, puis la surdité revint graduellement. Sur le désir du malade, j'introduisis le cathéter à diverses reprises, sans discontinuer le reste du traitement. A la suite de chaque opération, l'ouïe s'amendait pour un espace de temps à peu près le même ; enfin l'état de la membrane muqueuse se modifia au point de permettre aux muscles d'ouvrir les trompes, la guérison s'ensuivit.

Dans quelques cas, après une obstruction de longue durée de la trompe d'Eustache, le malade peut perdre presque complétement la faculté auditive. L'exemple suivant montre qu'il ne faut nullement désespérer des cas de ce genre.

Observation VI. *Obstruction de l'orifice guttural par suite de l'épaississement de la membrane muqueuse, durant un grand nombre d'années ; dureté de l'ouïe considérable et de longue durée. Guérison.* — Miss J. A. O., 12 ans, me fut amenée de Manchester, le 16 avril 1853. Forte, mais un peu pâle.

Historique. — Pendant plusieurs années, l'ouïe devenait dure dans le cours d'un rhume ; la guérison de ce dernier amenait le rétablissement partiel de l'ouïe, de manière à lui permettre d'entendre sans grande difficulté. Depuis quelques mois la surdité a augmenté au point qu'elle ne peut entendre qu'autant qu'on lui parle fort dans l'oreille gauche ; la droite ne fonctionne plus.

A l'*examen*, on trouve la muqueuse pharyngienne rouge, épaisse et spongieuse; point d'hypertrophie tonsillaire. La muqueuse nasale est très-rouge et très-boursouflée ; la respiration se fait ordinairement par la bouche.

Oreille droite. — La montre s'entend au contact; mais, indistinctement; M. T. concave, surface inégale, et l'on y distingue trois taches brillantes de forme irrégulière. Trompe imperméable.

Oreille gauche. — La montre s'entend au contact; M. T. et trompe comme du côté opposé.

Traitement. — Application du crayon de nitrate d'argent sur la muqueuse pharyngienne une fois par semaine ; contre-irritation sur les oreilles ; de temps en temps, une ou deux sangsues à l'angle de la mâchoire; 0gr,002 de bichlorure de mercure deux fois par jour et un bain chaud toutes les semaines ; un émétique de temps en temps. La malade s'en retourna à Manchester et, le 28 mai, son père m'écrivait qu'elle était « assez bien pour pouvoir tenir une conversa- « tion à table ». L'enfant eut une rechute en janvier suivant ; mais la reprise du traitement lui fit recouvrer l'ouïe d'une manière parfaite.

Ce n'est cependant pas seulement dans les cas d'obstruction chronique de la trompe que la surdité est très-considérable, chez les sujets affaiblis la surdité presque totale peut survenir en quelques heures. Comme j'écrivais ce chapitre, un cas de ce genre s'est offert à mon observation.

OBSERVATION VII. *Obstruction soudaine des deux trompes par suite de congestion et de tuméfaction de la membrane muqueuse du pharynx, amenant la surdité totale en quelques heures. Guérison.* — Le Dr B., le 24 janvier 1855, me pria de voir sa femme ; voici l'historique qu'il m'exposa :

Sa santé était détraquée depuis plusieurs mois ; elle gardait la chambre, mais elle n'avait jamais eu ni surdité, ni maladie de l'oreille. Dans la nuit du 20 de ce mois, elle s'éveilla en se plaignant de forts bourdonnements d'oreilles ; en lui parlant, on constata qu'elle était devenue sourde au point de ne pouvoir comprendre ce qu'on lui disait, bien qu'on criât très-fort. L'infirmité s'aggrava encore, s'il était possible ; et, le 22, aucun son n'était entendu ; il fallait communiquer par écrit.

L'*examen*, le 24, montre que la surdité est *complète;* les deux M. T.

sont ternes et très-concaves; muqueuse pharyngienne très-rouge et très-épaissie; les amygdales et la luette sont fort tuméfiées. Trompes imperméables. En questionnant, j'appris qu'on avait laissé par mégarde une partie de la fenêtre ouverte pendant la nuit.

Le *traitement* que je recommandais fut : application du crayon de nitrate d'argent sur la muqueuse pharyngienne et les orifices des trompes. Cette manœuvre fut exécutée librement, vers onze heures le 26. Le Dr B. rentra chez lui environ deux heures après et trouva une telle amélioration de l'ouïe qu'il put converser avec sa femme à voix forte.

Je pourrais ajouter au précédent un grand nombre d'autres cas où le traitement fut tout aussi heureux, mais je me contenterai de donner les particularités essentielles d'un autre exemple.

Observation VIII. — H. L., Esq., 28 ans, me consulta le 25 juin 1853. Depuis quelques mois, il souffrait d'un mal de gorge, consécutif à des accidents de syphilis secondaire; depuis deux mois, surdité double telle qu'il ne peut entendre que lorsqu'on lui parle à voix forte. La surdité s'accompagne de bourdonnements constants qui augmentent quand la tête repose sur l'oreiller, et qui varient beaucoup. Un jour, après s'être gargarisé, l'ouïe s'améliora beaucoup du côté droit pendant douze heures.

L'*examen* de l'oreille droite, montre que la distance de l'audition est de $0^m,012$; M. T. opaque et de couleur plombée ; surface brillante; mais le triangle lumineux est plus près de la circonférence de la membrane qu'à l'état normal. Trompe imperméable. L'oreille gauche comme la droite.

Traitement. — Application du nitrate d'argent sur le pharynx ; vin ferré. Le 2 juillet, me dit que trois ou quatre jours auparavant il entendait tout à fait bien le matin, cela pendant deux jours, puisqu'il était redevenu graduellement sourd depuis. Le traitement poursuivi avec persévérance, pendant un mois, amena une guérison parfaite.

b. **Obstruction de la trompe, à son orifice guttural par suite du relâchement de la membrane muqueuse.** — Cette affection se rencontre beaucoup moins souvent que l'obstruction provenant de l'*épaississement* de la muqueuse. Les deux maladies ont beaucoup de symptômes communs, mais elles présentent aussi certaines différences marquées. Celle dont nous nous occupons s'observe moins souvent chez les enfants ou chez les personnes disposées aux engorgements glandulaires que chez les sujets qui n'ont point d'hypertrophie, mais simplement un état de relâchemenf de la muqueuse pharyngienne. La cause physique de l'obstruction paraît être une condition relâchée de la membrane muqueuse qui revêt l'orifice guttural de la trompe, de telle sorte que ses muscles sont incapables de séparer les lèvres de l'orifice dans une étendue suffisante pour la pénétration de l'air.

La cause prédisposante est généralement quelque influence débilitante, comme des travaux exagérés, des veilles prolongées, une digestion difficile, etc. La cause excitante est souvent un rhume. D'ordinaire il n'y a pas eu de maladie antérieure des oreilles ; la surdité survient peu à peu et augmente graduellement jusqu'au point où le malade ne puisse entendre la conversation ordinaire et exige qu'on lui parle à voix forte. Parfois il survient une amélioration de courte durée, puis la surdité réapparaît; mais fréquemment l'ouïe est meilleure quand la tête est dans le décubitus horizontal ou quand le malade retourne la face en arrière. Souvent l'infirmité s'accompagne d'une sensation de pesanteur dans les oreilles, avec des bruits subjectifs et parfois un sentiment de confusion cérébrale.

A l'*examen*, on a affaire généralement à un malade pâle et paraissant manquer de ton ; le pouls est faible ; la muqueuse pharyngienne est relâchée et rouge, les vaisseaux sanguins sont volumineux et forment de longues panachures ; la luette tombe de manière à toucher la face dorsale de la langue, ou bien elle est beaucoup plus pâle qu'à l'ordinaire, par suite de défaut de sang. La M. T. a sa concavité externe fort exagérée ; elle est souvent de couleur plombée, sa surface est vitreuse. Il n'est pas rare de voir par transparence la longue branche de l'enclume. L'exploration avec l'otoscope fait constater l'imperméabilité de la trompe.

Le *traitement* diffère quelque peu de celui des cas d'obstruction provenant de l'épaississement de la muqueuse. Au lieu de nitrate d'argent, on emploiera des gargarismes stimulants, celui composé de whiskey est souvent très-avantageux. On donnera des médicaments toniques et stimulants, un régime généreux ; il faudra prescrire aussi l'absence de travail, l'air de la campagne, et des exercices répétés à l'air libre. Des raisons semblables à celles qui m'ont amené à renoncer ordinairement au *cathétérisme* de la trompe dans les cas d'obstruction par suite d'épaississement de la muqueuse, m'ont empêché d'y recourir dans les cas dont nous nous occupons en ce moment. Comment son emploi pourrait-il diminuer la cause de l'obstruction ou faciliter le cours du traitement ? A moins donc que le malade, en raison de quelques circonstances particulières, ne soit très-désireux de bien entendre pendant quelques heures, il faut éviter l'introduction du cathéter. La guérison doit toujours s'effectuer sans le concours de cet instrument.

OBSERVATION I. *Obstruction de la trompe gauche par suite de l'état de relâchement de la membrane muqueuse; bruits constants de battements.* — J. R. H., Esq., chirurgien, 48 ans, me consulta le 15 décembre 1853.

Historique. — Six semaines auparavant il constatait qu'il était sourd de l'oreille gauche ; nulle douleur ; mais sensation constante de battements dans l'oreille et un sentiment de pesanteur de ce côté de la tête, qui lui causait une gêne extrême. Il est sujet au relâchement de la muqueuse pharyngienne.

A l'*examen*, on trouve cette muqueuse relâchée, sans être plus tuméfiée qu'à l'ordinaire ; le conduit auditif gauche est sec et lisse, sans produit cérumineux ; M. T. très-concave et un peu opaque. L'*apophyse courte* du marteau est très-saillante en dehors ; mais le manche est tellement tiré en dedans qu'il est difficile à voir. L'otoscope montre que la trompe est imperméable. La montre ne s'entend qu'au contact ; l'oreille droite est parfaitement naturelle.

Traitement. — Gargarisme de whiskey ; emplâtre de moutarde sur la région tonsillaire ; frictions à l'extérieur du cou avec une serviette rude trempée dans l'eau froide ; aliments simples, beaucoup de repos et, autant que possible, absence de travail nocturne.

24 décembre. Un craquement s'est fait entendre dans l'oreille ; l'ouïe est devenue parfaite pendant quelques minutes, puis elle a repris graduellement sa dureté.

Le *traitement* fut poursuivi avec persévérance et, le 7 janvier 1854, ce gentleman m'écrivait : « Je suis tout à fait bien ; l'air passe parfaitement dans l'oreille. » Tous les symptômes désagréables ont disparu.

Observation II. *Obstruction des deux trompes, dix jours après une attaque de bronchite.* — S. S., Esq., 51 ans, architecte, m'est amené le 24 juin 1853.

Historique. — A eu une mauvaise toux et une affection des bronches pendant un mois, à la suite de travaux exagérés. Il y a dix jours, la surdité est survenue peu à peu des deux côtés et a persisté jusqu'à présent ; il faut lui parler sur un ton élevé, à la distance d'un mètre. Il entend beaucoup mieux le matin, lorsqu'il est encore au lit. A souvent essayé son ouïe à l'aide de la montre ; le résultat est que, lorsqu'il est couché, il peut entendre à $0^m,60$ de distance des deux côtés ; mais à peine est-il levé depuis une minute ou deux, que la surdité revient et que la montre n'est plus entendue qu'à $0^m,05$ des oreilles. De temps en temps, il éprouve dans chaque oreille un craquement à la suite duquel l'ouïe est légèrement améliorée.

A l'*examen,* le pouls est faible et lent, la face pâle et manquant de ton ; la muqueuse pharyngienne est relâchée, et présente des vaisseaux volumineux et disposés en forme de panachures.

Oreille droite. — Montre entendue seulement au contact ; surface de la M. T. terne, de couleur sombre et plombée, beaucoup plus concave qu'à l'état normal ; deux taches brillantes irrégulières au lieu du triangle lumineux ; la longue branche de l'enclume se voit par transparence, et elle paraît être en contact avec la face interne de la M. T. ; trompe imperméable.

Oreille gauche. — Comme la droite ; distance de l'audition, $0^m,006$.

Traitement. — A l'intérieur : citrate de fer, puis décoction de quinquina et acide sulfurique ; gargarisme de tannin et légère contre-irritation extérieure. Je conseillai aussi au malade d'aller coucher à la campagne, de travailler le moins possible, et de se mettre à un régime généreux. Le 2 juillet, légère amélioration ; l'air ne passe pas encore librement à travers les trompes. Le 7 juillet, amélioration soudaine et considérable de l'oreille droite, après l'action de se moucher. Distance de l'audition, $0^m,15$ à droite, et $0^m,006$ à gauche. Le malade entend maintenant de fois à autres des craquements dans les deux oreilles, qui sont suivis d'une grande amélioration de l'ouïe. Guérison parfaite à la fin de juillet.

Observation III. *Obstruction de l'orifice guttural par suite du relâ-*

chement de la muqueuse, deux mois après une grippe. — Miss. T., 16 ans, m'est amenée le 7 juillet 1853. — Pâle, pouls faible, santé légèrement détraquée, à la suite d'une attaque de grippe de deux mois de durée.

Historique. — Dans son enfance, était sujette à une certaine dureté de l'ouïe pendant ses rhumes, mais l'infirmité disparaissait avec la maladie. Pendant la récente attaque de grippe, a eu l'ouïe si dure qu'il fallait lui parler distinctement à la distance d'un mètre ; elle n'entend pas la conversation générale. De temps en temps, elle entend un peu mieux pendant tout un jour ; se plaint d'un bruit de tic-tac dans les oreilles.

Résultats de l'examen ; oreille droite. — La montre ne s'entend qu'au contact ; M. T. : surface terne, concave ; trompe imperméable.

Oreille gauche. — Comme l'autre ; la muqueuse pharyngienne est relâchée.

Traitement. — L'état de relâchement de la muqueuse du pharynx dépendant de l'état de la santé, j'administrai du fer et recommandai les mesures capables de fortifier l'économie ; en même temps, légère révulsion sur la région tonsillaire.

13 juillet. A éprouvé dans les oreilles un bruit sourd, à la suite duquel elle a été mieux. Distance de l'audition, $0^{m},05$.

20 juillet. Bien. Trompes perméables.

Je pourrais ajouter d'autres exemples, mais les trois cas précédents suffiront pour montrer la nature de l'affection.

c. **Obstruction de la trompe à l'orifice tympanique par suite de l'épaississement de la membrane muqueuse.** — L'inflammation de la membrane muqueuse du tympan est l'une des affections les plus fréquentes de l'oreille, aussi sera-t-il facile de comprendre que l'obstruction de l'orifice tympanique puisse provenir de la même cause. C'est un détail bien connu que la portion osseuse de la trompe, qui a à peu près le calibre d'un stylet ordinaire, est tapissée d'une membrane muqueuse extrêmement mince ; celle-ci, comme celle qui revêt les parois osseuses du tympan, adhère solidement à la surface de l'os et paraît remplir le double rôle de périoste et de membrane muqueuse ; une des raisons de son extrême ténuité est que la partie osseuse de la trompe est une dépendance de la caisse aux parois résonnantes.

La totalité de la membrane muqueuse du tube d'Eustache, sauf aux deux extrémités, est tellement environnée de muscles et d'os qu'elle se trouve peu exposée aux altérations morbides. Dans le cours de mes dissections, j'ai eu, en effet, rarement à constater qu'elle fût le siége de lésions pathologiques; c'est au point que, dans certains cas d'ulcération de la muqueuse pharyngienne compliquant la fièvre scarlatine, et accompagnée de l'ulcération de la membrane muqueuse du tympan, la membrane tapissant la portion centrale de la trompe a été trouvée libre d'altération. Ce fait tendrait à indiquer que l'opinion généralement admise de l'extension de la maladie du pharynx au tympan, par voie de continuité directe, n'est pas toujours exacte; et, en s'appuyant sur ce que l'on constate en d'autres cas, il n'y a aucune difficulté à concevoir que les affections des deux parties naissent en même temps, sans la moindre relation de cause à effet. C'est une circonstance bien heureuse que la muqueuse de la partie moyenne de la trompe soit si peu sujette à l'hypertrophie, car il serait naturellement fort difficile d'agir sur elle d'une manière efficace.

La muqueuse tapissant l'os qui forme l'ouverture tympanique de la trompe est au contraire sujette à la congestion et à l'hypertrophie, à cause de sa situation, qui l'expose, comme celle de la caisse, aux influences de l'air froid qui arrive par le méat externe. Les symptômes provoqués par cette cause se rencontrent habituellement dans les cas dont nous nous occupons, mais on constate généralement encore, en plus, une grande concavité de la M. T., des bruits subjectifs intenses, et l'exploration permet de reconnaître l'imperméabilité de la trompe.

L'*historique* des deux affections diffère en ce point que, dans les cas d'obstruction de la trompe, la surdité apparaît d'ordinaire avec rapidité, qu'elle s'en va souvent pour revenir aussi rapidement; tandis que, dans les maladies de la muqueuse tympanique, la surdité vient habituellement d'une manière lente et régulière. J'ajouterai encore que, dans les cas d'obstruction de la trompe à l'orifice tympanique, on trouve communément, dans les précédents, des attaques antérieures d'inflammation de la membrane muqueuse du tympan, ce qui est rare dans les exemples d'obstruction de l'orifice guttural; la M. T. présente aussi des indices accusateurs d'inflammation préalable de la cavité tympanique. Les cas les plus simples d'obstruction de la trompe à l'orifice tympanique sont ceux qui sont la conséquence d'un rhume ordinaire et dans lesquels le malade éprouve un sentiment de plénitude dans les oreilles, souvent accompagné de bruits subjectifs et de dysécée, — symptômes qui durent quelques jours et disparaissent ordinairement avec la sensation de quelque chose qui se crève dans l'oreille.

Dans le *traitement* de ces cas, on devra recourir à tous les moyens que nous indiquerons comme utiles pour l'hypertrophie de la muqueuse tympanique. Il faut y joindre la paracentèse de la M. T., opération qui est quelquefois avantageuse.

PARACENTÈSE DE LA MEMBRANE DU TYMPAN.

Depuis la médaille donnée à sir Astley Cooper par la Société royale pour les bons résultats qu'il avait obtenus, dans quelques cas, de la ponction de la M. T., cette opération a été exécutée fréquemment, dans des cas de surdité provenant de toutes les causes imaginables. Il est certains cas, où, sans doute, cette opération peut rendre de grands services, toutefois elle est rarement nécessaire et, quand on l'exécute, il faut y apporter beaucoup de soin, sans quoi elle pourrait avoir les conséquences les plus fâcheuses. Dans les cas heureux de sir Astley Cooper, il y avait une simple obstruction de la trompe ; et l'on ne saurait guère douter que l'affection n'eût cédé à de simples mesures tendant à la disparition de l'obstruction, ce qui au lieu d'une amélioration passagère aurait produit une guérison définitive. Dans la grande majorité des cas où sir A. Cooper avait ponctionné la M. T., l'opération n'amena pas le plus léger bénéfice, parce que la surdité tenait à d'autres causes que l'obstruction de la trompe ; et chez certains malades dont l'infirmité dépendait de la débilité du nerf auditif, la secousse provoquée par l'opération aggravait singulièrement les symptômes. Quels sont donc les cas où cette opération se trouve indiquée? Je ferai remarquer d'abord que je n'en ai point parlé à propos de l'obstruction de l'orifice guttural, parce que cette lésion peut disparaître par d'autres moyens ; que si cet orifice était fermé d'une manière permanente par l'adhésion de ses parois (cas que je n'ai jamais rencontré), il est évident qu'on pourrait faire l'opération en question. On doit encore y recourir dans les cas de stricture des portions osseuses de la trompe, dans les cas d'obstruction par épanchement de fibrine, et quand l'épaississement de la membrane muqueuse de l'orifice tympanique n'aura pas cédé à une autre médication.

La paracentèse amène souvent une amélioration immédiate et considérable ; mais la difficulté qu'on éprouve d'ordinaire à maintenir l'ouverture béante en diminue beaucoup la valeur. L'instrument ordinairement employé pour cette opération est le trocart explorateur ; il est suffisant pour obtenir un effet temporaire. Fabrizzi a inventé un emporte-pièce pour enlever une portion circulaire de la membrane; mais l'extrême sensibilité de la face externe de la M. T. rend cet instrument d'une application difficile. Il se compose d'un tube d'argent d'environ $0^m,10$ de longueur dont une extrémité, ayant à peu près $0^m,002$ de diamètre, est garnie d'un prolongement d'acier coupant à la façon de l'emporte-pièce; le bout opposé peut se visser sur la partie extérieure d'un trocart près du manche; le trocart se compose d'une tige d'argent et se termine par un fil fin contourné en tire-bouchon. Lorsqu'on veut se servir de l'instrument, on introduit le trocart dans la canule ; la spirale métallique, qui dépasse le tube, pénètre dans la M. T. par un mouvement de rotation qui lui permet de s'introduire dans la caisse tympanique. Cela fait, et la M. T. étant tenue solidement, on dévisse légèrement la canule, ce qui permet à son extrémité coupante de pénétrer dans la substance de la membrane et d'en enlever une rondelle. On ne peut guère utiliser cet instrument que dans les cas où, par suite d'une action morbide, la membrane du tympan a perdu de sa sensibilité.

La méthode usuelle, comme nous l'avons dit, est la ponction à l'aide du trocart explorateur; le point d'élection se trouve entre le manche du marteau et le bord postérieur de la membrane.

On trouvera plus loin les détails d'une observation où j'expose la méthode adoptée par moi pour maintenir béant l'orifice de la M. T. : elle consiste à faire un lambeau triangulaire à l'aide d'un très-petit scalpel, dont la lame n'a pas plus de $0^m,004$ de largeur.

OBSERVATION I. *Obstruction par suite d'épaississement de la membrane muqueuse à l'orifice tympanique.* — Miss K. J., 10 ans, m'est amenée le 14 juin 1853.

Historique. — Il y a cinq ou six ans, à la suite d'un rhume, a eu une attaque d'otalgie, suivie d'une dureté de l'ouïe qui l'obligeait d'*écouter* pour entendre la conversation. Pendant d'autres attaques de rhume, l'infirmité s'est tellement aggravée qu'il fallait lui parler distinctement à la distance d'un ou deux mètres. Elle est maintenant sujette à des attaques d'otalgie qui reviennent de fois à autres, et elle a eu une légère otorrhée du côté droit.

A l'*examen* de l'oreille droite, la couche dermoïde de la M. T. est blanche, épaissie et couverte d'une petite quantité de produits de sécrétion ; la membrane a sa concavité exagérée ; la trompe est obstruée.

Oreille gauche. — Surface du méat recouverte de cérumen, d'aspect naturel ; M. T. blanche et concave ; trompe obstruée. Membrane muqueuse du pharynx à l'état normal.

Traitement. — Application de sangsues au-dessous des deux pavillons, deux fois par semaine, suivie de vésicatoires ; soir et matin, 0^{m},002 de bichlorure de mercure; on continua ainsi pendant six semaines. Au début du traitement, aucune amélioration ; cependant, au bout de trois semaines, on constate une légère diminution de la surdité ; et, le 1er septembre, l'ouïe était complétement rétablie, avec les trompes perméables.

Observation II. *Obstruction provenant de l'épaississement de la muqueuse de l'orifice tympanique, à la suite de la grippe ; polype dans l'un des conduits auditifs et collection cérumineuse dans l'autre ; grande amélioration.* — Master J. P. M., 14 ans, de bonne santé, m'est amené de Lincolnshire, le 27 juillet 1853.

Historique. — Il y a quatre ans, a eu une attaque de grippe, suivie d'une telle dysécée qu'il fallait lui parler à voix forte. Pendant un rhume, la surdité s'aggrava beaucoup ; de temps en temps, après une sensation de craquement dans l'oreille, il entendait beaucoup mieux. Une fois, ce craquement se produisit du côté droit, après un bain, et fut suivi d'une ouïe parfaite pendant quelques heures. L'oreille droite a laissé couler du sang pendant plusieurs mois et faisait souffrir le malade.

Traitement antérieur. — On avait instillé de la glycérine dans les deux oreilles sans aucun bénéfice ; une légère amélioration se manifesta à la suite de l'application d'un vésicatoire derrière chacun des pavillons ; des toniques avaient été administrés.

A l'*examen*. *Oreille droite*. — Distance de l'audition, 0^{m},012; produits de sécrétion dans le conduit auditif; à la partie interne, on voit un polype rouge, globulaire qui cache la M. T. Obstruction de la trompe.

Oreille gauche. — Distance de l'audition, 0^{m},012 ; le méat contient une collection de cérumen qui, une fois extraite, laissa voir la M. T. très-concave, et de couleur blanche. Trompe obstruée.

Traitement. — Extraction du polype de l'oreille droite à l'aide de la pince à anneaux-levier; vésication sur les apophyses mastoïdes; administration de doses légères d'iodure de potassium. Au bout de trois mois, l'ouïe revint, et la guérison persista.

OBSERVATION III. *Obstruction de l'orifice tympanique de la trompe; polype du côté droit; guérison*. — Miss M., 14 ans, m'est amenée le 14 février 1854. Bonne santé, mais douleurs de tête.

Historique. — Depuis sept ans, a eu de temps en temps de la dureté de l'ouïe et des attaques d'otalgie. Son état s'aggrave beaucoup pendant un rhume. Aucun écoulement. Parfois, à la suite d'une sensation qui lui faisait croire que quelque chose se crevait dans l'oreille droite, elle entendait parfaitement pendant un temps de courte durée. En ce moment, il faut lui parler fort, tout près de l'oreille droite ; la gauche est hors d'usage.

Examen. *Oreille droite*. — Distance de l'audition, 0^{m},05 ; M. T. concave et blanche ; trompe obstruée. Du *côté gauche*, elle entend le craquement des ongles; M. T. épaisse ; trompe obstruée.

Traitement. — Application tous les soirs d'un papier vésicant de Brown, derrière chaque oreille ; et à l'intérieur 0^{gr},15 d'*hydrargyrum cum cretâ*.

7 mars. Même état; le traitement n'a pas été suivi régulièrement; un émétique toutes les semaines ; soir et matin, 0^{gr},002 de bichlorure de mercure; continuer le papier vésicant.

6 avril. A entendu bien pendant une semaine; l'ouïe est meilleure aujourd'hui que le 7 mars. Dans le conduit auditif droit, on voit un petit polype vasculaire près de la M. T.

11 mai. Grande amélioration à droite; distance de l'audition, 0^{m},23.

Oreille gauche. — La montre s'entend quand on l'appuiesur le pavillon.

14 juin. Guérison du côté droit; le polype a disparu.

OBSERVATION IV. *Obstruction de l'orifice tympanique de la trompe; amélioration passagère consécutive à la ponction de la M. T.; guérison obtenue par la disparition de l'obstruction.* — J. L., Esq., 53 ans, fort et de bonne santé, m'est adressé par M. Cock, le 7 mai 1853.

Historique. — Étant devenu sourd dans son enfance, on le conduisit à sir Astley Cooper qui lui ponctionna les deux M. T. ; cette opération fut suivie d'une guérison complète, qui persista jusqu'il y a huit ans, où, après un rhume violent, la surdité revint graduellement des deux côtés; l'infirmité a duré jusqu'à présent, sauf une amélioration d'un jour ou deux, de temps en temps, à la suite d'un éternument violent. Actuellement, il faut lui parler fort à la distance de 0m,30 de la tête; le malade éprouve aussi au vertex un sentiment de constriction et de pression.

Examen de l'oreille droite. — N'entend que le craquement des ongles; M. T. très-opaque, inégale et concave; trompe obstruée.

Oreille gauche. — La montre s'entend quand on l'appuie sur le pavillon. M. T. et trompe, comme de l'autre côté.

Je ne doutais aucunement que la cause de la surdité ne consistât dans le boursouflement de la membrane muqueuse de l'orifice tympanique; je prescrivis l'application de sangsues au-dessous de l'oreille, suivie de vésicatoires, avec de petites doses de mercure à l'intérieur. Cependant, le malade, candidat pour une fonction publique, me demandait instamment de lui donner quelque soulagement immédiat, s'il était possible; car, bien que l'attestation que je pouvais donner de la curabilité de son infirmité pût influencer favorablement le comité devant lequel il devait se présenter le lendemain, il redoutait beaucoup d'être refusé s'il n'entendait pas ce qu'on lui dirait. J'essayai donc de faire pénétrer de l'air dans la caisse à l'aide du cathéter; n'ayant pu y parvenir, je ponctionnai les deux M. T. avec le trocart explorateur ordinaire; l'instrument en passant m'apporta le témoignage du ramollissement et de la flaccidité de la membrane. L'ouïe revint instantanément; en même temps, disparition totale de la pesanteur de tête; — « il se sentit libre de nouveau », voilà ses expressions. La distance de l'audition était de 0m,15 de chaque côté.

30 mai. A la suite de l'opération, le malade continua d'entendre convenablement jusqu'il y a peu de jours; alors l'infirmité revint peu à peu, et aujourd'hui il est presque aussi sourd que le 14. L'ou-

verture faite aux deux membranes s'est refermée. Le malade étant dans l'impossibilité d'attendre l'effet de la médication destinée à désobstruer la trompe, je taillai dans chaque membrane un lambeau triangulaire d'environ 0^{m},004 de longueur sur 0^{m},002 de largeur, à l'aide d'un scalpel dont la lame avait à peu près 0^{m},004 de large ; le sommet du lambeau regardait en haut, je le rabattis en bas. Le résultat se montra instantanément aussi favorable que dans la précédente opération ; et, comme il me paraissait probable que l'ouverture se refermerait, j'entrepris immédiatement une médication capable de désobstruer la trompe d'Eustache. Aussi, au bout de quinze jours, malgré la cicatrisation de la M. T., l'air passait librement à travers la trompe, et le malade entendait bien.

Nous parlerons de l'occlusion de l'orifice tympanique de la trompe, par un épanchement fibrineux, à propos de la description des cas d'épanchement de cette nature dans la caisse du tympan.

d. **Obstruction de la partie moyenne de la trompe d'Eustache par une accumulation de mucus, par la stricture de ses portions cartilagineuse et osseuse ou par des adhérences entre ses parois.** — Dans le tableau où je donne le résultat de 1,523 dissections (p. 201 du volume) on a dû remarquer que la trompe contenait du mucus dans quatorze cas. Mais, selon moi, une collection de mucus doit rarement amener une résistance insurmontable à l'action des muscles de la trompe, à la poussée de l'air du pharynx pendant les mouvements de déglutition, ou aux tentatives d'expiration forcée, les narines fermées. Néanmoins il se pourrait que, dans certains cas d'obstruction de l'orifice tympanique de ce conduit, par suite de l'épaississement de la membrane muqueuse, il existât en même temps une accumulation de mucus ; mais comme cette complication n'exigerait aucune modification dans le traitement, il est inutile d'insister sur ce point.

La stricture de la portion osseuse de la trompe d'Eustache est très-rare. — Je n'en ai observé qu'un seul cas ; mais, comme j'ai eu l'occasion, après avoir vu le malade pendant la vie, de faire ensuite la dissection de l'oreille, ce cas offre assez d'intérêt pour que j'en donne les détails tout au long.

Observation. *Stricture de la portion osseuse de la trompe. — Autopsie.* — C. J., 45 ans, fut visité par moi dans le mois de novembre 1849. Il se mourait de phthisie, aussi ne pus-je faire un examen aussi minutieux qu'il l'aurait fallu. Voici quelles étaient l'origine et la marche de la surdité, autant que je pus l'apprendre. Il y a trente ans environ, le malade éprouva une violente inflammation de l'oreille droite, suivie d'une otorrhée, qui a duré presque sans interruption jusqu'au moment où je vis ce monsieur. Pendant une période considérable, cette oreille fut incapable de distinguer les sons, et, depuis six ou sept ans, l'oreille gauche est devenue graduellement de moins en moins sensible aux vibrations sonores; mais de ce côté, ni otalgie, ni otorrhée. L'inspection à l'aide du spéculum et de la lampe me permet de constater l'absence de la M. T. de l'oreille droite; la muqueuse tapissant la cavité tympanique est très-épaisse et recouverte d'une abondante quantité de matière purulente. A gauche, la membrane qui revêt l'oreille externe est légèrement rouge, la M. T. est aussi blanche que du papier à écrire ; de plus, le manche du marteau, ordinairement si visible, ne peut se distinguer de la membrane qui l'environne. Vers son centre, la surface de la M. T. a perdu son brillant naturel; mais, de chaque côté du manche du marteau, une petite portion de la surface, tout en étant parfaitement blanche, est assez lisse pour réfléchir la lumière de la lampe. Le malade était trop faible pour que l'on pût songer à explorer l'état des trompes à l'aide de l'otoscope. Il mourut peu de jours après l'examen.

Autopsie. — *Oreille droite.* — La muqueuse tapissant la caisse du tympan est très-rouge et ulcérée cà et là ; l'os formant la paroi supérieure de la cavité, avec lequel la membrane ulcérée était en contact, était carié. Trompe normale.

Oreille gauche. — La portion centrale de la M. T. se montra blanche et épaisse ; mais les parties antérieure et postérieure au manche du marteau étaient ramollies et amincies ; leur aspect blanc était dû à la présence de mucus dans la cavité tympanique, en contact immédiat avec la face interne de la M. T. Cette portion de la membrane était si ramollie, qu'une pression très-modérée fit céder les fibres dont elle est composée, ce qui produisit trois petites ouvertures. La caisse du tympan et les cellules mastoïdiennes étaient remplies d'un mucus blanc et épais, et ne contenaient point d'air. La membrane muqueuse de revêtement était aussi hypertrophiée.

Trompe d'Eustache. — La portion interne était saine dans une longueur de 0m,012 ; mais à peu près à cette distance de la cavité du tympan, la trompe se rétrécissait brusquement, et la constriction était telle, dans l'étendue d'environ 0m,003, que, même après l'enlèvement de la paroi supérieure, il était difficile d'y faire pénétrer une soie de sanglier de moyenne grosseur. Ce rétrécissement provenait de la rencontre des parois interne et externe ; le petit pertuis perméable se trouvait à la partie supérieure. La cause primitive de cette stricture me parut tenir à l'hypertrophie des portions de l'os constituant les parois interne et externe de la trompe ; la dernière ayant en cet endroit le double de son épaisseur normale, et se trouvant un peu rugueuse, l'autre ayant été repoussée en dehors par la dilatation du canal carotidien qui, par la pression qu'il avait exercée sur la portion cartilagineuse de la trompe avec laquelle il était en contact, avait produit un aplatissement de la concavité naturelle de la paroi interne. La membrane muqueuse tapissant la trompe d'Eustache était à l'état normal.

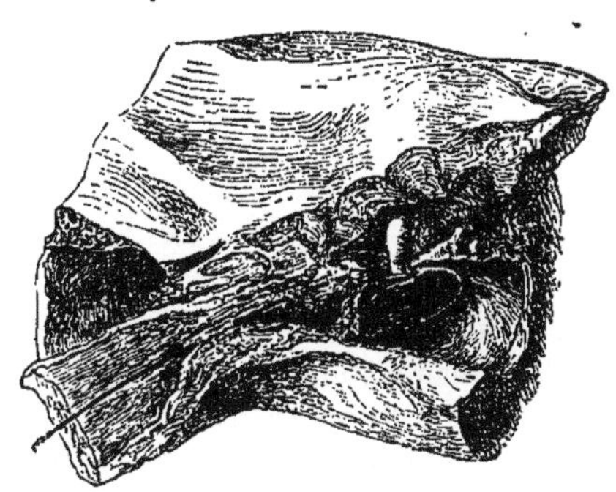

Fig. 79. — Constriction de la trompe d'Eustache. On voit la soie de sanglier pénétrer dans la cavité tympanique à travers la portion resserrée.

J'ai cité trois cas de dissection où les parois de la trompe se trouvaient unies entre elles par de fausses membranes ; malgré cela, je n'en ai pas encore observé un seul exemple pendant la vie. Le traitement consisterait, dans ce cas, dans la paracentèse de la M. T. et dans le maintien de l'orifice ainsi produit.

CHAPITRE XII.

Caisse du tympan.

Observations anatomiques. — Observations pathologiques. — Maladies de la membrane muqueuse : — (*a*) Congestion. — (*b*) Inflammation aiguë, — affectant le nerf facial, — s'étendant au cerveau. — Matière scrofuleuse dans la cavité tympanique. — (*c*) Inflammation chronique. — (*d*) Inflammation catarrhale chronique. — (*e*) Inflammation catarrhale chronique s'étendant aux os, à la dure-mère ou au cerveau. — (*f*) Ulcération de la membrane muqueuse.

Observations anatomiques. — La cavité tympanique est tapissée dans toute son étendue d'une fine membrane, qui forme la couche interne de la M. T. et dont on peut quelquefois la détacher sans difficulté. En dedans, elle recouvre la surface du promontoire et de la membrane propre de la fenêtre ronde ; elle se réfléchit du promontoire, à la circonférence de la fenêtre ovale, sur la surface de l'étrier et elle enveloppe l'enclume et le marteau, à l'aide duquel elle se continue avec la couche interne de la M. T. Au-dessus et au-dessous de cette membrane elle recouvre les parois osseuses de la caisse et se prolonge postérieurement dans les cellules mastoïdiennes, tandis qu'en avant elle se continue avec la membrane qui tapisse la trompe d'Eustache. La membrane muqueuse de la caisse tympanique est tellement mince, sur une oreille saine, qu'elle en est tout à fait transparente ; souvent on n'arrive à constater sa présence, à la surface des parois osseuses et des osselets du tympan, qu'à l'aide de la loupe et du toucher. A l'état normal, les filaments nerveux qui se ramifient à la surface du promontoire se voient très-distinctement ; le pourtour de la fenêtre ronde est défini et régulier, et la membrane qui l'occupe est mince et transparente.

Les branches de l'étrier, aussi bien que leur point d'union avec la base se distinguent nettement, et l'on observe une fissure distincte entre la surface inférieure des branches et le promontoire. La quantité de mucus qui recouvre cette membrane, dans une oreille normale, est tellement faible qu'elle est à peine perceptible. La membrane elle-même se compose de fibres extrêmement fines et délicates et offre beaucoup d'analogie avec les membranes séreuses : 1° au point de vue de son extrême ténuité et de son brillant poli ; 2° sous le rapport de la fréquence des adhérences qui unissent entre elles les diverses parties de la cavité tympanique. A sa surface s'étend une couche de cellules épithéliales d'une grande ténuité, quelques-unes sont ciliées. Les vaisseaux sanguins sont très-abondants, mais si fins qu'on ne peut les distinguer que lorsqu'ils sont distendus par le sang; on a affaire alors à un état morbide, dans lequel ces vaisseaux se dilatent souvent à un degré extraordinaire. Chez les enfants, la membrane est très-vasculaire, et dans les injections heureuses on la trouve pénétrée de ramifications plexiformes. Au-dessous de la membrane muqueuse rampent les rameaux du nerf tympanique, branche du glosso-pharyngien.

La paroi supérieure du tympan est formée d'une couche osseuse qui sépare la caisse de la cavité cérébrale et qui mérite une attention spéciale, d'autant plus que les maladies du tympan, qui se propagent au cerveau, y pénètrent d'ordinaire à travers cette paroi. Sa forme est celle d'un ovale allongé et mesure dans son grand diamètre environ 0m,018, tandis que sa largeur varie de 0m,006 à 0m,012. Sa direction est oblique en dedans et en avant, comme celle du rocher. En dehors, elle se continue avec la partie inférieure de l'écaille du temporal, et en dedans avec la partie externe du rocher ; antérieurement elle se continue avec la paroi supérieure de la trompe d'Eustache et en arrière avec la paroi supérieure de la portion horizontale des cellules mastoïdiennes. Cette lame osseuse qui constitue la voûte du tympan a une épaisseur fort variable, allant quelquefois de 0m,001 à 0m,002 ; mais le plus souvent elle est très-mince et représente une simple écaille d'os translucide. Sur de nombreux spécimens, cette lamelle fait défaut en certains points, alors la muqueuse tympanique se trouve en contact immédiat avec la dure-mère qui recouvre le rocher. Je possède certaines pièces où la tête du marteau se projette à travers un orifice de cette portion osseuse et était immédiatement recouvert par la dure-mère. Cette défectuosité de la paroi supérieure du tympan n'est pas ordinairement un résultat morbide, mais pro-

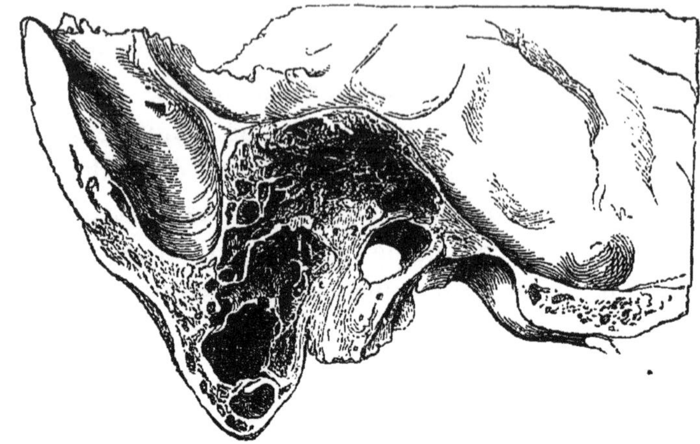

Fig. 80. — Coupe verticale antéro-postérieure de l'os temporal passant à travers la caisse et les cellules mastoïdiennes.

vient d'un arrêt de développement. Sur la pièce représentée (fig. 81), la lame horizontale seule est absente, pendant que les cloisons

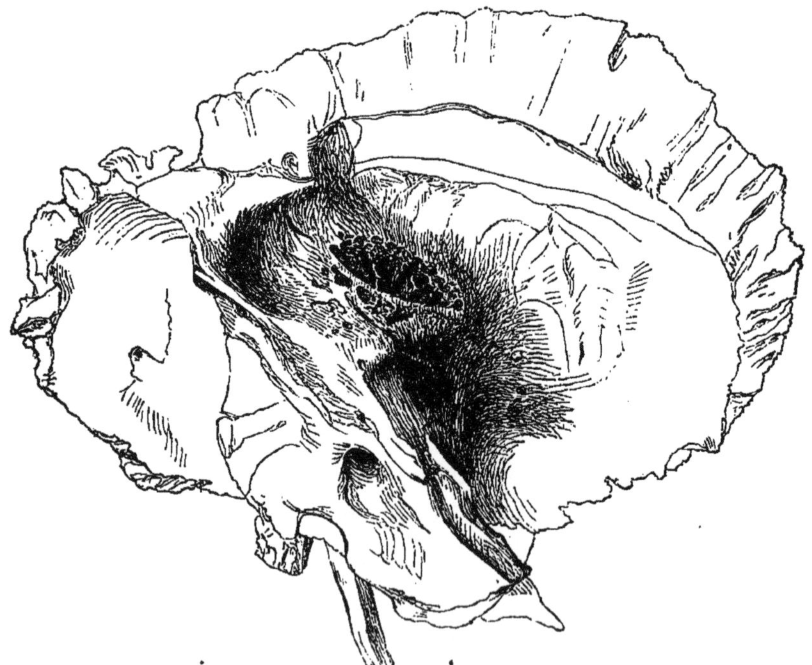

Fig. 81. — Arrêt de développement de la paroi supérieure du tympan.

verticales s'étendent en haut même au-dessus de la surface environnante.

J'ai jugé à propos d'entrer dans ces détails à l'égard des rapports de la caisse tympanique, à cause des renvois fréquents que je ferai à cette description dans les particularités pathologiques où nous allons entrer.

Observations pathologiques. — Les maladies de la cavité tympanique sont nombreuses et importantes. L'affection la plus commune de l'appareil de l'audition est peut-être l'hypertrophie plus ou moins considérable de la membrane muqueuse du tympan, compliquée ou non d'otorrhée. A côté de cette affection, l'accumulation simple de mucus dans la caisse se présente fréquemment; et enfin, l'ankylose de l'étrier à la fenêtre ovale est une lésion des moins rares.

Les altérations de la cavité tympanique, suivant la révélation obtenue par la dissection de 1,013 oreilles malades, se rangent ainsi :

CONTENU

Mucus	63
Sang	6
Sang et mucus	1
Sang, mucus et lymphe	1
Sérosité	10
Sérosité et mucus	3
Sérosité et lymphe	1
Lymphe	6
Épithélium	2
Épithélium et matière grasse	1
Matière scrofuleuse	20
— calcaire	8
Cérumen	1
Cholestérine	1
— et mucus	5
Tissu cellulaire	2
Matière huileuse	1
Pus	17

ÉTAT DE LA MEMBRANE MUQUEUSE

Plus vasculaire qu'à l'état normal	75
Plus épaisse qu'à l'état normal	211
Épaisse et très-vasculaire	16
Assez épaisse pour cacher l'étrier	27
— pour remplir la cavité tympanique	6
Ulcérée	24
Pulpeuse	5
Contenant des cellules pigmentaires noires	2
Ayant de la sérosité au-dessous d'elle	1

BANDES MEMBRANEUSES ENTRE

Le marteau et le promontoire	6
— l'enclume et le promontoire	1
— et l'étrier	1
— l'étrier et le promontoire	6
L'enclume et le promontoire	5
— l'étrier et le promontoire	3
— et le marteau	1
L'étrier et le promontoire, la muqueuse étant saine	79
— — — hypertrophiée	48
— — — vasculaire	6
— le promontoire et la pyramide	1
Tous les osselets	30
— et le promontoire	9
Le tendon du muscle tenseur du tympan et l'étrier	3
Le nerf facial, l'enclume, l'étrier et le promontoire	2
— et la paroi supérieure du tympan	1

MARTEAU

Adhérent au promontoire	1
Absent, évidemment par suite de carie ou d'ulcération	4
Détruit en partie par la carie	1
Marteau et enclume logés dans les cellules mastoïdiennes	1
Fixé par une ankylose ligamenteuse à la paroi supérieure du tympan	3
— ankylose osseuse à la paroi supérieure du tympan	2
Le corps ankylosé à l'enclume	3
Manche détaché de la membrane tympanique	3
— fracturé	1
— en contact avec le promontoire	3
— adhérent à l'enclume	1
— détaché du corps	1
— absent	2
— carié	3
— *exostosé*	1

ENCLUME

Absente	4
Longue branche absente	2
Détruite en partie par la carie	8
Désunie d'avec l'étrier	14
— et le marteau	1
Fixée par une ankylose membraneuse à l'orifice des cellules mastoïdiennes	2

ÉTRIER

Ankylose osseuse de la base à la fenêtre ovale	49
— avec expansion de la base	6
Ankylose membraneuse au pourtour de la fenêtre ovale	36
— avec expansion de la base	6
— avec exostose environnant la fenêtre	2

Base de l'étrier fixée à la fenêtre ovale d'une manière plus rigide qu'à l'état normal	66
— se projetant dans la cavité du vestibule	5
Expansion de la base qui est moius mobile qu'à l'état normal	7
— qui fait saillie dans le vestibule	2
Détaché de l'enclume et attaché à la membrane tympanique	1
Ankylosé à l'enclume	2
Détaché de la fenêtre ovale et de l'enclume	2
Détaché de la fenêtre ovale	1
Résorbé en partie	1
Atrophié	1
Absent, évidemment par suite d'ulcération	2
TOUS LES OSSELETS	
Moins mobiles qu'à l'état naturel	4
Absents, évidemment par suite d'ulcération	2
Détachés les uns des autres	1
Cariés	2
PAROIS OSSEUSES	
Épaissies	1
Cariées	6
La paroi supérieure faisant défaut par places	54
— inférieure faisant défaut par places	25
Lamelle osseuse incomplète entre les cellules mastoïdiennes et le sinus latéral	2
— et la cavité cérébelleuse	1
Canal du nerf facial incomplet	2
Canal carotidien contracté	7

Si l'on veut bien se reporter à un mémoire remarquable de M. Hinton sur la pathologie de l'oreille, publié dans le trente-neuvième volume des *Medico-chirurgical transactions*, on constatera que les résultats auxquels il est arrivé concordent avec ceux du tableau ci-dessus.

Le plan que je me propose de suivre dans l'étude de ce sujet sera de considérer successivement les affections de la membrane muqueuse, et celles des osselets.

a. **Congestion de la membrane muqueuse du tympan.** — La congestion de la muqueuse tympanique est ordinairement consécutive à un rhume ou à une attaque de grippe. Les symptômes sont un sentiment d'engourdissement dans les oreilles, des bruits analogues au tintement des cloches, de la dureté de l'ouïe et assez fréquemment une légère douleur. Néglige-t-on cette affection, elle peut arriver à l'inflammation aiguë. Souvent elle accompagne la congestion de la muqueuse pharyngienne et des trompes d'Eustache.

L'*examen* montre la surface de la M. T. tantôt très-brillante, tantôt opaque. La faculté auditive n'est que légèrement affaiblie.

Le *traitement* consiste dans l'application de sangsues au-dessous des pavillons, et l'établissement d'une légère révulsion sur les apophyses mastoïdes. Les symptômes cèdent communément dans l'espace de quelques jours.

Observation I. — Mrs B., 40 ans, m'est adressée par son médecin en 1853. Elle jouit d'une bonne santé.

Historique. — N'avait eu aucune affection des oreilles jusqu'il y a quinze jours; à cette époque elle éprouva, à la suite d'un rhume, un sentiment d'engourdissement dans les deux oreilles et entendait comme des bruits de cloches. De temps en temps, il lui survenait aussi des élancements dans l'oreille droite.

A l'*examen*, on trouva la muqueuse pharyngienne rouge.

Oreille droite. — M. T. un peu plus opaque qu'à l'état normal; ouïe naturelle; trompe perméable.

Oreille gauche. — M. T. opaque; distance de l'audition, $0^{m},075$; trompe perméable.

Traitement. — On entretient une légère contre-irritation sur les deux oreilles et la région environnante, à l'aide d'un liniment stimulant; dix jours après les symptômes avaient complétement disparu.

Observation II. — Mrs P., 73 ans, me consulte en juillet 1853.

Historique. — Il y a six semaines, a eu une attaque de grippe, à la suite de laquelle elle a éprouvé une douleur considérable dans l'oreille droite, suivie d'une sensation de « pumping », *pompement*, qui a persisté jusqu'à présent; récemment il est survenu de la surdité de ce côté, et la voix lui semble sortir de l'oreille.

A l'*examen*, la M. T. et la trompe d'Eustache paraissent être normales; mais l'ouïe est tellement affaiblie, que la montre ne s'entend que lorsqu'on l'appuie sur l'oreille.

Traitement. — Une sangsue au-dessous du pavillon; les symptômes s'abattent; on recourt alors à la révulsion, et peu à peu toutes les sensations désagréables s'évanouissent.

b. **Inflammation aiguë de la membrane muqueuse du tympan.** — Il m'a été jusqu'ici impossible d'établir une distinction entre l'inflammation aiguë de la muqueuse tympanique et celle de la membrane fibreuse du périoste qui lui est sous-jacent. Quand on considère la délicatesse de ces membranes, leur union assez intime pour ne composer qu'une seule couche d'une si exquise ténuité que l'attention la plus minutieuse n'est pas de trop pour en faire constater la présence dans l'oreille saine, on aurait lieu d'être surpris que l'inflammation aiguë attaquât l'une ou l'autre de ces membranes sans englober l'autre ; toutefois, dans bon nombre de cas, il est certain que l'une des deux est plus spécialement affectée. Dans ma description de l'inflammation aiguë de la membrane muqueuse du tympan, je comprendrai donc le périoste, d'autant plus que les symptômes que nous allons énumérer paraissent justifier l'opinion avancée ci-dessus. Quand on peut examiner la muqueuse tympanique atteinte d'une inflammation aiguë, occasion que l'on rencontre quelquefois lorsque le malade vient à succomber à une affection intercurrente, on trouve les vaisseaux sanguins si nombreux et tellement développés qu'à première vue la membrane semble recouverte d'une couche de sang de couleur foncée. Mais en examinant de plus près, on constate que le fluide sanguin est enfermé dans la cavité des vaisseaux, lesquels sont complétement distendus dans toute l'étendue de la membrane.

La cause déterminante est souvent l'exposition à un courant d'air froid, ou à un changement soudain de température. Cette affection, dans sa forme bénigne, se rencontre chez les enfants, où elle est connue sous le nom de douleur d'oreilles ; en effet, bien que les paroxysmes d'otalgie soient souvent très-intenses, les symptômes se limitent généralement à l'oreille et ne produisent guère de troubles généraux. Chez les enfants, il est évident que la muqueuse est plus affectée que le périoste ; l'une des causes de la bénignité relative de cette maladie dans l'enfance se trouve peut-être dans la composition de la membrane fibro-muqueuse du tympan qui est alors plus lâche et plus extensible que chez l'adulte.

Dans le jeune âge, les attaques d'inflammation aiguë de la muqueuse de la caisse sont souvent fort négligées ; aussi les récidives sont-elles fréquentes ; et, si elles ne déterminent pas alors de lésion sérieuse de la M. T. ou l'obstruction de la trompe, elles peuvent devenir une source de surdité pour une période ultérieure, en provoquant l'hypertrophie permanente et la rigidité de la membrane ;

l'ankylose membraneuse de l'étrier semble naître aussi de cette manière. Appelé à voir un enfant atteint de l'inflammation de cette membrane, le médecin trouvera généralement la M. T. très-lisse et très-brillante, de couleur plus ou moins rouge, suivant le degré de distension sanguine des capillaires qui alimentent la muqueuse formant sa couche interne. Quelquefois cette dernière membrane s'est épaissie: on dirait alors que la M. T. a été soumise à l'ébullition; cet aspect peut se présenter encore quand la caisse contient une accumulation de mucus. Souvent chez l'enfant, la douleur est plus intense pendant la nuit, lorsque le décubitus et la position de la tête sur l'oreiller favorisent la congestion de la membrane. Bien que l'enfant puisse ne pas souffrir pendant le jour, et même être gai au moment de la visite du médecin, cependant s'il reste quelque apparence de congestion, si la montre permet de constater quelque dysécée, il est important d'appliquer une ou deux sangsues au-dessous du pavillon, et d'entretenir un léger écoulement derrière l'oreille.

Chez l'adulte, cette affection a ordinairement un caractère bien autrement formidable et se trouve quelquefois de nature rhumatismale ou goutteuse. Le premier symptôme est une sensation de gêne dans l'oreille, sensation qui se transforme en douleur dans les mouvements imprimés à l'organe, quand on comprime le pavillon, dans l'acte de la déglutition, ou dans l'action de se moucher. Ce malaise ne tarde pas à prendre le caractère de douleur continue qui, dans les cas graves, s'exaspère rapidement et arrive à une telle intensité qu'elle est presque intolérable ; elle s'irradie sur l'apophyse mastoïde, dans tout le côté correspondant de la tête, au bas du cou et dans le pharynx. La faculté auditive diminue rapidement, et les malades éprouvent les sensations sonores les plus horribles ; ils les comparent tantôt au sifflement et au grincement d'une machine à vapeur, tantôt aux sons des cloches, ou bien il leur semble entendre une série d'explosions dans l'oreille. Un des symptômes qui ajoute beaucoup aux souffrances du malade, c'est la gêne des fonctions cérébrales ; gêne qui ne va parfois qu'à la confusion des idées, mais qui s'accompagne fréquemment d'une inquiétude extrême et d'une dépression du système nerveux, qui déterminent les présages les plus sinistres relativement aux conséquences de l'attaque. D'autres fois, il survient du délire et dans les cas les plus formidables, la mort arrive à la suite de l'extension de l'inflammation aux enveloppes du cerveau. Lorsqu'il n'existe que quelques-uns de ces symptômes, surtout les plus bénins, le chirurgien peut se demander si le siége du mal est dans le tympan ou dans le conduit auditif.

L'*examen* de l'oreille à l'aide du spéculum et de la lampe décidera la question ; car, dans l'affection dont nous nous occupons, on ne trouve aucune apparence d'inflammation dans le méat dermoïde pas plus que dans la M. T. Les modes de terminaison de cette maladie sont : la formation de lymphe plastique, l'effusion de sérosité dans la caisse, qui s'écoule dans le pharynx par la trompe d'Eustache ; ou une sécrétion abondante de pus ou de mucus qui distend la cavité tympanique, détermine l'ulcération et la perforation de toutes les lamelles de la M. T., et occasionne une otorrhée considérable. Dans certains cas, on ne remarque aucun indice de sécrétion dans le tympan, et la maladie semble se terminer par résolution ; dans d'autres, le méat dermoïde verse un écoulement sympathique en l'absence de toute perforation de la M. T. Le pronostic de cette affection est favorable, et c'est une grande consolation pour le malade d'être assuré que, malgré les symptômes si alarmants auxquels il est en proie, il n'a à redouter aucune lésion permanente. Une attaque unique d'inflammation de la membrane fibro-muqueuse du tympan, quelque violente qu'elle puisse être, paraîtrait ne pas laisser après elle cette rigidité et cette dureté de l'ouïe qui sont la conséquence des attaques de caractère modéré que l'on rencontre chez les enfants.

Lorsqu'il se forme une perforation de la M. T., elle se cicatrise d'ordinaire sans difficulté, et la faculté auditive se rétablit complétement dans l'espace de deux à trois semaines. Dans quelques cas, heureusement rares, l'inflammation gagne le rocher, s'étend de là aux enveloppes cérébrales et entraîne la mort. Il n'est pourtant pas rare de voir la maladie envahir le nerf facial, dans l'aqueduc de Fallope, et amener la paralysie partielle ou complète de ce nerf; accident qui disparaît aussitôt que l'inflammation a complétement cédé.

Le *traitement* de cette affection consiste d'abord dans une saignée locale, à l'aide de sangsues ou de ventouses; les sangsues s'appliquent à l'orifice ou derrière l'oreille; les ventouses se posent directement au-dessous du pavillon. On peut aussi appliquer les sangsues aux narines.

On devra recourir fréquemment aux fumigations et faire pénétrer la vapeur jusqu'à la M. T. On fera faire des gargarismes répétés à l'eau chaude. Le malade gardera un repos absolu, car le moindre exercice, l'excitation la plus légère pourrait aggraver notablement les symptômes ; on le tiendra dans une chambre obscure et l'on fera le moins de bruit possible autour de lui. A l'intérieur, le mercure se montrera très-efficace, surtout combiné avec de fortes doses d'opium ou de morphine. Quand la douleur est très-intense, il est bon de maintenir le malade, pendant plusieurs heures, sous l'influence de l'opium. Au début de l'affection, l'émétique a de l'utilité. Aussitôt que l'otorrhée apparaît, on doit seringuer doucement le conduit auditif avec une abondante quantité d'eau chaude, trois fois par jour.

Chez les enfants, le traitement peut d'ordinaire être moins actif ; cependant il est important d'essayer l'application de sangsues et d'une révulsion pour triompher complétement de l'inflammation aussi rapidement que possible.

Observation I. *Inflammation aiguë de la membrane muqueuse du tympan ; perforation de la M. T.* — C. C., 40 ans, vient me consulter en novembre 1852 pour une violente otalgie du côté droit.

Historique. — Il y a deux jours, s'est trouvé exposé à un vent froid, accident qui amena vers le soir une douleur d'oreille. Pendant la nuit cette douleur s'aggrava beaucoup et semblait ne pas se limiter à l'oreille, mais s'étendre sur tout le côté correspondant de la tête et en particulier sur la région mastoïdienne. En même temps, troubles constitutionnels considérables, confusion cérébrale et bruits subjectifs des plus extraordinaires. « Dans le même « moment, dit le malade, il me semblait être près d'une machine « à vapeur, soufflant, haletant et sifflant, et entendre les tinte- « ments d'une cloche éloignée. »

L'*examen* de l'oreille montre le méat membraneux rouge, la M. T. terne et opaque. Le malade est très-excitable ; pouls vif ; peau chaude. Application de sangsues immédiatement au-dessous et en arrière de l'oreille, suivie de fomentations chaudes et de cataplasmes. A l'intérieur, calomel et opium. Grâce à ce traitement, aidé d'un vésicatoire à la nuque, les symptômes se calmèrent graduellement dans l'espace de trois jours. A la fin du troisième jour, pendant que la tête reposait sur l'oreiller, le malade sentit quelque chose se crever dans l'oreille. Puis il apparut un écoulement qui apaisa encore singulièrement la souffrance. Un nouvel examen me permit de découvrir un petit orifice à la partie inférieure de la M. T. à travers lequel s'échappait de la caisse un mucus visqueux. Il y avait aussi une dureté considérable de l'ouïe, symptôme le plus pénible pour le malade qui avait perdu l'usage de l'autre oreille depuis son enfance. Je considérai la perforation de la M. T. comme un accident favorable, pouvant s'opposer à la formation de synéchies dans la caisse tympanique. L'inflammation céda peu à peu ; la perforation se referma et au bout de dix jours le malade entendait aussi bien qu'avant l'attaque. Depuis, l'ouïe est restée bonne.

Dans certains cas d'inflammation aiguë de la muqueuse tympanique, l'otalgie n'est pas aussi violente que dans l'exemple précédent ; mais les symptômes cérébraux sont plus pénibles et plus prolongés. Une des raisons, qui peuvent faire passer les cas d'inflammation moins active à la forme chronique, me semble tenir à la quantité des produits de sécrétion, qui n'est pas assez grande pour s'ouvrir un passage à travers la M. T. Aussi le mucus s'accumule-t-il peu à peu dans la cavité tympanique, entretenant ainsi une irritation légère, mais constante. Dans ces cas chroniques, les symptômes disparaissent souvent à la suite d'un écoulement de l'oreille ; et un examen attentif montre qu'il n'existe pas de perforation de la M. T. et que les produits sécrétés ne viennent pas de la caisse, mais du méat dermoïde, simple résultat de l'irritation de la membrane muqueuse tympanique.

Le cas suivant justifiera les remarques qui précèdent.

Observation II. *Inflammation aiguë de la muqueuse tympanique ; céphalalgie prolongée ; écoulement du conduit auditif ; amélioration.* — M. A. K., 26 ans, est admise dans mon service à St-Mary's Hospital le 6 octobre 1854.

Historique. — Il y a environ un mois, a été atteinte de névralgie faciale, de sensibilité de la gorge et de douleur du côté droit de la tête. Ces symptômes furent suivis de surdité de l'oreille droite. Au moment de son admission, elle se plaignait d'otalgie et de battements dans l'oreille droite s'irradiant dans le pharynx.

A l'*examen*, langue légèrement saburrale, pouls à 84 et petit. Surface du conduit auditif rouge ; distension des vaisseaux de la couche dermoïde de la M. T. La malade entend le craquement de l'ongle quand on le produit tout près de l'oreille. L'air pénètre dans la caisse.

Traitement. — Sangsues au-dessous du pavillon ; fumigations.

12 octobre. La douleur n'a guère diminué ; répéter les sangsues ; donner tous les soirs 0gr,025 de calomel et 0gr,012 d'opium.

16 octobre. La souffrance est un peu moindre ; mais elle est encore intense dans la profondeur de l'organe.

20 octobre. Répéter les sangsues.

24 octobre. Beaucoup mieux ; a eu un écoulement abondant de l'oreille, suivi de la cessation immédiate de la douleur. L'inspection montre que les produits sécrétés venaient de la surface du méat et qu'il n'existait aucune perforation de la M. T.

28 octobre. L'otalgie a totalement disparu.

1. *Inflammation aiguë affectant le nerf facial.* — Un détail anatomique bien connu, c'est le passage du nerf facial dans l'aqueduc de Fallope, le long de la paroi supérieure et postérieure du tympan ; mais il n'est pas rare que la paroi osseuse interne de ce conduit soit incomplète et qu'ainsi la muqueuse tympanique se trouve en contact avec la surface externe du nerf. Aussi, dans les cas d'inflammation aiguë de la muqueuse du tympan le nerf s'enflamme-t-il souvent, soit par l'extension directe de la maladie de la muqueuse au nerf, soit à travers la paroi du canal. Dans quelques-uns de ces cas, la M. T. s'ulcère, et il se fait un écoulement abondant provenant de la caisse ; dans d'autres elle reste intacte.

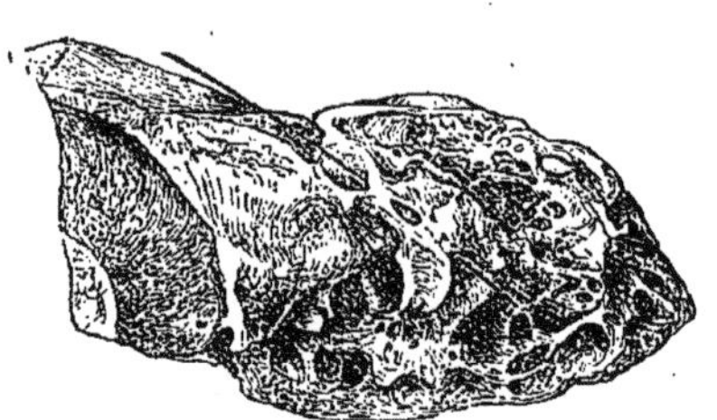

Fig. 82. — Canal du nerf facial à la partie supérieure de la cavité tympanique, incomplète. Une soie de sanglier traverse ce canal.

Observation III. *Inflammation aiguë de la muqueuse du tympan ; ulcération de la M. T. ; paralysie du nerf facial. Guérison.* — E. J., 23 ans, est admis dans mon service au dispensaire de S.-George et St.-James, le 28 février 1843.

Historique. — Il raconte que trois mois auparavant il a été saisi tout à coup d'une violente attaque d'otalgie du côté droit, rayonnant dans le côté correspondant de la tête. La douleur durait depuis vingt-quatre heures, lorsqu'il sentit quelque chose se crever dans l'oreille ; aussitôt, apparition d'un écoulement abondant et d'odeur repoussante. Pendant cette attaque d'otalgie, le malade éprouva beaucoup de vertiges, eut une paralysie faciale du côté droit ; il ne pouvait fermer l'œil droit et la bouche était tirée à gauche.

A l'*examen*, on voit une perforation de la M. T. droite ; la muqueuse tympanique est rouge, épaissie et sécrète un produit muqueux. On applique un vésicatoire derrière l'oreille ; amélioration ; la douleur ne revient que le 11 mars ; elle apparaît alors brusquement et avec une grande violence, accompagnée de bourdonnements et de sensations de pompement (*pumping*) et de battements dans l'oreille. Ces symptômes s'aggravaient beaucoup dans les secousses de la toux. Écoulement abondant ; membrane muqueuse tympanique très-rouge ; sangsues au-dessous de l'oreille ; injections fréquentes du conduit auditif à l'eau chaude ; après l'apaisement de la douleur, vésicatoire derrière le pavillon. Calomel et opium jusqu'à concurrence de production de sensibilité aux gencives. Les symptômes cèdent graduellement.

11 avril. Mieux ; peu de souffrance.

16 avril. Écoulement beaucoup diminué, orifice de la M. T. plus étroit ; bourdonnements moins forts. Ne peut encore fermer l'œil droit, ni se servir de la bouche librement, mais l'innervation des muscles de la face est certainement plus facile. Frictions avec la pommade émétisée derrière l'oreille. A partir de ce moment, le malade s'améliore graduellement et, le 3 juillet, le facial a recouvré ses facultés, l'écoulement a beaucoup diminué.

Le cas suivant, du même genre, s'est présenté chez un enfant.

OBSERVATION IV. *Inflammation aiguë de la muqueuse du tympan du côté droit ; violente céphalalgie ; paralysie temporaire du nerf facial.* — Master S., 5 ans, pâle et faible, m'est amené le 10 février 1850.

Historique. — Il y a trois mois, on lui a tiré l'oreille droite avec une certaine violence. Il y a quatorze jours, douleur profonde dans cette oreille, suivie, au bout de deux jours, d'un écoulement et d'une amélioration de l'otalgie. Tout récemment, il a tellement souffert du côté droit de la tête qu'il le pressait constamment avec la main ; le côté correspondant de la face est resté paralysé pendant une semaine ; mais il n'y paraît plus. Aujourd'hui, il se plaint de nouveau de douleur d'oreille.

L'*examen* montre dans l'oreille droite la surface du méat rouge et tuméfiée, dépouillée d'épiderme et recouverte d'un produit de sécrétion blanc et épais ; la M. T., dans le même état, bombait en dehors : sangsues au-dessous de l'oreille ; fomentations chaudes ; à l'intérieur, médicaments toniques ; les douleurs d'oreille et la céphalalgie cèdent rapidement, et l'enfant est envoyé au bord de la mer. Le 7 mars, environ un mois après ma première consultation, je trouvai un petit orifice à la partie inférieure de la M. T., à travers lequel s'échappait le produit de l'écoulement.

Dans certains cas, le nerf facial s'affecte pendant le cours d'un traitement dirigé contre les accidents secondaires de la syphilis. J'en ai vu deux exemples. Dans l'un, le malade, jeune homme de vingt-trois ans, me dit que six mois avant de venir me consulter, il souffrait de douleur de l'oreille gauche, depuis deux ou trois jours, quand, tout à coup, il eut une paralysie faciale du côté correspondant et s'aperçut qu'il ne pouvait plus fermer l'œil gauche.

A l'*examen*, la M. T. gauche était un peu opaque, bien que sa surface fût lisse. Dans la déglutition, les narines fermées, et dans l'expiration forcée, l'air pénétrait librement dans la caisse, mais moins facilement du côté gauche. Iodure de potassium à petites doses, et onctions avec la pommade émétisée derrière l'oreille. Après six semaines de ce traitement, il restait à peine trace de la paralysie des muscles de la face, et le bruit de sifflet avait beaucoup diminué ; mais la surdité persistait comme auparavant.

2. *Inflammation aiguë s'étendant au cerveau.* — Dans quelques cas, l'inflammation se propage de la caisse au cerveau, et la mort en est la conséquence. Le cas suivant, exemple de cette complication, est imprunté à Itard (1) ; j'en abrége les détails.

Observation V. *Inflammation aiguë de la muqueuse tympanique; inflammation de la dure-mère; mort.* —J. B., 26 ans, de tempérament sanguin, de constitution robuste, fut admis à l'hôpital militaire du Val-de-Grâce, pour une pleurésie. Le cinquième jour de l'attaque, il fut saisi d'une violente douleur des deux oreilles, surtout à gauche, accompagnée d'un bruit de courant comme celui d'un torrent.

(1) *Traité des maladies de l'oreille*, vol. I, p. 193 et suiv.

Le lendemain, la douleur s'accrut au point de devenir intolérable; battements dans les oreilles; violente céphalalgie; pouls dur et plein. Ces symptômes s'exaltèrent; il s'y ajouta une grande excitation, du délire, de la stupeur, et le malade mourut le septième jour.

L'autopsie montra dans l'oreille droite la membrane muqueuse tympanique rouge, tuméfiée, veloutée et recouverte d'un mucus puriforme, dont la caisse était remplie. M. T. entière, mais sa couche interne était très-rouge et très-épaissie. Cellules mastoïdiennes remplies de mucus. Dans l'oreille gauche, où la douleur s'était montrée le plus aiguë, la muqueuse du tympan et des cellules mastoïdiennes était de couleur rouge foncé, mais il n'y avait pas de sécrétion muqueuse. La dure-mère recouvrant les surfaces antérieure et postérieure du rocher était adhérente à la substance cérébrale adjacente; elle était rouge, épaisse et séparée de l'os. Entre l'os et la dure-mère, il y avait près d'une demi-once d'un fluide gélatineux transparent.

Voici un cas analogue au précédent que j'ai eu l'occasion d'examiner après la mort, avec le docteur Blakely Brown.

Observation VI. *Inflammation aiguë de la muqueuse tympanique consécutive à la coqueluche. Dure-mère enflammée; suffusion séreuse entre elle et le rocher et dans les ventricules latéraux.* — L'enfant avait trois ans et venait d'avoir la coqueluche lorsqu'il fut atteint de la maladie qui l'emporta. Dix-huit mois auparavant, il avait eu un écoulement de l'oreille gauche, qui pour commencer ne s'accompagnait d'aucune douleur; mais, plus tard, l'enfant éprouva de temps en temps des attaques d'otalgie aiguë et des douleurs de tête, avant l'arrivée et pendant la durée desquelles l'écoulement s'interrompait. Peu de jours avant sa mort, il eut une de ces crises de violentes douleurs d'oreille et de tête qui résista à tous les remèdes prescrits, jusqu'à ce qu'enfin l'enfant mourût dans les plus grandes souffrances.

L'*inspection* montra que la M. T. avait été détruite en totalité, sauf une petite portion semi-lunaire à la partie supérieure et postérieure. La muqueuse tympanique avait une coloration rouge foncé, due à la distension et à l'engorgement de ses capillaires. La dure-mère était très-congestionnée; épanchement de sérosité entre elle et le rocher; et sa surface interne adhérait à l'arachnoïde. Il y avait aussi une suffusion séreuse au-dessous de l'arachnoïde et dans les ventricules latéraux.

Dans certains cas de fièvre typhoïde, j'ai trouvé la dure-mère envahie par l'inflammation de la muqueuse du tympan. Un exemple de ce genre concernait une jeune fille de 16 ans, qui mourut de fièvre typhoïde, après sept semaines de maladie. Elle avait un certain degré de dysécée depuis le début de l'attaque, mais non antérieurement.

Autopsie. — *Oreille droite.* — Le conduit auditif externe contenait une grande quantité de matière épaisse, et le derme et le périoste étaient assez ramollis pour se détacher de l'os avec facilité. La M. T. avait disparu sous l'influence de l'ulcération. La muqueuse tympanique était boursouflée et ramollie; les osselets conservaient leur position normale, cependant le manche du marteau s'était résorbé. La caisse renfermait du mucus visqueux, et la dure-mère était détachée de la paroi supérieure du tympan.

Oreille gauche. — Méat rempli de pus; la membrane qui le tapisse était ramollie; il ne restait qu'un petit lambeau de la M. T. La caisse et les cellules mastoïdiennes étaient remplies d'une matière muco-purulente épaisse; la membrane qui tapisse ces parties était boursouflée, ramollie et détachée de l'os sous-jacent. La dure-mère adhérait si légèrement à la paroi supérieure du tympan qu'elle se détachait à la plus légère traction.

Dans d'autres cas de mort à la suite de la fièvre typhoïde, j'ai trouvé la dure-mère enflammée et séparée de la surface supérieure du rocher par de la sérosité. Chez un malade de 17 ans, je constatai pendant la durée de la fièvre une dureté considérable de l'ouïe qui n'existait pas antérieurement et qui dura 9 jours; 4 ou 5 jours avant la mort apparut une otorrhée du côté gauche. A l'autopsie, on trouva la dure-mère envahie par l'inflammation de la membrane muqueuse; l'os lui-même était très-vasculaire et était séparé de la dure-mère par un peu de sérosité.

La présence de *matière scrofuleuse dans la caisse tympanique* donne quelquefois naissance aux symptômes cérébraux les plus formidables et, dans certains cas, sans qu'on puisse trouver après la mort aucune trace d'inflammation encéphalique. Dans le cas suivant, qui se présenta dans le service du docteur Chambers, à St-Mary's Hospital, et que j'eus l'occasion de voir pendant la vie, on ne saurait douter, selon moi, que les symptômes cérébraux ne dépendissent de l'affection de l'oreille.

Observation VII. *Accumulation de matière scrofuleuse dans le tympan ; inflammation aiguë de la membrane muqueuse ; graves symptômes cérébraux ; mort.* — L. B., 10 ans, fut admise à l'hôpital Ste-Marie, le 21 avril 1854.

Historique. — Vomissements, chaleur de la peau, céphalalgie; depuis le 18, elle a poussé de temps en temps des cris perçants, jusqu'au moment de son admission. Les intestins n'ont pas fonctionné depuis le 19 ; a eu autrefois un écoulement de l'oreille droite qui a cessé dans ces derniers temps; mais la surdité a persisté.

A l'*examen*, pouls rapide et régulier, peau chaude et sèche; face rouge ; yeux fatigués, mais brillants; pupilles normalement impressionnées par la lumière. Tendance à une sorte de sommeil comateux, dont on tire facilement la malade en lui parlant.

21 avril. Application de 19 sangues à la tête ; glace; à l'intérieur, 0gr,075 de calomel toutes les heures, et un purgatif le matin.

22 avril. Urines albumineuses, probablement sous l'influence du calomel. Plus de vomissements. Il y a eu plusieurs évacuations alvines ; douleurs dans la région cardiaque ; tient sa tête enfoncée dans l'oreiller ; cris aigus de temps en temps. Point de céphalalgie. Langue blanche et saburrale; pouls à 108, régulier ; une des évacuations a été muqueuse et sanglante, les autres foncées. Calomel toutes les trois heures ; vésicatoire à la nuque.

23 avril. Mêmes symptômes, mais aggravés ; délire violent de fois à autres avec cris, alternant avec un état semi-comateux. La malade resta ainsi jusqu'à sa mort, qui arriva à deux heures du matin le 25 ; la face et les lèvres restèrent rouges jusqu'au dernier moment.

Autopsie. — La cavité tympanique contenait une matière scrofuleuse. La membrane muqueuse de la caisse était très-rouge ; distension considérable de ses capillaires. La totalité du rocher et la dure-mère qui le recouvre avaient aussi une coloration rouge foncée, due à la distension des vaisseaux sanguins.

c. Inflammation chronique et hypertrophie de la membrane muqueuse tympanique. — Je ne suis pas sûr que la désignation ci-dessus soit parfaitement correcte; en effet il paraît probable que l'hypertrophie de la membrane muqueuse se fait quelquefois, indépendamment de l'apparition d'aucun symptôme inflammatoire appréciable; chez les enfants ayant une tendance aux engorgements glandulaires, cette membrane s'hypertrophie en l'absence du plus léger signe d'inflammation, c'est incontestable; cependant, dans quelques cas, l'inflammation chronique précède évidemment l'hypertrophie.

Observations pathologiques. — La muqueuse qui tapisse la cavité tympanique est souvent le siége de l'hypertrophie. Cette membrane, si délicate et si fine, que, dans son état normal, la vue a souvent besoin de s'aider du toucher pour en constater la présence, peut néanmoins se boursoufler, au point de remplir complétement ou peu s'en faut la cavité tympanique. Elle avait l'aspect d'une feuille d'argent de la plus extrême ténuité, l'hypertrophie lui fait prendre l'apparence du velours. Au lieu de sécréter la quantité de mucus simplement nécessaire à la lubrifaction de sa surface, elle verse un produit épais et visqueux qui souvent remplit complétement l'espace non occupé par la membrane hypertrophiée. Dans quelques cas d'obstruction complète ou partielle de la trompe d'Eustache par suite de l'hypertrophie de cette muqueuse, le mucus presse contre la face interne de la M. T.; cette pression détermine une résorption graduelle, qui finit par aboutir à une perforation à travers laquelle le produit de sécrétion s'échappe dans le méat; c'était là ce qu'autrefois on appelait un cas d'otorrhée. Cet écoulement par un orifice de la M. T., établi dans les conditions que nous venons de décrire, est l'une des suites les plus communes de la fièvre scarlatine ; et, bien qu'il ne paraisse guère probable que la muqueuse puisse s'hypertrophier dans le peu de temps que dure une fièvre scarlatine, ce n'est pourtant pas chose impossible.

Toutefois mon opinion est que dans ces cas de catarrhe de la membrane muqueuse, l'hypertrophie a ordinairement précédé l'attaque de fièvre ; et que cette condition du tympan et d'autres organes atteste l'affaiblissement de l'économie. Parfois cet état d'inflammation chronique de la membrane muqueuse s'étend supérieurement à travers la paroi osseuse et va affecter la dure-mère. Les attaques perpétuelles d'otalgie que l'on observe chez certains enfants dépendent de cette affection.

La *cause prédisposante* est le point qu'il importe le plus de déterminer dans cette affection, en ce sens qu'elle se montre presque invariablement chez les sujets dont le pouvoir vital a été affaibli par une maladie ou par quelque autre influence débilitante. Une mauvaise alimentation ou des vêtements insuffisants, une aération vicieuse ou le défaut d'exercice, ou quelque autre cause analogue, peuvent presque toujours se découvrir ; une fois en possession de la cause, la sollicitude du chirurgien doit être d'y soustraire le malade immédiatement, si c'est possible, ou au moins d'en diminuer l'influence ; cela fait, la médication viendra en combattre les effets.

L'*examen* général montrera d'ordinaire qu'on a affaire à un enfant pâle, à chairs molles, débilité au physique et au moral, avec les glandes sous-maxillaires ou cervicales souvent hypertrophiées et le cœur faible. L'examen de l'oreille fera voir le derme du méat généralement épaissi, au point de diminuer le calibre de ce conduit et de rendre difficile de voir distinctement la M. T. Quand ce dernier organe est visible, en totalité ou en partie, sa surface apparaît moins brillante qu'à l'état normal, assez souvent de couleur blanchâtre et ayant l'aspect de parchemin plus ou moins ramolli par l'ébullition. Parfois le manche du marteau est invisible, tandis que l'*apophyse courte* proémine en dehors. Existe-t-il concurremment une obstruction de la trompe, la M. T. a sa concavité externe très-exagérée. L'exploration de la caisse, à l'aide de l'otoscope, permet assez souvent d'entendre fort distinctement la pénétration de l'air dans le tympan, bien que les bruits produits par son entrée soient anormaux. Au lieu du craquement normal, on entend un bruit de souffle analogue à celui qu'on produit en soufflant brusquement dans une vessie mouillée. Parfois, l'air ne pénètre point dans la caisse pendant les mouvements de déglutition, exécutés avec les narines fermées, et il faut que le malade recoure à l'expiration forcée, avec les narines fermées, pour insuffler cette cavité ; cette dernière opération détermine un bruit semblable à celui dont nous venons de parler, mais d'un caractère plus fort et mieux défini. Dans certains cas, il y a une accumulation de mucus dans le tympan, de telle sorte que, quand l'air y est poussé avec force, on entend un bruit de gargouillement ou de bouillonnement.

Traitement. — La première chose à faire, nous l'avons déjà dit, c'est de découvrir en quoi le malade a violé ou viole encore actuellement les lois de l'hygiène et d'insister autant que possible sur le retour à un mode régulier d'existence. Cela obtenu, on peut recourir avec confiance au traitement médical; légère révulsion sur les apophyses mastoïdes à l'aide d'un emplâtre ou d'une solution vésicante; s'il existe beaucoup de congestion, avec de fréquentes attaques d'otalgie, on peut appliquer une ou deux sangsues au-dessous de chaque oreille; gargarisme stimulant; lotions abondantes d'eau froide sur la région tonsillaire extérieure.

Les amygdales, souvent très-tuméfiées, peuvent être badigeonnées avec une solution de nitrate d'argent (1 gram. p. 30); toniques à l'intérieur. Dans les cas très-avancés, où la santé de l'enfant est très-altérée, où il existe de l'anémie et une grande dépression des forces physiques, il faudra insister immédiatement sur la nécessité de l'air de la mer ou au moins conseiller le changement d'air.

Le *pronostic* est ordinairement favorable; sous une bonne direction, la membrane muqueuse se rapproche graduellement de l'état normal; le mucus disparaît de la cavité tympanique, et le malade recouvre l'ouïe dans l'espace d'un à deux mois. On rencontre pourtant, de fois à autres, des cas de nature moins favorable; je veux parler de ceux où l'otalgie a été violente, l'inflammation aiguë et où des fausses membranes ont déterminé des adhérences dans la cavité tympanique, ou bien où il est survenu de la rigidité dans les membranes articulaires des osselets; ces cas exigent naturellement plus de persévérance et plus d'attention, mais généralement ils finissent par guérir.

d. **Inflammation catarrhale chronique de la membrane muqueuse tapissant la cavité tympanique.** — Cette affection diffère de la précédente par la quantité des produits de sécrétion, qui s'accumulent de manière à distendre la cavité tympanique et pressent sur la face interne de la M. T. au point que cet organe, s'atrophiant peu à peu et cédant à la pression intérieure du mucus, se perfore et donne issue aux produits morbides par l'orifice ainsi produit.

Le *traitement* de cette catégorie de cas diffère de celui de la catégorie précédente par les injections à l'eau chaude qu'il faut faire deux fois par jour ou même davantage pour entraîner complétement la matière de l'écoulement. Les parents ont le plus grand désir de voir arrêter la sécrétion ; il faut leur dire que l'écoulement n'est que l'effet et non la cause du mal; or, c'est cette dernière qu'il importe de faire disparaître. Parmi les causes sur lesquelles l'attention est souvent appelée, est la pénétration d'un air froid par le conduit auditif externe, sur la délicate membrane muqueuse de la caisse. Dans ces cas, on recourra à l'usage de la M. T. artificielle, quand l'âge de l'enfant le permettra ; je renvoie donc le lecteur au chapitre où j'ai décrit ce petit appareil avec son mode d'application.

e. **Inflammation catarrhale chronique de la muqueuse tympanique s'étendant à l'os, à la dure-mère ou au cerveau.** — Le premier effet produit sur la muqueuse tympanique par la fièvre scarlatine et par les autres maladies prédisposantes est ordinairement une simple inflammation catarrhale, c'est-à-dire que la membrane muqueuse ciliée, qui est naturellement extrêmement mince et sécrète une très-petite quantité de mucus ténu, s'hypertrophie et verse une abondante quantité de matière visqueuse, qui, par suite de sa viscosité et de son abondance, ne pouvant s'échapper par le conduit excréteur naturel, la trompe d'Eustache, remplit graduellement la caisse du tympan et presse contre la face interne de la M. T., organe dont elle provoque la destruction partielle ou totale; le mucus s'échappe alors librement dans le méat et forme l'une des catégories de cas, comprises habituellement sous le nom d'*otorrhée:* ce n'est en réalité qu'un cas de catarrhe simple de la muqueuse tympanique. Tant que les produits morbides peuvent sortir librement, la maladie a selon moi peu de tendance à gagner le cerveau ; il est même heureux que, dans une grande proportion des cas, où l'oreille se trouve lésée comme complication de la scarlatine ou d'autres affections, la M. T. se trouve détruite dans une assez grande étendue pour que le mucus visqueux sécrété dans ces cas puisse s'échapper librement de la cavité tympanique ; mais, comme nous l'avons dit, la M. T. reste parfois entière, ou n'offre qu'un petit pertuis, ou a une partie qui tombe en dedans et va se fixer au promontoire, formant ainsi une cloison entre la cavité de la caisse et le conduit auditif. Tantôt des bandes membraneuses traversent le tympan, tantôt il s'y accumule des dépôts scrofuleux. Toutes ces circonstances peuvent mettre obstacle à l'écoulement au dehors des produits sécrétés par la muqueuse tympanique ; ceux-ci distendent peu à peu la cavité, et arrivent enfin à attaquer les parois osseuses : voilà l'origine des complications du côté des membranes cérébrales ou du cerveau lui-même.

Bien que, comme nous venons de l'exposer, le simple catarrhe chonique de la muqueuse du tympan s'étende rarement au cerveau, quand il existe une sortie facile pour les produits morbides, cela n'empêche cependant pas la dure-mère de s'affecter. Dans l'inflammation catarrhale chronique, la muqueuse tympanique s'hypertrophie considérablement, et ses vaisseaux subissent une grande dilatation ; or, ces vaisseaux, par l'intermédiaire de l'os, se continuent directement avec ceux de la dure-mère ; il n'est pas surprenant que celle-ci devienne malade, aussi y trouvons-nous de légères altérations, telles que l'hypertrophie ; sa séparation du rocher ; ou au contraire son atrophie et une adhérence extrêmement forte avec l'os. Ce dernier est aussi sujet à s'affecter dans une certaine mesure.

Voici un exemple des effets du catarrhe simple de la membrane muqueuse tympanique, la sécrétion ayant une issue facile.

Observation I. *Catarrhe de la membrane muqueuse tympanique ; ramollissement de l'os.* — Une femme mourut d'apoplexie, à 64 ans, après avoir été sourde des deux oreilles pendant de nombreuses années.

La *dissection* de l'oreille droite montre la destruction presque complète de la M. T. ; la petite portion restante est épaisse et ramollie et en contact avec le promontoire. Le marteau a disparu ; mais l'enclume reste et est attachée avec l'étrier ; ce dernier osselet disparaît complétement sous l'épaississement de la muqueuse. La paroi osseuse supérieure est ramollie.

L'inflammation catarrhale chronique de la muqueuse du tympan, dans le cas *où la M. T. est entière* et *qu'il ne s'est fait qu'une sécrétion peu abondante*, peut aussi déterminer des lésions de la dure-mère ; mais, si j'en crois mon expérience, jamais le cerveau n'a été envahi, dans les cas où la quantité des produits sécrétés ne dépassait pas la mesure de ce qui peut s'en écouler par la trompe d'Eustache. J'ai eu l'occasion de rencontrer des cas de ce genre en disséquant les oreilles de personnes mortes par suite d'autres maladies ; les courtes notes qui suivent indiquent l'état de la maladie primitive coexistante ; des considérations ultérieures montreront que, lorsque sous l'influence de causes excitantes, la quantité de la sécrétion augmente considérablement, on peut redouter de voir la maladie prendre un caractère alarmant.

Dissection; membrane muqueuse du tympan épaissie; M. T. entière; os carié; dure-mère ulcérée; arachnoïde en contact avec la muqueuse tympanique. — Un homme, sourd depuis longues années, mourut de consomption à l'âge de 50 ans.

Oreille droite. — M. T. blanche, concave, très-épaisse; la totalité de sa face interne adhère à la paroi interne de la caisse; les osselets sont unis solidement ensemble par des fausses membranes. La muqueuse qui revêt les cellules mastoïdiennes est épaissie, les cellules contiennent un fluide visqueux.

Oreille gauche. — A peu près comme la droite; de plus, orifice de carie à la paroi supérieure du tympan. Dure-mère, mince en certains endroits, est ulcérée en d'autres, de telle sorte que la surface externe de l'arachnoïde viscérale est en contact avec la muqueuse tympanique.

Dissection. Membrane muqueuse du tympan épaissie; M. T. entière; os carié; dure-mère atrophiée, ulcérée. — Une femme de 65 ans mourut de paralysie. Nombre d'années avant sa mort elle était devenue peu à peu sourde de l'oreille droite, à la suite d'attaques répétées d'otalgie.

Oreille droite. — M. T. blanche et épaisse; une fausse membrane considérable unit l'enclume à la paroi interne du tympan, de manière à recouvrir presque l'étrier. La muqueuse est de quatre à cinq fois plus épaisse qu'à l'état normal et adhère solidement à l'os. La paroi osseuse supérieure de la caisse est cribriforme, de telle sorte qu'en divers points la muqueuse hypertrophiée est en contact avec la surface externe de la dure-mère. Celle-ci est très-amincie et présente deux ou trois petits orifices.

Sur une autre femme, morte d'apoplexie à 70 ans, et qui était sourde depuis bien des années, voici quel était l'état de l'*oreille gauche:* M. T. épaisse, opaque, surtout à la partie postérieure; sa face interne adhère solidement à la paroi interne du tympan et à l'étrier; cet osselet se trouve caché par des fausses membranes. La paroi osseuse supérieure de la caisse est cariée et présente plusieurs larges orifices, qui permettent à la dure-mère de se mettre en contact avec la muqueuse hypertrophiée.

Traitement. — L'inflammation catarrhale chronique de la muqueuse du tympan s'accompagne d'ordinaire d'une telle destruction de la M. T., qu'heureusement l'écoulement trouve une issue facile, quel que puisse être son degré de viscosité. Aussi les effets se bornent-ils à un certain degré de congestion de la dure-mère qui recouvre le rocher. Dans les cas aussi simples, il n'est donc pas rare de rencontrer des symptômes de légère irritation cérébrale qui cèdent graduellement au traitement par déplétion locale et légère contre-irritation. La majorité de ces cas sont consécutifs à la scarlatine. En voici un exemple :

Observation II. *Catarrhe de la membrane muqueuse tympanique à la suite de la scarlatine ; destruction des deux M. T. ; attaques de vertiges.* — Miss A. H., 15 ans, me consulta en novembre 1845, pour un écoulement des deux oreilles, avec dureté de l'ouïe et fréquents vertiges. Elle raconte que sept ans auparavant elle a eu la scarlatine et fut obligée de garder le lit. Pendant la fièvre un produit abondant s'écoula de chaque oreille et l'ouïe s'affaiblit beaucoup. Pendant les trois dernières années la sécrétion avait diminué au point que l'écoulement mettait deux ou trois semaines à atteindre l'orifice du méat ; mais avec cette diminution de l'otorrhée coïncidait une aggravation de la surdité. Elle se plaint maintenant de fréquentes attaques de vertiges.

A l'*examen*, absence complète des deux M. T. ; la muqueuse tympanique, épaisse et rouge, est la source de l'écoulement. La montre s'entend à $0^m,025$ de l'oreille droite et $0^m,05$ de la gauche.

Traitement. — Sangsues au-dessous des oreilles ; à la suite de lavages à l'eau tiède, injections d'une solution d'acétate de plomb ; à l'intérieur, $0^{gr},0025$ de bichlorure de mercure, matin et soir. Sous l'influence de ce traitement, la congestion de la membrane muqueuse tympanique diminua beaucoup ; l'écoulement se tarit graduellement ; et les vertiges disparurent.

Je pourrais citer d'autres cas où l'inflammation catarrhale de la muqueuse du tympan s'accompagnait de symptômes de vertiges ; les uns, comme dans l'exemple ci-dessus, provenaient de la scarlatine, les autres de la rougeole. Le traitement se ressembla beaucoup dans chacun de ces cas ; dans quelques-uns la douleur s'irradiait sur une grande partie de la tête, s'accompagnant même parfois de vomissements ; malgré tout, les malades finirent par guérir.

Dans le cas précédent, la M. T. était complétement absente, aussi la seringue pouvait-elle enlever la totalité des produits de sécrétion. Dans les exemples qui suivent, la destruction de la M. T.

était partielle, ce qui restait formait obstacle à la sortie des matières ; il fallut donc redoubler de précaution pour s'assurer de la disparition complète des produits morbides.

OBSERVATION III. *Catarrhe de la muqueuse tympanique de l'oreille gauche ; perforation de la M. T. ; douleur du côté gauche de la tête.* — F. H., architecte, 44 ans, me consulta en 1852 pour un écoulement de l'oreille gauche, accompagné de douleur et de sensibilité du côté correspondant de la tête. Il raconte que, depuis son enfance, il a eu un écoulement de l'oreille gauche qui ne s'est jamais interrompu au delà de quelques jours. Pendant les cinq ou six dernières années il a aussi souffert de céphalalgie du côté gauche ; la douleur allant de la tempe à l'apophyse mastoïde. Une excitation ou une fatigue légère amène une exacerbation considérable des symptômes. Parfois l'otalgie vient brusquement et est suivie d'une sécrétion très-abondante. Il y a environ un mois, pendant un rhume, a eu une attaque d'otalgie accompagnée d'un bruit de sifflet intense et d'une sensibibilité considérable du côté gauche de la tête.

L'*examen* montre un orifice produit par l'ulcération à la partie postérieure de la M. T. ; par cet orifice, d'environ $0^m,004$ de diamètre, s'écoule une grande quantité d'un produit épais et visqueux, ayant une odeur repoussante. Ce produit enlevé, on voit la muqueuse tympanique rouge et tellement hypertrophiée qu'elle fait saillie du côté de la perforation de la M. T. et oppose un certain obstacle à la libre sortie de la matière sécrétée.

Le *traitement* consista ici à entretenir un écoulement sur l'apophyse mastoïde, et à administrer de petites doses de bichlorure de mercure unies à la salsepareille. De plus, injections d'eau chaude dans l'oreille deux fois par jour, avec la précaution de diriger le jet de la seringue sur l'orifice de la M. T. de manière à faire pénétrer le liquide dans la caisse pour délayer le mucus et en faciliter l'évacuation à travers l'ouverture de la M. T. Ce traitement réussit parfaitement ; la douleur qui rayonnait autour de l'oreille diminua peu à peu d'une manière remarquable et les attaques d'otalgie devinrent moins fréquentes. Cependant l'écoulement demeura à peu près aussi abondant jusqu'au jour où je fis injecter une faible solution d'acétate de plomb. Ce traitement fut continué pendant quatre mois ; au bout de ce temps, le malade n'éprouvait plus de douleur d'oreille ni de tête et la quantité de l'écoulement avait beaucoup diminué.

Les cas semblables à celui que nous venons de rapporter se rencontrent fréquemment dans la pratique, je me borne à donner ci-dessous quelques courtes notes sur un exemple fort analogue.

Observation IV. *Inflammation catarrhale de la muqueuse tympanique; perforation de la M. T.; douleurs de tête et vertiges; irritation du nerf facial.* — Miss M. S., 30 ans, raconte que depuis son enfance, sauf un intervalle de deux ans, elle a eu un écoulement de l'oreille droite consécutif à une éruption du cuir chevelu. Depuis 8 à 9 ans, elle éprouve de la douleur au sommet de la tête, avec chaleur et sentiment de pesanteur. Cette douleur traverse parfois brusquement la tête à partir de l'oreille droite. Vertiges de temps en temps, et pendant les derniers mois qui viennent de s'écouler, sensation de confusion cérébrale; il y a six mois, soubresauts des muscles du côté droit de la face.

A l'*examen* on constate, sur la M. T. de l'oreille droite, une perforation de la partie supérieure et antérieure, d'environ $0^m,003$ de diamètre. Du mucus s'échappe à travers cette ouverture; ce produit enlevé, la muqueuse tympanique apparaît rouge et hypertrophiée.

Traitement. — Le même que dans le cas précédent; de plus, sangsues au-dessous des oreilles une fois par semaine. Au bout de trois mois, grande diminution de tous les symptômes; je conseillai alors à la malade de continuer la révulsion et les injections d'eau chaude.

La situation de l'orifice de la M. T., dans le cas précédent, amène à la conclusion que, dans la position ordinaire de la tête pendant le jour, une partie des mucosités devait séjourner dans cette partie de la caisse inférieure à l'ouverture; mais dans le décubitus les produits de sécrétion devaient s'échapper librement, la position permettant alors l'évacuation complète de la cavité tympanique; de plus, les symptômes n'étant pas très-actifs, je crus opportun d'essayer l'effet d'une contre-irritation plutôt que d'agrandir l'orifice de la M. T.

Dans le traitement de la catégorie de cas actuellement en considération il est d'une grande importance d'être à même de décider quand la M. T. doit être soumise à la paracentèse ou quand il y a lieu d'élargir une perforation pathologique. La grande objection que rencontre la ponction chirurgicale de la M. T., c'est la difficulté de maintenir l'ouverture béante. Il est rare en effet qu'une ouverture artificielle, de diamètre même considérable, ne se ferme pas en deux ou trois jours. J'ai vu, après avoir fait un lambeau triangulaire que j'avais eu le soin de renverser en bas, la plaie ainsi produite se cicatriser en quelques jours, grâce à un épanchement fibrineux. Et encore n'est-il pas toujours possible de faire une ouverture triangulaire de ce genre, soit à cause du petit calibre du conduit auditif, soit par suite de l'extrême sensibilité de la surface de la M. T.

Le seul moyen assuré que je connaisse de maintenir béante une perforation de cette membrane, consiste à porter sur elle un crayon de caustique de Vienne taillé en pointe. Ce procédé pourrait, à première vue, paraître dangereux pour les parties adjacentes ; mais la vérité est qu'on est tout à fait maître de limiter l'action de cette substance ; car l'injection d'eau chaude lui enlève immédiatement et complétement ses propriétés caustiques. J'ai employé cet escharotique pour la destruction de productions polypoïdes ; or, ni pendant son action ni après, je n'ai jamais vu survenir d'inflammation. Il va sans dire cependant que, dans les cas analogues à ceux que nous considérons, où il existe des symptômes d'irritation cérébrale, il faut user d'une extrême prudence et recourir à toutes les autres mesures possibles avant d'en arriver à cette opération, aussi bien qu'à toute autre manœuvre chirurgicale ; et, comme les médications de nature différente sont généralement suffisantes pour soulager ou guérir la maladie, la paracentèse de la M. T. est rarement indispensable. Je n'ai eu recours au caustique de Vienne que dans un seul cas.

Dans les cas d'inflammation catarrhale où la quantité des produits sécrétés par la muqueuse tympanique n'a pas été suffisante pour déterminer l'ulcération de la M. T., mais où le trop-plein de la caisse s'est écoulé par la trompe, il me semble que la règle générale, à moins que la maladie n'ait progressé de manière à compromettre la vie du malade, doit être de recourir à la médication ordinaire que nous avons décrite, et qu'elle suffira à arrêter les progrès du mal et produire une amélioration considérable. Les observations suivantes justifieront cette partie de la question et l'on verra que ces cas diffèrent des précédents en ce point que la M. T. était demeurée entière.

Observation V. *Inflammation chronique de la muqueuse tympanique, sans perforation de la M. T. Vertiges, etc.* — M. C., 27 ans, me consulta le 15 février 1857 : elle me raconta que pendant quatre mois elle avait eu de fois à autres une sensation de picotements dans l'oreille droite, avec bourdonnements, surdité, vertiges, sensation de tournoiement et céphalalgie du côté droit. Ces derniers jours, elle a éprouvé des battements dans l'oreille, accompagnés de violentes douleurs et suivis d'otorrhée ; s'est sentie aussi la *tête légère* la nuit. Chaque fois qu'elle respire par le nez, elle dit qu'elle entend un bruit de crépitation dans l'oreille, et que l'ouïe devient meilleure pendant une minute ou deux. Après un écoulement abondant, elle entend également mieux.

A l'*inspection* la surface du méat apparaît rouge, dépouillée de son épiderme, et sécrétant un fluide muco-purulent. M. T. opaque, surtout à la partie inférieure ; trompe perméable ; faculté auditive beaucoup diminuée. Jugeant que j'avais affaire à un cas d'inflammation chronique de la muqueuse tympanique, avec accumulation de mucus à la partie inférieure de la caisse, et que l'irritation du méat n'était que le retentissement de cette inflammation, je fis appliquer des sangsues au-dessous du pavillon, et des vésicatoires en arrière de cet organe ; sous l'influence de ce traitement, les symptômes cérébraux diminuèrent considérablement, et l'ouïe devint bien meilleure. Le 12 mai, la malade éprouva une nouvelle crise de violente otalgie à droite, la douleur s'irradiant dans la tête et vers le front. Le 17, elle empira beaucoup et demeura sans connaissance pendant quelques heures. Vésicatoires à la nuque, que l'on entretint pendant plusieurs semaines ; à l'intérieur, calomel à petites doses jusqu'à production de sensibilité aux gencives. L'acuité des symptômes tomba rapidement, ce qui n'empêcha pas d'entretenir la révulsion pendant une longue période, puis l'on administra de l'iodure de potassium et de la salsepareille. Cette médication fit disparaître complétement les symptômes d'irritation cérébrale et la faculté auditive en fut singulièrement améliorée.

Bien qu'il soit difficile de déterminer d'une manière positive l'existence d'une accumulation de mucus dans la cavité tympanique, l'historique, les symptômes du cas, et l'état particulier de la M. T., qu'on dirait avoir été soumise à l'ébullition, comme cela se remarquait dans ce cas, surtout à la partie inférieure, me permirent peu de douter de l'existence d'une collection de mucosités; il est même probable que la seconde attaque résultait de l'irritation produite par la pression de cette collection sur le labyrinthe. Peut-être aurait-on obtenu un soulagement plus rapide, en évacuant le mucus à l'aide de la paracentèse de la M. T.; mais je savais parfaitement, par des opérations antérieures, combien il est difficile de maintenir l'ouverture béante, en l'absence même de toute aggravation considérable de l'inflammation du fait de l'opération. La règle qu'il importe de bien se rappeler, c'est d'entretenir la contre-irritation assez longtemps pour amener la résorption des produits sécrétés et pour en tarir la source en entravant l'action inflammatoire.

Comme nous venons de le dire, il est assez difficile de s'assurer positivement de l'existence d'une collection de mucus dans la cavité tympanique. La principale indication se trouve parfois dans l'opacité et dans cet aspect particulier de la M. T., qui paraît avoir été soumise à l'ébullition ; mais souvent le bruit de gargouillement, produit par l'entrée de l'air dans le tympan, ou le bruit de souffle spécial, qui résulte du choc de la veine gazeuse contre une membrane molle et flasque, prouve, tout au moins, qu'il y a une quantité considérable de mucus dans la cavité. Le cas suivant élucidera le sujet d'une manière plus complète.

Observation VI. *Catarrhe chronique de la muqueuse tympanique; vertiges et symptômes d'irritation cérébrale.* — E. Middleton, 14 ans, fut admise dans mon service au dispensaire de S.-George et de S.-James, en décembre 1849. A eu la rougeole à l'âge de 4 ans; depuis cette époque elle a éprouvé de violentes douleurs dans les deux oreilles et sur le devant de la tête, accompagnées de battements et de fréquentes attaques de vertiges, surtout lorsqu'elle marche vite. Elle a eu aussi parfois du délire et à un degré très-violent. Les symptômes cérébraux se sont beaucoup aggravés depuis la cessation de l'écoulement, qui date de neuf mois.

A l'*examen*, la M. T. de l'oreille droite est très-blanche; présente des dépressions partielles. Distance de l'audition, avec la montre, $0^m,012$.

Oreille gauche. — M. T. d'un blanc laiteux; distance de l'audition, comme de l'autre côté. L'air pénètre dans chacune des cavités tympaniques, pendant l'expiration exécutée les narines fermées, et produit un bruit de gargouillement.

Traitement. — Frictions à la nuque avec l'onguent épispastique, à l'aide duquel on obtient un écoulement constant pendant plus d'un mois; à l'intérieur, médicaments toniques. Peu à peu, les symptômes cérébraux s'abattirent, les vertiges disparurent pendant plusieurs jours; ils reparurent de temps en temps, mais moins forts et de courte durée. Au bout de deux mois, l'amélioration était telle que la malade put se placer comme fille de service.

Bien que la cause générale de cette espèce d'inflammation soit le plus souvent une attaque de scarlatine, de rougeole, ou de rhume ordinaire, cette affection peut résulter aussi d'un coup sur l'oreille ou sur la tête; et c'est probablement à un coup qu'il faut rapporter l'origine de la maladie dans le cas suivant.

J. S., 35 ans, admise dans mon service, à l'hôpital, le 1er mai 1853, se plaint de douleur dans l'oreille droite et au bas du dos, accompagnée de défaillance quand elle se mouche ou qu'on appuie sur l'oreille. Elle raconte qu'à l'âge de 10 ans, elle reçut un coup sur l'oreille à la suite duquel elle est restée sourde de ce côté. Il y a deux ans, apparition d'une otorrhée à droite qui a persisté depuis.

A l'*examen*, on constate que la M. T. est déprimée en dedans, et qu'elle est perforée à la partie inférieure; il existe là une ouverture valvulaire par laquelle passent les produits de sécrétion lorsque la malade se mouche. Considérant ce cas comme une inflammation chronique de la muqueuse tympanique, ayant amené une irritation du cerveau, je fis poser immédiatement un séton à la nuque, dont l'effet fut d'enlever peu à peu, mais complétement, la douleur des oreilles, de la tête et de l'épine dorsale.

L'opinion générale, relativement au mode de progression des affections de l'oreille au cerveau, paraît être que l'os se carie, que la dure-mère s'ulcère, que l'arachnoïde, la pie-mère et enfin la substance cérébrale participent à la maladie, comme le résultat d'une extension directe de l'oreille. L'examen attentif des lésions trouvées à l'autopsie de certains cas montre que la maladie ne procède pas toujours de l'oreille au cerveau par voie de continuité; en effet, on voit des exemples d'abcès développés dans le cerveau, sans ulcération de la membrane muqueuse du tympan ou sans carie de l'os. Il semblerait qu'une irritation chronique du tympan, produite par l'inflammation chronique de sa membrane muqueuse, suffise, en l'absence d'un libre passage pour l'écoulement des produits de sécrétion, à amener la production d'un abcès dans la substance du cerveau. Le docteur Abercrombie dit : Il y a des raisons de croire qu'une large suppuration de la cavité tympanique est capable d'entraîner des symptômes graves, surtout si la matière éprouve quelque difficulté pour son évacuation; mais les témoignages apportés par l'autopsie prouvent que ces symptômes graves s'associent avec des lésions cérébrales, sans que le rocher soit carié. Ainsi, dans un cas publié par le docteur Joseph Williams (1), il n'y avait aucune trace de carie du rocher; voici un extrait de cette observation.

OBSERVATION VII. *Ulcération de la muqueuse tympanique; abcès cérébral; rocher non carié.* — E. B., 23 ans, peu forte, mais de santé toujours bonne jusqu'environ quinze jours avant la mort; à cette époque elle fut prise tout à coup d'un violent mal de tête et de douleur très-intense dans l'oreille droite; puis il survint du frissonnement, qui alla bientôt jusqu'au tremblement. Puis l'otalgie s'accrut encore, et, pendant plusieurs heures, il y eut un suintement de sang du conduit auditif. Le lendemain l'écoulement devint ténu et ichoreux; exacerbation rapide des symptômes fébriles; la malade tombe dans un état de demi-stupeur, l'écoulement devient épais, fétide et purulent. Meurt trois jours après l'apparition des symptômes aigus.

Autopsie. — Dure-mère ramollie et se déchirant facilement au niveau du rocher. Dans la substance du lobe moyen du cerveau, abcès contenant 30 grammes de pus, d'odeur repoussante, de couleur jaune foncé, et mélangé de sérosité. L'abcès avait à peu près le diamètre d'une pièce de 5 shillings. Situé profondément dans la substance cérébrale, son contenu était mélangé de sang. La portion du cerveau qui entourait l'abcès était ramollie et très-vasculaire. La surface du rocher avait une coloration un peu foncée; sa

(1) *Treatise on the Ear*. London, 1840.

partie interne, mise à nu par la scie, était augmentée de vascularité et même ulcérée en certains endroits; la sécrétion était fétide et puriforme et la membrane muqueuse était complétement détruite. La membrane du tympan était ulcérée presque dans toute son épaisseur et certaines portions osseuses de l'oreille externe étaient détruites. Le docteur Williams ajoute : « Le docteur Allison « m'a communiqué un cas d'abcès cérébral, provenant d'une affec-« tion de l'oreille compliquée d'otorrhée. Le rocher était sain; il « n'y avait donc aucune communication entre le pus de l'oreille « et celui du cerveau. »

Dans d'autres cas, on trouve une portion considérable de substance cérébrale saine entre l'abcès et le rocher. Je dois les détails du cas suivant au docteur Merriman, qui m'a donné aussi l'occasion de disséquer la pièce.

Observation VIII. *Catarrhe de la membrane muqueuse du tympan, à la suite de la rougeole; méningite. — Mort; rocher non carié; — abcès de la substance cérébrale; partie adjacente du cerveau normale.* —M. K., veuve, 26 ans, diathèse scrofuleuse; vie sédentaire; confectionneuse de coiffures militaires, entra dans le service du docteur Merriman au dispensaire général de Westminster pour une toux, le 7 janvier 1846.

Le 26 elle éprouva de l'otalgie du côté droit et raconta alors qu'elle était sujette à un écoulement de cette oreille depuis une attaque de rougeole, qu'elle avait eue dans son enfance; la sécrétion était parfois très-fétide. Avant l'attaque actuelle, elle n'avait jamais eu d'otalgie; mais elle aurait éprouvé de violents maux de tête pendant douze ou seize mois; elle en perdait parfois la mémoire et avait de forts vertiges. Elle avait aussi singulièrement dépéri. Je ne prescrivis d'abord que des fomentations, puis des sangsues; mais sans le moindre bénéfice. La douleur s'aggrava beaucoup, la malade disait parfois qu'il lui semblait qu'on lui enfonçât un couteau dans l'oreille; et, en d'autres moments, qu'on lui sciait le bout de l'oreille. Dans les paroxysmes du mal, la patiente se mettait tout à coup à crier, puis ne pouvait plus ouvrir la bouche. A deux reprises, on vit apparaître un léger écoulement, qui n'apporta aucun soulagement. Quand la douleur s'apaisait un peu, la malade tombait dans la somnolence. Le 17 février, elle perdit connaissance, montrant pourtant encore la langue quand on lui disait à voix haute de la sortir, puis retombait dans le coma. Elle mourut dans la soirée du 17, vingt-trois jours après le début de l'attaque d'otalgie.

Autopsie. — La voûte crânienne enlevée, il s'échappa du pus de dessous la dure-mère ; l'examen montra qu'il provenait d'un abcès occupant la totalité de la partie supérieure de l'hémisphère cérébral droit. La substance cérébrale environnante était saine. La dure-mère au-dessus de la partie coupée par la scie présentait un dépôt de lymphe coagulable du diamètre d'une pièce de 4 penny environ. Il y avait aussi une suffusion de lymphe à la surface de la dure-mère recouvrant le rocher; celle-ci se trouvait détachée de l'os dans une certaine étendue. La dissection de l'oreille fit constater l'absence de la M. T.; la muqueuse tympanique et celle des cellules mastoïdiennes était épaissie et ramollie et recouverte d'une quantité considérable de matière caséeuse scrofuleuse. La paroi supérieure du tympan était de couleur foncée, extrêmement mince et perforée pour le passage de nombreux vaisseaux sanguins. La dure-mère qui recouvre la partie supérieure du rocher, ainsi que celle qui tapisse la portion écailleuse du temporal, était très-épaisse et détachée de l'os et il y avait une grande quantité de matière purulente entre la dure-mère et l'arachnoïde. Cette dernière était fortement congestionnée. En certains endroits, le pus avait traversé la dure-mère et était en contact avec l'os. La surface externe de la dure-mère formant le sinus latéral était rugueuse dans les points où elle se trouvait en contact avec le tissu osseux enflammé ; à la surface interne du sinus il y avait des portions de fibrine adhérentes.

La présence d'une portion de cerveau saine entre l'abcès et le rocher a amené quelques observateurs à cette conclusion, que l'abcès cérébral est la maladie primitive et que l'affection de l'oreille n'en serait que la conséquence. Nous objecterons à cette manière de voir : 1° que les cas d'abcès du cerveau sont ordinairement précédés d'une affection ancienne de l'oreille; 2° que la portion d'os qui se carie est loin d'être la partie la plus dépendante de la fosse cérébrale, et 3° que, bien que l'abcès puisse être très-considérable, les parois du tympan sont seules le siége réel de la maladie osseuse.

Nous avons déjà appelé l'attention sur la marche si insidieuse de la maladie vers le cerveau. Dans certains cas, aucun symptôme n'avertit le malade d'une complication cérébrale, jusqu'à la brusque apparition des symptômes aigus ; la présence d'un écoulement et un certain degré de surdité sont, assure-t-on au médecin, les seuls symptômes désagréables. Néanmoins il me semble que l'examen attentif, fait par un homme de l'art, peut faire découvrir les premières périodes de la maladie ; en effet, dans les cas où des soupçons s'étaient élevés dans mon esprit, par suite de l'état de l'oreille et de la marche interne de la maladie, j'ai assez souvent trouvé une sensibilité anormale du cerveau en percutant le côté suspect de la tête. Dans quelques cas, l'écoulement peut se produire pendant un mois ou deux, puis disparaître pendant une période semblable ; mais, lorsque cette disparition a lieu, il existe ordinairement de la sensibilité dans l'oreille ou dans son voisinage. Le simple fait d'une otorrhée revenant de temps en temps doit engager le médecin à faire une investigation attentive.

Les causes déterminantes des symptômes aigus du cerveau sont variées ; un coup sur la tête, des exercices violents, un rhume, des applications stimulantes ou toute influence dépressive peut en provoquer l'apparition. Parfois on ne saurait découvrir d'autre cause excitante que le progrès de l'affection chronique de l'oreille.

L'un des premiers symptômes qui annoncent que la maladie va revêtir une forme aiguë, c'est l'interruption de l'écoulement ; ce phénomène est le résultat de l'action inflammatoire, et il s'associe si souvent avec le début des symptômes aigus que cet arrêt de l'écoulement a été considéré, non comme l'effet, mais comme la cause de l'inflammation aiguë ; et l'on voit des médecins s'effrayer d'arrêter une otorrhée, en pensant que l'inflammation du cerveau pourrait en être la conséquence. Si cette crainte se bornait dans ces cas à exclure tous les astringents irritants, elle serait salutaire ; mais quand elle aboutit à cette croyance qu'il serait peu judicieux d'intervenir d'une façon quelconque dans une maladie de l'oreille, qui a une allure insidieuse et qui, si on la néglige, se terminera probablement par la mort du malade, cette pusillanimité peut être fort nuisible. M. Wilde, dans son ouvrage sur « *Aural Surgery* » que nous avons déjà cité, donne quelques observations intéressantes sur ce sujet.

Deux cas d'abcès cérébraux, provenant de l'inflammation catarrhale de la muqueuse tympanique, ont déjà été décrits. Dans le cas suivant (Observation IX), l'examen *post-mortem* a été fait par moi et par feu M. Farish. La mort fut la conséquence d'une méningite, et nous trouvâmes un abcès dans le lobe cérébral moyen ; mais la cause de l'irritation paraissait dépendre de la présence de matière scrofuleuse dans le tympan.

Observation IX. *Matière scrofuleuse dans la cavité tympanique; carie de la paroi supérieure du tympan ; arachnitis ; abcès du lobe cérébral moyen.* — Miss H. G., 9 ans et demi, blanche et délicate, mais non maladive, a eu la rougeole dans sa première enfance, rougeole bénigne d'ailleurs; à la suite de cette maladie, a eu un écoulement fétide de l'oreille gauche, avec attaques d'otalgie de temps en temps. Le 5 mai 1845, elle fut prise de symptômes de fièvre aiguë. Sans éprouver de douleur de tête, elle dit ressentir une certaine gêne au vertex. L'écoulement avait cessé. Vomissements continus. — Calomel et apéritifs, suivis de potion effervescente. Le 7, elle paraissait bien; tous les symptômes fâcheux avaient disparu. Le pouls était naturel, la langue propre ; il y avait de l'appétit ; aucune douleur. Le lendemain, réapparition des accidents. Le 10, douleur de l'oreille gauche qui s'exaspère peu à peu au point de devenir atroce; néanmoins la malade conserva ses facultés jusqu'à une période de douze à vingt heures avant de mourir. Les seuls symptômes accusateurs d'une altération du système nerveux furent quelques vomissements et un léger degré de paralysie des muscles du côté gauche de la face. On recourut aux sangsues, au calomel, à la poudre antimoniale de James et à un peu d'opium; cette médication fut employée librement à dater du 11. En dépit de tous les efforts, elle tomba peu à peu dans le coma; mais même dans cet état, des douleurs du côté gauche de la tête lui arrachaient des cris perçants. Elle mourut le 15 à minuit, douze jours après l'apparition des premiers symptômes.

Autopsie. — Après l'enlèvement du crâne, la dure-mère se montra rouge, ses vaisseaux sanguins étaient distendus. La cavité de l'arachnoïde du côté gauche contenait environ 15 grammes d'une matière purulente jaune; dépôt de lymphe à la face inférieure du lobe postérieur de l'hémisphère gauche. L'arachnoïde et la pie-mère, recouvrant la face inférieure du lobe moyen du côté gauche, étaient épaissies et de couleur foncée dans l'étendue d'une pièce de six pence environ. Cette portion épaissie correspondait à un orifice de la dure-mère qui recouvre la face supérieure du rocher. Dans l'intérieur du lobe cérébral moyen du côté gauche se trouvait un abcès du volume d'un petit œuf de poule, renfermant une matière fétide, de consistance aqueuse et de couleur foncée. Aucune communication entre l'abcès et la cavité de l'arachnoïde. La dure-mère recouvrant la surface supérieure du rocher avait trois ou quatre fois l'épaisseur normale et sa surface interne était rugueuse et de couleur plus foncée qu'à l'état naturel ; dans certains points, elle adhérait solidement à l'os, en d'autres elle en était détachée. Vers le centre de la face supérieure du rocher, la dure-mère présentait un orifice d'environ 0m,002 de diamètre directement au-dessous duquel s'en trouvait un autre plus petit creusé dans l'os, et ayant à peu près 0m,0005 de diamètre; ce dernier, ainsi que plusieurs pertuis de la largeur de trous d'épingle, étaient remplis d'une matière scrofuleuse concrète, qui se projetait de l'intérieur de la caisse. La paroi supérieure de l'extrémité cérébelleuse du tympan présentait deux orifices de carie. La caisse et les cellules mastoïdiennes étaient complétement remplies d'une matière scrofuleuse, ayant la consistance de fromage mou et qui paraissait avoir dilaté considérablement les cellules mastoïdiennes ; la membrane muqueuse tympanique n'était que légèrement hypertrophiée et les perforations qui s'y trouvaient paraissaient dues à l'atrophie résultant de la pression de la matière scrofuleuse plutôt qu'à l'ulcération. La M. T. avait perdu la plus grande partie de sa substance, et les fibres restantes étaient adhérentes à la paroi interne de la caisse tympanique.

f. **Ulcération de la membrane muqueuse du tympan.** — C'est une lésion que l'on rencontre rarement ; le traitement est le même que celui de l'inflammation catarrhale chronique.

L'observation suivante, appartenant à cette catégorie, m'a été fournie par M. Obré, en même temps que la pièce.

Observation I. *Ulcération scrofuleuse de la muqueuse tympanique ; destruction de la paroi supérieure du tympan; dégénérescence purulente du lobe cérébral moyen.* — Une jeune lady, de 18 ans, de diathèse scrofuleuse et qui était traitée par un médecin de sa famille, fut prise, le 20 novembre 1846, de fièvre et de symptômes hystériques, sans aucune douleur. Le lendemain, apparition de symptômes de pleurésie, accompagnés d'une violente douleur du côté droit de la tête. On apprit alors qu'elle avait été sourde de l'oreille droite pendant deux ans et que cette infirmité avait été précédée d'un écoulement fétide. Malgré le traitement le plus actif, les symptômes d'irritation cérébrale s'aggravèrent chaque jour, et la mort arriva le neuvième jour après le début de l'attaque. La mémoire et l'intelligence de la malade demeurèrent intactes jusqu'au moment de la mort qui fut précédée de convulsions épileptiformes. L'oreille exhalait une odeur repoussante, mais point d'otorrhée. L'autopsie montra le périoste détaché de la surface externe de l'écaille du temporal, et la dure-mère séparée de la face interne de cette portion osseuse; entre les membranes et l'os se trouvait un pus de couleur foncée. Du côté droit de la tête, la dure-mère était gangrénée dans une grande étendue; et le lobe moyen de l'hémisphère droit était en état de suppuration; sa masse se composait en grande partie de pus. L'examen attentif du rocher montra que la carie avait détruit la totalité de la paroi supérieure du tympan; la caisse communiquait avec la cavité crânienne par une ouverture mesurant $0^{m},018$ de longueur sur $0^{m},008$ de largeur.

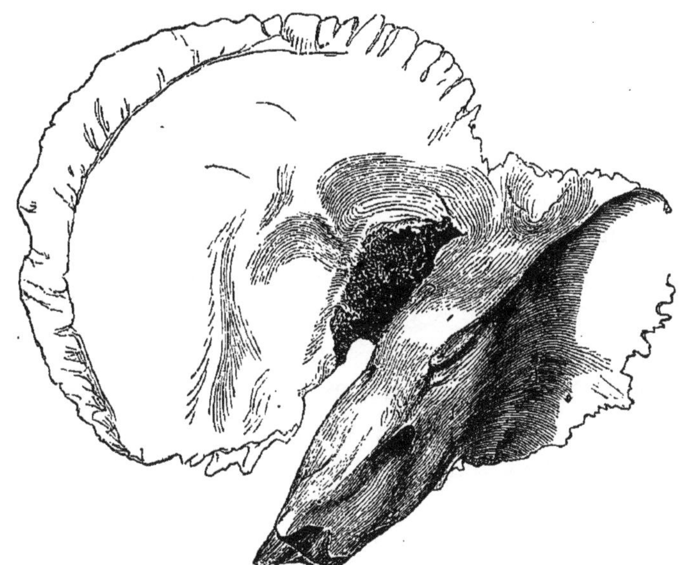

Fig. 83. — Face interne de l'os temporal, montrant un état morbide de la caisse tympanique, dont la paroi supérieure a été détruite en totalité par la carie.

Ce cas montre que la maladie de l'oreille, au lieu d'un abcès, produit parfois la *fonte purulente* de la substance du cerveau.

Observation II. *Ulcération de la muqueuse tympanique. — Carie de l'os; destruction partielle du nerf facial et ramollissement de la dure-mère.* — John Cochrane, homme de peine, 44 ans, fut admis dans le service du docteur Kingston, à l'hôpital de Westminster, en octobre 1849 ; atteint de phthisie.

Historique. — 24 ans auparavant, écoulement de l'oreille droite, qui avait toujours persisté depuis ; il était depuis longtemps sourd de cette oreille, mais n'avait pas éprouvé de symptômes cérébraux.

A l'*examen*, on constate l'absence de la M. T.; la muqueuse de la caisse est recouverte d'un produit opaque, crémeux. Cette matière enlevée, la membrane muqueuse apparut épaissie, avec une surface rugueuse. Le malade meurt de phthisie environ un mois après son admission. Quelques jours avant sa mort, les muscles du côté droit de la face s'étaient paralysés, mais ils avaient recouvré une partie de leur action peu de temps avant le décès. A l'autopsie, on trouva la membrane muqueuse revêtant la caisse épaissie et de couleur foncée, excepté à la partie antérieure où elle avait été détruite par l'ulcération. L'étrier avait disparu. A la partie supérieure du tympan, l'os était carié ; l'aqueduc de Fallope était ouvert sur une longueur de plus de 0^{m},0025 et le nerf facial, ramolli et ulcéré, se projetait à travers l'ouverture. La partie du nerf, saillante dans le tympan, était de consistance gélatiniforme et s'étendait en bas au point de recouvrir la fenêtre ovale. La moitié postérieure du nerf était saine. La dure-mère recouvrant le rocher était hypertrophiée; sur un petit espace circulaire, d'environ 0^{m},0025 de diamètre, elle avait une coloration brun foncé et une consistance pulpeuse. Cette portion faisait une légère saillie au-dessus de la surface environnante ; elle se rompit quand on la toucha et laissa voir au-dessous d'elle un orifice de carie dans le rocher. Autour de l'orifice, l'os était très-mince. Le cerveau n'était pas altéré.

Dans ce cas, l'obstacle à la libre sortie de l'écoulement ne paraissait tenir qu'à sa ténacité et à la consistance épaisse qu'il avait dans la cavité tympanique ; il est bon d'observer, à un point de vue pratique, qu'il est nécessaire de recourir aux injections à l'eau chaude, si l'on ne veut voir la matière sécrétée par la muqueuse tympanique, s'accumuler et se solidifier, et déterminer ainsi un certain degré d'irritation dans les parties voisines.

Dans l'observation suivante, dernier cas de cette classe de maladies du tympan que je veuille citer, l'affection était évidemment de nature scrofuleuse. La muqueuse tympanique s'était ulcérée, et sa place était envahie par une matière scrofuleuse. La substance cérébrale avait aussi subi la dégénérescence scrofuleuse.

Observation III. *Ulcération de la muqueuse tympanique de l'oreille gauche; ramollissement, dépôt tuberculeux dans le lobe cérébral correspondant.* — Wm K., 4 ans, admis dans mon service au dispensaire de S.-George et S.-James, en mars 1849. N'avait jamais joui d'une bonne santé; fonctionnement toujours irrégulier des intestins, ventre gros. Dans les premiers temps de l'existence, écoulement de matière fétide de l'oreille gauche, qui n'a jamais disparu au delà de quelques jours à la fois. L'organe paraît sensible au toucher, bien que le malade ne se plaigne pas d'otalgie. A éprouvé de la douleur dans le front et les yeux pendant quelques mois.

Trois jours avant que je le visse, il était tombé à l'école, frappé d'une attaque que l'on crut être de l'épilepsie, et resta insensible pendant quelques minutes. Quand il revint à lui, il était paralysé de la face et des membres du côté droit. A ma première visite je le trouvai dans un état d'épuisement extrême, sans parole, hémiplégique. Le lendemain, il souffrait de douleurs intenses dans l'oreille gauche, et le côté correspondant de la tête, et il y avait un écoulement abondant, crémeux et fétide du conduit auditif.

A l'*examen*, destruction totale de la M. T.; la muqueuse tympanique a disparu, la caisse contient une matière scrofuleuse, épaisse, caséeuse. La céphalalgie et les convulsions redoublent d'intensité; souvent il reste sans connaissance plusieurs heures consécutives; les forces déclinent graduellement, et, en dépit du traitement le plus actif, par les sangsues et le mercure, il meurt le 21 mai.

Autopsie. — 16 heures après la mort. Dure-mère recouvrant la face supérieure des hémisphères cérébraux saine; mais dans la substance de l'hémisphère cérébral gauche au-dessus du lobe moyen du cerveau, se trouve un espace mesurant $0^{m},075$ d'arrière en avant, $0^{m},037$ de dehors en dedans, et $0^{m},025$ de haut en bas, beaucoup plus dur qu'à l'état normal et farci de tubercules; entre cette masse et le ventricule latéral, le cerveau avait une consistance pulpeuse. Dans les ventricules latéraux, légère quantité de sérosité trouble. La dure-mère recouvrant la face supérieure du rocher, plus vasculaire qu'à l'état normal ; sur sa surface libre se trouve une tache de sang. Paroi supérieure du tympan de couleur foncée, la muqueuse tympanique se voit au-dessous. Cette membrane, très-épaisse, de couleur lie de vin, a ses vaisseaux distendus. La partie supérieure du tympan est tellement remplie par cette membrane hypertrophiée que la matière scrofuleuse et le pus s'y trouvent retenus. La matière scrofuleuse se compose de fines granulations, de cellules épithéliales et de cristaux très-fins, que le docteur Garrod trouva composés de phosphate d'ammoniaque et de magnésie. Désarticulation de l'étrier d'avec l'enclume, les osselets sont cachés par l'épaississement de la muqueuse. La paroi osseuse inférieure, elle aussi, est mince et de couleur rouge, et présente un orifice qui fait communiquer la caisse avec la fosse jugulaire.

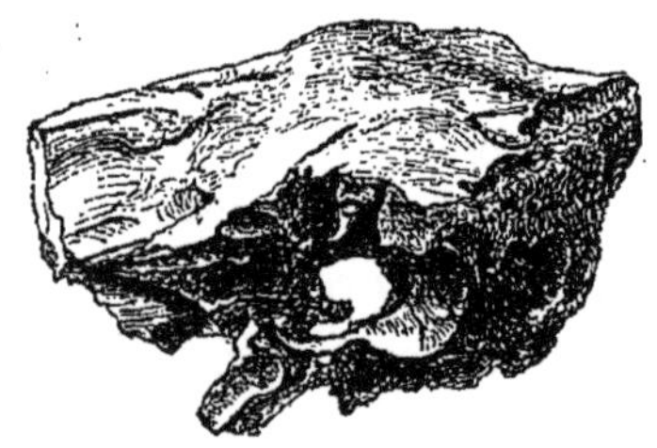

Fig. 84. — Paroi osseuse inférieure de la caisse offrant une perte de substance assez grande pour établir une communication entre la cavité tympanique et la fosse jugulaire.

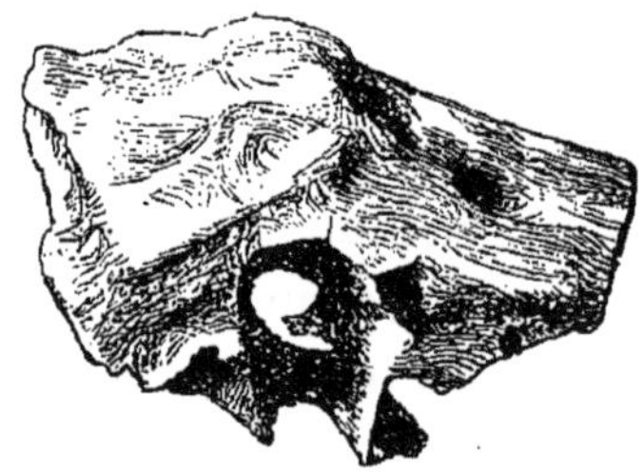

Fig. 85. — Vue de l'orifice du côté de la fosse jugulaire.

Ce cas est particulièrement intéressant en ce qu'il montre une extension de la maladie aussi bien à la paroi inférieure qu'à la paroi supérieure. Cette paroi inférieure du tympan est souvent constituée par une mince couche d'os qui sépare la caisse de la fosse jugulaire. Sur beaucoup de pièces, cette lamelle osseuse fait défaut en certains points et la surface externe de la muqueuse tympanique est alors en contact avec la veine jugulaire. La maladie pourrait donc ainsi se propager de la cavité du tympan à ce vaisseau.

CHAPITRE XIII.

Caisse du tympan (*fin*).

a). Rigidité de la membrane muqueuse. — Cause de surdité dans l'âge avancé. — Traitement. — Observations. — (*b*) Formation d'adhérences pseudo-membraneuses. — (*c*) Ankylose de l'étrier à la fenêtre ovale. — Observations pathologiques. — Traitement. — Observations. — (*d*) Disconnection de l'enclume et de l'étrier. — Observations physiologiques. — Observations pathologiques. — Observations.

La membrane muqueuse du tympan peut être exposée à l'inflammation chronique, compliquée ou non de rhumatisme, à toutes les périodes de la vie, et cette maladie négligée peut aboutir à la rigidité de la membrane ; de telle sorte que les osselets se trouvent assujettis les uns aux autres et sont moins mobiles qu'à l'état normal. Dans la vieillesse cet état de rigidité paraît s'établir en l'absence de tout symptôme inflammatoire. La M. T. participe également à cet état, et, ce qui est bien autrement important, la base de l'étrier peut se fixer au pourtour de la fenêtre ovale beaucoup plus fermement qu'à l'état normal. La conséquence de cette fixité de l'étrier se fait sentir sur la membrane de la fenêtre ronde et sur le fluide labyrinthique. Cette affection se rencontre moins fréquemment chez les enfants que chez les adultes, où elle est susceptible de se présenter après des attaques répétées de rhume, en déterminant ou non de l'otalgie. Mais c'est dans l'âge avancé qu'elle apparaît le plus souvent, et l'on peut en réalité la considérer comme la lésion productrice de la *surdité des vieillards*. L'opinion généralement reçue que, dans cette espèce de cophose, c'est le système nerveux qui est en défaut, est une erreur manifeste, les symptômes et la nature du traitement curatif le démontrent.

Le diagnostic de cette affection est loin d'être difficile, bien que, comme nous allons le voir, le médecin n'ait guère, pour se guider, que l'historique du cas. Ainsi très-souvent il n'existe que peu ou point d'opacité de la M. T.; elle est même rarement terne; la trompe est perméable et l'air entre naturellement. Toutefois la M. T. montre assez fréquemment des signes d'inflammation chronique; elle est hypertrophiée et a sa concavité externe exagérée; en même temps, l'insufflation tympanique produit un bruit de souffle sourd au lieu du claquement normal. Parfois la douche gazeuse, produite très-brusquement, fait entendre un claquement beaucoup plus fort que le bruit naturel; et de temps en temps le malade entend mieux pendant un peu de temps, à la suite de l'opération. Un symptôme de grande importance pour l'établissement du dignostic, c'est le caractère spécial de la surdité. Beaucoup de malades entendront fort distinctement une voix seule, bien que faible, mais sont embarrassés pour distinguer quoi que ce soit quand deux ou plusieurs personnes parlent ensemble; d'autres entendent la voix sans pouvoir distinguer les mots; d'autres encore peuvent saisir une conversation à voix lente, mais ne sauraient suivre une conversation rapide. Ces symptômes indiquent que la *faculté d'adaptation* qui dépend, comme nous l'avons déjà fait voir, des osselets et de leurs muscles, est altérée. Mais l'historique du cas, attestant qu'il résulte d'une induration lente de la muqueuse tympanique, conjointement avec l'absence de tous les symptômes qui pourraient le faire confondre avec d'autres maladies, comme la surdité nerveuse, l'obstruction de la trompe d'Eustache, etc., suffit ordinairement pour mettre un observateur attentif à même de former un diagnostic exact.

Traitement. — Il est fort important de rechercher s'il n'y a pas quelque médication capable de diminuer l'état de rigidité de la membrane muqueuse, et par conséquent d'améliorer la faculté auditive. L'expérience pratique m'a amené à croire que, non-seulement on peut diminuer l'hypertrophie de la membrane muqueuse, mais qu'on peut l'améliorer assez pour qu'elle n'apporte plus que très-peu d'obstacle à la fonction de l'audition.

Ce qui m'a le mieux réussi, c'est une solution de nitrate d'argent variant de 2 à 4 grammes de sel pour 30 grammes d'eau distillée. On peut l'appliquer tous les trois ou quatre jours à la surface du conduit auditif dans une étendue variant de la moitié aux deux tiers de sa longueur à partir de l'orifice externe. Dans certains cas on peut aussi badigeonner la M. T. avec une solution plus faible (0gr, 30 pour 30). Lorsque les bruits sujectifs sont forts et que les symptômes indiquent une grande congestion de l'oreille, on posera des sangsues immédiatement *au-dessous* des pavillons, et non *derrière;* et lorsqu'il y a de l'irritation du conduit auditif externe, une pommade composée de 2 grammes de poudre de cantharides pour une once d'onguent simple et appliquée en arrière de l'oreille, tous les jours ou tous les deux jours, se montrera avantageuse.

L'administration de doses altérantes de pilules d'hydrargyre, de mercure *cum cretâ*, ou de sublimé, est très-utile; mais il faut ne jamais oublier que ces doses doivent être proportionnées de façon à ne pas amener de débilité, ni d'autres symptômes désagréables; en d'autres termes, l'action du médicament doit être si douce qu'aucune sensation ne vienne apprendre aux malades qu'ils sont sous l'influence de la médication.

De plus on conseillera aux malades d'éviter les chambres chaudes et de ne pas s'asseoir trop près du feu; des exercices journaliers et à pied, si c'est possible, seront pris à l'air libre ; on y joindra un bain chaud toutes les semaines ou tous les dix jours. Ce mode de traitement a produit les plus grands avantages dans plusieurs cas de surdité de caractère fort alarmant. Quelques-unes des observations que nous allons citer concernent des malades qui attribuaient leur infirmité aux progrès de l'âge.

Le traitement mis en œuvre par les chirurgiens du continent, dans les cas de rigidité de la muqueuse tympanique, consistait dans l'injection d'air au moyen du cathéter. On ne saurait douter que des avantages temporaires ne surviennent parfois dans ces cas à la suite de la douche d'air, aussi bien que de la poussée de l'air dans la caisse pendant les efforts d'expiration, exécutés par le malade, les narines fermées. Mais le caractère peu durable de ce bénéfice, aussi bien que sa rareté, m'empêchent de recommander l'insufflation à l'aide d'une opération ; en fait, l'expiration forcée faite par le malade est ordinairement tout aussi efficace. A ce sujet, je demande la permission de citer les remarques suivantes si judicieuses de l'article sur les maladies de l'oreille, *in Cyclopædia of Surgery*, par M. Wharton Jones, article caractérisé, comme le sont tous les ouvrages de cet auteur, par l'observation la plus attentive et la plus patiente recherche : « D'après le tableau de Kramer « sur la *fréquence* et la *curabilité* des maladies de l'oreille, sur « 300 cas de maladies auriculaires de toutes espèces, 200 en nombre rond ont exigé la douche d'air pour aider le diagnostic, « mais il n'y en a que 30 ou environ qui furent améliorés ou « guéris par ce procédé. Sur les 170 autres, environ 30 sont indiqués comme ayant été guéris et 50 améliorés par l'injection de « vapeur d'éther acétique, ce traitement ayant été continué pendant des mois. Parmi les autres cas, 80 avaient été considérés « comme incurables dès le principe et ne furent point traités au « delà de ce qu'exigeait l'exploration, je suppose ; le reste demeura « rebelle au traitement. Le docteur Kramer ne nous dit pas le degré de permanence qu'offrirent les cas de guérison. On peut « juger d'après l'exposé qui précède des résultats de l'expérience « d'Itard, aussi bien que par les résultats que je donne d'après « mon expérience personnelle, que l'avantage obtenu est rarement permanent. »

Observation I. *Rigidité de la membrane muqueuse tympanique.* — Le révérend M. M., 70 ans, me consulta en 1855, pour une aggravation de surdité qui le gênait singulièrement, en l'empêchant d'entendre la conversation générale. L'infirmité était survenue très-graduellement, sans douleur, sans bruits subjectifs, sans autre sensation désagréable qu'un sentiment de pesanteur dans les oreilles. La surdité augmente sous l'influence du rhume, mais non à la suite de fatigue.

A l'*examen*, les deux M. T. paraissaient moins transparentes qu'à l'état normal ; la trompe était naturelle, néanmoins l'air entrait dans la caisse en produisant un bruit de soufle, au lieu de la légère crépitation normale.

Traitement. — Entretien d'une légère irritation à l'aide d'un vésicatoire derrière chaque oreille ; gargarisme stimulant ; à l'intérieur, sublimé à la dose de $0^{gr},002$. Cette médication fut continuée pendant quatre mois, en interrompant le mercure pendant une semaine tous les quinze jours. Au bout de ce temps, l'ouïe s'était beaucoup améliorée et le malade m'écrivait : « Je n'ai pas recouvré la vivacité de l'ouïe de la jeunesse ; c'est une prétention « que l'on ne saurait avoir à 70 ans ; mais j'entends *confortable-*

« *ment* et je suis débarrassé de cette sensation désagréable qui me « faisait percevoir les sons comme à travers un drap mouillé. »

Observation II. — R. B., esq., 80 ans, de santé passable, me consulta le 29 mars 1844, pour une surdité double. Il raconte que, trois ans auparavant, le pouvoir auditif commença à décliner graduellement du côté droit et qu'il a continué à baisser jusqu'à présent ; il y a environ six mois, l'oreille gauche s'est affectée de la même façon ; et la surdité s'est aggravée au point de l'empêcher d'entendre la voix sans le secours d'un cornet acoustique. Il ne sait à quelle cause attribuer cette infirmité.

A l'*examen*, la M. T. de chaque oreille paraît terne et opalescente ; l'otoscope permet d'entendre la pénétration de l'air dans les cavités tympaniques, mais on distingue un bruit de gargouillement, de craquement, accusateur de l'obstruction. Pilules d'hydrargyre (0gr,10) à prendre chaque soir ; onctions avec un liniment stimulant autour et au-dessous des oreilles. Trois semaines de ce traitement continué avec persévérance ayant amené une légère amélioration, je conseillai au malade de prendre tous les jours 0gr,05 d'*hydrargyrum cum cretâ*. Au bout de deux mois ce gentleman recouvrait l'ouïe et renonçait à l'usage de son cornet acoustique.

Observation III. — J. P., esq., 64 ans, me consulta en juillet 1845. Depuis quatre ou cinq ans l'oreille droite s'est affaiblie graduellement et aujourd'hui la surdité est telle que cette oreille est hors d'usage. Pendant un rhume, dont il a souffert quelques jours, il a éprouvé une sensation de tintement et de vibration dans la tête et les oreilles, accompagnée de surdité. Il y avait dans les deux conduits auditifs une collection cérumineuse considérable, dont l'extraction abattit quelque peu les symptômes. Chacune des membranes du tympan était blanche. L'air pénétrait librement dans les cavités tympaniques ; je prescrivis 0gr,01 de sublimé à prendre chaque jour en trois fois, et une contre-irritation autour des pavilllons. Au bout de six semaines, la guérison était parfaite.

Observation IV. — Lady R., 62 ans, me consulta en décembre 1848, pour une surdité survenue le mois précédent et qui avait augmenté graduellement au point qu'au moment où je la vis, il fallait lui parler fort et tout près des oreilles. La malade s'aperçut d'abord de son infirmité à la suite d'un rhume, puis le mal s'accéléra sous l'influence d'une attaque de grippe. Les bruits semblaient arriver à l'oreille droite à travers un voile. Dans chaque oreille, la M. T. était blanche et l'air passait librement dans les cavités tympaniques.

Traitement. — Application d'une solution de nitrate d'argent sur la moitié externe du conduit auditif ; on se servit d'abord d'une solution au 15°, puis on en doubla la force. Cette médication, aidée de doses altérantes de pilules d'hydrargyre, amena une amélioration telle, qu'au bout de deux mois, cette dame n'avait plus de difficulté à entendre dans une société ordinaire.

Observation V. — Mrs. A. T., 67 ans, me consulta en avril 1845. Elle raconte qu'à l'âge de 8 ans, elle était tombée sur l'*oreille gauche* et que depuis cet accident elle était toujours restée sourde de ce côté. Il y a environ quatre ans, des bruits subjectifs intenses apparurent dans l'oreille droite et devinrent si pénibles que cette dame entendait le bruit qu'elle aurait éprouvé en voyageant continuellement dans une voiture roulant sur le gravier; de temps en temps une forte explosion se faisait entendre, suivie d'une douleur aiguë. Elle a de la peine à entendre sa propre voix et est obligée de se servir d'un cornet acoustique en société. Les oreilles lui semblaient bouchées avec des chevilles. Elle attribue cette surdité à son assiduité auprès de son mari durant une longue maladie pendant laquelle elle ne quitta pas la chambre.

Oreille droite. — M. T. concave et évidemment plus rapprochée du promontoire qu'à l'état normal; la membrane est si blanche qu'il est impossible de distinguer le marteau.

Oreille gauche. — M. T. emportée complétement par l'ulcération.

Traitement. — On commença par poser des sangsues immédiatement au-dessous de l'oreille; application de teinture d'iode à la surface du conduit auditif du côté droit: chaque soir 0gr,15 de pilules d'hydrargyre.

3 juin. Se sent beaucoup mieux ; elle a moins de confusion dans la tête et a plus de confiance en soi.

15 juin. Les bruits sont beaucoup diminués, elle n'en est plus incommodée ; se sent plus forte et mieux ; l'ouïe s'améliore.

Observation VI. — J. C., esq., 64 ans, me consulta en novembre 1844. Son père est devenu sourd à l'âge de 50 ans ; a une sœur sourde. Il y a un an environ, il s'aperçut qu'il était sourd de l'oreille gauche ; peut-être l'infirmité remontait-elle plus haut ; mais à la période en question, il survint des bourdonnements qui ne se sont jamais interrompus depuis. Parfois ils ont beaucoup diminué. Les bruits et la surdité s'aggravent beaucoup sous l'influence du rhume. L'oreille droite n'est pas aussi mauvaise que l'autre. Quand il se bouche la première, il ne peut plus entendre aucun son d'une manière naturelle.

Oreille droite. — M. T. opaque ; manche du marteau à peine perceptible. Dans l'insufflation du tympan, on entend à l'aide de l'otoscope l'air pénétrer en une série de petites bouffées. A la suite de cette pénétration de l'air dans la caisse, le malade éprouve une sensation de claquement. Distance de l'audition $0^{m},05$.

Oreille gauche. — M. T. blanche, manche du marteau impossible à distinguer ; l'air entre dans la caisse sous forme de courte bouffée. Distance de l'audition, contact absolu.

Je prescris $0^{gr},10$ de pilule d'hydrargyre à prendre chaque soir, application de teinture d'iode derrière les oreilles. Au bout de trois mois, je revis ce gentleman et trouvai l'ouïe manifestement améliorée, les bruits avaient aussi diminué.

Observation VII. — Mrs. R. N., 64 ans, me consulta le 2 août 1844. La surdité était apparue depuis quatre ou cinq mois et avait depuis peu augmenté au point que la malade éprouve de la difficulté à entendre toute conversation. Pendant plusieurs années a été sujette de temps en temps à une certaine dureté de l'ouïe. La surdité actuelle provenait évidemment d'une attaque de rhume qui avait laissé une sensation de plénitude dans les deux oreilles. La M. T. des deux côtés est tout à fait blanche.

Traitement. — $0^{gr},0025$ de bichlorure de mercure à prendre trois fois par jour avec du vin ferré. On porta ensuite la dose de sublimé à $0^{gr},003$ et on appliqua, sur la moitié externe du conduit auditif, une solution de nitrate d'argent au quinzième. Au bout de trois mois, cette malade recouvrait son ouïe ; depuis, la guérison s'est parfaitement maintenue.

b. **Adhérences pseudo-membraneuses dans la cavité tympanique.** — Des adhérences membraneuses se forment dans toutes les parties de la caisse, unissant ensemble les osselets et les attachant aux parois de la cavité et à la M. T. Dans les cas où ces fausses membranes sont lâches, il est probable que les mouvements des osselets ne sont pas entravés, et qu'il n'en résulte aucun affaiblissement de la faculté auditive. Mais dans la majorité des cas, ces brides sont assez fermes et assez inextensibles pour gêner le jeu des osselets auxquels elles s'attachent. Que l'on veuille bien se reporter au tableau (p. 237) et l'on verra que le plus souvent ces synéchies fixent l'étrier au promontoire et produisent ainsi une espèce d'ankylose de cet osselet. Ces adhérences proviennent soit d'un épanchement de fibrine de la surface de la muqueuse, et de sa conversion en membrane solide et vasculaire, soit de l'agglutination des parties qui viennent en contact lorsque la membrane muqueuse est très-hypertrophiée et dont les portions voisines s'étirent en bandes, quand cette membrane revient à son état normal.

Il faut avoir soin de ne pas confondre les brides formées de membrane organisée avec celles qui sont produites par du mucus desséché, c'est une distinction qui a été indiquée par M. Hinton dans le mémoire cité précédemment.

Qu'il me soit permis à présent de relater les résultats de quelques autopsies où se rencontrèrent des adhérences de ce genre.

Observation I. — *Dureté considérable de l'ouïe pendant six ans; adhérences dans la cavité tympanique.* — Mrs. L. mourut en décembre 1848, à 87 ans, d'un affaiblissement graduel des pouvoirs vitaux. Jusqu'à 50 ans, elle n'avait eu aucun symptôme d'altération fonctionnelle de l'ouïe; mais vers cette époque elle se mit à prendre du tabac, ce qui lui produisait, suivant elle, une sensation de bourdonnement dans les oreilles, symptôme qui disparaissait dès qu'elle suspendait l'usage du tabac. Il n'existait alors aucun signe de surdité; mais, vers l'âge de 81 ans, elle s'aperçut que son ouïe baissait; à dater de cette époque, l'infirmité augmenta graduellement et très-lentement, accompagnée de temps en temps de bruits dans les oreilles. La surdité augmentait encore sous l'influence d'un rhume, mais à la disparition de ce dernier, l'ouïe reprenait son niveau ordinaire. Durant la dernière année de sa vie, l'infirmité ne fit que peu de progrès, bien que la décédée fût obligée de se servir d'un cornet acoustique pour la conversation. On observa que le sens de l'ouïe prit beaucoup d'acuité pendant les derniers jours de son existence. Cette dame ne prit que très-peu d'exercice durant les dix années qui précédèrent sa mort; elle gardait l'appartement et se tenait dans une chambre chaude la plus grande partie du jour. Elle fut affectée d'une inflammation chronique de la muqueuse palpébrale, du sac lacrymal et du conduit nasal de chaque côté. Il est digne de remarque que cette dame avait deux sœurs, dont l'une mourut à 90 ans; cette personne resta très-active presque jusqu'au moment de sa mort et elle n'était que légèrement sourde. L'autre sœur a 89 ans et est extrêmement sourde; elle reste confinée dans sa chambre depuis des années.

Autopsie. — Oreille droite. — Méat externe sec et dépourvu de cérumen. La M. T. a sa couche fibreuse légèrement épaissie et blanche; elle est plus concave qu'à l'état normal. *Cavité tympanique.* — La muqueuse paraît saine, non hypertrophiée, mais des adhérences membraneuses unissent les osselets entre eux et avec les parois de la caisse. On peut diviser ces brides en deux séries distinctes : l'une placée entre l'enclume et la paroi interne du tympan et l'étrier; l'autre unissant la tête du marteau et le corps de l'enclume avec la paroi externe du tympan. La première série se compose de deux portions (fig. 86) dont l'une, mesurant 0m,001 de haut en bas et 0m,0015 de dehors en dedans, unit la partie antérieure de la longue branche de l'enclume avec cette partie de la paroi tympanique qui est postérieure à la fenêtre ovale. Cette bande est reliée par plusieurs brides plus petites à la face supérieure de l'étrier et aussi à une fine membrane qui réunit les deux branches de ce dernier osselet. Ces petites bandes sont si fermes et tellement tendues entre l'étrier et la bride plus considérable et entre l'enclume et la paroi interne du tympan qu'elles maintiennent l'étrier plus fixe qu'à l'état normal. Il existe encore des adhérences entre la face supérieure des branches de l'étrier et le pourtour de la fossette de la fenêtre ovale. La portion externe de cette bande s'étend de la partie postérieure de la longue branche de l'enclume à la paroi interne de la caisse, en arrière de celle que

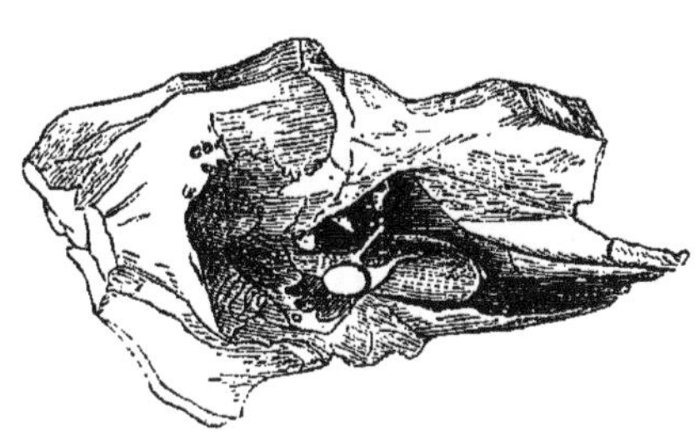

Fig. 86. — Fausses membranes unissant les osselets.

nous venons de décrire; elle est aussi ferme et tendue. La seconde série des adhérences s'étend de la tête du marteau et du corps de l'enclume directement en dehors, reliant ces parties avec les parois osseuses du tympan, au-dessus et en arrière des points d'attache de la M. T. Il est intéressant de considérer l'effet que ces brides ont dû exercer pendant la vie sur les osselets et sur la M. T. Celles qui entourent l'étrier et l'unissent avec la fossette de la fenêtre ovale doivent avoir entravé les mouvements de l'étrier (fig. 87) ; celles qui relient la longue branche de l'enclume avec la paroi interne du tympan, en tirant cette branche en dedans, devaient probablement refouler l'étrier vers la cavité vestibulaire. L'effet des adhérences entre le corps du marteau et le corps de l'enclume et la paroi externe de la caisse paraîtrait avoir été de tirer ces parties en dehors et par conséquent de faire basculer en dedans leur extrémité inférieure. Cette action sur le marteau est évidente et peut rendre compte de l'exagération de la concavité externe de la M. T.; cette membrane ayant été portée en dedans avec le manche du marteau et se trouvant très-tendue. L'étrier est aussi fixé plus solidement qu'à l'état normal au pourtour de la fenêtre ovale. La membrane de la fenêtre ronde paraît être naturelle. Le labyrinthe membraneux est sain ; et, sauf une exagération de la quantité de pigment noir dans le limaçon de l'oreille gauche, celle-ci est dans une condition semblable à celle de l'oreille droite ; on y trouve aussi des adhérences membraneuses entre les osselets.

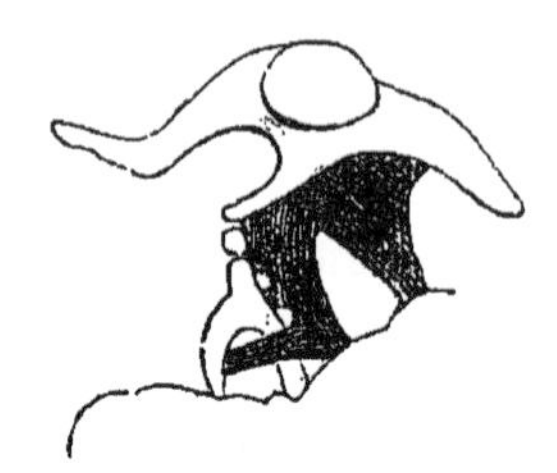

Fig. 87. — Fausses membranes unissant les osselets au promontoire.

Observation II. *M. T. très-concave extérieurement ; adhérences membraneuses entre les osselets et entre ceux-ci et les parois tympaniques.* — Mrs. F. O. mourut de gangrène sénile, à 62 ans. Elle était sourde depuis longtemps à l'époque de sa mort, spécialement de l'oreille gauche.

Dissection. Oreille droite. — M. T. extraordinairement concave en dehors ; la partie centrale de sa face interne n'est qu'à $0^{m},0005$ du promontoire ; elle est aussi opaque en certains endroits, surtout à la circonférence ; sa couche interne est blanche et légèrement hypertrophiée. La muqueuse tympanique est un peu plus épaisse et plus vasculaire qu'à l'état normal, et très-dure. Une bride ferme unit le col du marteau à la longue branche de l'enclume et une autre adhérence relie la face antérieure de la longue branche de l'enclume avec le promontoire et avec l'étrier, et enveloppe complétement ce dernier osselet. Le muscle tenseur du tympan est plus petit qu'à l'état normal.

Oreille gauche. — La surface de la M. T., bien que lisse, est blanche tout autour de la ligne d'attache du marteau ; les capillaires sont dilatés et fortement distendus par le sang ; la M. T. a sa concavité externe exagérée. La caisse est aux trois quarts remplie d'un mucus blanc, visqueux, épais, qui est en partie cause de l'aspect blanchâtre de la M. T., bien que la couche interne de cette membrane, opaque et blanche, concoure à la production de cette apparence. La muqueuse tympanique est épaisse et très-vasculaire.

Il est impossible, pendant la vie, de faire le diagnostic différentiel des cas de rigidité de la muqueuse tympanique et de ceux d'adhérences dans l'intérieur de la caisse ; mais, le traitement étant le même dans ces deux catégories de lésions pathologiques, la distinction n'a pas grande importance.

c. **Ankylose de l'étrier à la fenêtre ovale.** — Dans le catalogue que j'ai publié des pièces de ma collection, j'ai décrit cent trente-six spécimens d'ankylose de la base de l'étrier à la fenêtre ovale; ce sont ces pièces qui forment la base de l'étude que j'ai pu faire sur la pathologie de cette articulation.

Dans le tableau des lésions morbides rencontrées sur 1149 oreilles malades, publié primitivement dans les *Transactions of the royal medical and chirurgical Society*, et plus tard ajouté sous forme d'appendice au catalogue de mon musée, se trouve la description de cinquante-trois spécimens d'ankylose membraneuse, spécimens dans lesquels l'étrier était fixé plus fermement qu'à l'état normal à la circonférence de la fenêtre ovale ; c'est-à-dire qu'en pressant l'étrier avec un fin stylet, on rencontrait une résistance anormale pour faire mouvoir cet osselet. Maintenant, dans ces cas, je ne constatai aucune expansion de la base de l'étrier, pas plus que de la surface articulaire de la fenêtre ovale; on n'en pouvait donc inférer autre chose, sinon que, dans ces cas, l'ankylose partielle de l'articulation stapédio-vestibulaire résultait de la rigidité de ses ligaments capsulaires; et je suis disposé à croire que cette rigidité du tissu fibreux constitue l'une des premières et des plus guérissables périodes de l'ankylose de cette articulation, aussi bien que des articulations voisines; la laisse-t-on progresser, elle aboutit à ces conditions pathologiques formidables, connues sous le nom d'*arthrite rhumatismale*, et que nous allons décrire avec plus de particularités.

La *seconde* altération morbide rencontrée dans cette articulation est une simple expansion des surfaces articulaires, pendant que la structure osseuse elle-même reste, autant qu'il est possible d'en juger, dans l'état normal. Cette condition pathologique se présenta sur 49 des 136 cas d'ankylose; elle se distinguait de l'ankylose

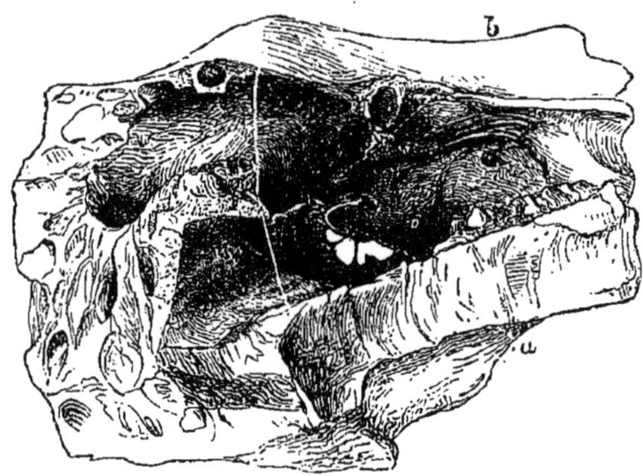

Fig. 88. — Base de l'étrier ankylosée sur tout son pourtour à la fenêtre ovale; les branches, détachées, se voient en dessous : *a*, base de l'osselet; *b*, les branches (grossissement de 2 diamètres).

membraneuse par le plus grand degré de solidité avec lequel l'étrier adhérait à la fenêtre ovale et par la présence d'une tuméfaction distincte de l'une ou de l'autre surface articulaire, mais généralement de la surface stapédiale.

La *troisième* condition pathologique est celle dans laquelle la totalité de la base de l'étrier est devenue hypertrophiée et a pris une blancheur calcaire; le bord s'étant tuméfié au point d'être serré dans la fenêtre ovale, avec une solidité telle que les branches de l'osselet se séparaient souvent de la base dans les tentatives faites pour retirer cette dernière de la fenêtre ovale. Dans quelques exemples, cette expansion de la base de l'étrier s'accompagne de la projection de cette partie dans la cavité du vestibule; là encore, il ne paraît y avoir autre chose qu'une hypertrophie et une condensation du tissu osseux normal. Cette condition morbide se présente sur vingt-neuf pièces.

La *quatrième* condition pathologique consiste dans une expansion

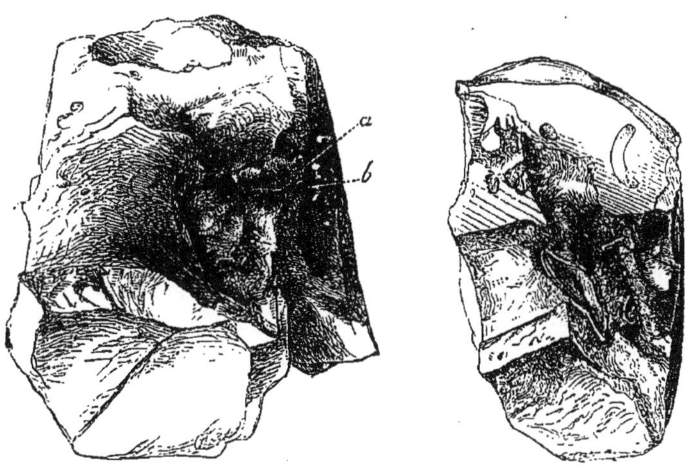

Fig. 89. — Base de l'étrier dilatée, avec des jetées osseuses autour d'elle et des branches : *a*, l'étrier ; *b*, la cavité du vestibule (grossissement de deux diamètres).

Fig. 90. — Expansion de la base de l'étrier e sa protrusion dans la cavité vestibulaire (grossissement de deux diamètres).

considérable de la base de l'étrier, avec projection d'un tissu osseux de nouvelle formation au delà des limites naturelles de l'osselet, de

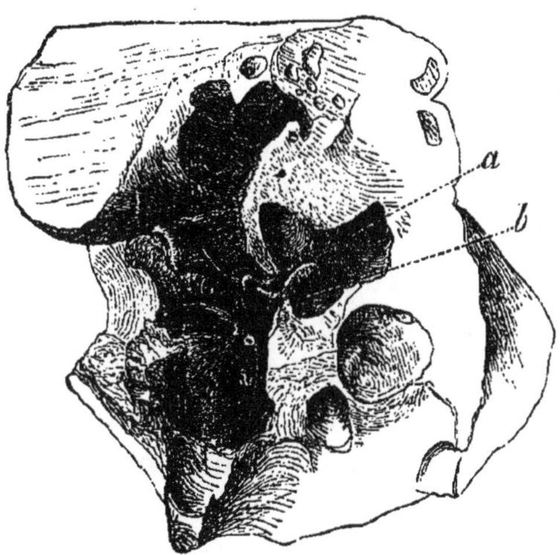

Fig. 91. — Expansion de la surface vestibulaire de l'articulation (grossissement de deux diamètres) : *a*, bord supérieur de l'étrier libre ; *b*, bord inférieur de cet osselet ankylosé.

manière à unir l'étrier avec les parties adjacentes de la fenêtre ovale ; condition morbide qui se rencontre sur vingt-cinq spécimens.

La *cinquième* condition pathologique est celle dans laquelle la structure de la base de l'étrier ne subit que peu ou point d'altération, mais où une substance osseuse se projette à la circonférence, déterminant une ankylose partielle ou totale de la base à la fenêtre ovale. Cette condition morbide se voit sur vingt-un spécimens; sur huitième le bord inférieur seul est ankylosé et l'on y remarque un espace distinct entre la partie supérieure de la circonférence de la base et la fenêtre ovale; tandis que, dans les treize autres, tout le pourtour de la base est solidement ankylosé à la fenêtre ovale.

La *sixième* condition pathologique consiste dans l'expansion de la surface vestibulaire de l'articulation avec effusion de tissu osseux autour de la fenêtre ovale, l'étrier demeurant parfaitement sain; anomalie qui se rencontre sur douze pièces.

Les cinq conditions morbides que nous avons décrites en dernier, comprises dans les 136 spécimens, peuvent se résumer comme il suit :

1.	Simple expansion du bord articulaire de la base de l'étrier.	49
2.	Expansion du bord articulaire de la base de l'étrier avec blancheur calcaire de toute la base	29
3.	Expansion de la totalité de la base et production osseuse, unissant les deux surfaces articulaires	25
4.	Matière osseuse épanchée entre l'étrier et la fenêtre ovale, unissant les deux surfaces articulaires	21
5.	Matière osseuse épanchée autour de la fenêtre ovale	12
		136

Diagnostic et pronostic. — Le diagnostic de cette affection n'offre, dans la majorité des cas, que peu de difficulté, à la condition qu'on ait étudié avec soin l'origine et la marche de la maladie et qu'on examine l'organe avec assez d'attention. En réalité, les symptômes de cette classe de maladie ressemblent extrêmement à ceux que l'on rencontre dans les cas de rigidité de la membrane muqueuse, déjà décrits. Après une certaine durée de ces symptômes, quelquefois pendant bien des mois, on constate que le malade devient graduellement de plus en plus sourd, fréquemment sans autre symptôme prononcé, bien qu'il ne soit pas rare de l'entendre se plaindre d'un sentiment de plénitude ou de pression dans les oreilles ou de bourdonnements quand la tête repose sur l'oreiller. Au début, la maladie progresse ordinairement avec lenteur; au bout de deux, trois, quatre mois ou plus encore, le malade voit son infirmité s'aggraver d'une façon manifeste; elle peut cependant diminuer temporairement sous l'influence d'exercices très-violents, d'un régime frugal, ou de médicaments apéritifs. Abandonne-t-on cette affection à elle-même, elle aboutit à la surdité absolue, qui peut survenir à une période peu avancée de la vie, entre 20 et 30 ans par exemple, bien qu'elle n'apparaisse communément qu'à un âge bien plus avancé. Parfois le progrès du mal a déterminé un certain degré de dysécée, le malade exigeant qu'on lui parle à voix forte à la distance d'un mètre ou deux; puis il survient quelque modification constitutionnelle qui entrave la marche de l'affection.

Un symptôme intéressant que l'on rencontre fréquemment dans cette maladie, c'est l'amélioration momentanée de l'ouïe provoquée par un large bâillement, par l'action de tirer le pavillon, ou de presser le tragus vivement et avec force contre l'orifice du méat; chacun de ces actes s'accompagne d'un relâchement temporaire de la M. T. et de la chaîne des osselets. Dans l'action de bâiller, je suis disposé à croire que ce relâchement est produit par l'action mécanique de la corde du tympan qui, en se tendant, attire légèrement en dehors la chaîne des osselets. Un autre symptôme particulier, c'est l'effet produit par les sons inattendus et très-forts, comme on le voit dans deux des observations suivantes. Dans l'une, où, sans doute, l'étrier était fixé par une expansion circonférentielle, un cri aigu et fort poussé dans l'oreille rétablit l'ouïe immédiatement, probablement par un dégagement brusque de l'osselet; ce rétablissement se maintint plusieurs jours, jusqu'au moment où l'ankylose se refit; dans l'autre, un son très-intense de cornemuses dans la salle où le malade était assis, augmenta sa surdité au point que ses proches furent obligés de se servir momentanément d'une ardoise et d'un crayon pour communiquer avec lui. Cette aggravation disparut aussi et le malade recouvra le degré d'ouïe dont il jouissait auparavant.

Un troisième symptôme intéressant et très-commun dans les premières périodes de l'ankylose de l'étrier, c'est la perte de la faculté que j'ai l'habitude d'appeler le *pouvoir d'adaptation* de l'organe. Ainsi le malade entendra parfaitement une voix isolée et distincte; mais une seconde voix, se mêlant avec la première, le rend complétement incapable d'entendre l'une et l'autre; il a perdu la faculté d'adapter rapidement son oreille au son de voix de la personne qui s'adresse immédiatement à lui, à l'exclusion de celui de l'autre voix. Un autre symptôme frappant des premières périodes de l'affection, c'est la nécessité de la part du malade d'exercer un acte de volonté soutenue pour saisir le son d'une voix qui cesse d'être perceptible dès que l'effet de l'attention est suspendu. Le fait est qu'il m'est arrivé de recevoir des malades qui se plaignaient, non d'une dureté de l'ouïe, puisqu'ils pouvaient entendre tout ce qui se disait dans une chambre, mais de leur incapacité d'entendre sans un effort prolongé d'attention, dont la fatigue devenait bien vite intolérable. Cette dernière condition s'explique d'ailleurs parfaitement par le plus ou moins de rigidité de la chaîne des osselets, qui existe dans cette maladie et par l'effort musculaire qui est nécessairement exigé pour la mouvoir et la maintenir constamment en jeu.

Un autre symptôme, certainement caractéristique des dernières périodes de cette affection, mais qui pourrait exister aussi dans d'autres maladies de l'oreille (je ne suis pas en mesure de soutenir le contraire), c'est l'immense amélioration de l'ouïe qu'éprouve le malade en voyageant en voiture sur un chemin raboteux où de grandes vibrations se trouvent communiquées à son organisme; vibrations qui ébranlent évidemment à un certain degré la chaîne des osselets et leur communiquent une espèce de trémulation, qui permet aux muscles, pendant sa durée, d'agir sur ces osselets de manière à rétablir dans une certaine mesure leurs fonctions naturelles dans le règlement de la tension labyrinthique.

L'examen du malade permet ordinairement de constater avec beaucoup d'évidence la présence antérieure ou actuelle de la diathèse rhumatismale ou goutteuse, par la congestion ou la tuméfaction des muqueuses nasale et pharyngienne et, de plus, par l'hypertrophie des amygdales chez les jeunes sujets. L'inspection, dans les cas avancés, montre en général l'absence du cérumen dans le conduit auditif, résultat de la congestion de cette partie de l'organe, dont le méat membraneux présente des symptômes très-caractéristiques par sa rougeur et par un gonflement tel, qu'ordinairement il en a perdu sa forme ovalaire et qu'il s'est contracté en certains endroits. Ainsi la moitié supérieure du conduit peut conserver sa forme et ses dimensions normales, tandis que la moitié inférieure sera réduite à une fissure étroite n'ayant que la moitié ou le tiers de son calibre ordinaire. Tantôt cette diminution du calibre du méat provient d'une saillie de l'os qui forme les parois, saillie qui peut transformer la gouttière en une convexité ; tantôt ces protubérances osseuses ont assez de saillie pour mériter le nom de tumeurs, et c'est ainsi que nous les avons décrites dans le chapitre qui traite du méat externe.

Le derme qui recouvre cet os est ordinairement de couleur rouge foncé ; la règle, c'est que le méat dermoïde est fortement congestionné dans les cas d'affections goutteuses et rhumatismales de l'oreille. La condition de la M. T. n'est pas d'un grand secours pour le diagnostic, bien qu'en thèse générale (mais il y a de nombreuses exceptions), elle soit un peu plus opaque et sa surface plus terne qu'à l'état normal. Souvent elle est très-opaque et blanche comme du parchemin ; et assez fréquemment on y rencontre des opacités disséminées çà et là. Parfois la concavité externe de la membrane est exagérée. Dans les cas avancés, comme ceux où la base de l'étrier est vraiment ankylosée, la M. T. est rigide. Toutefois la présence de cette rigidité est difficile à constater par la simple pression exercée à la surface ; mais on peut s'assurer de son existence à l'aide de l'otoscope, pendant que le malade fait des mouvements de déglutition avec les narines fermées, ou pousse l'air dans la cavité tympanique en expirant avec force, le nez et la bouche étant fermés simultanément. Dans chacun de ces actes, on entend l'air entrer dans le tympan, car dans ces cas la trompe est généralement libre, mais au lieu de la crépitation fine que l'on entend alors dans une oreille saine, on perçoit un bruit de souffle ou une crépitation rude, produite par la veine gazeuse qui vient frapper contre la face interne du tambour résistant et tendu. Un autre symptôme de cette maladie, c'est que le malade entend ordinairement d'autant mieux que la voix de l'interlocuteur est plus forte ; tandis que dans les cas de débilité de l'appareil nerveux de l'oreille, ce n'est pas la voix forte, mais celle qui est modulée d'une certaine façon qui s'entend le plus facilement, parfois même sous forme de chuchotement. Ajoutons aux symptômes précédents, que l'existence de l'ankylose de l'étrier peut être diagnostiquée, en observant avec soin les causes qui la produisent, en examinant attentivement ses différentes périodes, qui offrent un contraste si marqué avec les cas de débilité de l'appareil nerveux, maladie avec laquelle les cas d'ankylose de l'étrier peuvent d'ailleurs évidemment être confondus.

Quant au *pronostic*, on peut établir comme règle générale que, tant que l'affection dépend de la rigidité des ligaments, ou d'une légère expansion de la base de l'étrier (et le chirurgien est à même de juger de l'existence de ces conditions durant la vie, d'après le peu d'intensité des symptômes,) il y a tout lieu d'espérer qu'on réalisera une amélioration considérable et que le malade arrivera à entendre sans inconvénient, car l'expérience m'a appris qu'on peut réduire la rigidité d'un ligament et atténuer une expansion osseuse. J'oserai même ajouter, m'appuyant sur la diminution évidente des tumeurs osseuses du méat externe sous l'influence de la médication et tenant compte également de l'amélioration manifeste qui a lieu parfois dans des cas où, à en juger d'après les symptômes, il y avait tout lieu de soupçonner une expansion analogue de l'étrier ou du vestibule, j'ajouterai, dis-je, que, même aux périodes les plus avancées d'ankylose par expansion, on ne saurait guère douter que l'on ne puisse obtenir quelque bénéfice de l'emploi d'une médication destinée à faire résorber la matière osseuse épanchée. Les cas les plus désespérés sont ceux où les surfaces articulaires opposées de l'étrier et du vestibule sont unies par des projections osseuses ; et je ne connais encore aucun moyen de reconnaître ces cas et de les distinguer de ceux d'ankylose par expansion des surfaces articulaires.

Traitement. — Le traitement ne diffère pas essentiellement de celui que nous avons recommandé pour les cas de rigidité de la membrane fibro-muqueuse.

Observation I. — Mr. W., 47 ans, me consulta en 1848 pour un dérangement de sa santé à la suite d'attaques de goutte rhumatismale et de congestion du foie. Lorsque je le vis, il était tellement sourd, qu'il fallait lui parler à voix forte à un mètre de la tête. Ses habitudes étaient loin d'être tempérées, il s'adonnait librement aux boissons alcooliques.

Historique de la surdité. — Il y avait bien des années qu'il était devenu graduellement dur de l'ouïe ; cette infirmité avait progressé lentement jusqu'à l'époque de ma visite. La seule occasion où il avait éprouvé une amélioration temporaire était celle de l'extraction d'une masse volumineuse de cérumen du conduit auditif. Je n'examinai point les oreilles parce que le malade ne me consultait pas pour sa surdité; mais cette omission se trouve suppléée par les particularités de l'inspection *post-mortem*. Je le connaissais depuis quelques années, lorsqu'il mourut de pneumonie.

Dissection. — *Oreille droite*. — Le méat externe est quelque peu contracté, la partie inférieure est rugueuse, la surface irrégulière. M. T. plus épaisse, plus opaque et plus rigide qu'à l'état normal; la chaîne des osselets forme un pont si solide entre la M. T. et le vestibule qu'une pression considérable sur le manche du marteau, à l'extrémité externe de ce pont, était nécessaire pour produire le plus léger mouvement de la chaîne. A la partie inférieure de la caisse, un dépôt blanc adhérait à la surface de l'os et se trouvait si intimement incorporé dans la membrane fibro-muqueuse, qu'il était difficile de dire s'il était situé dans la substance de la membrane ou au-dessous d'elle. La base de l'étrier s'était quelque peu dilatée et sa circonférence était parfaitement ankylosée à la fenêtre ovale. Cette ankylose dépendait en partie de l'expansion de l'os de l'étrier, en partie d'une matière blanche, dure, qui se projetait de cet osselet, surtout à la partie postérieure.

Oreille gauche. — Méat externe contracté, présentant à la partie postérieure une saillie osseuse, et à la partie inférieure offrant un calibre très-étroit. M. T. opaque; chaîne des osselets aussi rigide que celle du côté droit. La tête du marteau présente de petites nodosités semblables à celles que l'on rencontre sur la tête d'autres os affectés par la goutte rhumatismale. Étrier parfaitement ankylosé à la fenêtre ovale par l'expansion de sa base et par la présence d'une grande quantité de matière blanche et dure qui l'environne. La cavité vestibulaire contient aussi une abondante quantité de matière blanche, semblable à celle de la cavité tympanique droite.

Dans un autre cas, quelque peu analogue dans ses conditions morbides au précédent et dans lequel la surdité et l'ankylose étaient également complètes, le malade mourut de phthisie dans le service du Dr Sibson, à Saint Mary's Hospital, à l'âge de 20 ans, prouvant évidemment que cette affection n'est pas nécessairement l'apanage de la vieillesse.

Observation II. — M. L. J., 90 ans, de bonne santé, à part des attaques de goutte, compliquées souvent de rhumatisme. Vers l'âge de 40 ans, il s'aperçut de l'arrivée graduelle d'une dysécée qui augmenta peu à peu jusqu'au moment où je le vis, au point qu'il ne pouvait alors entendre la voix que lorsqu'on lui parlait fort, tout près de la tête. Ce gentleman ne désirait nullement suivre de traitement et je diagnostiquai l'affection simplement d'après les antécédents, la marche lente, insidieuse de l'infirmité, l'absence de tout symptôme de débilité nerveuse et d'après les attaques de goutte qui tourmentaient le malade. Mon opinion, formée de la sorte, attribua la cause de la surdité à l'ankylose de l'étrier; j'exprimai cette opinion à son médecin et à d'autres de ses proches. Il mourut quelques années après ma première visite, d'une inflammation goutteuse de la vessie, et j'eus l'occasion de disséquer avec soin les deux rochers.

Oreille droite. — Méat externe. — A la partie postérieure et supérieure, projection osseuse distincte, lisse et arrondie, qui s'étend obliquement de dehors en dedans et de bas en haut, et se continue avec la portion osseuse, dure et rugueuse, qui forme la partie inférieure du méat externe à son orifice, et est complétement distincte de la portion mastoïdienne du temporal. Cette projection mesure environ 0^{m},006 de haut en bas. A la partie supérieure du méat l'os est rugueux et hypertrophié.

M. T. plus concave en dehors, et beaucoup plus épaisse et plus opaque qu'à l'état normal. Elle est si rigide qu'une pression exercée sur la surface externe du marteau à l'aide d'un stylet fin n'entraînait aucun mouvement de la chaîne des osselets. La cavité tympanique ouverte, je pressai sur l'étrier et constatai que cet osselet était attaché d'une manière tellement serrée à la paroi interne du tympan, que la pression ne lui imprimait pas le plus léger mouvement. Une bande membraneuse large et quadrilatérale remplissait entièrement l'espace entre la longue branche de l'enclume, la paroi interne, l'étrier et la paroi postérieure du tympan. J'ouvris le vestibule, la base de l'étrier se montra avec un aspect blanc calcaire et parfaitement soudée à la circonférence de la fenêtre ovale par une matière calcaire. La membrane de la fenêtre ronde paraissait saine sauf, peut-être, une légère hypertrophie.

Oreille gauche. — Le méat externe présente une projection osseuse semblable dans sa forme et sa direction à celle de l'oreille droite, bien qu'un peu plus volumineuse. M. T. plus épaisse et plus rigide qu'à l'état normal, sans exagération de sa concavité extérieure. La différence dans le degré de concavité des deux M. T. était si manifeste que la surface interne de la partie centrale, dans celle de l'oreille droite, était d'un tiers plus rapprochée de la paroi interne du tympan qu'elle ne l'était dans celle du côté gauche. L'étrier était solidement fixé et sa base, à l'ouverture du vestibule, apparut dilatée et complétement ankylosée à la fenêtre ovale.

Observation III. — M. T. L. G., 50 ans, de diathèse goutteuse, fils du précédent, me consulta en 1852, pour une surdité qui augmentait graduellement. Quand je le vis, il fallait lui parler fort à la distance d'un mètre de la tête. Il raconte que la surdité est survenue très-graduellement, sans aucune douleur, sans la moindre gêne dans les oreilles, et qu'il n'éprouvait jamais de soulagement qu'à la suite de longues promenades et de transpirations abondantes.

A l'*examen*, les deux M. T. étaient un peu opaques, les trompes perméables ; l'air entrait avec un fort bruit de souffle. L'historique du cas, sa ressemblance avec celui de son père, m'assuraient que la cause de l'infirmité était l'ankylose de l'étrier. Je lui indiquai quelques règles de conduite, mais la nature sédentaire de ses occupations l'empêche de les suivre ; les attaques de goutte se multiplièrent ; il en résulta une surdité complète.

Observation IV. — M. N. C., 60 ans, habitudes d'intempérance, devint graduellement sourd à l'âge de vingt-quatre ans. La surdité augmenta lentement jusqu'au jour de sa mort, qui arriva à soixante ans, à la suite d'une attaque de bronchite. Cette infirmité était héréditaire dans la famille de ce gentleman dont plusieurs frères et sœurs devinrent aussi peu à peu sourds, à peu près au même âge que lui. Quelque temps avant sa mort, l'oreille droite de ce malade était devenue hors d'usage, mais grâce à un cornet acoustique, il pouvait parvenir à entendre une conversation à voix forte du côté gauche.

Dissection de l'oreille droite. — Cette dissection fut faite par M. A. Nopper (qui eut la bonté de m'envoyer la pièce avec ses notes). M. T. plus opaque qu'à l'état sain. Fausses membranes nombreuses, transparentes, traversent la cavité tympanique. Osselets à l'état normal, à l'exception de l'étrier, dont les branches avaient disparu (1).

(1) Il est probable que les branches de l'étrier avaient été accidentellement séparées de la base dans le cours de la dissection de l'oreille.

La fenêtre ovale fermée par la base de l'étrier qui se projetait légèrement dans la cavité du vestibule. Dans la cavité vestibulaire, au pourtour de la fenêtre ovale, se trouvait une masse osseuse blanche, qui formait une protubérance annulaire autour des deux tiers internes de cette fenêtre.

OBSERVATION V. *Ankylose partielle de l'étrier guérie temporairement par l'effet d'un cri fort et perçant dans l'oreille.* — Le Rév. L. D., âgé de 50 à 60 ans, vint me voir en 1856, mais non pour sa surdité pour laquelle il ne demande point conseil ; je pus cependant recueillir les intéressants détails qui suivent sur cette infirmité. La santé générale de ce gentleman était bonne, à l'exception d'attaques d'indigestion et de rhumatisme qui lui causaient beaucoup d'inconvénients. Dans une lettre, il m'écrit : « J'ai eu un rhumatisme dans l'épaule, que j'ai toujours promené ; la douleur augmentant beaucoup à mesure que j'avais plus chaud, mais finissant toujours par s'en aller. Voilà trois hivers que j'ai souffert pendant plusieurs semaines d'une faiblesse extrême dans les deux cous-de-pied, au point que je pouvais à peine vaquer à mes occupations journalières. Mes proches m'assuraient que c'était le début d'une paralysie insidieuse, mais j'étais certain que c'était l'estomac qui était l'ennemi. Ma besogne me poussant, je finissais par ramener mes jambes à leur devoir. »

La surdité de l'oreille droite paraissait être survenue tout à coup quelques années avant que je visse le malade, quand l'oreille gauche devint embarrassée pour reconnaître la direction des sons. « Je n'avais pas conscience de la direction d'où venait le son, m'écrit-il, jusqu'au moment où l'oreille gauche eut appris peu à peu à rapporter les sons à leurs vrais points de départ, ou plutôt à déterminer le lieu de la cause du son. » On n'adopta aucun traitement et le malade resta quelques années dans le même état ; l'oreille gauche lui étant inutile ou à peu près, la droite demeurant assez bonne. En 1856, au moment où ce gentleman surveillait son école du dimanche, on l'appela pour se saisir d'un enfant qui essayait de mordre son maître, quand, pour me servir des propres expressions du clergyman, « il (l'enfant) m'envoya dans l'oreille droite un tel hurlement que je perçus non-seulement ce cri, mais que pendant plusieurs jours j'entendis tous les autres sons fort distinctement, puis l'ouïe retomba et mon oreille gauche eut de

« rechef à apprendre son service. » D'après les antécédents et l'examen de ce cas, je ne saurais douter que l'affection ne dépendît d'une maladie rhumatismale de l'articulation stapédio-vestibulaire, et que la condition morbide ne fût autre que cette expansion particulière de la base de l'étrier sur laquelle nous avons si souvent attiré l'attention.

L'effet du cri violent poussé par l'enfant fut évidemment de dégager l'étrier pendant quelque temps, de manière à le mettre en état d'être mû par ses muscles. Je puis ajouter ici que, chez un autre malade que j'eus à soigner pendant quelque temps, pour une surdité produite par un rhumatisme des oreilles, un effet diamétralement opposé, c'est-à-dire la surdité complète, se produisit sous l'influence d'un cri intense et soudain. Ce gentleman était tout à fait sourd d'un côté, mais de l'autre oreille il entendait une voix forte, quand on lui parlait distinctement à une petite distance. Dans cette condition, il arriva qu'un jour il fut exposé tout à coup à un concert de cornemuses criardes dans la salle où il était assis ; cette sérénade le rendit immédiatement trop sourd pour entendre la voix humaine et on ne pouvait plus communiquer avec lui que par écrit. Cette aggravation d'infirmité dura quelques jours, puis l'organe recouvra le degré d'ouïe dont il jouissait auparavant. Dans ce dernier cas, il est bien probable que la cause de l'aggravation de la surdité résulta de ce que l'étrier fut poussé en dedans et maintenu enclavé dans la fenêtre ovale, et que c'est le dégagement de cet osselet qui ramena la faculté auditive.

d. **Disconnection de l'enclume et de l'étrier.** — On rencontre parfois une affection de l'oreille directement opposée à la rigidité de la chaîne des osselets ; elle consiste dans la disjonction de l'enclume et de l'étrier. Avant d'entrer dans l'exposé de cette lésion, il importe de donner quelques observations physiologiques se rapportant au sujet.

Observations physiologiques. — L'opinion généralement reçue admet deux voies de transmission pour le passage des ondulations sonores de la membrane du tympan au labyrinthe : l'une se trouve dans l'air de la caisse qui conduit les vibrations à la membrane de la fenêtre ronde et au limaçon ; l'autre est la chaîne des osselets qui porte les ondes sonores au vestibule.

Que cette opinion ne soit pas admise universellement, c'est ce que prouve la citation suivante d'une autorité digne de la plus grande attention, M. Wharton Jones. Voici ses paroles : « Quel-« ques physiologistes affirment que les ondulations sonores sont « communiquées de la M. T. aux osselets et transmises par ceux-ci « à la fenêtre vestibulaire ; d'autres supposent que les vibrations se « propagent uniquement au moyen de l'air de la caisse à la mem-« brane de la fenêtre ronde ; les osselets et leurs muscles ayant « pour but de régler la tension de la M. T., de la membrane de la « fenêtre vestibulaire, conjointement avec celle du labyrinthe mem-« braneux. C'est une combinaison des deux hypothèses qui a reçu « l'accueil le plus général. Quelque bien fondée que puisse être la « première opinion, celle qui admet la propagation du son à l'aide « de la chaîne des osselets, le fait de la persistance d'un certain « degré d'ouïe malgré la perte plus ou moins complète de la M. T., « du marteau et de l'enclume, est une preuve concluante que le « son peut être transmis par la fenêtre au labyrinthe, à l'aide des « seules vibrations de l'air contenu dans la cavité tympanique. Il « semblerait encore que l'intégrité d'une seule fenêtre pût suffire « à l'exercice de l'audition (1). »

M. Brooke, dont les idées en matière de science expérimentale méritent la plus haute considération, a publié les raisons qu'il a de croire à l'impossibilité de la transmission des ondes sonores au labyrinthe par la chaîne des osselets.

Il dit : « La transmission du son ne peut se faire à l'aide des « osselets, comme on le supposait autrefois, par cette raison que « le plan dans lequel se trouvent les branches de l'étrier est exacte-« ment perpendiculaire au plan qui comprend le manche du mar-« teau et la longue branche de l'enclume ; la conséquence, c'est « que les vibrations qui traverseraient les osselets seraient pres-« que entièrement interceptées par l'étrier. Ce n'est pas tout ; il « paraît essentiel que la transmission des vibrations par la chaîne « des osselets soit empêchée, car la rapidité avec laquelle le son se « transmet à travers les solides, tels que l'os, excède tellement la « vitesse de transmission par l'air, que si les mêmes ondulations « se propageaient au labyrinthe par cette voie et par celle décrite « ci-dessus (l'air du tympan), elles arriveraient en des temps

(1) *Cyclopædia of Surgery*, article « Diseases of Ear and Hearing, » p. 23.

« différents et il en résulterait une interférence perpétuelle (1). »

Malgré la confiance avec laquelle M. Brooke a exprimé son opinion « que la transmission du son ne saurait se faire par l'inter-« médiaire des osselets, » son exposé, ne s'appuyant pas sur l'expérience et l'observation, ne paraît pas avoir amené les auteurs qui se sont occupés de la physiologie de l'oreille, à adopter ses conclusions. Ainsi le docteur Carpenter, dans la dernière édition de son *Human Physiology*, après avoir fait allusion au mémoire de M. Brooke, ajoute : « D'après ce qui a été dit, il est évident que « les ondes sonores de l'air extérieur seront portées au fluide laby-« rinthique par le moyen du tympan, de la chaîne des osselets et « de la membrane de la *fenêtre ovale*, à laquelle s'attache l'étrier, « sans aucune perte, mais plutôt avec un accroissement d'inten-« sité (2). »

Et certes, quand on sait la merveilleuse exactitude que M. Savart a apportée dans ses expérimentations sur l'acoustique, il paraît impossible, à moins de nouvelles expériences, de refuser d'admettre l'assertion contenue dans l'extrait suivant des écrits de cet auteur : « Les vibrations de cette membrane se communiquent sans altéra-« tion au labyrinthe par le moyen des osselets, comme les vibra-« tions de la table supérieure d'un instrument se propagent à la « table inférieure par le moyen de l'âme (3). »

Mais en supposant avec Savart que, dans les circonstances ordinaires, les ondes sonores soient transmises au labyrinthe par la chaîne des osselets, est-il possible que la fonction de l'ouïe s'exécute encore, dans certaines conditions, sans l'aide de ces petits os ? M. Wharton Jones répond par l'affirmative lorsqu'il dit que : « l'in-« tégrité d'une seule fenêtre peut suffire à l'exercice de l'ouïe ; » et sir J. Herschel incline à la même opinion. Voici ses paroles : « Ces « osselets forment une espèce de chaîne, et l'on ne saurait douter « que les vibrations excitées dans le tympan par les ondes sonores, « comme dans les expériences détaillées ci-dessus, ne se propagent « d'une manière ou d'une autre par leur intermédiaire ; mais ils

(1) « Report on a Lecture delivered at the royal Institution ; » *Lancet*, 1843, p. 380.

(2) P. 713.

(3) « Recherches sur les usages de la membrane tympanique et de l'oreille externe. » *Journal de Physiologie*, par F. Magendie. Tome IV, p. 219.

« sont si peu essentiels à la fonction de l'audition, que, quand le « tympan est détruit et que par conséquent la chaîne se trouve dé- « tachée, la surdité n'en résulte point (1). »

Mon but maintenant est d'essayer de déterminer :

1° Si les ondulations sonores peuvent se transmettre du méat externe au labyrinthe sans l'intermédiaire des osselets ;

2° Si la chaîne des osselets peut conduire les ondes sonores au labyrinthe.

1° *Les ondes sonores peuvent-elles se propager du méat externe au labyrinthe sans l'intermédiaire des osselets ?* — Il n'y a, je crois, aucun doute que le marteau, l'enclume et même les branches de l'étrier ne puissent disparaître sans produire quelque dommage sérieux à l'audition ; mais on ne possède aucun cas bien authentique dans lequel la base de l'étrier ait disparu sans entraîner une surdité complète ; toutefois cette surdité doit sans doute être attribuée à l'écoulement du fluide labyrinthique au moment du détachement de l'étrier.

Mais quel est l'effet produit par la fixation de la base de l'étrier ? Il se trouve maintenant que l'ankylose osseuse de la base de cet osselet au pourtour de la fenêtre ovale n'est nullement une condition pathologique rare, et j'ai eu plusieurs occasions de voir, pendant la vie, des malades affectés de la sorte, d'observer les symptômes de la maladie, et plus tard de disséquer l'organe. Le résultat de mes observations m'a démontré qu'une simple coalescence osseuse de la base de l'étrier à la paroi du vestibule, entraîne un degré de surdité tel que les ondulations sonores ne devaient arriver au nerf auditif que par l'intermédiaire des os du crâne ; et cette interprétation concorde avec ce que dit le docteur Pappenheim, qui constata seulement « *quelque degré d'ouïe* » dans un cas semblable. On pourrait soutenir que la surdité qui survient dans les cas d'ankylose de l'étrier à la fenêtre ovale, s'explique par la condition de fixité de la *membrane de la fenêtre ronde,* qui en résulte nécessairement ; mais n'est-il pas évident que la simple incapacité de cette membrane de changer son état de tension, ne saurait rendre compte du haut degré de surdité (aussi bien pour les sons aigus

(1) *Encyclopædia metropolitana,* article « Sound, » p. 810.

que pour les sons graves) qui caractérisaient tous les cas qui ont été soumis à mon observation? On pourrait cependant se demander s'il ne serait pas possible que les ondulations sonores parvinssent au labyrinthe sans le concours de l'étrier, puisque la fonction de l'ouïe n'est que légèrement entravée par l'éloignement de l'enclume et lorsque, par conséquent, aucune vibration ne saurait arriver à l'étrier, sauf par le moyen de l'air du tympan ? A la vérité, on paraît avoir admis que, lorsque l'étrier se trouve ainsi séparé de l'enclume, il ne peut recevoir de vibrations de l'air extérieur pour les conduire au vestibule ; on verra par les expériences suivantes sur quelles bases repose cette conclusion.

Que les corps solides soient capables d'entrer en vibration par l'intermédiaire des vibrations sonores existant dans l'air et communiquées par lui, c'est là un fait trop connu pour exiger une démonstration; cependant les expériences suivantes montrent jusqu'à quel point l'étrier solide, isolé de l'enclume, peut recevoir les vibrations de l'air et les conduire au labyrinthe.

Expérience. — Les oreilles ayant été fermées, une tige de bois, de $0^m,125$ de longueur et de $0^m,012$ de diamètre, fut maintenue entre les dents, alors un diapason en vibration, C', amené à $0^m,003$ de son extrémité libre, fut entendu distinctement, et on l'entendait encore au bout de 5 ou 6 secondes.

Expérience. — L'un des bouts de la tige employée dans l'expérience précédente, étant appuyée légèrement contre la surface externe du tragus, de façon à fermer exactement le méat, un diapason en vibration, C', placé à $0^m,006$ de l'extrémité libre, fut entendu très-distinctement tout d'abord, et pendant 15 secondes on ne cessa pas de l'entendre.

Expérience. — Trois tiges de bois, de mêmes dimensions que les précédentes, furent collées ensemble de manière à constituer un triangle ayant à peu près la forme de l'étrier. La base de ce triangle se trouvant placée contre la face externe du tragus de façon à fermer le méat, le diapason C', vibrant à $0^m,006$ du sommet libre, fut entendu pendant 12 secondes.

Des observations et expériences qui précèdent, on peut inférer raisonnablement, selon moi, que l'*étrier, même détaché des osselets, s'il peut se mouvoir librement dans la fenêtre ovale, recevra les ondes sonores de l'air contenu dans la cavité tympanique et les transmettra au labyrinthe* (1) *et que rien ne prouve que les ondulations sonores puissent, du conduit auditif externe, arriver au labyrinthe, sans l'intermédiaire d'au moins l'un des osselets, c'est-à-dire de l'étrier.*

2° Recherchons maintenant si la chaîne des osselets peut conduire les ondulations sonores au labyrinthe.

Dans cette seconde partie de mes recherches, j'essayerai de déterminer :

a. Jusqu'à quel point les ondulations sonores, excitées dans la M. T., se trouvent interceptées dans la chaîne des osselets « par la « position exactement perpendiculaire du plan où se trouvent les « branches de l'étrier, relativement au plan qui passe par le man- « che du marteau et la longue branche de l'enclume ; »

b. Dans quelle mesure les articulations de la chaîne des osselets entravent le passage de ces ondulations.

a. Dans quelle mesure les vibrations excitées dans la M. T. sont-elles arrêtées par la diversité de plans de la chaîne des osselets ?

Après les expériences concluantes de M. Savart, répétées et vérifiées par tant d'observateurs postérieurs, je n'ai pas besoin d'indiquer combien les ondes sonores excitées dans l'air se communiquent librement à une membrane comme celle qui constitue la M. T. ; il est inutile encore de rappeler avec quelle intensité elles passent d'une membrane tendue, comme l'est la M. T., à un solide fixé à cette membrane, comme se trouve le manche du marteau, avec sa liberté d'oscillation. Admettant donc que les vibrations arrivent au marteau, je me propose d'examiner dans quelle mesure elles le traversent, ainsi que les autres osselets.

Expérience. — Trois tiges de bois, ayant chacune $0^{m},125$ de long et $0^{m},012$ d'épaisseur, furent collées ensemble de façon à représenter les divers plans des trois osselets de la caisse ; tandis que trois autres furent fixées ensemble bout à bout, formant une tige droite. On plaça une montre à l'une des extrémités de cette tige, pendant que l'autre extrémité appuyait contre le tragus, et le poussait en dedans assez fort pour fermer complétement le méat et et empêcher les sons de pénétrer dans l'oreille par ce conduit. Il en

(1) Le résultat de ces expériences concorde avec le fait, observé par moi, de la coexistence d'un pouvoir auditif assez considérable pour que le malade ne fut considéré ni comme atteint de cophose, ni même de dysécée, avec l'isolement évidemment congénital de l'étrier de l'enclume.

résulta que la montre s'entendait à peu près aussi distinctement que lorsqu'elle était placée en contact avec l'oreille; la même expérience répétée avec l'appareil angulaire représentant la chaîne des osselets, la montre s'entendit encore, mais moins distinctement.

Expérience. — Un diapason, C', mis en vibration, fut placé en contact avec l'une des extrémités de l'appareil angulaire, l'autre extrémité appuyant contre le tragus; la tige droite fut employée à son tour de la même façon; l'on constata, comme dans la première expérience, que le son était manifestement moins fort avec la pièce angulaire qu'avec la tige droite; et lorsque le son cessa d'être entendu par le moyen de la première, le même diapason s'entendit encore pendant environ trois secondes avec la tige droite.

Trouvant qu'il y avait une petite difficulté à exercer le même degré de pression sur le tragus dans chacune des expériences et considérant qu'une variation de pression pouvait donner à l'air contenu dans le méat des degrés différents de densité, j'eus recours aux dents comme moyen de transmission du son. Je constatai qu'un solide mis en contact avec les dents de la mâchoire inférieure conduisait les vibrations avec un peu plus de facilité que lorsqu'il était en contact avec les dents de la mâchoire supérieure, c'est pourquoi je me décidai à maintenir le corps conducteur entre les dents.

Expérience. — Un diapason, C', fut placé à une extrémité de la pièce angulaire de bois, l'autre extrémité étant tenue entre les dents; le diapason s'entendit d'abord fort distinctement; quand il cessa de se faire entendre, on remplaça l'appareil angulaire par la tige droite, et le même diapason s'entendit encore l'espace de deux secondes.

Expérience. — Au lieu de la portion horizontale de bois représentant l'étrier, trois portions de la même dimension furent réunies en un triangle, que l'on fixa à la face antérieure de l'extrémité inférieure de la pièce représentant l'enclume; on renouvela la dernière expérience en substituant cet appareil à la pièce angulaire, le résultat fut à très-peu près le même, c'est-à-dire que le diapason s'entendit par le moyen de la tige droite environ trois secondes qu'il eut cessé d'être entendu avec l'appareil représentant la chaîne des osselets.

Expérience. — Un morceau de fil de fer, de $0^m,45$ de long et d'environ $0^m,004$ de diamètre, fut replié de manière à représenter les divers plans de la chaîne des osselets de l'oreille humaine ; le diapason, C', fut placé à une extrémité, l'autre étant tenue entre les dents. Le son s'entendit d'abord très-distinctement et lorsqu'il cessa de se faire entendre, on remplaça le fil recourbé par un fil droit de même longueur, à l'aide duquel le diapason s'entendit encore pendant trois secondes.

Expérience. — Un morceau de papier très-mince fut collé à l'extrémité d'un tube de verre de $0^m,075$ de diamètre. A la surface externe de ce papier, on colla un modèle des osselets, semblable à celui dont on s'était servi dans une expérience précédente. Un diapason en vibration, C', fut placé à l'intérieur du tube et à $0^m,006$ du papier, et l'on tint entre les dents l'extrémité de la chaîne qui représentait la base de l'étrier ; le son s'entendit distinctement et il continua de se faire entendre pendant dix secondes. Le son du diapason, C'', s'entendit pendant vingt secondes.

Les résultats de ces expériences paraissent indiquer que le passage des ondes sonores est quelque peu entravé, mais qu'il ne l'est que fort peu, par la variation du plan dans lequel les osselets sont placés.

b. Je voulus savoir, en *second lieu,* quel est l'effet des articulations des osselets sur le passage des ondes sonores à travers la chaîne.

On décrit ordinairement les surfaces articulaires des osselets de l'oreille comme étant incrustées de cartilage recouvert d'une membrane synoviale.

Le professeur Kölliker, parlant de ces osselets, dit : « Leurs arti-
« culations et leurs ligaments sont la miniature de ceux des autres
« organes similaires et leur ressemblent à tous égards, même jus-
« qu'à la couche cartilagineuse, qui ne se compose guère que d'un
« stratum unique (1). »

Avant de procéder aux recherches concernant le passage des ondes sonores à travers la chaîne des osselets, il est bon de considérer avec soin la structure de leurs articulations.

On en peut compter quatre, savoir :

(1) *Manual of Human Histology*, by Busk and Huxley, vol. II, p. 404.

1° L'articulation malléo-incudale ;
2° L'articulation inco-orbiculaire ;
3° L'articulation orbiculo-stapédiale ;
4° L'articulation stapédio-vestibulaire.

1° ARTICULATION MALLÉO-INCUDALE.

La surface convexe de la partie inférieure et postérieure de la tête du marteau est reçue dans la concavité située à la partie antérieure du corps de l'enclume; lorsqu'elles sont appliquées ensemble, dans la position où elles sont maintenues par leurs ligaments à l'état normal, les surfaces de ces deux os paraissent être en contact parfait. L'examen des surfaces articulaires du marteau et de l'enclume à l'état frais, à l'aide d'une lentille grossissant cinq ou six fois, ne permet de découvrir aucune trace de cartilage ; et lorsqu'on les touche avec un fin stylet, on a la sensation d'une surface dure, comme s'il n'existait aucune membrane. Cependant, en grattant ces surfaces articulaires avec un petit scalpel, on en détache de légers fragments de membrane transparente. Examinée au microscope, cette membrane paraît homogène en certains endroits et n'offre aucune apparence de fibres, ni de cellules ; sur d'autres portions on parvient à découvrir des fibres délicates, tandis que çà et là une couche simple de cellules de cartilage peut se reconnaître d'une manière distincte. En thèse générale, on trouvera plus de cellules de cartilage sur la membrane enlevée de l'enclume que sur celle détachée du marteau.

2° ARTICULATION INCO-ORBICULAIRE.

On décrit parfois l'os orbiculaire comme une épiphyse de l'enclume. L'examen attentif de pièces fraîches prouve cependant que l'os lenticulaire s'unit à l'enclume au moyen d'un solide tissu fibreux.

3° ARTICULATION ORBICULO-STAPÉDIALE.

L'os orbiculaire présente sur la face tournée vers l'étrier une tête légèrement convexe qui est reçue dans la concavité superficielle que l'on trouve sur la tête de l'étrier. Cette surface convexe de l'os orbiculaire est revêtue d'une membrane dans laquelle il m'a été impossible de découvrir aucune cellule de cartilage. L'extrémité externe de l'étrier est recouverte d'un coussinet en forme de soucoupe, mou au toucher; examiné au microscope, il représente un disque fibro-cartilagineux, miniature de ceux qui séparent les corps des vertèbres, et dont la circonférence est composée de fibres disposées concentriquement autour de cellules de cartilage qui occupent la position centrale.

4° L'ARTICULATION STAPÉDIO-VESTIBULAIRE.

L'articulation stapédio-vestibulaire est formée par la circonférence de la base de l'étrier, qui s'applique contre la surface interne de la fenêtre ovale, l'étrier, comme je l'ai montré, étant animé par ses muscles d'un mouvement de va-et-vient analogue au jeu du piston dans son cylindre. Je n'ai pu parvenir à découvrir aucune trace de cartilage à la surface de la base de l'étrier, pas plus que sur celle de la fenêtre ovale; on n'y distingue qu'une membrane très-fine.

Les surfaces articulaires formant les diverses articulations sont unies ensemble par des ligaments capsulaires fort délicats.

L'objet actuel de mes recherches était de déterminer dans quelle mesure ces articulations tendent à entraver le passage des ondulations sonores à travers la chaîne des osselets. Comme dans les premières expériences, ces osselets tympaniques furent représentés par des planchettes de bois, tandis que le cartilage et la membrane synoviale étaient figurés par des couches de caoutchouc vulcanisé.

Expérience. — Trois pièces de bois, ayant chacune environ $0^{m},125$ de longueur et $0^{m},012$ d'épaisseur, furent séparées l'une de l'autre par un morceau de caoutchouc vulcanisé ayant à peu près l'épaisseur du papier à écrire ordinaire; on les unit ensemble à l'aide de bandes élastiques et de façon à leur donner la forme angulaire de la chaîne des osselets. Le diapason placé à l'extrémité externe de la chaîne, l'autre bout étant tenu entre les dents, on trouva que le son s'entendait aussi distinctement et aussi longtemps que lorsqu'il traversait la chaîne formée des trois portions collées ensemble.

Expérience. — Un résultat semblable eut lieu en plaçant deux couches de caoutchouc vulcanisé entre chacune des pièces de bois.

Expérience. — Après avoir séparé chacune des planchettes de bois par huit lamelles de caoutchouc, il n'y avait encore que très-peu de différence dans l'intensité du son, quand il traversait cet appareil et quand il traversait les portions collées ensemble.

Expérience. — Un, deux, trois doigts étant placés entre la première et la deuxième pièces de bois et huit couches de caoutchouc entre la deuxième et la troisième, on n'observa qu'une très-légère diminution dans l'intensité et dans la durée du son, en comparaison avec son passage à travers les pièces soudées ensemble, il fallait cependant que les doigts appuyassent avec assez de force contre le bois.

Expérience. — Si l'on place le dos de la main contre les dents et qu'on appuie l'extrémité du diapason en vibration contre la paume, le son s'entend très-distinctement pendant plusieurs secondes ; et, quand il a cessé de se faire entendre, si l'on remplace la main par un morceau de bois massif de $0^{m},075$ de long, on entend de nouveau de faibles vibrations, mais pendant environ quatre secondes seulement.

Considérant l'extrême ténuité des couches de cartilage et de la membrane synoviale qui sont interposées entre les osselets de l'ouïe et le peu d'influence produit par les couches de caoutchouc pour entraver le passage des ondulations sonores, il faut en inférer que *les articulations qui se trouvent entre les osselets en forme de chaîne de l'oreille humaine, ne s'opposent que bien peu, si tant est qu'elles s'y opposent, au passage des vibrations de la M. T. au labyrinthe.*

Les expériences et observations détaillées ci-dessus conduisent aux conclusions suivantes :

1° L'opinion généralement reçue, qui admet le passage des ondes sonores au labyrinthe par le moyen de la chaîne des osselets, dans l'oreille humaine, est exacte ;

2° L'étrier, séparé de l'enclume, peut conduire les ondes sonores de la cavité tympanique au vestibule ;

3° Autant qu'on peut s'en rapporter à l'expérience actuelle, il semble que dans l'oreille humaine le son se transmette toujours au labyrinthe par deux intermédiaires qui sont : l'air de la caisse conduisant au limaçon, et l'un ou plusieurs des osselets au vestibule.

Après l'exposé détaillé des résultats ci-dessus, on admettra facilement que la simple disjonction de l'enclume et de l'étrier ne produit pas une grande dureté de l'ouïe. Dans le cours de mes dissections j'ai rencontré huit cas de disjonction de l'enclume d'avec l'étrier, et dans aucun je n'ai pu faire remonter spécialement la surdité à cette cause. Quelques-uns des malades de qui provenaient ces pièces avaient été indubitablement sourds, mais on pouvait attribuer leur infirmité à d'autres causes qu'à l'existence de la solution de continuité de la chaîne des osselets. Un des malades porteurs de cette lésion n'avait pas été reconnu sourd par son médecin; mais cela pouvait dépendre de ce que la lésion était *unilatérale*. D'après quelques recherches que j'ai faites sur le sujet, il paraît probable que la cause de cette lésion particulière est l'hypertrophie de la membrane muqueuse tympanique ; altération pathologique qui compromet l'approvisionnement de sang destiné à la substance de l'enclume. Il est important de reconnaître l'existence de cette maladie et de faire tout son possible pour la détourner en réduisant tout épaississement de la muqueuse tympanique, mais c'est à des investigations futures qu'il reste à déterminer jusqu'à quel point cette lésion entrave la faculté auditive.

Observation I. — Un homme de 19 ans, sourd de l'oreille gauche, mourut d'apoplexie. Dans cette oreille, la M. T. contenait de la matière calcaire. La muqueuse tympanique était très-épaissie. L'extrémité des deux branches de l'enclume avait disparu et la surface de l'os adjacent était rugueuse.

Observation II. — Homme de 67 ans.

Oreille droite. — L'extrémité inférieure de la longue branche de l'enclume a été résorbée, l'os lenticulaire est attaché à l'étrier. A la surface interne de la tête et de la longue branche de l'enclume se trouvent de nombreux orifices qui conduisent dans l'intérieur de l'os et lui donnent une apparence vermoulue.

Observation III. — Enfant de 5 ans, mort de scarlatine sans avoir été reconnu sourd. Oreille droite normale.

Oreille gauche. — L'os lenticulaire est séparé de l'enclume et s'attache à l'étrier ; l'étrier est fixé à la fenêtre ovale plus fermement qu'à l'état normal. La caisse contient du mucus ; il existe aussi un épanchement de lymphe plastique, et des adhérences entre la M. T. et la paroi interne du tympan étaient en voie de formation. La totalité de la surface interne de la longue branche de l'enclume présente une apparence vermoulue ; son extrémité inférieure a disparu, évidemment par suite de résorption. L'os lenticulaire s'attache au col de l'étrier ; la facette qui répond d'ordinaire à l'enclume est libre et rugueuse et se projette quelque peu du col de l'étrier.

Observation IV. — Enfant de 3 ans et demi ; mort de dyssenterie ; on ne put savoir s'il était sourd.

Oreille droite. — L'enclume présentait à la surface interne de sa longue branche de nombreux orifices ; l'appendice orbiculaire était en partie résorbé, il n'en restait qu'une petite portion rugueuse attachée à l'enclume, la surface interne de l'extrémité de cette branche étant évidée et l'ouverture ayant des arêtes vives.

Oreille gauche. — L'enclume est dans le même état que celle de l'oreille droite, et la plus grande partie de la branche orbiculaire est attachée à l'étrier.

CHAPITRE XIII.

Cellules mastoïdiennes.

Observations anatomiques. — (*a*) Maladies des cellules mastoïdiennes dans l'enfance. — Observations de la maladie envahissant l'os et le cerveau. — (*b*) Altérations des cellules mastoïdiennes chez l'adulte. — Inflammation aiguë de la membrane muqueuse. — Inflammation chronique de la membrane muqueuse. Infection purulente. — Symptômes de fièvre rémittente. — Carie de la gouttière latérale. — Abcès du cervelet. — (*c*) Nécrose de l'apophyse mastoïde. — Paralysie du nerf facial. — Traitement. — Opinion à l'égard des assurances sur la vie dans les cas d'otorrhée.

Au point de vue physiologique, on peut considérer les cellules mastoïdiennes comme un simple appendice de la cavité tympanique ; mais leur conformation particulière et leurs rapports intimes avec le sinus latéral font une nécessité de l'étude spéciale de leurs maladies ; mais, avant d'aborder ce sujet, il est important de se rendre parfaitement compte de leurs relations anatomiques.

Observations anatomiques. — De même que l'apophyse mastoïde, les cellules mastoïdiennes ont des dimensions très-variables suivant les individus. Chez certains sujets, elles occupent la totalité de l'intérieur de l'os postérieur au conduit auditif externe, dans l'étendue de $0^{m},037$; leur diamètre vertical est de $0^{m},05$ et elles s'étendent en dedans jusqu'à la fosse jugulaire ; d'autres fois l'apophyse mastoïde est presque compacte et les cellules communiquant avec elle sont petites et peu nombreuses. Les cellules mastoïdiennes peuvent être considérées comme se composant de deux portions : l'une contenue dans l'apophyse mastoïde, où les cellules offrent une disposition plus ou moins verticale, l'autre située entre l'apophyse mastoïde et la cavité tympanique ; cette dernière portion est généralement horizontale et présente souvent sur son plancher une dépression, dans laquelle le mucus ou les autres sécrétions sont susceptibles de se loger. A la face interne de l'apophyse mastoïde se trouve la gouttière latérale qui est occupée par le sinus latéral. De nombreux orifices existent dans cette gouttière pour le passage des veines allant des cellules mastoïdiennes au sinus latéral, qui est généralement la partie la première affectée dans les maladies des cellules mastoïdiennes chez l'adulte. Ces cellules sont limitées antérieurement par une partie de la paroi postérieure du méat. A la naissance et pendant les premières années de la vie, l'apophyse mastoïde est dans un état rudimentaire et la seule représentation des cellules mastoïdiennes est la portion horizontale qui est adjacente à la cavité tympanique ; l'extension de cette partie en arrière et en bas, avec les progrès de l'âge, forme la cavité de l'apophyse mastoïde. Il est essentiel de bien comprendre les relations de cette portion horizontale des cellules mastoïdiennes dans l'enfance, car les affections de cette partie produisent alors des résultats entièrement différents de ceux que l'on voit survenir à une période plus avancée de l'existence. Une section verticale traversant cette portion horizontale sur le temporal d'un enfant de 2 ans, montre ces cellules limitées en dehors par une partie de la portion écailleuse qui est supérieure et légèrement postérieure au méat externe; et c'est cette partie spéciale qui s'affecte dans les cas d'altération des cellules mastoïdiennes au premier âge. La paroi supérieure de la portion horizontale des cellules mastoïdiennes est constituée par une couche osseuse, qui se continue avec celle de la paroi supérieure du tympan. Cette lamelle participe aux maladies de la cavité, aussi la dure-mère et le cervelet sont-ils exposés à s'affecter dans les maladies des cellules mastoïdiennes, dans l'enfance. Avant la deuxième

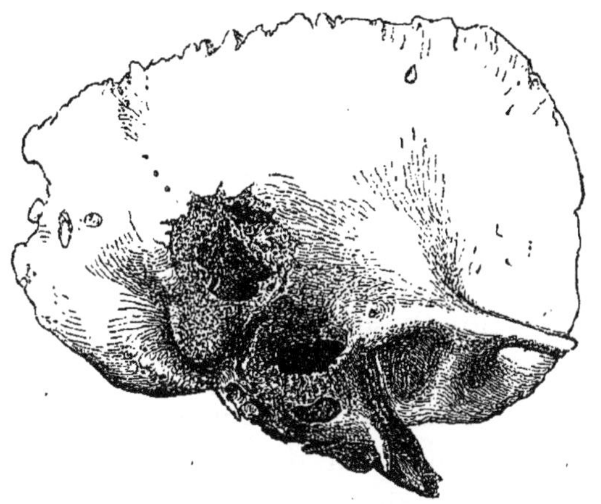

Fig. 92. — Face externe de l'os temporal d'un enfant. La paroi externe de la portion horizontale des cellules a été enlevée, et la cavité de cette portion des cellules au-dessus de l'apophyse mastoïde est mise à découvert.

année cette cavité cellulaire est comparativement beaucoup plus grande qu'à une époque postérieure.

Nous décrirons d'abord les altérations des cellules mastoïdiennes chez l'enfant, puis ensuite chez l'adulte.

a. **Maladies des cellules mastoïdiennes dans l'enfance.** — Les causes les plus fréquentes de l'altération des cellules mastoïdiennes sont, comme celles du tympan, à cette période, la scarlatine, la rougeole, la petite vérole et les affections scrofuleuses. Dans les fièvres éruptives, la membrane muqueuse est ordinairement sujette au catarrhe chronique, elle s'hypertrophie et du mucus s'accumule dans les cellules. Dans l'état rudimentaire de l'apophyse mastoïde chez l'enfant, le mucus s'amasse dans la portion horizontale, limitée extérieurement, comme nous l'avons déjà dit, par la partie squammeuse du temporal et supérieurement par une lamelle osseuse qui se continue avec la paroi supérieure du tympan. Il est donc évident que les portions osseuses exposées à s'altérer par l'extension de la maladie des cellules mastoïdiennes de l'enfant, sont la partie écailleuse du temporal immédiatement au-dessus et en arrière du méat externe et la partie postérieure de la paroi supérieure de la caisse. Les dissections montrent également que ces deux parties sont bien celles qui deviennent affectées et que dans le cas de maladie des cellules mastoïdiennes survenant dans le premier âge, le cerveau est la partie de la masse encéphalique qui est envahie, tandis que, dans un âge plus avancé, c'est, nous le verrons, le cervelet qui souffre de l'extension du mal.

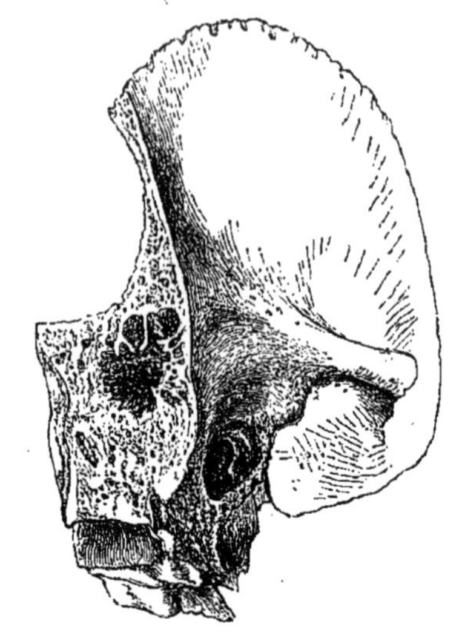

Fig. 93. — Section verticale de l'os temporal d'un enfant passant à travers la partie horizontale des cellules mastoïdiennes. On voit qu'elle est limitée en dehors par la couche osseuse qui a été enlevée dans la figure précédente et qui se carie d'ordinaire dans les cas de maladie de la portion horizontale des cellules chez les enfants.

Dans cette affection, l'otorrhée date souvent de la naissance et généralement ne s'accompagne d'abord d'aucune douleur; ce qui fait que trop souvent (surtout dans la classe ouvrière) on ne s'en préoccupe nullement. Dans les premières périodes, l'écoulement paraît être purement sympathique et, comme dans bien d'autres cas d'irritation de la muqueuse tympanique, il provient du conduit auditif et de la face externe de la M. T. A mesure que la maladie avance, la caisse se remplit de mucus ou de matière scrofuleuse et la M. T. cède à la pression exercée à sa face interne ; or, il est certain que, dans les cas où un libre passage est ainsi offert au produit sécrété par les cellules mastoïdiennes, en même temps que s'améliore la santé de l'enfant, il ne se fait plus de lésions nouvelles ; mais malheureusement la conformation particulière de cette partie des cellules mastoïdiennes s'oppose habituellement au libre écoulement de la matière ; une partie au moins reste logée dans sa concavité ou la totalité rencontre un obstacle à sa sortie dans l'hypertrophie de la membrane muqueuse qui ferme la cavité tympanique. Dans tous les cas fatals les produits de sécrétion avaient été gênés dans leur écoulement.

Un des traits particuliers de la maladie est de causer quelquefois la mort, en provoquant une irritation générale du cerveau, plutôt qu'une inflammation. Dans les deux premières observations (1) qui suivent, il n'existait aucune trace d'altération de l'encéphale, pas plus que de ses enveloppes internes, l'arachnoïde et la pie-mère ; dans le troisième cas, ces parties n'étaient que légèrement affectées en comparaison des lésions de l'oreille.

OSERVATION I. *Altération scrofuleuse de la portion horizontale des cellules mastoïdiennes dans la première année de la vie ; carie de la portion squammeuse du temporal. Affection de la dure-mère.* — J. R., âgée de treize mois, recevait mes soins en qualité de malade externe à S. Mary's Hospital, où elle avait été admise le 12 février 1852. Malgré ses couleurs et sa bonne apparence, sa mère dit que depuis sa naissance elle n'a jamais été forte et qu'elle avait été élevée au biberon, à cause d'un abcès que la mère avait au sein.

Historique. — A l'âge de six mois, il apparut un écoulement de l'oreille droite, qui a persisté jusqu'à présent avec seulement de courtes intermissions. Il y a trois semaines, un abcès se forma en arrière de l'oreille et s'ouvrit dans le méat. A l'inspection, la surface du conduit auditif est rouge et sa substance est tuméfiée au

(1) Un cas quelque peu analogue a été cité comme s'étant offert au Dr Chambers.

point qu'il est impossible de s'assurer si la M. T. existe ou non. La matière de l'écoulement se compose de pus et de mucus. L'abcès situé derrière l'oreille communique avec le méat par une ouverture existant à la partie postérieure. Je recommande de seringuer l'oreille à l'eau chaude.

19 février. Symptômes à peu près semblables, écoulement plus fétide.

Jusqu'au 1er avril les symptômes cédèrent graduellement, l'écoulement diminua et l'enfant paraissait plus forte. Le 2, cependant, l'écoulement devint plus fétide et moins abondant. Le 8, la malade poussait des cris plaintifs et tressaillait dans son sommeil.

15 avril. Des sangsues amenèrent du soulagement et j'ordonnai de les continuer.

19 id. A eu aujourd'hui des attaques de frisson. A partir de ce jour, les symptômes cérébraux augmentèrent graduellement ; la respiration s'embarrassa et l'enfant mourut dans les convulsions le 29.

Autopsie. — La partie du muscle sterno-mastoïdien qui s'attache à l'apophyse mastoïde était altérée dans sa coloration. Le méat membraneux beaucoup épaissi et de couleur pourpre foncé. La partie postérieure du méat osseux était cariée, et l'os qui se continue avec elle supérieurement était carié aussi dans l'étendue d'une pièce de six penny ; c'est la portion osseuse qui limite extérieurement la portion horizontale des cellules mastoïdiennes. Le périoste recouvrant cet os carié est épaissi et ramolli en certains points, ulcéré en d'autres. En dedans il existe aussi une portion d'os nécrosée, d'étendue environ moitié moindre que celle de la partie externe ; une section faite dans cette région montre que la surface interne fait partie de la portion nécrosée que l'on voit extérieure-

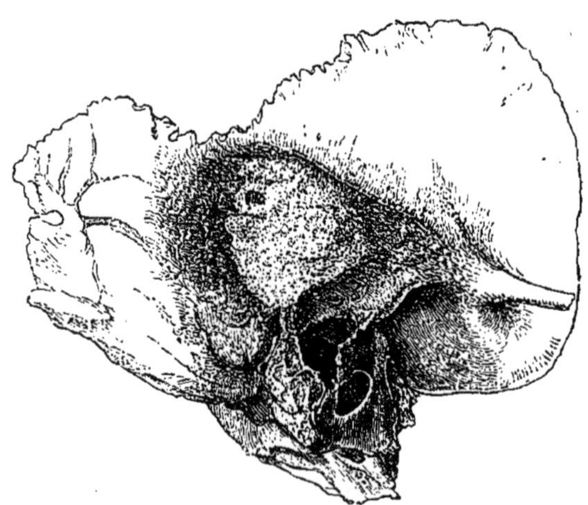

Fig. 94. — Face externe de l'os temporal, montrant la portion de forme irrégulière qui est cariée au-dessus du méat.

ment, à l'endroit où elle couvre la cavité tympanique et s'étend au-dessus d'elle. La face externe de la dure-mère qui est en contact avec l'os mortifié est ramollie, spongieuse et de couleur foncée, remplissant en partie la cavité superficielle formée par l'os nécrosé; en contact immédiat avec cet os, il y avait cependant un tissu mou et pulpeux. La M. T. était absente, la muqueuse tympanique ulcérée; les osselets étaient cariés. Les poumons étaient tuberculeux; les glandes mésentériques volumineuses contenaient aussi de la matière scrofuleuse.

Le cas suivant est fort analogue au premier.

OBSERVATION II. *Altération scrofuleuse de la portion horizontale des cellules mastoïdiennes dans la première année de l'existence; carie de la portion squammeuse du temporal et affection de la dure-mère.* — E. B., 16 mois, sujette aux engorgements scrofuleux, fut admise dans mon service au dispensaire de St-George et St-James, en novembre 1849. Lorsque je la vis, il existait un abcès volumineux derrière l'oreille gauche et un écoulement du conduit auditif. M. T. absente, muqueuse tympanique rouge et hypertrophiée. Au fond de l'abcès situé derrière l'oreille, on pouvait sentir l'os nécrosé. La mère dit que son enfant a eu un écoulement de l'oreille droite à l'âge de trois mois, qui disparut après six ou sept semaines de durée. A l'âge de cinq mois, écoulement de l'*oreille gauche;* il durait depuis un mois, lorsqu'une tumeur apparut derrière l'oreille; elle s'ouvrit et continua de suppurer, concurremment avec l'otorrhée, jusqu'au moment où je vis la malade. Peu après, les symptômes d'irritation cérébrale qui s'étaient déjà montrés de temps en temps sous forme de violentes douleurs dans le côté gauche de la tête, augmentèrent rapidement, et, en dépit de toutes les médications employées, la mort s'ensuivit au bout de peu de jours.

Autopsie. — On fend l'abcès situé en arrière du pavillon; l'os situé au-dessus et en arrière du méat externe, dans l'étendue d'une pièce de six pence était dénudé, rugueux, noir et ramolli; la table externe a disparu. Une section verticale à travers la portion horizontale des cellules montra les parois de celles-ci altérées et la cavité contenant une matière purulente. La paroi externe de cette portion des cellules était cariée dans toute son étendue. Le méat membraneux était ramolli. M. T. entièrement enlevée par l'ulcération, de même que certaines parties de la muqueuse tympanique ; les petites portions restantes étaient épaisses, ramollies, et de couleur livide. Le manche du marteau a disparu ; le reste de l'osselet est en partie détaché de l'enclume comme celle-ci de l'étrier. La face interne de l'os carié est de couleur foncée et est elle-même cariée, présentant de nombreuses et petites dépressions. La dure-mère épaisse, ramollie et rouge était séparée de l'os carié par un fluide transparent. L'examen de l'oreille droite montre la même altération, mais à la période de début ; méat ramolli et rouge ; M. T. épaisse, blanche et concave ; muqueuse de la caisse et des cellules mastoïdiennes hypertrophiée et rouge ; ces cavités contenaient une collection de mucus. — Un autre cas qui se présenta dans le service de M. H. J. Johnson, lorsqu'il était assistant-surgeon à St-George's Hospital, est la contre-partie aussi exacte que possible de celui que nous venons de citer, et la pièce que je dois à l'obligeance de ce gentleman est pour ainsi dire le fac-simile de la précédente.

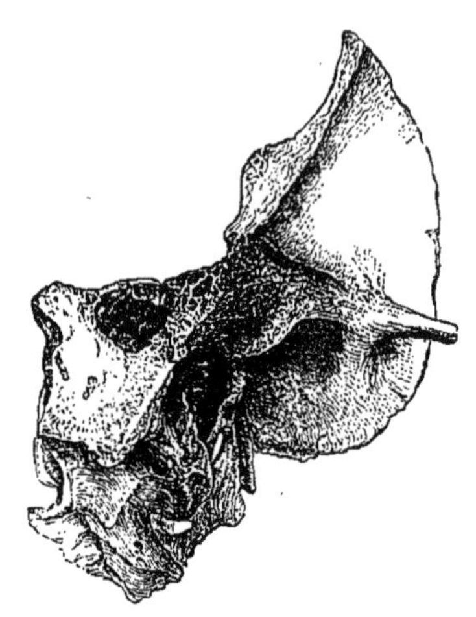

Fig. 95. — Section verticale de l'os malade. Les parois de la cavité mastoïdienne horizontale sont altérées ; la paroi supérieure, formant partie de la cavité cérébrale et continue avec la paroi externe, est cariée ; nécrose de toute l'épaisseur de la paroi externe

Le mal s'étend parfois en haut et en dehors, détruisant presque la totalité de la portion écailleuse du temporal. Un cas de ce genre m'a été présenté par M. Willing, de Hampstead, qui m'a fourni les particularités suivantes.

Observation III. *Altération scrofuleuse de la portion horizontale des cellules mastoïdiennes dans le cours de la première année ; destruction d'une partie considérable de la portion écailleuse, par suite de carie ; affection de la dure-mère ; petit abcès cérébral.* — M. A. W., âgée de 11 mois, la plus jeune de trois enfants, les deux autres bien portants. Les parents sont gênés ; la mère est très-émaciée, elle a été fort mal nourrie pendant sa grossesse ; son mari, ouvrier briqueteur, se trouvant sans ouvrage depuis longtemps. L'enfant a été vue pour la première fois par M. Willing en juin 1850 ; elle avait trois mois alors, était petite et fort amaigrie. La mère dit que son enfant est venue au monde petite et que, comme elle n'avait pas de lait, elle essaya de l'élever au biberon. L'enfant, ajouta la mère, avait un écoulement de l'oreille droite depuis sa naissance. A l'examen, on constata de la rougeur et de la tuméfaction du méat et du pavillon, avec une sensibilité manifeste à la pression de l'apophyse mastoïde et un engorgement des glandes cervicales. L'enfant avait de la diarrhée et était d'une faiblesse extrême. On lui donna de l'huile de foie de morue ; des émollients furent appliqués sur l'oreille et chaque jour on fit des injections d'eau chaude dans le conduit auditif. Ce traitement amena une certaine amélioration jusqu'en octobre; à ce moment il survint une paralysie faciale du côté gauche. L'écoulement augmenta, les parties molles qui entourent l'oreille s'abcédèrent et l'apophyse mastoïde n'offrait aucune résistance à la pression. Ces symptômes persistèrent jusqu'à la mort de l'enfant qui arriva en février.

Autopsie. — 32 *heures après la mort.* — Le corps était tellement émacié qu'il était à peine plus gros qu'à la naissance. Dure-mère très-mince ; surface du cerveau fortement congestionnée, avec des suffusions sanguines de couleur foncée, disséminées sur les hémisphères, spécialement à droite, où en un ou deux endroits elles pénétraient de $0^m,006$ à $0^m,008$ dans la substance du cerveau. Les veines cérébrales étaient distendues par des caillots. A la surface de la partie postérieure du lobe moyen du côté droit, se trouvait un petit abcès du volume d'un pois. Les ventricules contenaient environ 90 grammes de sérosité épaisse et trouble. Les artères cérébrales moyennes étaient distendues par de la fibrine solide, et il y avait à peu près 120 grammes de liquide à la base du cerveau. La dure-mère recouvrant le rocher droit était séparée de l'os par du pus et était très-hypertrophiée.

L'examen de l'os temporal que me présenta M. Willing me permit de constater que la partie de la portion écailleuse, située entre la racine de l'apophyse zygomatique et l'apophyse mastoïde, avait été entièrement détruite ; et que la plus grande partie du *mastos* avait également disparu, laissant une ouverture de $0^m,025$ de long sur $0^m,018$ de profondeur. Le rocher détaché, ses surfaces supérieure et postérieure étaient cariées. La petite portion restante des cellules mastoïdiennes contenait de la matière scrofuleuse.

Dans d'autres cas, la maladie peut s'étendre dans une étendue très-considérable ; puis, si la santé s'améliore, il peut se faire des efforts réparateurs. Un cas de ce genre, fort intéressant, m'a été communiqué par le bienveillant M. French, à qui je dois l'occasion d'avoir pu faire une dissection minutieuse de l'oreille. Le cas offre d'autant plus d'intérêt qu'il a été l'occasion d'une affaire judiciaire, par suite d'un coup sur la tête qui amena une terminaison fatale.

Observation IV. *Catarrhe de la membrane muqueuse de la portion horizontale des cellules mastoïdiennes chez une enfant ; carie de l'os ; réparation partielle par suite de nouvelle formation osseuse. Mort provoquée par un coup sur la tête. Abcès du cerveau.* — E. C., 12 ans, de bonne santé antérieure, vue le 3 juillet 1850 pour une violente douleur de tête, principalement dans la région temporale gauche, avec symptômes fébriles intenses. La veille elle avait reçu un fort coup sur la tête, pendant une dispute ; elle fut renversée ; sa tête alla frapper contre la porte, puis rebondit contre la muraille ; une lutte semblable, mais moins fâcheuse, se renouvela quelques minutes après.

A l'examen, on trouva le contour du muscle temporal très-prononcé ; ce muscle était tuméfié. Les symptômes d'irritation cérébrale et la fièvre augmentèrent rapidement ; un abcès volumineux se forma au-dessous du muscle temporal ; du pus s'écoula par le conduit auditif ; il survint du coma ; puis la mort arriva vingt-deux jours après l'accident. On ne put savoir si l'enfant avait eu de l'otorrhée antérieurement.

Autopsie. — Le péricrâne était séparé de la portion écailleuse du temporal par une matière purulente ; la dure-mère qui tapisse cet os intérieurement et celle qui recouvre la paroi supérieure du tympan étaient hypertrophiées et n'adhéraient que légèrement à l'os ; l'arachnoïde et une portion de la substance cérébrale adhéraient à cette partie de la dure-mère. Dans la cavité du lobe cérébral moyen, abcès contenant 120 grammes de pus. Altération du rocher. Méat membraneux hypertrophié ; sa surface libre était lisse et ne présentait aucune trace d'ulcération. Les parois supérieure et postérieure du méat osseux étaient rugueuses ; ces rugosités tenaient au dépôt d'un tissu osseux de nouvelle formation, qui s'étendait aussi à la surface externe de la portion squammeuse, au-dessus du conduit auditif, sur une étendue de $0^{m},012$ en hauteur et de $0^{m},025$ de largeur.

Les deux tiers postérieurs de la M. T. étaient absents ; muqueuse tympanique saine ; mais dans le passage conduisant aux cellules mastoïdiennes, collection de pus et de matière scrofuleuse qui n'avait pu franchir l'ouverture tympanique, rétrécie par le boursouflement de la membrane muqueuse. La paroi supérieure du tympan était altérée ; la surface qui répond à la dure-mère se composait d'une écaille très-fine d'os nécrosé, d'environ $0^m,15$ de long sur $0^m,10$ de large, qui était perforée de petits orifices et était rongée par places postérieurement. Au-dessous de cet os mortifié se trouvait une couche de nouvel os, formant la paroi supérieure du tympan et se continuant en haut et en dehors sur la face interne de la portion écailleuse jusqu'à son bord supérieur. L'os ancien adjacent au nouveau et situé au-dessous était vermoulu et avait été le siége de l'affection ; il avait environ $0^m,012$ de largeur.

On ne saurait douter, à l'examen de la pièce, que la maladie de la portion horizontale des cellules mastoïdiennes n'eût débuté dans la première enfance ; que, de même que dans les cas précédents, la portion écailleuse n'eût été atteinte en même temps que la dure-mère et le cerveau, mais pas au point de mettre la vie en danger. Il semblerait en outre que, à mesure que l'os se développait, il se déposait de nouveau tissu osseux de chaque côté de la portion squammeuse affectée qui s'étendait dans le conduit auditif, lequel, on doit se le rappeler, fait partie dans les premières années de la vie, de la portion écailleuse du temporal ; et il est possible que, en dépit de la maladie du cerveau et de la dure-mère, la malade eût vécu de nombreuses années, si une cause excitante très-active n'avait été mise en jeu. D'un autre côté, il est fort probableque le coup sur la tête n'aurait pas entraîné la mort, s'il n'y avait pas eu de maladie préexistante ; le Grand Jury en jugea ainsi.

Nous avons exposé les rapports anatomiques particuliers aux cellules mastoïdiennes pendant l'enfance ; on sait que dans les premières années de la vie l'apophyse mastoïde n'est pas développée et ne se compose que de la portion horizontale, qui est en relation intime avec la cavité cérébrale, vers laquelle, pendant l'enfance, le mal se propage d'ordinaire, de préférence à la cavité cérébelleuse. Les cas de complication du premier âge que nous avons donnés jusqu'ici, doivent donc être considérés comme des exceptions à la règle posée précédemment, à savoir, que les affections des cellules mastoïdiennes vont se propager au cervelet.

b. **Maladies des cellules mastoïdiennes chez l'adulte.** — Après la deuxième ou la troisième année de l'existence, alors que l'apophyse mastoïde a pris quelque développement, on constatera que la couche osseuse qui limite extérieurement la portion horizontale, atteint une épaisseur de $0^m,006$ à $0^m,008$, et qu'elle est devenue extrêmement dense. Aussi, après la première ou la deuxième année de la vie, voit-on bien rarement la maladie s'étendre de la portion horizontale à la face externe de l'os squammeux; mais comme alors les cellules sont développées postérieurement, et contractent des rapports intimes avec le sinus latéral et le cervelet, ce sont ces deux parties que le mal envahit.

Les cas d'affection des cellules mastoïdiennes peuvent se diviser en *aigus* et *chroniques*.

1. *Inflammation aiguë de la membrane muqueuse qui tapisse les cellules mastoïdiennes.* — Cette affection est assez rare et, quand elle se présente, on en vient à bout généralement avant qu'elle se soit étendue à l'os ou à la dure-mère. De temps en temps, cependant, on rencontre des cas d'inflammation aiguë de cette membrane qui se terminent par suppuration et où, comme complication, le sinus latéral s'enflamme et des abcès se forment dans la masse encéphalique. Le cas suivant en est un exemple ; il s'est offert au docteur Brinton, à Royal Free Hospital ; et c'est à ce confrère que je dois les détails qui suivent ainsi que l'occasion que j'ai eue de disséquer la pièce.

Observation I. *Inflammation aiguë de la muqueuse tapissant les cellules mastoïdiennes ; suppuration ; altération du sinus latéral ; abcès du cervelet.* — Une jeune fille de 21 ans fut admise à l'hôpital, trois semaines après une attaque de scarlatine. Depuis cette fièvre, elle elle avait eu un écoulement abondant et constant de l'oreille gauche. A son entrée, on observe : otorrhée abondante, état d'assoupissement presque comateux ; pouls faible, rapide ; corps et membres inférieurs froids ; face et tête chaudes. En dépit de tous les remèdes employés, le coma augmenta graduellement d'intensité, et elle mourut 10 jours après son admission.

Autopsie. — Abcès, dans le lobe gauche du cervelet, du volume d'une noix. Il s'étendait jusqu'à la surface et venait ainsi en contact avec une grande quantité de pus, limité par les parois altérées et distendues du sinus latéral, qui contenait du sang mélangé de pus. M. T. perforée ; l'orifice, de forme régulière, a le tiers du diamètre total de la membrane. Paroi supérieure du tympan saine, la couleur n'en est pas même altérée.

La portion des cellules mastoïdiennes postérieure à l'enclume contenait un mélange de pus et de sang ; ce produit s'étendait jusque dans l'apophyse mastoïde. La portion de la gouttière latérale formant la limite extérieure de cette partie des cellules mastoïdiennes, avait, sur une longueur de 0m,025 et sur une largeur de 0m,012, une coloration gris de plomb foncé. Les canaux de cette portion d'os étaient aussi distendus par une matière noire.

On ne saurait douter, selon moi, que, dans ce cas, la matière purulente des cellules mastoïdiennes ne fût la cause de l'altération du sinus latéral, car les vaisseaux sanguins allant d'une partie à l'autre, se trouvaient distendus par un mélange noir de pus et de sang.

II. *Inflammation chronique de la membrane muqueuse qui tapisse les cellules mastoïdiennes.* — Les cas d'affection chronique des cellules mastoïdiennes naissent ordinairement avant la période adulte de l'existence, ce qui n'empêche pas les symptômes plus sérieux de pouvoir se développer seulement après cette période. De même que les affections du tympan, les cas dont nous nous occupons en ce moment, prennent communément naissance sous forme d'inflammation chronique de la membrane muqueuse. Quelle que puisse être la cause de cette inflammation, — que ce soit la fièvre scarlatine, la rougeole, ou un rhume ordinaire, — le résultat est une hypersécrétion de mucus, qui, dans les cas les plus bénins, se résorbe ensuite, ou bien trouve sa voie, à travers la caisse et la trompe, dans la cavité pharyngienne ; mais dans les cas plus graves, sur lesquels nous avons actuellement à appeler l'attention, la sécrétion muqueuse est trop abondante pour s'échapper des cellules et l'os en devient affecté.

Les effets de l'inflammation chronique des cellules mastoïdiennes sur le sinus latéral et le cervelet sont :

1° Suppuration du sinus latéral avec ou sans dépôts purulents secondaires ;

2° Inflammation de la dure-mère et de l'arachnoïde et formation de pus à la surface du cervelet;

3° Abcès du cervelet.

L'historique des cas de maladie chronique des cellules mastoïdiennes offre quelque analogie avec celui des affections de la cavité tympanique, bien que, comme règle générale, il y ait plus d'irritation dès le début, ce qui fait que l'attention est excitée, dès les premières périodes de la maladie ; c'est aussi la raison, comme nous le verrons en parlant du traitement, pour laquelle le mal est plus facile à guérir ici que lorsqu'il s'adresse au tympan. Voici l'évolution ordinaire d'un cas morbide se propageant de l'apophyse mastoïde au sinus latéral ou au cervelet. Le malade qui a souvent de la tendance aux engorgements glandulaires, a souffert dans son enfance de douleurs d'oreille, suivies d'otorrhée. Dans le premier âge et peut-être jusqu'à la période adulte, les attaques d'otalgie et d'otorrhée se renouvelaient à intervalles de quelques mois. Dans les périodes intermédiaires, il y a souvent une sensation douloureuse dans la région mastoïdienne et derrière la tête, compliquée parfois de vertiges. Ces symptômes s'aggravent sous l'influence de la fatigue ou d'autres causes dépressives.

A l'*examen* la surface du méat est rouge, et on constate qu'elle est la source de l'écoulement. Point de perforation de la M. T., qui, cependant, est blanche et épaissie, aussi l'écoulement est-il purement sympathique. Le chirurgien est toutefois plus souvent appelé pour les cas où les symptômes sont devenus beaucoup plus graves et dans lesquels, il faut bien le dire, la maladie a fait assez de progrès pour désorganiser l'encéphale ou ses membranes au point de défier toute médication.

Les cas d'altération des cellules mastoïdiennes se terminent fatalement d'après deux causes différentes :

1° Par suite d'infection purulente, déterminée par la pénétration du pus dans le torrent circulatoire au moyen du sinus latéral ;

2° Par suite de l'envahissement du cervelet ou de ses membranes.

Les cas d'*infection purulente* n'ont pas été rencontrés dans les affections de la caisse. Cependant la proximité de la veine jugulaire de la paroi inférieure du tympan rend parfaitement possible l'extension du mal au système veineux.

Le docteur Abercrombie a publié un cas intéressant d'infection purulente par suite d'une maladie de l'oreille ; mais le sujet a été plus complétement étudié par le docteur Watson qui, tout en étant privé de l'occasion de faire les inspections *post mortem* des cas fort importants qu'il a décrits d'une manière si complète, ne doutait nullement et ne laisse pas davantage douter ses lecteurs, que la cause de la mort ne fût l'introduction dans le sang de pus venant des cellules mastoïdiennes. Le docteur Bruce a depuis publié quelques observations précieuses sur ce sujet; M. Wilde donne les détails d'un cas, dans son ouvrage sur l'oreille ; et plus récemment encore, le docteur Gull, dans les Reports de Guy's Hospital, a jeté beaucoup de lumière sur ce point. Les faits produits par ces messieurs, réunis à ceux qui résultent de ma propre expérience et que je vais citer tout à l'heure feront, j'ose l'espérer, parfaitement comprendre la nature et la marche de la maladie. Voici le cas du docteur Abercrombie :

Affection des cellules mastoïdiennes; dépôt dans le sinus latéral; dépôt secondaire dans la plèvre.

Une jeune lady, de 15 ans, avait pendant 6 ou 7 ans été sujette à des attaques d'otalgie du côté droit, suivies d'écoulement purulent; mais elle était libre de tout cela depuis quelque temps lorsque se forma l'abcès dont nous allons raconter les détails.

Le 25 avril 1822, elle éprouva dans la journée un frissonnement de froid, et le soir elle eut de la céphalalgie et des douleurs dans l'oreille droite, symptômes qui continuèrent le lendemain. Le 28, elle fut vue par M. Brown, qui lui trouva le pouls agité, la langue sale ; otalgie intense et léger mal de tête. Le 29, il se fit un certain écoulement du conduit auditif ; la douleur ne s'en trouva pas soulagée, elle persista avec violence jusqu'au lendemain. Le 1er mai l'otalgie s'était un peu calmée, mais la douleur s'était étendue au côté droit de la tête ; pouls fréquent. On recourut à la saignée générale et locale avec un succès partiel. Je vis la malade le 3 ; la douleur de tête s'était alors un peu calmée; pouls fréquent et faible; aspect pâle, maladif; air d'oppression approchant du coma. La douleur était principalement rapportée aux parties situées au-dessus et en arrière de l'oreille droite, où les téguments étaient douloureux à la pression; dans un point voisin de l'apophyse mastoïde, on les sentait mous et gonflés. Je ponctionnai ce point avec une lancette, rien ne sortit. Je prescrivis : saignée locale, vésicatoire, etc.

4. Pouls à 148 le matin, dans la journée il tombe à 84 ; la malade paraît très-languissante et épuisée.

5. Matière de couleur foncée et d'une intolérable fétidité commençant à s'écouler par la ponction qui a été faite derrière l'oreille. L'ouverture élargie, l'introduction d'un stylet apprit que l'os était dénudé et rugueux dans une grande étendue ; amélioration considérable du mal de tête ; pouls naturel.

6. Écoulement abondant par l'ouverture ; soulagement considérable de la céphalalgie ; pouls à 112 ; la malade souffre un peu du côté gauche du thorax, forte diarrhée.

7. Plus de mal de tête ; l'ouverture voisine de l'apophyse mastoïde laisse écouler beaucoup de matière fétide ; le stylet pénètre en bas et en arrière, sous les téguments, jusqu'aux apophyses épineuses.

8. Continuation de la douleur thoracique, aggravée au point de nécessiter une petite saignée qui procure un certain soulagement ; la faiblesse croissante s'oppose à une nouvelle soustraction de sang ; pouls à 140.

9. La malade dit qu'elle se sent mieux et ne souffre point ; pouls très-rapide et faiblissant.

Mort le 10.

Autopsie. — Toutes les parties de l'encéphale sont dans un état parfaitement normal, à l'exception d'une petite portion du côté droit, près de l'oreille, qui a une coloration gris de plomb foncé ; toutefois cette teinte est complétement superficielle. L'os temporal droit est dénudé en dehors, dans une grande partie de son étendue ; en dedans, l'os est en bien des points rugueux et de couleur foncée. La dure-mère à ce niveau est, dans un espace considérable, épaissie, spongieuse et irrégulière ; les tuniques du sinus latéral droit sont très-hypertrophiées dans toute son étendue ; la capacité du sinus est très-diminuée par un dépôt semblable à ceux que l'on rencontre dans les cavités anévrysmales. L'oreille interne contient un produit de couleur foncée ; la cavité gauche de la plèvre renferme largement une livre de liquide puriforme ; le poumon gauche est affaissé, dense, de couleur foncée, et revêtu d'une couche de lymphe coagulable.

L'*examen* fait par moi des dépôts de la cavité du sinus latéral ne me permet pas de douter que la matière dont il est parlé dans le cas ci-dessus, ne consistât en un mélange de sang coagulé et de pus.

Voici l'un des cas du docteur Watson : « Un enfant de 11 ans « avait eu un écoulement de matière purulente, fétide, de l'oreille

« depuis une fièvre scarlatine dont il avait été atteint quatre ans « auparavant. Au mois d'août 1833, il alla se promener dans les « jardins de Kensington où il se coucha et s'endormit sur le gazon « humide. Le lendemain, il fut pris de céphalalgie, de frisson et de « fièvre ; des stades de froid intense, de chaleur et de sueur qui se « succédèrent très-régulièrement pendant deux ou trois jours, don- « nèrent l'idée qu'on pouvait avoir affaire à une fièvre intermit- « tente ; mais il survint ensuite de la douleur et du gonflement « dans certaines jointures et l'on songea alors au rhumatisme. « Mais la véritable nature du mal ne tarda pas à apparaître avec « son caractère alarmant ; des abcès se formèrent dans les articu- « lations affectées et dans leur voisinage ; une de ces tumeurs « fluctuantes fut ouverte, il s'en échappa une quantité considérable « de matière de mauvais aspect, grumeleuse et de couleur foncée. « Environ 15 jours après, l'enfant succombait sous l'irritation con- « tinue de la maladie. L'articulation coxo-fémorale offrit un exem- « ple effrayant de désorganisation ; elle était remplie d'un pus « sanieux, de mauvaise nature ; le ligament rond était détruit, les « cartilages articulaires avaient disparu ; le pus avait fusé au loin « dans les muscles environnants. Les jointures du genou et du « cou-de-pied étaient dans une condition analogue. Malheureuse- « ment la tête ne fut pas examinée, mais je suis persuadé que les « désordres qui avaient causé la mort avaient pénétré de l'oreille « à la dure-mère et, selon toute probabilité, l'inflammation avait « envahi les veines ou sinus de la cavité crânienne. »

Après avoir donné un autre cas de nature semblable, le docteur Watson s'exprime ainsi :

« Je suis désolé de n'avoir pu dans ces cas démontrer le lien di- « rect qui rattachait la maladie de l'oreille avec les désordres des « jointures, car voir c'est croire, dit le proverbe. Malgré cela, la « douleur d'oreille, l'écoulement purulent du méat externe, la cé- « phalalgie consécutive, escortée de la fièvre et des frissons et sui- « vie, à peu de distance, d'une suppuration destructive dans plu- « sieurs parties éloignées ; et, dans le dernier cas, la phlébite « fémorale non douteuse, toutes ces circonstances s'enchaînent « pour former un genre d'évidence qui, selon moi, donne la cer- « titude morale que, dans chacun de ces cas, la maladie fatale « n'était qu'une conséquence des lésions de l'oreille et qu'il y avait

« eu inflammation de la dure-mère. Il y avait eu aussi complica- « tion de phlébite cérébrale, cela pour moi est à peine moins évi- « dent. Les veines du diploé qui, dans les os du crâne, ont une am- « pleur considérable, se trouvaient peut-être comprises dans l'in- « flammation; peut-être étaient-ce les larges sinus de l'encéphale. « L'intime proximité du sinus latéral de l'os affecté, la formation « du premier par une duplicature de la dure-mère, sembleraient « donner beaucoup de probabilité à cette complication. »

Le lien direct unissant la maladie de l'oreille avec la lésion du système circulatoire a été montré par le docteur Bruce et aussi dans l'observation rapportée par M. Wilde. Dans celle-ci : « Les « parois membraneuses du sinus latéral droit, dans toute la lon- « gueur de son trajet au niveau de l'apophyse mastoïde, étaient fort « hypertrophiées ; la tunique interne qui présentait une apparence « *gangréneuse* se trouvait recouverte d'une lymphe de couleur ver- « dâtre et enduite d'une matière purulente de mauvaise nature. « Cette condition de la membrane interne s'étendait le long de la « veine jugulaire et de la veine-cave supérieure à une courte dis- « tance de l'entrée de cette dernière dans l'oreillette. La cavité gau- « che de la plèvre contenait environ 120 grammes d'une matière « ténue et fétide. » Aux cas que nous venons de citer, il ne man- que plus qu'un exposé de la condition exacte de l'oreille ; je le donne dans l'observation suivante, recueillie par le docteur Heale, à the *Free Hospital.*

Observation II. — *Pus dans les cellules mastoïdiennes ; carie de la gouttière latérale ; pus dans le sinus latéral ; dépôts secondaires.* — Harriet G., 20 ans, fut admise à l'hôpital le 9 mars 1850. Elle avait une grande agitation du cœur avec des battements irréguliers de cet organe, ressemblant à l'éréthisme mercuriel, mais qui cédè- rent en un jour ou deux. Elle était sourde de l'oreille gauche et avait été longtemps sujette à une otalgie intense, s'accompagnant de temps en temps d'un écoulement fétide du méat. Agitée, sans sommeil, parfois en délire, elle n'avait pas d'appétit. Peu après son admission, un abcès se forma immédiatement au-dessus de la clavicule gauche, et versa de grandes quantités de pus jusqu'à la mort. L'action désordonnée du cœur reparut après trois doses d'*hydrargyrum cum cretâ ;* 0gr, 30 avaient été pris toutes les six heu- res ; mais ce trouble disparut de nouveau environ deux jours après.

Puis elle devint en proie à un délire intense, qui s'abattit après un écoulement brusque, considérable et fétide de l'oreille gauche; enfin apparut un érysipèle, avec délire violent, suivi de coma, et la malade mourut le 15 avril.

Autopsie. — On découvrit un abcès largement excavé, avec trajets sinueux en diverses directions, à la base du cou du côté gauche, communiquant avec la gaîne de la carotide et s'étendant dans toute sa longueur. La veine jugulaire interne était remplie de pus, que l'on vit fuser aussi en bas dans la direction de la veine; on trouva dans cette veine un caillot fibrineux qui s'étendait dans la veine cave supérieure; examiné au microscope, ce caillot montrait des globules de pus. Les poumons étaient remplis d'une infiltration spumeuse et purulente, sans consolidation; il existait aussi un petit abcès circonscrit entre la plèvre pulmonaire et le poumon droit; cet abcès ne pénétrait point dans la substance de ce dernier. Cœur normal; foie de couleur pâle. Cerveau sain; l'arachnoïde, par places, paraissait enduite de pus, plus particulièrement à la partie postérieure, près de l'union de la faux avec la tente du cervelet. La partie de la tente qui recouvre le lobe gauche du cervelet était très-enflammée, hypertrophiée, et on trouva du pus entre elle et l'arachnoïde tapissant ce lobe cérébelleux; immédiatement au-dessous, on découvrit, en incisant le cervelet, un abcès circonscrit environ du volume d'une noix. Il était plus rapproché de la faux du cervelet que du bord externe de cet organe; la portion cérébelleuse en contact avec les os du crâne était saine.

C'est moi qui fis l'examen du rocher, en voici l'exposé. Le méat externe contenait une matière purulente. Les portions glandulaire et périostique du méat membraneux étaient très-ramollies, et n'adhéraient que légèrement à la surface de l'os. L'os formant la moitié supérieure et externe du conduit présentait de nombreux orifices pour le passage des vaisseaux sanguins, beaucoup plus grands qu'à l'état normal; quelques-uns d'entre eux étaient entourés de délicates couches d'os de nouvelle formation; à travers les plus grands de ces orifices on pouvait passer des soies assez volumineuses et ils paraissaient communiquer avec les canaux de l'intérieur de l'os, qui se continuaient eux-mêmes avec des orifices de la face interne de la gouttière latérale. Le sinus latéral était de couleur brun foncé, la dure-mère qui en constitue la paroi extérieure était entière. Le sinus était rempli de sang coagulé, mêlé de matière purulente. La dure-mère constituant la paroi antérieure du sinus et qui est en contact avec la surface de l'os qui forme la gouttière latérale était très-épaisse et ramollie ; l'ulcération l'avait détruite par places où l'os était à découvert. Cet os avait une coloration foncée et était recouvert de masses de lymphe et de pus ; sa surface était rugueuse, présentant partout de nombreux orifices et des sillons tortueux, — apparence due à la disparition presque complète de la table interne du crâne, qui (à l'exception de deux écailles, mesurant chacune environ $0^{m},004$ de diamètre) avait été détruite par la carie. Un orifice de carie existait entre la cavité du cervelet et les cellules mastoïdiennes. L'os formant la fosse jugulaire était aussi carié ; M. T., perforée à la partie postérieure.

Muqueuse tympanique très-hypertrophiée ; la paroi osseuse supérieure de la caisse présentait quelques petits orifices pour les vaisseaux sanguins et un orifice de carie assez grand pour permettre le passage d'une petite épingle.

Les cellules mastoïdiennes, à leur paroi supérieure, formaient une cavité capable de loger une féverolle de grosseur moyenne et contenaient du pus. Cette cavité communiquait postérieurement avec la gouttière latérale au moyen d'une ouverture de $0^{m},006$ de diamètre. Antérieurement, l'orifice de communication avec le tympan n'avait pas plus de $0^{m},004$ de diamètre et se trouvait placé au-dessus du niveau du plancher de la cavité contenant le pus.

Nous avons déjà dit que la paroi antérieure des cellules mastoïdiennes est formée par la paroi postérieure du méat osseux externe. Cette paroi se carie, dans certains cas, et la matière s'écoule à travers l'ouverture, comme on le voit dans l'exemple suivant, exemple intéressant, mais dans lequel l'orifice n'était pas assez grand pour pouvoir atténuer les symptômes.

Observation III. *Pus et matière scrofuleuse dans les cellules mastoïdiennes ; communication avec le sinus latéral par les veines ; dépôt secondaire dans la plèvre.* — Kitty D., 15 ans, fut admise, comme malade externe, dans mon service à Saint-Mary's Hospital, le 16 février 1854. Elle raconte que, six mois auparavant, elle a souffert de l'oreille gauche ; la douleur a été suivie d'une dureté de l'ouïe de ce côté, aussi bien que de l'oreille droite, qui a persisté jusqu'à présent, accompagnée d'un écoulement de l'oreille gauche. L'examen de cette oreille montre un petit polype rouge à la partie inférieure du méat près de la M. T.; celle-ci est blanche. Point de céphalalgie. J'ordonnai une légère révulsion derrière l'oreille et des injections du conduit avec une lotion faiblement astringente. La malade se maintint à peu près dans le même état jusqu'au 27 mars; époque où, en mon absence, elle fut admise d'urgence à l'hôpital et confiée à M. Sibson. En ce moment, elle était en partie inconsciente, extrêmement prostrée et ne pouvait parler; peau aride; langue brune et sèche; pouls à 140, très-petit et filiforme; pupilles paresseuses, — la gauche plus contractée que la droite. On apprit que trois jours auparavant, il s'était manifesté une différence marquée dans sa manière d'être, ce que l'on avait attribué aux douleurs de tête et d'oreille, dont elle se plaignait beaucoup. Elle ne pouvait rien faire. Le 25, elle garda le lit; le 26, elle empira encore et, le 27, on vint demander son admission à l'hôpital. Un des fonctionnaires la vit et la fit recevoir immédiatement. — On administra librement des stimulants; la malade se ranima un peu; dans la nuit beaucoup d'agitation et de délire.

28. Paraît avoir parfaitement conscience de tout ce qu'on lui fait, mais ne parle pas; marmotte entre les dents. Pouls à 140; peau chaude, bien qu'encore un peu moite. — Rhonchus bruyants et forts dans le poumon droit; la tête se tient du côté droit, la bouche est tirée aussi à droite; narines dilatées; paralysie partielle de certains muscles du côté gauche de la face. On la soutient avec des stimulants, et, en même temps, on applique une sangsue au cou. 10 heures du soir : — Très-faible, surface froide; peau visqueuse; face livide; soubresauts des tendons; pouls faible et irrégulier.

29. A peu près comme la veille; divagations pendant la nuit; miction involontaire; langue brune et humide; pouls à 140, très-petit; abattement extrême dans la soirée; a uriné dans le lit; contractions brusques des muscles.

30. A mal dormi; délire violent de temps en temps; respiration précipitée, pouls à 140; narines dilatées; empire graduellement et meurt à deux heures un quart de l'après-midi.

Autopsie. — Cerveau ferme; ventricules secs; substance grise très-foncée. Sur le lobe gauche du cervelet, à la partie postérieure du rocher, se trouve une portion bleu foncé, de l'étendue d'une demi-couronne (pièce de 3 fr.).

La substance grise du cervelet très-bleue dans une épaisseur de 0m,003 ; et au-dessous du point altéré dans sa coloration, la substance cérébelleuse était légèrement ramollie. — Adhérences considérables entre les poumons et la plèvre costale ; dépôt tuberculeux recouvert d'une exsudation fibrineuse, plastique, de mauvais aspect ; les cavités pleurales contenaient un demi-litre de liquide. La dure-mère formant la paroi postérieure du sinus latéral (au niveau du temporal) était de couleur foncée et ramollie; le sinus contenait, à sa partie supérieure, un coagulum solide de fibrine de couleur foncée ; à la partie inférieure, il était rempli de pus semblablement coloré.

La paroi antérieure du sinus adhérait à l'os beaucoup moins qu'à l'état normal. Les cellules mastoïdiennes étaient pleines de pus et de matière scrofuleuse, leur paroi antérieure présentait un orifice d'environ 0m,004 de diamètre, qui s'ouvrait dans le méat externe. L'enclume et l'épaississement de la muqueuse qui entoure cet osselet empêchaient le pus de s'échapper. Les orifices destinés au passage des vaisseaux sanguins des cellules mastoïdiennes au sinus latéral étaient un peu plus dilatés qu'à l'état normal.

On observera que, dans ce cas, il n'y avait pas de carie osseuse du côté du cervelet ; la seule voie de propagation de la maladie des cellules mastoïdiennes à la cavité du sinus latéral a dû se faire par le système veineux.

Voilà un nombre de faits suffisant pour montrer le caractère très-insidieux de la marche de la maladie des cellules mastoïdiennes au cervelet et au sinus latéral et pour prouver que le sinus peut s'influencer, de la matière purulente s'y développer, et que des abcès secondaires peuvent se produire, indépendamment de la carie de l'os qui constitue la gouttière latérale.

Nous avons déjà dit que la cause de l'envahissement du sinus latéral et de l'encéphale par l'altération des cellules mastoïdiennes est la rétention des produits sécrétés dans ces dernières, au lieu de s'écouler librement par le méat externe.

Dans les cas de mort par infection purulente que nous avons détaillés, on aura remarqué qu'il n'existait qu'une ouverture très-étroite de la M. T., de telle sorte que la matière ne pouvait s'échapper qu'en partie des cellules mastoïdiennes; or, il me semble probable que si, dès le début du mal, la M. T. s'était détruite, d'une manière ou d'une autre, dans une étendue suffisante, pour permettre l'évacuation complète du contenu des cellules, l'os ne se serait point altéré — opinion qui paraît corroborée par l'observation suivante; l'on remarquera en effet que la fièvre scarlatine paraît avoir attaqué également les cellules mastoïdiennes de chaque oreille. Des deux côtés, la M. T. était détruite dans sa moitié inférieure; mais dans l'organe où l'os devint malade, il est à noter que le bord inférieur de la portion restante de la membrane était tombé en dedans vers le promontoire, sur lequel il se fixa, complication qui s'opposa à la sortie des matières des cellules mastoïdiennes; au lieu que de l'autre côté, le bord inférieur de la M. T. resta libre, et le pus s'écoula facilement. Le cas, dont les détails m'ont été envoyés par un ami, avec les deux rochers, est encore important à d'autres points de vue; il nous fait voir la coexistence d'altérations morbides dans les cavités mastoïdienne et tympanique et l'envahissement concomitant du cerveau et du cervelet. Il nous montre aussi le peu de relations qui existe entre l'état de l'os qui forme la gouttière latérale et le contenu du sinus latéral. Dans quelques-uns des cas déjà décrits, le sinus latéral contenait une grande quantité de pus, sans que l'os fût carié; tandis que dans l'observation suivante, où l'os composant la gouttière latérale était altéré au point qu'une portion considérable s'était nécrosée et complétement détachée des parties environnantes, il n'y avait point de pus dans le sinus. L'explication de cette circonstance, qu'on a constatée dans d'autres cas encore, doit très-probablement être cherchée dans le fait que, lorsqu'il existe une carie étendue de la substance osseuse, il y a plus d'espace pour loger le pus, et par conséquent la compression de cette matière sur le sinus est comparativement légère.

OBSERVATION IV. *Inflammation catarrhale de la muqueuse tapissant les cellules mastoïdiennes; rétention de la matière sécrétée du côté droit par l'adhérence de la M. T. au promontoire; carie de la gouttière latérale droite; abcès du cerveau et du cervelet.* — J. R., 12 ans, a eu une attaque de scarlatine il y a deux ans; depuis, écoulement purulent de chaque oreille et affaiblissement considérable du pouvoir auditif. Le 13 février 1854, il se plaint de frissons et de malaise général, suivis de symptômes fébriles et de douleur derrière l'oreille gauche. Le 15, on observe un petit abcès derrière l'oreille, qui, une fois ouvert, laisse s'écouler un liquide sanguinolent. Léger degré de stupeur; continuation de l'écoulement sans diminution de la douleur. Le 20, un peu d'amélioration; moins de douleur, diminution de la stupeur; écoulement du méat aussi bien que de l'abcès. Le 21, formation d'un autre abcès sur l'apophyse mastoïde; pouls petit et fréquent; écoulement très-fétide.

Le 22, amélioration évidente sous tous les rapports; mais la douleur et les symptômes fébriles reviennent le 23 avec plus d'intensité; l'assoupissement a beaucoup augmenté, de telle sorte qu'on est obligé de réveiller le malade pour le faire manger, et il ne tarde guère à retomber dans le même état. La faiblesse augmente graduellement; l'urine et les fèces s'écoulent involontairement; la stupeur augmente; la prostration est extrême.

Le 4 mars, deux frissons violents; cris continuels provoqués par une violente céphalalgie. La douleur augmente graduellement jusqu'au 6 mars; à cette date, les crises reviennent toutes les dix minutes, avec tant d'acuité qu'elles arrachent au malade des cris perçants. Pendant les sept jours qui suivent, la douleur se fait beaucoup moins sentir; écoulement sanieux et abondant par l'oreille et l'abcès. Le 15, l'estomac devient irritable et rejette tout ce qu'on lui donne. La douleur parfois est extrême. Le 16, à midi vingt, il tombe tout à coup dans les convulsions, la face et la poitrine se cyanosent, le pouls est imperceptible au poignet, les pupilles sont dilatées et fixes; il meurt dans cet état. On apprit que, depuis sa scarlatine, le malade avait eu de fréquents maux de tête, de la langueur et de l'assoupissement.

Autopsie. — Vaisseaux sanguins de la dure-mère fortement congestionnés. Dans la gouttière latérale, portion d'os nécrosée, de $0^{m},018$ de long sur $0^{m},012$ de large, complétement détachée de l'os environnant; sa partie externe formait une portion de l'apophyse mastoïde; entre ce séquestre et la dure-mère, grande quantité de matière purulente, en communication avec l'abcès superficiel situé derrière l'oreille. On trouve aussi un abcès dans la substance du lobe moyen du cerveau.

L'*examen* de l'oreille montre : M. T. détruite dans sa moitié inférieure ; la moitié inférieure du segment supérieur fixée au promontoire et transformant la portion supérieure du tympan en une cavité close, de telle sorte que la matière sécrétée en ce point n'avait pas d'issue. Muqueuse tympanique épaissie, ulcérée par places; les cellules mastoïdiennes présentent une grande cavité remplie de pus. Dans l'oreille opposée, les deux tiers inférieurs de la M. T. sont absents, mais la partie supérieure n'adhère pas au promontoire ; aussi y a-t-il un espace considérable pour la sortie de l'écoulement de la caisse; muqueuse tympanique épaisse, sans être autrement malade ; os sain.

Un cas fort analogue au dernier cité m'a été communiqué par le docteur Ogle, qui a eu la bonté de me donner la préparation. Dans ce cas, le mal s'ouvrit une voie à l'extérieur, de telle sorte que l'apophyse mastoïde fut détruite, pendant que la gouttière latérale ne fut en comparaison que légèrement affectée. Les veines paraissent avoir été le moyen de communication avec le sinus latéral et la cause du dépôt purulent dans l'intérieur de ce sinus. Mais, pourrait-on demander, pourquoi, dans ces cas d'altération des cellules mastoïdiennes, le pus ne se fraye-t-il pas un passage au dehors à travers la paroi externe de l'apophyse mastoïde ? Remarquez que cette marche de la maladie en dehors a été déjà notée dans trois de nos observations ; ce qui n'empêchait pas, en même temps, la paroi interne des cellules mastoïdiennes ou du sinus latéral de s'altérer au point d'entraîner la mort. Il faut aussi savoir que très-souvent on rencontre des cas, où la maladie progresse à l'extérieur, détruisant une partie de l'apophyse mastoïde qui souvent se détache en masse et dans lesquels l'encéphale et ses membranes ne souffrent que légèrement. Les cas de ce genre naissent généralement dans le cours de la scarlatine ou dans une attaque de rhume ; tantôt les symptômes d'irritation cérébrale sont bénins, tantôt très-sévères et ils cèdent d'ordinaire lorsque le pus s'écoule librement au dehors, comme nous le verrons en parlant du traitement.

Dans le cours des observations précédentes, nous avons dit que dans les cas de maladie de la cavité tympanique, le catarrhe du méat dermoïde a lieu, comme le résultat d'une action sympathique, et sans qu'il existe aucun orifice de la M. T. Il est important d'avoir ce fait présent à l'esprit, parce que l'attention du chirurgien pourrait se distraire de la maladie réelle pour se porter à l'affection du méat ; c'est ainsi que dans bon nombre de cas d'irritation du méat externe, provenant de l'obstruction de la trompe d'Eustache, l'affection primitive est souvent méconnue et que la cause de la surdité est attribuée à l'irritation du conduit auditif. Le méat externe non-seulement sympathise avec la condition de la cavité tympanique, en devenant le siége d'une affection catarrhale, mais il n'est pas rare de voir s'y développer des polypes. Quand cette complication arrive, dans des cas où il existe des symptômes d'altération osseuse, il faut avoir grand soin de ne pas augmenter l'irritation de l'oreille en intervenant auprès du polype. Le cas suivant est, à ce point de vue, digne de la plus attentive considération. Il a été présenté à la Société pathologique en 1851, par feu M. Avery; c'est moi qui fus chargé d'en faire le rapport.

Observation V. *Carie des cellules mastoïdiennes ; polypes du méat externe; abcès cérébral.* — Un homme de 35 ans avait souffert pendant quelques années de fréquentes otalgies d'un caractère sévère, accompagnées d'écoulement. Cinq semaines environ avant sa mort, on lui enleva un polype volumineux du méat externe. L'opération fut suivie peu après d'une violente douleur en arrière et dans le côté droit de la tête, s'étendant au bas du cou et dans l'épaule, et revenant par intermittence.

Ces douleurs furent traitées d'abord comme des névralgies ; mais elles redoublèrent d'intensité et de fréquence, et le malade ne put reposer que sous l'influence de doses souvent répétées de laudanum ; il paraissait lourd, fatigué, stupide et était incapable de faire quoi que ce fût. Plusieurs fois, il remarqua que les passants devaient le croire ivre parce que sa démarche chancelante l'obligeait, dans les rues, de se tenir aux grilles pour ne pas tomber. Il finit par tomber dans le coma et mourir.

Autopsie. — L'encéphale remplissait la cavité crânienne et les circonvolutions se pressaient intimement les unes contre les autres. Arachnoïde extraordinairement sèche; ventricules latéraux contenant une très-grande quantité d'un liquide clair et limpide; voûte à trois piliers et *septum lucidum* très-blancs et ramollis. En séparant le cervelet du rocher, on vit jaillir un flot de pus crémeux, épais provenant d'un abcès du lobe droit, dont la cavité pouvait loger un œuf de pigeon. Le contenu de cette cavité était très-fétide ; les parois étaient fermes et tapissées d'une fausse membrane mince à l'endroit où le cervelet appuie sur l'aqueduc du vestibule de l'os temporal. A ce niveau la dure-mère offrait un petit orifice ulcéré, communiquant avec une portion cariée du rocher ; c'est par là que la maladie avait gagné le cervelet. Il n'y avait pas de lymphe libre dans la cavité de l'arachnoïde ; on n'en trouva qu'une mince pellicule recouvrant cette membrane près de l'ouverture ulcérée de la dure-mère.

L'incertitude de la démarche du malade, en connexion avec l'abcès cérébelleux, était très-remarquable ; mais impossible de s'assurer, malgré des interrogations répétées, si le manque de la faculté de coordination des mouvements dominait plutôt d'un côté que de l'autre.

L'*examen* du rocher fit découvrir deux petits polypes attachés à la partie supérieure et postérieure de la M. T. ; celle-ci était très-épaisse et offrait un petit orifice à sa partie antérieure. Le méat membraneux se détachait facilement de l'os, qui était plus foncé et plus rugueux qu'à l'état normal. Cellules mastoïdiennes cariées et pleines de pus. En enlevant la dure-mère de la face postérieure du rocher, on trouva la partie supérieure de la gouttière latérale cariée sur une étendue de 0m,006 de diamètre et les orifices osseux étaient remplis de fibrine. La dure-mère qui recouvre la gouttière latérale était ramollie, mais l'altération n'avait pas envahi la cavité du sinus. La dure-mère adjacente à la fosse jugulaire était ramollie et détruite en partie par l'ulcération.

L'os situé au-dessous était carié et l'on constata qu'il faisait partie de la paroi postérieure de l'extrémité interne des cellules mastoïdiennes, point de départ du mal.

Ajoutons aux points intéressants de cette observation ce fait, que la maladie peut se propager des cellules mastoïdiennes à la veine jugulaire, sans l'intermédiaire du sinus latéral.

Je crois qu'il est rare que l'altération des cellules mastoïdiennes fasse sa première manifestation après la période adulte. Le cas suivant est un exemple de ce genre. Il est impossible de dire à quelle époque remontait le début du mal ; mais d'après les apparences trouvées après la mort, il est probable qu'il existait depuis longtemps. L'observation est très-intéressante par la présence de désordres aussi considérables et la manifestation d'aussi formidables symptômes, à une période si rapprochée de la mort.

Observation VI. *Carie des cellules mastoïdiennes; destruction de la goutière latérale; écoulement de pus en arrière de l'oreille.* — T. D., 29 ans, était soigné par un ami, en mai 1851, pour le diabète. Il demeura en traitement dix semaines, pendant lesquelles il ne se plaignit ni de la tête ni de l'oreille. Au bout de ce temps, il alla passer à la campagne une quinzaine de jours; peu après son retour il commença à parler de douleur de tête, qu'il rapportait principalement à l'apophyse mastoïde. Cette douleur, accompagnée de violente otalgie, augmenta graduellement; en même temps survint un écoulement purulent de l'oreille; puis de l'étourdissement, des vertiges et de la stupeur.

Le *traitement* le plus actif fut impuissant contre ces symptômes. Six semaines avant la mort, un abcès fut ouvert derrière l'oreille; il s'en échappa une grande quantité de pus. Aucun soulagement ne s'ensuivit, les symptômes cérébraux augmentèrent graduellement jusqu'au décès.

Autopsie. — Le méat externe contenait une grande quantité de

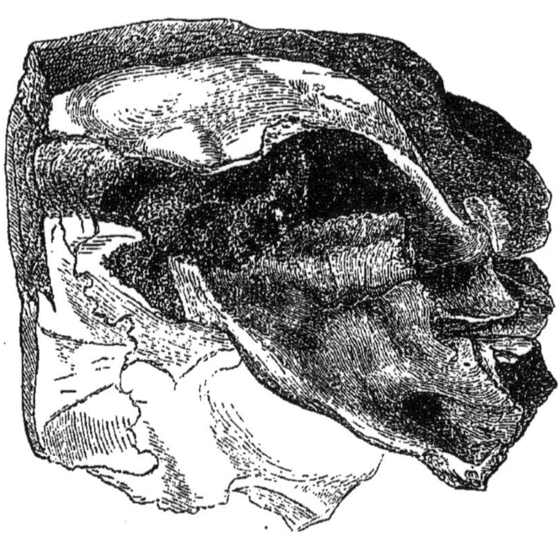

Fig. 96. — Rocher du côté droit, montrant l'état carié de la gouttière latérale.

muco-pus; la surface de sa couche dermoïde était dépouillée d'épiderme et sa substance fortement tuméfiée. M. T. entière, de couleur terne et plombée et très-ramollie. La caisse contenait beaucoup de matière purulente; sa membrane muqueuse était vasculaire, épaisse et floconneuse. L'enclume avait disparu, l'étrier était *in situ*, mais environné d'adhérences pseudo-membraneuses. Les parois osseuses du tympan étaient saines. Cellules mastoïdiennes remplies de matière purulente; lamelles osseuses, séparant les cellules, cariées au point que des parties considérables en avaient été détruites. La totalité de la paroi postérieure de ces cellules, qui constitue d'ordinaire la gouttière latérale, était complétement détruite; à sa place se trouvait un orifice mesurant $0^m,032$ de haut en bas et plus de $0^m,012$ de largeur. Cette ouverture correspondait en réalité exactement avec la partie de la gouttière latérale, située sur le temporal, à l'exception de $0^m,012$ du côté de la fosse jugulaire laissés intacts. Un orifice circulaire, environ du diamètre d'un pois, existait à la partie postérieure de l'apophyse mastoïde et communiquait d'un côté avec l'ouverture dont nous venons de parler, et, de l'autre, avec l'abcès situé en arrière de l'oreille. Le sinus latéral membraneux était fort atténué et au-dessous de lui se trouvait une grande quantité de pus. L'état du cervelet n'a pas été mentionné.

Le peu de notes qui accompagnait la pièce fait que la cause de la mort n'est pas parfaitement claire; mais il est fort probable, qu'avec les autres symptômes, il y avait une lésion cérebelleuse. La vie du malade aurait probablement été sauvée, si les produits de sécrétion avaient trouvé une issue facile à une période plus rapprochée du début. Il importe de remarquer l'étendue considérable de la destruction de la gouttière latérale, sans ulcération du sinus qu'elle contient. Sous ce rapport le cas est analogue à celui de P. R.

Un cas de caractère semblable au précédent a été publié par M. Gray, de S. George's Hospital, dans les Transactions de la Société pathologique pour la session 1848-49.

Des remarques qui précèdent on a dû conclure, que l'existence d'un écoulement chronique de l'oreille du côté affecté est l'un des plus fréquents symptômes accompagnant la carie de la portion mastoïdienne du temporal. Cet écoulement s'accompagne d'ordinaire de la perforation de la M. T., bien que, comme nous l'avons indiqué, il provienne habituellement de la surface du méat et soit purement sympathique.

L'observation suivante tire son intérêt particulier du fait de l'état intact de la M. T., malgré la coexistence d'un léger écoulement de l'oreille; elle est remarquable encore par la courte durée des symptômes chroniques. Elle a été publiée par le docteur Budd, de Bristol, en 1851 ; je dois à l'obligeance de ce confrère la pièce et plusieurs particularités additionnelles.

OBSERVATION VII. *Catarrhe de la membrane muqueuse tapissant les cellules mastoïdiennes ; M. T. entière ; carie du rocher ; abcès cérébelleux.* — « George Bell, 13 ans, maigre et d'apparence délicate, sans avoir fait jusqu'alors de maladie sérieuse, fut retenu à la chambre, au commencement de juin, pour une attaque que l'on considéra d'abord comme une fièvre simple. On remarqua toutefois deux circonstances dont la suite montra la grande importance : il s'agissait de violents maux de tête, dominant surtout dans la région temporale droite, et d'un écoulement de l'oreille correspondante, avec une grande surdité du même côté.

« Comme *traitement*, on appliqua des sangsues à la tempe et derrière l'oreille, suivies d'un vésicatoire aux mêmes endroits. Sels purgatifs et quelques doses légères de mercure, à l'intérieur. Sous l'influence de cette médication, la douleur s'abattit, les symptômes fébriles disparurent entièrement, et au bout de quelques jours, l'enfant pouvait retourner à l'école et reprendre ses occupations habituelles. Toutefois la douleur de la tempe ne cessa jamais complétement. Le malade disait qu'elle était sourde et parfois accompagnée de battements. Jusque-là il n'y avait pas eu de vomissement et aucun désordre dans les pouvoirs moteurs ou autres des centres nerveux.

« Le 12 juin, il prit le lit de nouveau, et le lendemain on appela M. Tribe, son médecin ordinaire. La céphalalgie était redevenue continue et violente ; se limitant encore plus strictement qu'auparavant à la tempe droite où elle n'occupait, suivant la propre description du malade, qu'un espace pas plus grand qu'une crown-pièce (pièce de 6 fr.) ; elle n'était ni aiguë ni lancinante. Il y avait encore une grande surdité du côté droit ; pourtant l'écoulement avait cessé. Alors apparut un symptôme tout à fait nouveau et de grande signification. Deux jours auparavant, la parole était devenue épaisse et indistincte, et en ce moment elle était parfois presque inintelligible. Facultés mentales intactes ; mémoire fidèle ; point de strabisme ; aucune déviation de la langue, ni latérale ni autre ; point de nausées ; pupilles quelque peu dilatées, mais égales et sensibles ; vision bonne ; point de chaleur à la surface ; point d'altération ; extrémités plutôt froides que chaudes ; langue humide, mais couverte d'un enduit épais ; paresse de l'intestin. Pouls à 100 ; faible et fluctuant. Figure pâle et marquée de l'empreinte profonde de la souffrance.

« Le lendemain la démarche paraissait peu assurée, la jambe droite était traînante. La face aussi était tirée, mais le côté ne fut pas spécifié. La céphalalgie avait gagné le front, et le malade était tombé dans l'assoupissement. Il avait aussi vomi à plusieurs reprises, rejetant aussitôt tout ce qu'on lui donnait, excepté le lait, qui était bien supporté par l'estomac. L'intestin avait fonctionné librement sous l'influence d'un apéritif donné la veille.

« Dans cet état de choses, on se décida à mettre immédiatement le malade sous l'influence du mercure et à recourir à une contre-irritation étendue. On donna donc $0^{gr},15$ de pilule bleue toutes les quatre heures, et l'on appliqua un vésicatoire à la nuque.

« Le lendemain, on ajouta à chaque dose de pilule bleue $0^{gr},20$ d'iodure de potassium ; la tête fut rasée et l'on y appliqua un vésicatoire.

« Le 16, la douleur s'étendit à l'occiput ; de temps en temps il y avait de la diplopie. Les vomissements et l'assoupissement continuèrent.

« Le 17, c'est-à-dire le cinquième jour après la rechute, amélioration marquée. La douleur s'était beaucoup abattue ; le malade ne la ressentait en réalité que dans les mouvements de la tête ; l'articulation était devenue plus distincte, et la distorsion des traits avait disparu ; plus d'assoupissement, vomissements beaucoup moins fréquents. L'articulation était pourtant encore difficile ; de temps en temps diplopie et inégalité du pouls.

« Le 19, le malade se trouvait assez bien pour descendre les escaliers ; le 20, il s'habilla lui-même et descendit sans être soutenu. Pendant la plus grande partie de cette journée, il s'amusa avec son crayon ; et plusieurs dessins héraldiques compliqués, exécutés d'un trait ferme et sûr et qui existent encore, montrent mieux que tout autre témoignage, l'entière liberté qu'avait recouvrée le bras droit.

« Jusqu'au 1er juillet, l'amélioration était restée entière ; ce jour-là, le malade était au bas des escaliers, courant çà et là, et tout à fait gai. Il est à noter qu'il s'occupa une bonne partie de la journée avec une boîte d'outils de menuisier, qu'il maniait avec la liberté et l'effet ordinaires.

« Comme les altérations révélées par l'examen *post mortem*, réunies avec l'historique déjà donné, ne permettent pas de douter qu'à ce moment il n'existât un ou deux abcès d'étendue considérable entre les replis du lobe droit du cervelet, un degré d'amélioration aussi considérable doit être regardé comme une circonstance très-remarquable et capable de conduire facilement un praticien imprévoyant à donner un pronostic favorable. La seule trace persistante de désordre cérébral était alors une légère difficulté de la parole.

« Toutefois les espérances éveillées par ce changement favorable s'évanouirent le lendemain, 2 juillet, à la réapparition des premiers symptômes avec un redoublement de violence.

« Le 3 juillet, je vis le malade pour la première fois, en consultation avec M. Tribe, à qui je suis principalement redevable des notes de l'observation.

« La condition du malade était alors très-frappante et caractéristique d'une sérieuse lésion intracrânienne. La céphalalgie, toujours intense, devenait parfois assez aiguë pour arracher des gémissements et des cris. Un des caractères fort remarquables de la douleur était le degré intense d'exaltation qu'elle prenait sous l'influence du plus léger mouvement de la tête, volontaire ou autrement. La terreur qu'éprouvait le patient à l'idée d'un semblable mouvement ne saurait être oubliée de ceux qui en furent témoins. Le siége principal de la souffrance paraissait correspondre à la base de l'occipital du côté droit, tout en affectant la totalité de la tête à un degré moindre. Le sourcil était profondément froncé, et toute la physionomie portait l'empreinte d'une grande souffrance. En même temps, il était très-assoupi, si bien que tout son temps se passait dans un état d'engourdissement ou de douleur aiguë. Il bâillait fréquemment ; les pupilles étaient fortement dilatées, mais égales et sensibles ; la lumière lui était insupportable. Point d'écoulement de l'oreille droite ; de ce côté, il pouvait entendre le tic-tac d'une montre à plusieurs pouces de distance. Tout ce qu'on lui donnait, médicaments ou nourriture, était rejeté à peine avalé ; le pouls variait ; au moment de ma visite, il n'était qu'à 40. Le ventre était profondément enfoncé et rétracté; la peau particulièrement sèche et rude. L'étreinte de la main droite paraissait être un peu moins forte que celle de la main gauche; nulle part ailleurs la faculté motrice n'était défaillante, ni perdue (en d'autres mots, aucune paralysie). L'intelligence était nette; la mémoire bonne; la parole, bien qu'épaisse, était assez intelligible. Depuis le début, ni attaque ni convulsion. L'urine était rare, d'un poids spécifique considérable, donnant par l'ébullition un précipité qui se redissolvait immédiatement avec l'acide nitrique. La langue était recouverte d'un enduit épais et jaune. A partir de cette époque jusqu'au 7 juillet, on ne nota que peu de changement, les vomissements seuls diminuèrent graduellement. Le 7, à la surprise générale, le mieux se manifesta pour la troisième fois; la douleur de tête s'atténua, l'assoupissement s'affaiblit, et les maux de cœur devinrent de moins en moins fréquents. L'amélioration alla alors rapidement, et le 13 juillet il était tellement mieux, qu'il fut convenu que je suspendrais mes visites pendant quelques jours. La céphalalgie avait presque disparu; la tête se mouvait avec aisance et liberté; les vomissements avaient complétement cessé. La parole devint beaucoup plus nette; la langue se nettoya; le malade commença à prendre avec plaisir une nourriture légère; l'intestin fonctionna pour la première fois spontanément. Sans être paralysé, le bras droit ne manœuvrait cependant pas encore aussi parfaitement que l'autre; aussi le malade préférait-il manger de la main gauche.

« Le 14, le malade fut placé dans un bain chaud, ce qui lui fit beaucoup de plaisir; au sortir du bain, il se tint debout un certain temps en s'appuyant sur l'épaule de son père. Cette amélioration n'eut, toutefois, qu'une courte durée.

« Le lendemain, il empira beaucoup et, dans le cours de la journée, il fut à plusieurs reprises en proie à de violents paroxysmes de douleur, durant de longues minutes. Pendant ce temps les yeux étaient fixes, et les pupilles se dilataient graduellement de plus en plus, jusqu'à ce que l'angoisse fît place à l'inconscience; il demeurait alors quelque temps dans un état de stupeur profonde, dont il sortait peu à peu. Bien qu'il n'y eût pas de convulsions, chacune de ces crises laissait le malade dans un grand épuisement.

« A dater de ce jour, il traîna avec bien peu de changement et sans phénomène nouveau, jusqu'au 17 juillet, où il expira presque subitement à la suite de l'un des paroxysmes que nous venons de décrire.

« Le bras et la main gauches demeurèrent intacts, à cette seule exception près que, pendant un court espace de temps, le 9 juillet, les doigts se fléchirent spasmodiquement sur la main. De cette main, il se servait encore lui-même une tasse de café, sans difficulté, une demi-heure avant de mourir.

« Les principaux agents employés dans le traitement furent : les amers et le mercure à l'intérieur aussi bien qu'en onctions. Vers la fin on eut recours aux narcotiques pour calmer les souffrances et aux alcalins pour apaiser les nausées, ces derniers avec peu ou point de résultat.

« Le corps fut examiné vingt-six heures après la mort. — A l'ouverture du crâne, on trouva les ventricules latéraux énormément distendus par un liquide séreux parfaitement transparent ; la quantité n'en fut pas mesurée, mais elle devait aller au moins à $0^{lit},26$; l'un des ventricules fut ouvert accidentellement par la scie en enlevant la partie supérieure du crâne ; l'instrument n'avait cependant pas pénétré avant dans le cerveau. Les circonvolutions des deux hémisphères se trouvaient tellement aplaties par la pression que les sillons qui les séparent étaient tout à fait effacés. La poursuite de l'examen montra que l'explication de cet état de choses se trouvait dans la condition des veines de Galien, qui étaient aplaties et ne contenaient pas de sang ; le retour du sang par ces vaisseaux s'était trouvé empêché par la pression de l'altération sous-jacente et avait eu pour conséquence l'hydropisie des ventricules. Quelques granulations transparentes et fort petites, visibles seulement quand on les regardait obliquement, parsemaient l'arachnoïde à la base du cerveau. A cela près, l'état des membranes cérébrales, de la superficie aussi bien que des ventricules, était parfaitement normal ; elles ne présentaient aucune trace d'inflammation, et la structure du cerveau elle-même était saine. La surface inférieure du lobe droit du cervelet s'attachait à la dure-mère par de légères adhérences. En examinant ce lobe, on trouva qu'il était le siége de trois abcès distincts ; deux d'entre eux étaient situés entre un repli des sillons profonds qui traversent la face inférieure du cervelet. Il est important de remarquer, à propos de l'historique de l'observation, que leur présence n'avait entraîné aucune rupture de fibres ni d'autre tissu, bien que leur volume dût avoir exercé une pression considérable sur les parties environnantes. L'un d'eux avait environ le volume d'une noisette d'Espagne, l'autre aurait facilement logé une grosse noix. Tous les deux étaient tapissés d'une membrane distincte, de nouvelle formation, et à laquelle adhérait une couche un peu épaisse de pus concret. Ces caractères étaient mieux marqués dans le plus petit des deux abcès, qui, s'il est permis de tirer quelque conclusion de semblables apparences, paraissait être le plus ancien des deux. Le troisième était encore plus volumineux et se trouvait formé aux dépens de la substance même du cervelet. La partie centrale du lobe droit était presque tout entière convertie en pus, de telle sorte que l'ensemble de ce lobe aurait pu se représenter comme un sac de matière purulente dont les parois étaient constituées par la substance grise. La petite portion de substance blanche encore existante se rompit ; elle consistait principalement en une pulpe diffluente. En un point, correspondant à la racine du corps rhomboïdal, existait une légère extravasation. Cet abcès n'était tapissé d'aucune membrane et n'avait pas de paroi définie, la partie dans laquelle la suppuration était complète, se fondant graduellement avec le tissu nerveux désorganisé. Le pus qu'il contenait était aussi beaucoup plus fluide que celui des autres abcès. Avec ces caractères, on ne saurait guère douter que ce ne fût le plus récent des trois. Le lobe gauche ainsi que les autres parties du cervelet étaient libres d'altérations. L'examen de l'intérieur du crâne lui-même montra une tache jaune, du diamètre d'un pois environ, sur le rocher du temporal droit. La dure-mère à ce niveau se trouvait séparée de l'os par une couche mince de pus concret reposant sur la carie osseuse ; mais aucune trace d'inflammation ou d'autre altération sur la face cérébrale de la membrane. En ce point, l'os était détruit dans toute son épaisseur, de telle sorte qu'en le raclant légèrement avec le scalpel, on découvrit la cavité du tympan. Cette cavité était remplie d'une lymphe opaque, de couleur jaune rougeâtre, mais son extraction permit de constater que les os propres et l'appareil musculaire de l'oreille étaient encore en place. La M. T. était légèrement hypertrophiée et opaque ; à cela près, elle était saine, ainsi que le méat externe. On s'assura que les poumons ne contenaient point de tubercules ; le cœur était normal ; quant aux autres viscères, ils ne furent point examinés minutieusement. »

L'examen attentif de l'os montrait avec évidence que ce cas ne faisait pas exception à la règle générale établie par moi, à savoir que, lorsque la maladie, débutant dans les cellules mastoïdiennes après la deuxième ou la troisième année de l'existence, envahit l'encéphale, c'est le cervelet qui est la partie affectée ; car il est clair que la partie du temporal principalement atteinte est postérieure aux osselets et qu'elle se trouve en réalité comprise dans les cellules mastoïdiennes.

Ce cas suggère encore une ou deux autres considérations importantes ; la première se rapporte à la *durée de la maladie de l'oreille.*

Le docteur Budd m'informe que les premiers symptômes d'une affection auriculaire remontaient, d'après ses renseignements, à une période antérieure de deux mois à la maladie fatale ; à ce moment l'enfant n'avait pu, pendant deux jours, aller à l'école, à cause d'une légère otalgie, mais cette attaque parut s'en aller. Cette attaque de mal d'oreille était survenue à la suite d'une maladie que l'on suppose avoir été la scarlatine, et il est probable que l'attaque en question fut la cause excitante des symptômes graves ; mais la considération de l'état de carie du rocher, ainsi que la présence d'abcès cérébelleux ne laisse guère douter, selon moi, que la maladie, sous une forme chronique, n'ait existé pendant une période considérable. Dans une lettre que m'écrit le docteur Budd, il dit : « Il est difficile de trouver une raison satisfaisante pour expliquer comment une carie de la partie postérieure du rocher peut produire un abcès du cervelet, et comment une carie de la partie supérieure peut donner naissance à un abcès cérébral ; mais il me semble que les difficultés s'amoindrissent en supposant que la maladie se propage généralement par les veines plutôt que par toute autre voie. Dans le cas de George Bell, l'idée de propagation par voie de continuité directe ne pouvait être mise en question ; car non-seulement l'os était carié à une distance considérable du cervelet, mais on ne put trouver aucune espèce d'altération morbide sur la surface viscérale de la dure-mère au niveau de la partie cariée. Dans ce cas, comme dans bien des cas semblables on pourrait, s'il était nécessaire, donner beaucoup d'autres raisons en faveur de la transmission de la maladie par les veines. Je ne vois pas de difficulté réelle dans l'objection, soulevée par cette hypothèse, que la propagation devrait se faire, pendant une certaine distance, à l'encontre du courant sanguin ; en effet, n'avons-nous pas dans l'inflammation de la veine fémorale consécutive aux affections de l'utérus, et mieux encore aux ulcérations intestinales, des exemples fréquents et non douteux d'une marche semblable ; ce serait en même temps aller trop loin que de se refuser à admettre, dans certains cas, notamment dans ceux où l'abcès est situé dans le cerveau, la propagation de la maladie par voie de continuité directe. » J'ai vu plusieurs cas où, sur un point correspondant exactement avec la lésion cérébrale, la dure-mère était ulcérée de part en part, ou manifestement altérée. D'après la décoloration spéciale des parties, dans beaucoup de cas semblables, je serais tenté d'admettre que la décomposition putride des produits de la carie est pour beaucoup dans l'extension du mal. Quant au mode de propagation de la maladie à partir de l'oreille, je ne crois pas qu'on puisse douter que la dure-mère ne s'affecte par *continuité directe.* Pour le sinus latéral, la voie de transmission est bien évidemment les vaisseaux sanguins ; et bien qu'il soit impossible de réfuter l'opinion du docteur Budd, prétendant que le mal s'étend aussi au cerveau par l'intermédiaire du sang, il m'a toujours paru probable que l'existence d'un abcès du rocher fait développer par sympathie une maladie semblable dans l'encéphale. Il est bien certain que celle-ci n'a pas lieu par continuité, d'autant plus que souvent une couche considérable de tissu cérébral sain se trouve entre le rocher et l'abcès du cerveau.

Nous avons dit précédemment que l'altération des cellules mastoïdiennes produit la mort en déterminant la suppuration du sinus latéral, l'inflammation des membranes cérébelleuses, ou un abcès dans la substance du cervelet ; toutefois il se rencontre parfois des cas, où le nerf pneumogastrique s'affecte à son point d'émergence dans le trou déchiré postérieur. Un cas de ce genre s'est offert à M. Coe, de Bristol, qui le produisit à « the Bath and Bristol Branch of the provincial Association, » en novembre 1854. Voici le texte de M. Coe :

Observation VIII. *Maladie des cellules mastoïdiennes, pénétrant dans le sinus latéral et affectant le nerf pneumogastrique.* — « J'avais à soigner un malade externe de l'hôpital général de Bristol pour un écoulement de l'oreille droite, datant de plusieurs années, et pour des paroxysmes de douleur aiguë de l'oreille et de la tête revenant de temps en temps, chaque fois que l'écoulement se suspendait temporairement, tel était le cas au moment de la réception du malade. Application de sangsues à l'apophyse mastoïde, fomentations chaudes au côté de la tête ; mercure à l'intérieur. Le lendemain, il apparut des symptômes de méningite, et le malade fut reçu comme interne. Il alla mieux pendant quelques jours ; mais ensuite il commença à se plaindre de roideur et de douleur au côté droit du cou et de brusques attaques de difficulté de la respiration, comme en provoqueraient des spasmes de la glotte. Un gonflement distinct descendait en forme de corde de la base du crâne au bas du côté du cou, sur le trajet, de la carotide; cette tumeur était très-sensible au toucher.

« *Diagnostic.* — Carie de la portion postérieure de l'os temporal, méningite ; obstruction du sinus latéral droit, par extension de l'inflammation ou par suite de dépôt purulent secondaire ; coagulation consécutive du sang dans la veine jugulaire interne ; inflammation de sa gaîne englobant le nerf pneumogastrique ; spécialement le nerf laryngé inférieur (les phénomènes d'irritation de cette branche étant, à tous égards, plus manifestes que celle de toute autre partie du nerf).

« L'exactitude du diagnostic fut confirmée par l'examen *post mortem.* »

M. Léonard, de Bristol, produisit devant la même réunion un cas dans lequel le nerf pneumogastrique se trouvait aussi atteint, et il est intéressant de voir que les observations de ces messieurs sont considérées par eux comme corroborant l'opinion avancée par moi « que les parties de l'encéphale, secondairement affectées dans la carie du rocher, varient suivant la situation de la carie. »

Pour terminer cet exposé de la pathologie de l'apophyse mastoïde, qu'il me soit permis d'indiquer une particularité que l'on rencontre dans quelques-uns de ces cas, je veux parler de la production de symptômes ressemblant exactement à ceux d'une fièvre rémittente.

Le docteur Griffin, dans *the Dublin Journal of Science,* a publié deux cas de ce genre. Voici l'un de ces cas, cité aussi par le docteur Watson :

Un jeune homme, de bonne santé antérieure, éprouvait des accès de frisson, avec douleur au côté gauche de la tête. Les paroxysmes se montrèrent d'abord irréguliers, mais ils ne tardèrent pas à revêtir la forme d'une fièvre tierce, revenant tous les deux jours environ à la même heure. Le stade de froid commençait à midi, durant à peu près une demi-heure ; le stade de chaleur venait ensuite, durait un peu plus longtemps et se terminait par des sueurs profuses. Dans les intermissions, la douleur céphalique était insignifiante ; il n'y avait pas d'altération, pas de chaleur de la peau, mais absence de sommeil. Une tumeur se forma sur l'apophyse mastoïde ; elle fut ouverte et il s'en échappa avec force un flot de pus brunâtre et extrêmement fétide. Cette ouverture fut suivie d'un grand soulagement. L'os était carié dans un espace grand comme un shilling (pièce d'argent de la valeur de 1 fr. 20). Au bout de 10 jours environ, la douleur de la tête et de la région mastoïdienne devint très-intense, le malade eut de violents accès de frisson à de nombreuses reprises dans la journée ; une grande altération, de la chaleur de la peau, des vomissements, du délire ; face vultueuse, pouls dur ; il mourut peu d'heures après l'apparition de ces derniers symptômes.

c. **Nécrose de l'apophyse mastoïde.** — L'altération des cellules mastoïdiennes, par suite de leur position et de leur disposition particulière, a ordinairement un caractère plus sérieux que les maladies du tympan. La différence de construction de ces cellules chez l'enfant et chez l'adulte a déjà été décrite, et l'on a pu voir qu'à chaque période de la vie il est bien difficile que, dans leur inflammation, la totalité des produits sécrétés s'écoule par l'oreille.

Dans l'enfance, avant le développement de l'apophyse mastoïde, les cellules rudimentaires, nous l'avons montré, sont placées en arrière et au-dessus de la cavité tympanique, et se trouvent limitées extérieurement par une portion de la partie écailleuse du temporal. Dans les observations détaillées ci-dessus de maladies de ces cellules, survenues pendant l'enfance, nous avons montré que le mal s'avançait rapidement jusqu'au point d'entraîner la mort du malade ; à la vérité, dans ces cas, le cerveau ou ses membranes étaient probablement affectés depuis longtemps lorsque les parents des enfants allèrent réclamer du secours et avant que la portion d'os altérée se fût détachée, partiellement ou en totalité, de manière à donner un libre écoulement au pus des cellules mastoïdiennes. L'examen d'une pièce pathologique se rapportant à ce sujet montrera que si la portion d'os nécrosée, formant la paroi externe des cellules mastoïdiennes, pouvait se détacher pendant la vie du malade, le progrès interne vers le cerveau, serait probablement entravé ou détourné. Dans la majorité des cas de nécrose de l'apophyse mastoïde que j'ai occasion de voir parmi les malades externes de St-Mary's Hospital, la portion nécrosée se détache avant que les membranes encéphaliques soient envahies, et fréquemment la masse osseuse s'en va avec très-peu de troubles cérébraux. La règle est même que, lorsque la portion d'os nécrosé est détachée, fût-elle considérable, il y a très-peu de crainte à avoir pour le cerveau et la dure-mère.

Il n'est pas toujours très-commode de distinguer entre une affection de la caisse et celle des cellules mastoïdiennes. Règle générale, quand ces dernières sont atteintes, la douleur est rapportée à la région mastoïdienne ou à l'occiput ; une légère percussion ou une douce pression sur l'apophyse mastoïde fait éprouver une certaine sensibilité ; les attaques de douleur et de vertiges se montrent davantage sous forme de brusques paroxysmes, et les vertiges sont plus violents. Assez souvent, il n'existe pas de perforation de la M. T., bien que la maladie des cellules mastoïdiennes provoque de l'irritation et du catarrhe au méat dermoïde.

Les particularités suivantes montrent un exemple des cas les plus favorables de carie de l'apophyse mastoïde.

Catarrhe chronique de la membrane muqueuse tapisssant les cellules mastoïdiennes ; carie de l'os ; chute de la portion nécrosée ; guérison.

Master W., 6 ans, me fut amené le 4 septembre 1853. Sa mère raconta que quatre ans auparavant, après une attaque de scarlatine, il eut un écoulement des deux oreilles, accompagné de dureté de l'ouïe. L'écoulement durait depuis trois mois, avec douleur occipitale, et vertiges fréquents, lorsqu'un abcès se forma en arrière de l'oreille droite ; cet abcès ouvert, on sentit une portion d'os nécrosée qui se détacha peu à peu et tomba. L'otorrhée continua. A l'examen de l'oreille droite, on trouve : M. T. absente, avec des polypes dans le méat. Dans l'oreille gauche, la M. T. est perforée, la muqueuse tympanique est rouge et sécrète un produit abondant. En arrière de cette oreille, existe un petit orifice à travers lequel le stylet permet de sentir une nécrose osseuse. C'est la partie supérieure de l'apophyse mastoïde qui, peu à peu, se détacha et tomba. Ce séquestre disparu, l'usage constant d'injections à l'eau chaude fit tarir l'écoulement.

Je pourrais ajouter un grand nombre de cas, dont les détails ressemblent beaucoup au précédent. Tantôt les symptômes cérébraux sont légers, tantôt ils sont très-marqués. Ordinairement on trouve un polype dans le méat, né sous l'influence de l'irritation de l'os nécrosé. Entrave-t-il d'une manière sérieuse la marche en dehors du séquestre, on peut enlever ce polype; autrement on le verra généralement disparaître à la suite de la sortie de l'os. Dans bon nombre de cas venus sous mon observation, le séquestre est sorti par le méat, sans aucune incision sur l'apophyse mastoïde; c'est une voie que l'on peut ordinairement utiliser, à cause de la dilatabilité considérable du méat membraneux et parce que le malade se trouve ainsi moins défiguré que par l'incision.

Il n'est pas rare que la perte d'une portion considérable des cellules mastoïdiennes n'entraîne pas plus d'affaiblissement de l'ouïe que le simple catarrhe de la muqueuse tympanique, compliqué de la perte complète ou partielle de la M. T. La paralysie du nerf facial en est toutefois un accident assez fréquent. Ce nerf, on s'en souvient, passe en dedans de l'apophyse mastoïde et est exposé à se trouver compris dans la maladie osseuse, comme dans les observations suivantes.

Catarrhe de la membrane muqueuse du tympan et des cellules mastoïdiennes, à la suite de la scarlatine; carie de l'apophyse mastoïde; paralysie du nerf facial. — Master C., cinq ans, est amené à ma consultation le 8 février 1853.

Historique. — Il y a sept ans a eu la scarlatine; 15 jours après, écoulement des deux oreilles avec perte des osselets; surdité complète, au point de n'entendre aucun bruit. L'examen de l'oreille droite montre : M. T. et osselets absents; muqueuse tympanique rouge, épaissie et versant une grande abondance de mucus.

Oreille gauche. — Le méat contient un polype volumineux, au-dessous duquel est une portion nécrosée de l'apophyse mastoïde, qui remue sous la pression du stylet. Le facial gauche est paralysé. Je prescrivis des injections à l'eau chaude tous les jours; médicaments toniques à l'intérieur. Au bout de quinze jours, le séquestre s'était frayé graduellement sa voie jusqu'à l'orifice du méat, je l'enlevai ; il avait à peu près $0^m,012$ de long sur $0^m,006$ de large. Après l'extraction du séquestre, le polype disparut ainsi que l'écoulement.

Parfois, le cas suivant en est un exemple, les symptômes cérébraux ont beaucoup d'intensité.

Carie des cellules mastoïdiennes; violents symptômes cérébraux; paralysie du nerf facial. — Miss., J. S., 6 ans et demi, pâle et languissante, me fut amenée le 14 août 1850. Sa mère raconte qu'un jour ou deux après sa naissance, on vit apparaître un écoulement des deux oreilles, mais plus abondant à gauche. Le côté droit guérit sauf un léger suintement de temps en temps; l'écoulement resta constant à l'oreille gauche ; à l'âge de deux ans, apparut derrière cette oreille un abcès, accompagné d'une violente douleur occipitale, de vertiges et d'inconscience partielle. L'abcès était ouvert depuis deux ou trois mois, lorsqu'il se détacha un séquestre arrondi, gros comme une féverolle ; vers ce moment, l'enfant perdit l'usage des muscles du côté gauche de la face. Lorsque je la vis, la dureté de l'ouïe était telle qu'il fallait lui parler à voix forte à la distance d'un mètre. Les deux M. T. étaient absentes; la muqueuse tympanique était rouge et épaissie et, derrière l'oreille gauche, il existait une dépression accusatrice de la portion d'os enlevée.

Traitement. — Injections fréquentes à l'eau chaude, suivies de légers astringents. Contre-irritation modérée derrière les deux oreilles ; toniques à l'intérieur. Sous l'action de cette médication, l'otorrhée disparut graduellement et la faculté auditive s'améliora quelque peu.

Traitement chez l'adulte. — Chez l'adulte, il est rare qu'il se détache une portion considérable de l'apophyse mastoïde; la surface externe est si dense que la seule voie ouverte aux produits de sécrétion consiste dans un orifice étroit et fistuleux. La paroi interne des cellules mastoïdiennes est ordinairement la première à céder, et la gouttière latérale se détruit en totalité ou en partie, comme on l'a vu dans les observations déjà citées. La cause de cette marche interne de la matière est évidemment la difficulté de son écoulement à l'extérieur. Dans certains cas où il y a destruction complète de la M. T., et où la muqueuse tympanique n'est pas assez hypertrophiée pour obstruer ou diminuer considérablement l'ouverture tympanique des cellules mastoïdiennes, une certaine quantité de pus peut s'échapper à travers la caisse dans le conduit auditif externe; mais souvent la M. T. est entière ou, comme dans un cas cité précécemment, son bord inférieur s'attache au promontoire et s'oppose réellement à la sortie de l'écoulement.

Il est inutile de répéter les remarques déjà faites sur la paracentèse de la M. T. Quand cette membrane est évidemment un obstacle à la sortie du pus et qu'on n'a pas à redouter l'influence irritative de l'opération, il ne saurait y avoir de mal à essayer l'effet d'une ponction. La perforation de l'apophyse mastoïde est aussi une opération qui se présente d'elle-même et à laquelle on peut évidemment recourir dans les cas où la matière est emprisonnée dans l'intérieur de l'oreille et provoque des symptômes sérieux, et tellement pressants qu'ils peuvent aboutir à la mort, si l'on ne vient au-devant. Je n'ai jamais fait cette opération, mais je n'aurais aucun scrupule à y recourir dans un cas où la vie du patient serait menacée. A cause de l'étendue considérable des cellules mastoïdiennes, il me semble que le meilleur procédé consisterait à appliquer une tréphine sur la partie moyenne et postérieure de l'apophyse et d'enlever une portion osseuse de $0^{m},018$ de diamètre. On pourrait s'imaginer que, lorsque la maladie a fait des progrès capables d'entraîner le coma, toute tentative de soulagement, au moyen d'une voie d'échappement offerte à la matière, serait sans résultat. Tel n'est cependant point le cas; en effet, dans un exemple rapporté par le docteur Abercrombie, une jeune lady, tombée depuis trois ou quatre jours, dans un état de coma absolu et dont la situation était considérée comme tout à fait désespérée, fut immédiatement soulagée et guérie définitivement par un brusque écoulement purulent de l'oreille affectée. Le docteur Abercrombie ajoute : « Il n'est pourtant nullement certain que dans un cas semblable à « celui-là, l'écoulement vint de l'intérieur du crâne; car il y a lieu « de croire qu'une suppuration étendue de la cavité du tympan, « est capable de produire des symptômes graves, surtout si la ma- « tière éprouve quelque difficulté pour s'échapper. »

Toutefois le traitement auquel on doit, suivant moi, avoir le plus de confiance pour favoriser la résorption de la matière et en prévenir la sécrétion de manière à ramener l'oreille à une condition plus normale, est une contre-irritation, combinée avec un système destiné à améliorer l'état général. Le cas suivant, traité de la sorte, offre beaucoup d'intérêt en ce sens que, d'après les symptômes manifestes, lors de ma première consultation, il n'y avait aucun doute que la dure-mère et l'os ne fussent simultanément affectés.

Affection des cellules mastoïdiennes; vertiges; violents maux de tête; guéris par l'emploi d'un séton. — R. D. M., clergyman, 42 ans, grand et fluet, peu robuste, vint me consulter sur la recommandation du professeur Miller, d'Édinbourg.

Historique. — Depuis son enfance, a eu, à la suite d'une attaque d'otalgie, un écoulement de l'oreille gauche, revenant de temps en temps, jusqu'à l'âge de vingt-quatre ans; de vingt-quatre à trente-deux, n'a eu qu'une attaque de mal d'oreille et d'écoulement; de trente-deux à trente-cinq, les crises sont revenues plusieurs fois, violentes, et à peu de mois d'intervalle. A trente-cinq ans nouvelle attaque de grande intensité, suivie de fréquents retours semblables, avec écoulement continu et fétide, tantôt séreux, tantôt purulent ou sanguinolent. Peu à peu survinrent des attaques de confusion cérébrale et de vertiges, conduisant à la prostration de l'énergie nerveuse et un sentiment perpétuel (pour me servir de l'expression du malade), « comme s'il était sur le *penchant* de l'apoplexie. »

Quatre mois environ avant de me consulter, il fit, dans une circonstance, de grands efforts pour prêcher. Le même soir il demeura ensuite longtemps assis à écouter un orateur dans une discussion publique, la tête appuyée sur son bras droit. En se levant, il fut pris de vertiges et d'une sensation d'engourdissement dans le bras droit, en même temps le pouls était lent et (labouring) laborieux. Il rentra chez lui avec difficulté; cependant sous l'influence du repos et de purgatifs doux il se remit rapidement. Environ deux mois après, les vertiges revinrent, mais sous une forme plus persistante et accompagnés de diplopie. Langue sale, palpitations et flatulence, et douleur fixe de chaque côté du front sur les sinus frontaux. L'otorrhée habituelle continua, le sentiment d'engourdissement du bras droit réapparut, s'étendant depuis le coude jusqu'aux doigts et suivant exactement le trajet du nerf cubital. On le traita alors par des vésicatoires derrière les oreilles, mais sans grand succès. Un mois avant de venir me trouver, le malade reçut les soins immédiats du professeur Miller, qui lui dit alors qu'il serait soulagé par des aliments et des stimulants et par l'administration de toniques. Après un jour ou deux les symptômes prirent un caractère *péricranique;* en même temps ils devinrent aussi intermittents, affectant le côté gauche du front, l'œil et la face du même côté et s'accompagnant d'un boursouflement de la narine correspondante. Le traitement fut alors abandonné pour la solution de Fowler, avec une embrocation calmante; dix jours après la douleur, les vertiges, le malaise du bras avaient disparu. Lorsque je le vis, il éprouvait de temps en temps des vertiges, des douleurs d'oreille avec un écoulement fétide et une sensation en arrière de l'oreille gauche, quand il marchait, comme s'il y avait là un tambour vide, sensation qui s'aggravait quand on percutait l'apophyse mastoïde. La douleur s'étend sur la tête d'une oreille à l'autre, et à l'occiput; quand l'écoulement est très-abondant, il souffre d'une extrême sensibilité sur un point éloigné de 0^m,075 de la partie supérieure de l'oreille.

En pressant sur la veine jugulaire gauche, il éprouve une grande pesanteur en arrière de l'oreille, comme si quelque chose voulait crever.

L'inspection montre la surface du méat rouge et dépouillée d'épiderme; la partie supérieure, la seule visible de la M. T., est également rouge et se déprime manifestement vers le promontoire. La moitié inférieure de la M. T. est cachée par un polype. L'écoulement est laiteux et d'odeur repoussante. En soufflant légèrement à travers le nez, les narines fermées, l'air passe à travers la trompe dans la cavité tympanique; mais il ne passe pas dans le méat; on en conclut que la M. T. est entière. L'ouïe est tellement altérée que la montre ne s'entend point; toutefois le craquement de l'ongle est perçu distinctement.

Le diagnostic suivant moi consiste dans une collection de pus ou de muco-pus dans la cavité des cellules mastoïdiennes; probablement la dure-mère recouvrant leur surface postérieure est aussi partiellement affectée. Je ne doutai point que l'écoulement du méat ne fût purement sympathique et le résultat de l'irritation interne; il ne provenait certainement pas du siége de la maladie.

Dans cette hypothèse, je recommandai le repos absolu, des médicaments toniques et un air fortifiant; en même temps, écoulement constant d'abord derrière les oreilles, puis entre les épaules, à l'aide de vésicatoires. Ce traitement n'ayant amené que peu d'amélioration, après quatre mois, en avril 1852, j'ordonna un séton à la nuque. Aucun avantage d'abord, mais en juillet l'écoulement fétide commença à sécher, l'ouïe s'améliora considérablement et l'énergie nerveuse s'accrut beaucoup. Pendant les deux années que le malade porta son séton il « jouit d'une mesure considérable de santé et de bien-être et se sentit comparativement « bien et vigoureux, » ce sont ses propres expressions; il prêchait régulièrement une fois par semaine. Il est pourtant tourmenté de fois à autres de légères attaques de vertiges que l'on suppose toutefois dépendre de la dyspepsie et qui sont (ajoute-t-il), « tout à fait « différentes du sentiment d'oppression cérébrale que j'avais il y a « deux ans. » Parfois l'ouïe s'embarrasse pendant un jour ou deux, mais cet état cède à l'usage de la seringue et de l'eau chaude; le séton continue de couler.

Le cas ci-dessus a été cité avec quelque longueur, parce que c'est un type des symptômes particuliers de cette affection des cellules mastoïdiennes qui est loin d'être rare et parce qu'il montre le bénéfice manifeste que l'on obtient d'une contre-irritation prolongée.

Avant de clore le sujet du traitement, je veux présenter quelques observations sur les rapports de l'écoulement de l'oreille avec l'altération de l'os ou de l'encéphale. Des malades viennent parfois se plaindre d'avoir rencontré des objections de la part de Compagnies d'assurances sur la vie, à cause d'une otorrhée chronique simple ou double; il s'agit donc de savoir si un écoulement de cette espèce est un obstacle légitime contre ce genre d'assurances. Nul doute qu'un écoulement d'oreille ne doive toujours être regardé comme suspect; cette opinion se justifie par l'inspection du tableau suivant qui établit le rapport entre la durée de l'otorrhée et les symptômes aigus. Les cas sont tirés d'un de mes mémoires publiés dans les *Medico-Chirurgical Transactions* pour 1851.

TABLEAU :

AGE du malade.	DURÉE de l'écoulement.	DURÉE DES SYMPTÔMES AIGUS causant la mort.	APPARENCES POST MORTEM.
Altérations de la base du cerveau.			
42	35 ans.	Douleurs céphaliques aboutissant au coma ; 5 jours.	Pus dans la caisse et le labyrinthe et autour de la moelle allongée.
17	12 ans.	Douleurs de tête et d'oreille ; 22 jours.	Pus dans le tympan et le labyrinthe ; nerf auditif de couleur foncée ; dépôt de matière purulente sur la moelle allongée, les pédoncules du cerveau et le pont de Varole.
Altérations de la cavité cérébrale.			
44	24 ans.	Paralysie du facial peu de jours avant la mort.	Dure-mère couvrant la paroi supérieure du tympan épaissie et ulcérée ; os carié ; muqueuse tympanique ulcérée.
21	De fois à autres pendant 14 ans.	Violentes douleurs d'oreille et de tête ; douleurs dans le dos et le corps ; cou renversé en arrière ; délire pendant 5 semaines.	Cavité tympanique remplie de pus ; abcès volumineux dans le lobe moyen du côté droit du cerveau.
23	14 ans.	Douleur au sommet de la tête, suivie d'irritation cérébrale ; 10 mois.	Abcès du lobe cérébral moyen du côté gauche ; dure-mère détachée du rocher ; os ramolli et carié.
10	5 ans ; av. otalgie de temps en temps.	Maux de tête ; vomissements ; frissons pendant 5 jours, puis convalescence. Le lendemain survint une douleur d'oreille intense, se terminant par la mort en 5 jours.	Abcès du volume d'un œuf de poule dans le lobe moyen du côté gauche du cerveau ; dure-mère au niveau du tympan très-hypertrophiée et ulcérée ; orifice de carie dans la paroi supérieure de la caisse ; cavité tympanique remplie de matière scrofuleuse.
Adulte.	20 ans.	Douleur céphalique pendant 14 jours ; fièvre, coma, 4 jours.	Abcès du lobe moyen du côté droit du cerveau ; dure-mère ulcérée ; carie de la paroi supérieure du tympan.
24	3 ans.	Irritation cérébrale ; abcès au-dessous du muscle temporal ; délire, coma ; quelques jours.	Abcès dans le lobe moyen du côté gauche du cerveau ; dure-mère en partie détachée du rocher, épaissie et de couleur foncée ; os de couleur foncée mais non carié.
14	12 ans.	Smptômes cérébraux intenses ; coma ; mort au bout de peu de jours.	Abcès volumineux au-dessus du rocher, communiquant avec le méat externe à travers le rocher et la dure-mère.
60	2 ans ; suivi de douleurs intenses.	Violente irritation cérébrale durant 13 jours.	Dure-mère couvrant le rocher détachée de l'os et perforée de nombreux orifices ; abcès cérébral ; rocher carié ; tympan et vestibule remplis de pus.

AGE du malade.	DURÉE de l'écoulement.	DURÉE DES SYMPTOMES AIGUS causant la mort.	APPARENCES POST MORTEM.
	Altérations du cervelet et du sinus latéral.		
15	6 ou 7 ans.	Douleurs dans l'oreille droite ; frissons ; céphalalgie ; abcès derrière l'oreille ; grande prostation ; 10 jours.	Tuniques du sinus latéral hypertrophiées ; caillot dans le sinus.
45	20 ans.	Douleur au côté gauche de la tête, pendant la nuit seulement ; irritation cérébrale ; délire ; 8 semaines.	Sinus caverneux remplis de matières de couleur grise ; carie de la portion mastoïdienne du temporal.
27	Depuis la 1re enfance.	Douleurs céphaliques ; frissons ; fièvre ; abcès sur l'apophyse mastoïde ; stupeur ; coma ; 3 semaines.	Sinus latéral rempli de pus ; carie de la gouttière latérale.
20	7 ans.	Frissons ; céphalalgie ; douleur de l'oreille droite suivie d'un abcès derrière le pavillon ; irritation cérébrale ; mort au bout de 10 jours.	Abcès du lobe gauche du cervelet ; gouttière latérale cariée ; pus dans le sinus latéral ; abcès secondaires dans le cou et dans le poumon droit.
3 1/2	2 ans.	Douleurs dans l'oreille et la tête ; convulsions ; grande prostration ; 3 semaines.	Carie du méat externe et de la gouttière latérale ; pus dans le sinus latéral et la veine jugulaire ; abcès du cou ; ramollissement du cervelet.
9	Par intervalles pendant 5 ans.	Douleurs dans l'oreille et céphalalgie ; abcès derrière l'oreille ; délire ; convulsions ; 5 semaines.	Sinus latéral rempli de pus ; carie de la gouttière latérale, dont la cavité se continue avec celle du tympan ; dépôts purulents dans les poumons.
19	Par intervalles pendant 2 ans.	Céphalalgie intense ; sensibilité de l'abdomen ; grande prostration physique.	Abcès occupant presque toute l'étendue de l'hémisphère droit du cervelet ; carie et ramollissement du rocher ; tympan rempli de pus ; cerveau sain.
32	2 ans.	Douleur dans l'oreille et le côté de la tête ; assoupissement ; stupeur et coma ; 6 semaines.	Abcès de l'hémisphère droit du cervelet ; carie du rocher ; dure-mère ulcérée.
Adulte.	16 ans.	Céphalalgie ; stupeur ; coma ; peu de jours.	Abcès de l'hémisphère droit du cervelet ; carie du méat externe et du rocher.

A la vérité, bien des personnes vivent longtemps avec une otorrhée persistant pendant toute la durée de l'existence, sans altération osseuse ; d'autres vivent de longues années avec un écoulement, mais à la mort on trouve l'os et la dure-mère affectés, et ces parties auraient pu, dans bien des circonstances, prendre une forme active de maladie, devenant fatale. Il importe donc d'être à même de se former une opinion à l'égard des cas de ce genre. Pour y arriver, il faut d'abord déterminer la source de l'écoulement. Provient-il du méat dermoïde, la M. T. étant entière, il y a, comme nous l'avons exposé ci-dessus, très-probablement une irritation dans la cavité tympanique ou les cellules mastoïdiennes, irritation dont l'écoulement est le symptôme. A moins de pouvoir expliquer l'écoulement par un simple état eczémateux du conduit auditif, et à moins que l'ouïe ne soit parfaite, un cas semblable doit paraître suspect, surtout s'il s'accompagne de quelques symptômes encéphaliques ou d'irritation cérébrale. D'un autre côté, si l'écoulement provient de la caisse traversant une ouverture étroite ou valvulaire, et s'il est nécessaire que le malade se mouche vigoureusement pour nettoyer le tympan, il est probable que l'accumulation des produits de sécrétion a déterminé ou déterminera une altération de l'os. S'il existe un large orifice dans la M. T. ou que cette membrane soit absente ; si la muqueuse tympanique n'est pas ulcérée, s'il subsiste un certain degré d'ouïe, si la percussion ou la pression sur la région circum-auriculaire ne détermine aucune douleur, et si l'on ne constate aucun autre symptôme de maladie de l'oreille ou de la tête, on peut selon moi affirmer qu'il n'existe point d'altération osseuse, et qu'en ayant le soin de faire des injections journalières et de recourir aux autres moyens dont nous avons parlé à propos de ces affections de l'oreille, il y a tout lieu d'espérer que la maladie restera confinée à la membrane muqueuse. D'un autre côté, c'est le devoir du médecin de dire que toute négligence de la part du malade, permettant aux produits de sécrétion de s'accumuler jusqu'à remplir l'orifice de la M. T., — un coup sur l'oreille, une attaque de fièvre, ou quelque maladie grave, pourrait provoquer dans l'organe de l'audition une irritation qui, non soignée, pourrait envahir l'os.

CHAPITRE XIV.

Maladies de l'appareil nerveux de l'oreille, produisant ce qu'on appelle habituellement la « surdité nerveuse ».

(*a*) Maladies dans lesquelles l'oreille seule est affectée : — 1° par suite de commotion ; trois modes : coups sur l'oreille, bruits intenses, chutes ; — 2° par suite de l'application du froid ; air froid, eau froide ; — 3° par l'effet de poisons morbides ; fièvre rhumatismale, fièvre typhoïde, scarlatine, oreillons, goutte. — (*b*) Maladies dans lesquelles le cerveau est affecté aussi bien que l'oreille : — 1° excitation mentale, travaux excessifs de l'esprit, chagrins ; — 2° débilité corporelle, manque de sommeil, accouchements, épuisement excessif dans les pays chauds, jeûne, névralgie.

L'appareil nerveux qui reçoit les ondulations sonores du tympan et les transmet au cerveau, l'une des structures les plus délicates du corps humain, est exposé à de nombreuses altérations fonctionnelles et organiques (1). Comme certains cas de surdité, dépendant du dérangement de l'appareil nerveux affecté à l'organe de l'ouïe, paraissent être produits par la condition générale de l'encéphale ou par celle de la partie des centres nerveux qui est en relation intime avec le nerf acoustique, il m'a paru désirable de diviser les maladies nerveuses de l'oreille en deux classes : à la première classe appartiennent ces cas où l'appareil nerveux spécial de l'organe est seul affecté ; à la seconde, ceux où l'encéphale paraît être lésé, concurremment avec l'oreille.

La première classe peut se subdiviser en maladies provenant :

1° De commotions,

2° De l'application du froid,

3° De poisons divers : comme ceux des fièvres typhoïde,

(1) N'ayant rien à ajouter aux descriptions ordinaires de l'anatomie du labyrinthe, je laisse ce sujet de côté.

scarlatine ou rhumatismale ; de la rougeole et des oreillons, de la goutte, de l'accumulation de bile dans le sang et de doses considérables de quinine.

La deuxième en maladies provenant :

1° D'un excès d'excitation mentale,

2° De débilité physique.

a. MALADIES OÙ L'OREILLE SEULE EST AFFECTÉE. — Dans cette section nous passerons en revue les diverses espèces de maladies comprises dans la première des deux classes et qui toutes s'accompagnent ordinairement de plus ou moins de congestion.

1° Débilité de l'appareil nerveux de l'oreille produite par commotion. — La commotion peut se produire de trois manières : par un coup sur l'oreille, par l'effet de bruit très-forts, ou par un ébranlement de tout le corps. Les affections de l'appareil nerveux de l'oreille, en tant que résultant de coups sur les organes externes, ne sont pas très-communes ; parceque, comme règle générale, la M. T. cède et se rompt, ce qui modifie tellement les effets de la secousse tympanique sur les osselets et la fenêtre ovale, que le contenu du labyrinthe ne s'en trouve lésé que dans la mesure capable de causer une légère dureté de l'ouïe pendant quelques jours.

On voit cependant des cas où les effets d'un coup sur l'oreille déterminent une lésion plus durable de l'appareil nerveux acoustique, témoin l'observation suivante :

Lésion de l'appareil nerveux de l'oreille, produite par un coup sur cet organe. — Un médecin de Londres, en train de jouer avec ses petits enfants, amena brusquement son oreille droite en contact avec la tête de l'un d'entre eux ; le choc produisit un ébranlement assez considérable de la tête du père et détermina instantanément des tintements d'oreilles. Je vis le malade peu après l'accident, et ne trouvai rien d'extraordinaire dans l'aspect de la M. T. ; l'examen attentif de la faculté auditive, à l'aide de la montre, ne fit constater aucune dureté de l'ouïe. J'ai revu ce médecin de temps en temps depuis l'accident, il me dit que les bruits subjectifs restent tels qu'ils étaient le jour où la commotion eut lieu.

L'appareil nerveux de l'oreille se trouve encore fréquemment endommagé à la suite d'un ébranlement général du corps ; dans ces cas, l'ouïe est souvent entièrement détruite. L'exemple bien connu de feu le docteur Kitto, qui devint complétement sourd, en tombant du faîte d'une maison dans son enfance, peut être cité en témoignage ; en voici quelques autres que j'ai eu l'occasion d'observer personnellement.

Surdité totale de l'oreille droite et surdité partielle du côté gauche à la suite d'une chute de cheval. — Le Rév. R. F., 53 ans ; pendant bien des années a eu l'ouïe dure pendant un rhume. Cinq ans avant de me voir, il fit une chute de cheval ; à la suite de l'accident, écoulement de sang de l'oreille droite pendant deux jours, puis écoulement purulent. Pendant quelques jours après la chute, l'air sortait en sifflant de l'oreille droite chaque fois que le malade se mouchait.

Depuis lors cette oreille est restée complétement inutile ; du côté gauche, il s'établit une dureté telle qu'il faut lui parler fort à la distance d'un mètre. Il est aussi resté un bruit de tintement perpétuel dans la tête. L'inspection fait constater la disparition complète de l'ouïe *à droite ;* la M. T. est perforée, les bords de l'orifice sont opaques et inégaux.

Oreille gauche. — La M. T. a sa surface terne et calcaire par places.

Dans certains cas, la surdité, survenue à la suite de l'accident, s'améliore légèrement, en voici un exemple.

Surdité totale de l'oreille droite résultant d'une chute de phaéton ; amélioration graduelle. — Le Rév. J. L., 35 ans, devint sourd de l'oreille droite pendant un rhume il y a quatre ans. La même année il fit une chute d'un phaéton et resta sans connaissance pendant quelques ours. Lorsqu'il revint à lui, il constata dans son oreille droite un bruit de sifflement, comme celui d'une bouillotte, avec une surdité complète de ce côté. Toutefois, pendant les deux années qui suivirent l'accident, l'audition s'améliora graduellement au point que de cette oreille le malade peut entendre une voix forte. Les bruits subjectifs persistent encore et s'aggravent sous l'influence du vin et des fatigues corporelles ou intellectuelles ; lorsque le malade écrit, étudie, ils deviennent accablants, mais le matin ils s'apaisent considérablement. L'inspection de l'*oreille droite* permet de constater l'entrée distincte de l'air dans la cavité tympanique, mais le malade n'éprouve aucune sensation dans l'oreille pendant cette pénétration de l'air dans la caisse. Il entend le fort tic-tac d'une montre. Lorsqu'on lui parle à l'aide d'un cornet acoustique d'une manière forte et lente, il parvient à entendre, mais seulement une seconde ou deux après que le mot a été prononcé. M. T. opaque.

La secousse violente communiquée au système nerveux de l'oreille (très-probablement par l'intermédiaire de la fenêtre ronde) dans l'action de tousser produit quelquefois la surdité ; à la vérité, dans certains cas, la coqueluche semble plutôt causer la surdité par ce mécanisme que par l'action du poison morbide.

Lésion du système nerveux de l'oreille produite par une toux violente. — Mrs. A. me consulte en 1851 et me dit qu'il y a une semaine, immédiatement après une quinte de toux, elle éprouva dans l'oreille gauche une douleur qui dura deux heures, en même temps qu'un bruit intense de tintement qui n'a jamais cessé. Elle se plaint d'une sensation désagréable, comme si des sons lui traversaient l'oreille, et éprouve un sentiment de vertige et de confusion dans la tête. Chaque pas qu'elle fait retentit comme des battements de tambour. La M. T. est déprimée en dedans, sa surface est terne. La montre ne s'entend qu'au contact avec le pavillon. Sous l'influence d'une médication destinée à diminuer la congestion de l'appareil nerveux acoustique, les symptômes pénibles de nervosisme et de vertiges disparurent, mais les bruits subjectifs persistèrent.

L'ébranlement de l'appareil nerveux de l'oreille résultant de bruits intenses est une cause très-commune de surdité. Dans une partie précédente de ce volume, en parlant des fonctions des osselets et des muscles de la caisse, nous avons montré que l'un des usages du muscle tenseur du tympan est de tendre la membrane de la fenêtre ronde, aussi bien que la M. T. ; or, dans cet état de tension, la membrane de la fenêtre ronde est susceptible de mouvements vibratoires beaucoup moins étendus que dans son état de relâchement. Quand on prévoit un bruit intense, le muscle en question tend la M. T. et la membrane de la fenêtre ronde, aussi lorsqu'on s'attend à un bruit très-fort, est-il rare que l'oreille soit blessée.

Au contraire, quand les deux membranes sont relativement lâches, les mêmes bruits les mettent en vibrations très-étendues, et le liquide du limaçon se trouve, par suite de l'amplitude des mouvements de la membrane de la fenêtre ronde, tellement ébranlé qu'il endommage, et souvent fort sérieusement, les expansions labyrinthiques du nerf auditif.

Les lésions de l'appareil nerveux de l'oreille peuvent se produire sous l'influence de bruits variés. J'ai vu des exemples où une canonnade sur terre ou en mer, ou même un seul coup de canon, a déterminé la lésion ; d'autres fois une explosion de gaz, le tonnerre, un coup de pistolet, ou même un cri violent, ont produit le même résultat ; mais les cas les plus communs proviennent de l'exercice prolongé de la chasse au fusil, où la surdité se montre presque invariablement à l'oreille gauche qui est tournée vers le canon, pendant l'explosion, et qui par conséquent reçoit l'ébranlement direct.

Le *traitement* dans les cas récents, lorsque le malade souffre de l'effet immédiat de la commotion, consiste à faire disparaître la congestion au moyen de sangsues ou de ventouses ; de légers apéritifs ; il faut aussi fortifier le système nerveux général autant que possible et mettre l'oreille à l'abri de l'effet des bruits intenses.

Bruits d'oreilles, surdité et sentiment d'engourdissement dans la tête, à la suite du bruit d'un coup de pistolet ; amélioration. — Mr. C. S., 45 ans, une quinzaine avant de me consulter, avait tiré un pistolet pour la première fois de sa vie, en plein air et par une journée de froid glacial. La décharge fut suivie instantanément d'un bruit de sifflement dans les deux oreilles, mais plus spécialement du côté droit ; ce monsieur éprouva aussi une secousse dans toute la tête avec un « sentiment d'engourdissement » de cette partie. Depuis l'accident, il est resté dur de l'ouïe et a remarqué, entre autres choses, qu'il n'entendait plus le « tintement de la monnaie ». Application de sangsues et de sinapismes derrière les oreilles ; à l'intérieur, légères doses de calomel et de coloquinte. Les sangsues soulagèrent immédiatement la tête et les oreilles ; et au bout d'une semaine l'ouïe s'était améliorée, et les bruits subjectifs avaient diminué.

Appareil nerveux lésé par une détonation de canon. — W. L. C., Esq., 73 ans, environ quatre mois avant de me consulter, son ouïe étant alors parfaite, était assis en plein air à Brighton, regardant la mer, lorsqu'on tira un coup de canon près de l'endroit où il se trouvait, sans qu'il s'y attendît le moins du monde. La détonation lui produisit immédiatement un tintement dans les deux oreilles, ou plutôt à environ 2 mètres d'elles, ainsi qu'une sensation comme si de l'eau se précipitait à travers ces organes. Depuis l'accident, il entend le chuchotement très-distinctement, mais une voix forte lui cause des sensations discordantes fort désagréables dans les oreilles et de la surdité pour tous les sons. Dans un autre cas, un enfant ayant crié dans l'oreille de son père, l'organe en resta « engourdi » pendant quelque temps.

Appareil nerveux de l'oreille lésé par des cris très-forts; bruits subjectifs fort pénibles; grande amélioration. — Lorsque j'étais chirurgien au dispensaire de S. George et S. Jacques, un pauvre homme s'adressa à moi pour être soulagé d'une surdité et de bruits très-pénibles de l'oreille gauche. Ceux-ci dataient de plusieurs années, et le malade, homme fortement musclé, pense qu'ils tenaient aux cris très-forts qu'il est obligé de pousser en sa qualité de marchand de poissons. Ces bruits se firent entendre dans l'oreille gauche, puis, après y être restés quelque temps, ils gagnèrent le côté gauche de la tête; dans ces derniers temps ils ont augmenté; ressemblant tantôt à un « tintement rapide », tantôt aux bruits d'un marteau de forgeron; mais le plus souvent imitant le mugissement de la mer. Lorsqu'ils atteignent leur maximum d'intensité, comme après un effort, il lui semble que la maison tourne avec lui. L'oreille est complétement insensible à tout autre bruit que celui de ces sensations subjectives. L'oreille droite est saine.

A l'examen, je trouve la M. T. du côté affecté opaque; l'air passe à travers la trompe avec un fort bruit de craquement. Comme il s'agissait là d'une affection locale, comme le malade était vigoureux et que les symptômes s'aggravaient sous l'influence de toute cause capable de congestionner l'organe, je crus avoir affaire à un cas de congestion, aussi me déterminai-je à prescrire l'application de douze sangsues au-dessous de l'oreille, suivie d'onctions avec une pommade composée de cérat cantharidiné et d'onguent napolitain, en même temps qu'on badigeonnait la moitié externe du méat avec une solution de nitrate d'argent assez forte pour produire la desquamation. Puis on appliqua au conduit auditif une solution de chlorure de zinc au 1/100e de manière à déterminer un écoulement. Le résultat de ce traitement fut satisfaisant. Les bruits, dit le malade, « n'ont pas été aussi forts à beaucoup près; » dix jours plus tard, il trouvait sa tête beaucoup mieux, et « il pouvait travailler sans interruption. »

Appareil nerveux de l'oreille lésé par l'explosion de vessies de gaz.

—J. B., 64 ans, fut admis dans mon service, à S. Mary's Hospital, en 1853. Il raconta que neuf mois auparavant, immédiatement après l'explosion de deux vessies de gaz à la distance d'un mètre de la tête, il devint tout à coup tellement dur d'oreille qu'il ne pouvait entendre la voix qu'à la condition de lui parler distinctement, à deux mètres de distance de la tête. L'explosion fut suivie d'un bruit de tintement dans les oreilles qui disparut graduellement. La montre ne pouvait s'entendre au delà de $0^m,05$ de l'oreille droite et, à gauche, il fallait qu'elle fût au contact. J'ordonnai l'application de sangsues au-dessous des oreilles, mais le malade ne revint pas nous faire part du résultat.

L'observation suivante est un cas bien marqué de lésion de l'appareil nerveux produite par la chasse.

Surdité de l'oreille gauche consécutive à l'exercice de la chasse, aggravation temporaire à la suite d'une journée de cet exercice. — F. F., Esq., 23 ans, habitué à la chasse, est devenu graduellement dur de l'oreille gauche. Depuis deux ans, il est incapable d'entendre une conversation générale d'une manière distincte, et la sonnerie de la pendule ne lui paraît plus s'accompagner du son naturel. Un rhume aggrave l'infirmité. Il ne sait à quoi attribuer cette surdité. L'oreille droite est à l'état normal; à gauche, la montre ne s'entend qu'à la distance de $0^m,012$.

Traitement. — Emploi de légers contre-irritants sur l'oreille et autour du pavillon, avec tous les moyens capables de diminuer la congestion locale et générale. Au bout d'environ trois semaines, amélioration remarquable ; la montre pouvait s'entendre à $0^m,10$ de distance ; cette amélioration se maintint, sauf une forte aggravation à la suite d'une matinée de chasse. Cette recrudescence dura quelques jours, puis diminua graduellement. La dernière fois que je vis le malade, l'ouïe n'avait pas reconquis le degré d'acuité qu'elle avait avant la rechute, la montre ne pouvait s'entendre qu'au contact.

N'ayant pas eu l'occasion de m'assurer de l'état de l'oreille, à l'aide de dissection, j'ai supposé que dans les cas de dysécée, provenant de la chasse, le système nerveux de l'oreille est altéré. J'appuie cette hypothèse sur ce que les bruits subjectifs et la diminution de l'ouïe surviennent *immédiatement* après la commotion et que tous les symptômes indiquent qu'une secousse a été donnée au système nerveux. L'effet *secondaire* de cette commotion, on pourrait à peine le mettre en doute, peut aboutir à l'ankylose de l'étrier à la fenêtre ovale. Au surplus, dans certains cas d'ébranlement très-considérable du système nerveux acoustique et où la surdité est survenue consécutivement et peu à peu, je me suis convaincu de l'existence de cette ankylose au moyen de la dissection, je vais en donner un ou deux exemples.

Ebranlement de l'appareil nerveux de l'oreille par un coup de tonnerre; surdité complète. — T. D., 80 ans, est si complétement sourd qu'il ne saurait entendre aucun son. Il raconte qu'il y a quinze ans, dans un orage sur la côte de Guinée, un coup de tonnerre le rendit tout à fait sourd; depuis il n'a plus rien entendu.

L'examen montre un orifice à chaque M. T. Aucun traitement ne fut essayé; mais environ deux ans après cet examen, j'eus l'occasion de disséquer les oreilles du malade, voici leur état pathologique.

Oreille droite. — A la partie postérieure de la M. T., se trouve un orifice d'environ $0^{m},004$ de diamètre; la portion restante de la membrane est blanche, épaissie, et tendue; sa concavité extérieure est exagérée; elle est calcaire par places. Au centre de la portion restante est un espace d'environ $0^{m},001$ de diamètre où l'on ne trouve que les couches épidermoïde, dermoïde et muqueuse.

La longue branche de l'enclume et les jambes de l'étrier ont disparu et la base dilatée de l'étrier s'attache à la fenêtre ovale plus fortement qu'à l'état normal. Le labyrinthe membraneux est atrophié, les fibrilles nerveuses du limaçon paraissent être dans le même état.

Oreille gauche, semblable à l'autre; excepté que les jambes de l'étrier ne sont qu'en partie résorbées.

Dans un autre cas de surdité complète produite par une forte canonnade, la seule condition morbide que la dissection me permit de découvrir, fut que l'otoconie était plus abondante qu'à l'ordinaire, et que le vestibule renfermait un dépôt de cellules de forme ovalaire.

Des résultats semblables à ceux que nous avons notés comme consécutifs à l'exercice de la chasse, se rencontrent aussi chez certains ouvriers occupés à des travaux très-bruyants. Ainsi dans une grande usine pour la fabrication de chaudières à vapeur, j'ai trouvé un grand nombre d'hommes occupés à river les boulons et obligés pour cela de travailler dans l'intérieur de la chaudière, qui étaient horriblement sourds. Il serait très-intéressant de déterminer par l'inspection *post mortem* la condition pathologique de l'oreille qui a été soumise à de pareils bruits ; je trouverai peut-être quelque jour l'occasion de le faire.

2° **Effet de l'application du froid sur l'appareil nerveux de l'oreille.**— Il existe deux catégories de cas dans lesquelles on trouve l'oreille lésée par une diminution de la température ; dans l'une, c'est l'air froid ; dans l'autre, c'est l'eau froide qui est l'agent producteur de l'effet morbide. J'ai vu des conducteurs de locomotives atteints de surdité après avoir été exposés à un vent froid ; et, de même pour des chasseurs, qui ayant eu la « voie rompue, » alors qu'ils avaient très-chauds, restaient pendant qu'un aigre vent d'est soufflait sur eux. L'effet de l'application du froid semble produire d'abord de la congestion ; puis amener des bruits subjectifs et de la surdité, qui paraissent dépendre d'une action de dépression ou de perversion, consécutive à la congestion et provoquée par elle. En quoi consiste cette perversion, c'est toutefois ce qu'il serait difficile de déterminer. La congestion cède souvent à l'application de sangsues ; quant à l'action pervertie, elle est souvent diminuée, parfois complétement éloignée, par l'emploi de légers contre-irritants, de toniques, de douches, etc.

La première catégorie de cas comprend ceux où la lésion résulte de l'exposition à l'air froid.

Surdité complète des deux oreilles résultant de l'exposition au froid, le sujet s'étant endormi en plein air. — Un ouvrier de ferme, de 28 ans, fut admis dans mon service, au dispensaire de S.-George et S.-James, en juin 1850, pour une surdité complète des deux oreilles. Il raconte que dix-huit mois auparavant, après avoir dormi dans une charrette découverte dans laquelle il était monté en hiver, pratique qui lui était habituelle, il éprouva une douleur intense entre la tempe et l'oreille droites, douleur qui fut soulagée par l'onguent de vératrine. Trois semaines environ après son imprudence, la surdité apparut, d'abord seulement pendant un jour ou deux, puis disparut ; au bout de peu de jours cependant, l'infirmité se reproduisit avec un redoublement d'intensité, puis disparut encore ; ce va-et-vient de la surdité aboutit au bout de quelques jours à la perte totale et permanente de l'ouïe. Actuellement, il ne saurait entendre un coup de fusil, même tiré tout près de la tête. Il éprouve des bruits intenses dans la tête, avec une grande pesanteur et de l'assoupissement. On a essayé sur lui toutes sortes de traitements empiriques; on lui a instillé dans les oreilles des huiles de diverses natures, avec de l'eau-de-vie et du sel; du sel chauffé au four lui a été appliqué derrière les oreilles; il a pris toutes sortes de médecines, on lui a mis des ventouses et des vésicatoires à la nuque; tout a été inutile.

L'examen montre la partie supérieure de chaque M. T. rouge; la partie inférieure est concave et blanche; l'air pénètre à travers la trompe et détermine un fort bruit de craquement. Les symptômes cérébraux furent un peu soulagés à la suite d'un écoulement des deux conduits auditifs que l'on entretint par l'application de chlorure de zinc de fois à autres.

Surdité et tintements d'oreilles à la suite d'une exposition au froid en patinant. — J. V., Esq., 49 ans, me consulta en mars 1852. Santé bonne; constitution vigoureuse. Il raconte qu'il y a 12 ou 14 ans, en patinant par une journée de froid piquant, il lui survint brusquement dans l'oreille gauche un bruit de tintement, qui a toujours persisté depuis, tantôt très-intense, puis s'atténuant beaucoup. Peu d'années après s'être ainsi exposé au froid, il devint graduellement dur de l'oreille gauche, et tout récemment le tintement et la dycésée ont augmenté simultanément. La faculté auditive est variable, mais elle ne diminue point sous l'influence de la fatigue ni de l'excitation. Du côté droit, la distance de l'audition est de $0^{m},075$; à gauche, elle n'est que de $0^{m},012$. Je prescris l'application de deux sangsues au-dessous de chaque oreille et des injections d'eau chaude dans les deux conduits auditifs, ayant pour but de faire disparaître la congestion. Ce traitement produisit de l'amélioration, mais j'ignore ce qu'il est advenu ensuite.

Je passerai légèrement sur deux autres cas de lésions auriculaires produites par l'application de l'air froid. Le premier concerne un gentleman de 21 ans, qui, dix mois avant de me venir voir, s'étant exposé à un vent très-froid de février, qui venait lui souffler dans l'oreille gauche, éprouva comme résultat des tintements et des bruits de pulsation dans cet organe; ces sensations ne s'accompagnent point de surdité et s'aggravent par le séjour au lit et par la lecture. Parfois elles disparaissent complétement. Le second cas se rapporte à un clergyman, de 66 ans, qui s'étant exposé au froid dans un parcours en chemin de fer, trois ans avant de me consulter, éprouva consécutivement un bruit de sifflement dans l'oreille gauche, qui n'a jamais cessé depuis. Les veilles prolongées, le passage de l'air froid à une chambre chaude, augmentent les sensations subjectives. Après le repas, le malade est plutôt mieux que pire. Il éprouve une dureté de l'ouïe, capable de l'empêcher d'entendre la conversation générale.

Voici des exemples de lésions de l'oreille provoquées par l'application de l'eau froide.

Surdité consécutive à des bains froids. — T. F., 19 ans, vient me consulter pour sa surdité. Il déclare être devenu sourd peu à peu il y a plus d'un an, à la suite de bains journaliers dans l'eau froide; au bout d'un mois, six semaines, l'infirmité avait pris l'intensité qu'elle a actuellement. Elle est restée stationnaire depuis quelques mois. Il faut lui parler fort à la distance d'un mètre; parfois il éprouve des bourdonnements d'oreilles. Le rhume n'aggrave pas sa surdité, il n'entend pas mieux en voiture. L'oreille droite est un peu plus atteinte que l'autre.

Traitement antérieur. — Instillation d'huile dans les oreilles et injections d'eau chaude. De chaque côté la montre n'est entendue qu'au contact. La M. T. paraît un peu plus concave qu'à l'état normal; sa surface est terne et congestionnée. Je fais appliquer du papier vésicant derrière chaque oreille; à l'intérieur, légères doses de pilules bleues et d'iodure de potassium; cette médication amena une légère amélioration des symptômes.

Surdité produite deux jours après l'immersion de la tête dans l'eau froide. — Une jeune fille de 14 ans, dont le père est fermier, me consulta en 1853. Elle raconte s'être plongée la tête dans l'eau froide, dans un moment où elle avait très-chaud, il y a deux ans; deux jours après, elle était sourde au point qu'il fallait lui parler fort tout près de la tête. La surdité varie légèrement; elle est pire pendant les rhumes, et parfois elle s'améliore sans cause appréciable.

Traitement. — Entretenir un léger écoulement à la surface des deux apophyses mastoïdes, et donner de petites doses de sublimé (0^{gr},0017) avec de la gentiane, chaque jour. Cette médication, poursuivie pendant deux mois, produisit une amélioration manifeste.

Surdité et bruits dans les oreilles à la suite d'un bain. — Un homme de 29 ans fut admis dans mon service à S. Mary's Hospital en juillet 1853. Il dit s'être baigné il y a six ans, dans un canal d'eau froide; puis être devenu rapidement sourd des deux oreilles; au bout d'une semaine l'infirmité était telle qu'il fallait lui parler distinctement et tout près; dès le début il éprouva des bourdonnements et des bruits pulsatifs. La surdité et les bruits s'aggravent par les temps humides et à la suite de fatigues; de plus il entend moins bien en voiture et au milieu de bruits intenses. Application de légers contre-irritants sur les apophyses mastoïdes; altérants à l'intérieur; — amélioration nulle.

3° **Surdité produite par l'action de poisons morbides sur l'appareil nerveux de l'oreille.** — Comme nous l'avons déjà dit, outre les causes exposées ci-dessus, la goutte, la fièvre typhoïde, la scarlatine, la rougeole, les oreillons atteignent souvent par leurs poisons l'appareil nerveux acoustique. Tout en étant dans l'impossibilité de déterminer le *modus operandi* des divers poisons énumérés plus haut, dans certains cas de destruction complète des fonctions de l'organe, j'ai trouvé dans mes dissections l'appareil nerveux de l'oreille tout à fait désorganisé; le liquide du limaçon et du vestibule de coloration foncée et parfois teint de sang. Bon nombre des cas de surdi-mutité acquise proviennent de l'action de poisons de nature variée.

L'*examen* attentif des symptômes qui accompagnent ces cas, ainsi que les résultats du traitement, indiquent que, quelque puisse être l'effet immédiat du poison sur le tissu nerveux, son effet secondaire est de produire la congestion de ce tissu.

Bruits et surdité à la suite d'une fièvre rhumatismale. — Miss B., 36 ans, me consultait en 1851. Elle me dit avoir eu 10 ans auparavant une attaque de fièvre rhumatismale qui fut suivie d'une dureté de l'ouïe de l'oreille droite, accompagnée d'un bruit constant de sifflement et de pulsation s'étendant sur la tête. L'oreille gauche est devenue dure tout récemment. La montre ne s'entend que lorsqu'on l'appuie sur l'oreille droite et à la distance de $0^m,15$ de l'oreille gauche. Ni l'une ni l'autre ne présentent d'apparence morbide, à part une légère ternissure de la surface de la M. T. du côté gauche.

Traitement. — Application de sinapismes et de liniments stimulants à la nuque et de la solution éthérée de cantharides derrière les oreilles. Ce traitement continué avec persévérance pendant deux mois amena une telle amélioration de l'ouïe que la conversation pouvait être plus distinctement perçue et que la montre s'entendait à 0m,012 de l'oreille droite.

Surdité complète consécutive à une attaque de fièvre rhumatismale. — Mr. M. G., 17 ans; quinze mois avant de me consulter a eu une attaque sérieuse de fièvre rhumatismale, qui fut suivie de bruits subjectifs dans les deux oreilles et d'une surdité augmentant graduellement, au point qu'un mois après la fièvre il ne pouvait rien entendre. Depuis il est parvenu de fois à autres à entendre les bruits intenses pendant des espaces de temps très-courts. Mais, lorsqu'il vint me consulter, il était tellement sourd qu'il n'entendait pas même le bruit produit par le choc du tisonnier contre les pincettes. Les oreilles avaient été seringuées, soumises à l'action de vésicatoires et électrisées, sans le moindre effet. Rien de morbide dans l'aspect des deux oreilles. — Le cas fut immédiatement considéré par moi comme incurable.

Surdité partielle à la suite d'une attaque de fièvre typhoïde. — Miss. A. M., 16 ans, vint me consulter le 1er mars 1851. Il y a 11 ans, a eu une attaque de fièvre typhoïde, pendant laquelle elle devint sourde au point de ne pouvoir entendre la voix humaine. Après la disparition des symptômes de la fièvre, la faculté auditive revint peu à peu, à un degré qui lui permettait d'entendre quand on lui parlait à voix forte tout près de la tête. Aucune apparence morbide dans les oreilles.

Surdité partielle consécutive à une fièvre. — P. A., Esq., 49 ans, me consulta en décembre 1853. Il y a 20 ans, a eu une attaque de fièvre, pendant laquelle il fut sourd au point qu'il fallait lui parler près de l'oreille. L'ouïe resta ainsi affaiblie pendant quelque temps, puis elle revint graduellement et, à l'expiration de deux années, il entendit parfaitement bien pendant un espace de temps fort court, après quoi la surdité revint du même pas et l'on fut bientôt obligé de lui parler à voix forte à un mètre de distance de la tête. Il ne se plaint pas en ce moment de bruits subjectifs, mais il a eu un bruit de tic-tac dans les oreilles. La surdité *s'aggrave* à la suite d'agitation, de fatigue, d'excitation; après le repas, le vin ou la bière ; un seul verre de ces liquides redouble la surdité instantanément. Elle *s'améliore* à la suite d'un écoulement nasal et dans une course en voiture. La faculté auditive est abolie du côté gauche.

L'*examen* ne fait découvrir rien d'anormal dans l'aspect des deux oreilles ; la montre s'entend quand on l'appuie sur l'oreille droite.

Surdité totale consécutive à une attaque de fièvre. — Miss. C. J., 21 ans, a eu dans son enfance une attaque de fièvre ; depuis elle est devenue graduellement sourde et actuellement elle ne saurait entendre même un fort claquement de mains. Il y a cinq ans, on a enlevé partiellement les deux amygdales ; tout récemment on a reséqué les débris de ces organes sans autre résultat que la production d'une grande dépression mentale. Rien de morbide dans l'aspect d'aucune partie de l'organe.

Le poison de la fièvre *scarlatine* comme celui de la fièvre *typhoïde*, endommage parfois l'appareil nerveux de l'oreille, et il n'est pas rare de voir survenir la surdité complète. En voici des exemples.

Dureté de l'ouïe consécutive à la scarlatine. — Mrs. S., 26 ans, a eu la scarlatine il y a huit ans ; depuis cette époque elle est tourmentée d'une dureté de l'ouïe, surtout pendant les rhumes. L'année dernière, à la suite de grands chagrins et d'un affaiblissement de la santé, la faculté auditive a décliné graduellement et, pour la première fois, il est survenu de la douleur, de l'irritation et un écoulement des deux oreilles, s'accompagnant d'un bruit constant de soufflet. Incapable d'entendre la conversation générale, elle saisit cependant distinctement une voix isolée. L'oreille gauche est plus atteinte que l'autre. L'examen de l'oreille droite montre la surface du méat sèche ; le conduit renferme de petites portions d'épiderme ; M.T. opaque, trompe perméable. Oreille gauche dans le même état.

Surdité complète de l'oreille droite produite par le poison de la fièvre scarlatine. — Mr. H., 20 ans, a eu la scarlatine à l'âge de quatre ans ; depuis lors, l'oreille droite est restée sourde au point de ne plus rien entendre du tout. L'examen montre la M. T. du côté droit plus opaque qu'à l'état normal ; l'oreille gauche est parfaite à tous égards.

Oreillons. — Le poison spécial qui produit la maladie connue généralement sous le nom d'oreillons est très-souvent la source de la surdité complète ; toutefois l'infirmité est habituellement unilatérale. Dans ces cas, c'est évidemment l'appareil nerveux qui est affecté ; en effet, la surdité apparaît soudainement, elle est ordinairement complète et, règle générale, on arrive à découvrir aucune apparence morbide ni dans le méat, ni sur la M. T., ni dans la cavité tympanique. Lorsque le nerf n'est pas entièrement paralysé et qu'il reste un certain degré d'ouïe, quelque faible qu'il puisse être, le seul plan de traitement à recommander consiste dans l'emploi d'une légère contre-irritation sur les oreilles et autour du pavillon, en même temps qu'on exercera l'oreille à l'aide d'un tube acoustique de caoutchouc.

Le passage de la *bile* dans le sang est quelquefois une cause de surdité ; c'est aussi un fait bien connu que celui de la surdité temporaire qui suit l'ingestion de larges doses de *quinine*. Je n'ai rencontré qu'un cas où une lésion permanente de l'oreille fut attribuée à l'emploi de la quinine à hautes doses.

Le poison de la *goutte* peut aussi provoquer la surdité ainsi que d'autres symptômes cérébraux particuliers. Deux cas de ce genre venus sous mon observation présentèrent ce phénomène, digne d'intérêt, que le symptôme cérébral dont se plaignait le malade, et qui consistait dans un sentiment de vide, se trouva soulagé immédiatement par la compression de l'air contenu dans le méat externe.

Sensations pénibles produites dans les oreilles par la goutte. — D. T., Esp., 54 ans, me consulta en juin 1857. Il dit avoir été sujet pendant les quatre ou cinq dernières années, à des attaques de goutte qui lui ont causé parfois beaucoup d'incommodité, et, dans ces derniers temps, la maladie a tellement progressé, qu'il redoute de voir survenir un affaiblissement cérébral. Il ajoute qu'il ne s'est jamais senti la tête réellement nette qu'immédiatement après une attaque de goutte, alors qu'il supposait que son sang se trouvait momentanément débarrassé du poison. Il a vieilli rapidement dans le cours des deux années précédentes. Un symptôme extrêmement pénible est survenu dernièrement sous forme d'une sensation particulière de vide dans les deux oreilles, s'accompagnant parfois d'un bruit faible de bourdonnement. Point de surdité ; le malade ne s'adresse à moi que pour les sensations qu'il éprouve dans les oreilles.

L'*examen* montre de petits dépôts de matière goutteuse dans la substance de la paupière supérieure droite ; la surface du méat externe est d'un rouge brillant ; la circonférence de la M. T. et le manche du marteau sont également rouges ; tandis que la surface de la membrane tympanique est très-brillante. L'air s'introduit librement, et avec son bruit normal, dans la cavité de la caisse. Faculté auditive parfaite. Par quoi donc pouvaient être produits les symptômes pénibles ? Résultaient-ils de la congestion du nerf? — condition qui, cela me semblait probable, rendrait ce nerf d'une sensibilité assez exquise pour que les bruits ordinaires, flottant toujours dans l'atmosphère, puissent devenir pour l'oreille une source d'excitation. Sachant aussi, d'après des expériences antérieures dans des cas semblables, qu'une pression exercée sur le méat externe de manière à exclure ou au moins à diminuer le son dans le conduit auditif, ferait disparaître les symptômes dont se plaignait le malade, je fermai avec les doigts les deux méats, aussitôt les symptômes pénibles s'évanouirent. Alors, en exerçant une douce pression sur les oreilles par l'introduction dans les conduits auditifs de coton imbibé d'eau, le malade put partir dans un état de comfort relatif. Pour s'opposer au retour des symptômes il fallait naturellement diminuer la congestion ; dans ce but, je fis appliquer deux sangsues au-dessous de chaque oreille, je donnai de petites doses de colchique et prescrivis un régime sévère. Au lieu de quatre verres de vin par jour, le malade dut se contenter de deux ; le bœuf et le mouton qu'il avait l'habitude de prendre fort abondamment devaient être remplacés par de la volaille, du gibier et du poisson, avec beaucoup de farineux et de végétaux. Ce traitement fit disparaître les symptômes pénibles des oreilles, et chassa graduellement les attaques de goutte.

b. MALADIES DANS LESQUELLES LE CERVEAU AUSSI BIEN QUE L'OREILLE PARAIT ÊTRE AFFECTÉ.

1° Débilité de l'appareil nerveux provenant d'excitation mentale. — Une jeune lady, d'environ ving-cinq ans, m'est amenée par sa mère pour une surdité des deux oreilles, l'une étant beaucoup plus affectée que l'autre. La malade est pâle, un peu maigre, et a l'air abattu. Elle se plaint de bourdonnements des deux oreilles ; elle entend mieux quand elle est en voiture. A l'examen, on trouve le pouls plus faible qu'à l'ordinaire, et la surdité est assez intense pour qu'on soit obligé de lui parler à voix forte à un mètre de distance des oreilles. Point d'apparence morbide dans aucune partie de l'organe ; trompe d'Eustache normale. A mes questions relatives à l'origine de la surdité, la mère répond qu'il lui a été impossible de découvrir aucune cause. L'infirmité est survenue il y a trois ans, la jeune lady jouissant alors d'une bonne santé, et elle s'accrut graduellement au point qu'au bout de quatre mois la malade était devenue aussi sourde qu'elle l'est actuellement. Elle est un peu plus sourde après de l'excitation et pendant une fatigue. Point de tendance héréditaire à cette infirmité. Cette demoiselle vivait avec sa mère, prenant chaque jour beaucoup d'exercice en plein air et se couchant de bonne heure ; cependant pour une raison ou pour une autre, son système nerveux manque d'énergie, elle est facile à exciter. En insistant davantage j'appris que, vers l'époque où se manifesta la surdité, la malade était particulièrement nerveuse, et elle finit par confesser qu'elle avait été profondément affligée de la conduite de l'une de ses amies et qu'elle était restée souvent éveillée la nuit, s'abandonnant à son chagrin ; dans ces moments, les bruits subjectifs redoublaient d'intensité.

Une autre jeune lady, de dix-neuf ans, m'est amenée immédiatement après sa sortie de pension, où l'on prenait grand soin d'elle et où elle était tellement chérie de tout le monde qu'elle préférait la pension même à la maison maternelle. Les parents déclarent qu'il y a six mois, sans aucune cause apparente, leur fille est devenue graduellement sourde, et qu'aujourd'hui elle n'entend que lorsqu'on lui parle très-distinctement à la distance de deux ou trois mètres. La surdité est pire dans les moments d'excitation. Aucune apparence morbide dans les oreilles ; la jeune fille est forte, active et de bonne santé ; son système nerveux est cependant très-sensible, ses sentiments sont très-vifs et elle couve en silence de légères peines morales qui passeraient inaperçues chez des personnes ordinaires. Peut-être est-ce en vain qu'on chercherait la cause de la surdité ; et les parents s'en vont avec l'assurance de la part du médecin, qu'au moment de l'apparition de l'infirmité, il y a dû y avoir quelque cause d'excitation mentale pour la produire. Après un temps plus ou moins long, le médecin apprendra peut-être, qu'à l'époque en question, la jeune fille a éprouvé à sa pension beaucoup d'anxiété de l'esprit, due à des opinions religieuses mal assises.

Ces deux observations offrent deux types parfaits de la catégorie des surdités nerveuses que nous considérons en ce moment. Les causes peuvent être fort nombreuses, et elles sont bien légères dans certains cas au prix des symptômes pénibles qui en sont la conséquence ; mais il faut savoir, qu'en règle générale, il y a des causes variées qui permettent au système nerveux de tomber dans un état d'affaiblissement. Ainsi l'enfant peut avoir trop travaillé, avoir souffert d'indigestion; il a pu prendre trop peu d'exercice, pas assez de sommeil ; l'aération peut aussi avoir été défectueuse. Quand la santé se trouve ainsi déprimée, l'adjonction d'une cause légère en apparence déterminera sur le système nerveux l'altération morbide que nous avons indiquée.

Tantôt il n'y a pas d'affaiblissement de la faculté auditive, les malades ne se plaignent point de surdité, mais plutôt de bruits de tintement, qui redoublent sous l'influence de toute excitation mentale; tantôt les bruits ne sont pas constants mais n'apparaissent qu'à la suite d'une émotion morale; le moindre souci suffit parfois à provoquer immédiatement les bruits subjectifs.

La surdité et les bruits dans cette catégorie de cas peuvent, lorsqu'ils sont légers, être guéris par la soustraction de la cause (l'affaiblissement de la santé) et en redonnant du ton au système nerveux à l'aide de toniques et par des applications locales à l'oreille. Toutefois, dans certains cas de ce genre de surdité nerveuse, les bruits subjectifs prennent une intensité telle que si différents malades n'avaient détaillé leur caractère spécial, il serait difficile de croire à leur existence. On les verra commencer par un tintement léger, s'élevant à un bruit de sifflement auquel succède brusquement une série de vives explosions, semblables à des coups de pistolet; puis, ce sera le bruit d'un vent violent, ou celui de la vapeur s'échappant d'une chaudière, suivi peut-être de roulements de tonnerre. Ces bruits varient beaucoup en intensité, redoublant tantôt par le temps humide, tantôt sous l'influence des vents d'est; la fatigue corporelle peut aussi les aggraver, mais le plus souvent ils augmentent sous l'action de quelque chagrin ou d'excitation cérébrale. Une jeune lady, par exemple, vient dans mon cabinet avec sa mère pour me consulter et déclare que les bruits ont redoublé lorsqu'elle a appris qu'on allait voir le médecin; qu'ils se sont accélérés en entrant dans la maison et lorsqu'elle attendait dans la salle à manger, et qu'ils étaient à leur summum d'intensité à la suite de l'excitation provoquée par l'examen que je fis des oreilles et par les questions que je lui adressais relativement aux symptômes de sa maladie. Le problème qu'il est important de considérer est celui du pronostic : peut-on améliorer les oreilles? D'après mon expérience actuelle, je puis dire qu'un grand nombre des cas les plus graves ne se laissent que légèrement influencer par le traitement; cependant il en est encore un bon nombre qui bénéficient très-largement des mesures propres à tonifier le système nerveux. J'essaye en ce moment, sur ces cas, l'action de l'électricité.

Débilité de l'appareil nerveux de l'oreille produite par une application exagérée à l'étude. — Lady D. m'amène sa fille en juin 1852. La jeune demoiselle a 12 ans, elle est mince et un peu grande pour son âge, pâle. Pouls faible; amygdales rouges et hypertrophiées; muqueuse pharyngienne rouge, épaisse et rugueuse. Les glandes sous-maxillaires sont quelque peu engorgées, et la malade a été sujette aux tuméfactions glandulaires du cou. L'appétit est bon; elle fait deux bons repas de viande chaque jour. Elle et sa sœur sont instruites chez leur mère par deux institutrices, dont l'une est pour les langues. Tous les jours, la malade consacre à ses études de huit à neuf heures. On me raconte que, pendant les deux dernières années, sans cause appréciable, l'ouïe a graduellement diminué et qu'il est survenu de fois à autres de légers bruits dans les oreilles. J'appris par mes questions que ses études l'intéressaient vivement et qu'elle était fort désireuse d'y faire des progrès, sans jamais se fatiguer beaucoup de ses leçons. L'intérêt qu'elle y mettait s'exalta jusqu'à l'excitation; souvent elle était agitée et désolée de ne pouvoir arriver au point qu'elle eût désiré. L'examen des oreilles montre chacune des M. T. légèrement terne; trompes perméables; audition affaiblie à un degré tel qu'il faut lui parler à voix forte à un mètre de la tête.

Cette surdité s'aggravait parfois au point qu'il était très-difficile de faire entendre quoi que ce fût à la malade. Il était donc palpable qu'il existait là une débilité considérable de l'appareil nerveux de chaque oreille, aussi ordonnai-je des toniques et une embrocation légèrement stimulante; je conseillai de ne donner que quelques heures à l'étude, de prendre des aliments légèrement nutritifs, tels que gibier, volaille, poisson, au lieu des repas abondants de viande. Tout cela amena une légère amélioration; toutefois la surdité était encore bien grande et s'aggravait parfois considérablement. Dans ces conditions, une autre consultation eut lieu dans laquelle je pus rapporter manifestement les redoublements de l'infirmité à une surexcitation nerveuse provenant d'un travail mental exagéré. J'ajoutai donc aux mesures toniques précédentes, le repos complet de l'étude sous quelque forme que ce fût, pendant trois mois; durant ce temps l'ouïe ne fit que s'améliorer graduellement; au bout de six mois on déclarait la malade parfaitement bien; et bien qu'elle se soit remise à son système d'études antérieur, que l'on modère suivant les circonstances, le cas reste satisfaisant.

A l'observation précédente, je pourrais ajouter les détails de plusieurs autres, mais il suffit d'une légère esquisse. Ainsi une lady de 27 ans me consulte pour une surdité accompagnée de bruits et survenue graduellement pendant les quatre années précédentes. Le système nerveux n'avait jamais été vigoureux, mais il éprouva une sérieuse secousse, vers le commencement de la période en question, par suite de la rupture d'un engagement matrimonial. La persistance de la douleur morale augmenta graduellement la surdité et les bruits, qui s'accéléraient toujours à la suite d'un grand abattement de l'esprit.

Une autre lady, de tempérament nerveux et de sentiments très-vifs, était assise chez elle, attendant le retour d'un frère à qui elle était fort attachée, quand on le ramena mort d'une chute qu'il avait faite dans la rue. Pendant un an, sa sœur s'abandonna à son désespoir et, comme elle me le disait, la pensée de son frère ne la quitta pour ainsi dire pas une minute pendant l'année tout entière. A l'expiration de ce temps, elle commençait à prendre le dessus, lorsque des bruits subjectifs apparurent dans les oreilles et dans la tête, suivis d'une dureté de l'ouïe; la surdité et les bruits augmentèrent au point que lorsque je la vis, dans le cours de l'année suivante, il fallait lui parler à voix forte, à la distance d'un ou deux mètres, pendant que les bruits s'exaltaient à un degré extraordinaire. Cette dame entendait à peu près tous les bruits imaginables, celui du tonnerre, des détonations de canon et de fusil, le son des cloches, des sifflements, le roulement de la mer contre le rivage pendant la tempête, les mugissements du vent, et ces bruits se mélangeaient et alternaient d'une manière tout à fait indescriptible. Ils persistèrent à peu près avec la même intensité pendant plusieurs années, variant quelque peu suivant le temps; puis elle éprouva de nouveau dans sa famille une perte importante, qui fut suivie de nouveaux bruits d'une intensité encore plus considérable, mais la surdité resta à peu près ce qu'elle était.

Une autre lady, qui s'était mariée à 26 ans environ, fut soumise à de sérieuses épreuves domestiques qui, après avoir miné son esprit, pendant quelques années, aboutirent à une surdité telle, qu'elle était incapable d'entendre un coup de pistolet tiré à son oreille.

Dans cette catégorie de cas, le degré de surdité est quelquefois très-marqué. Ainsi j'ai eu pendant longtemps à soigner un malade qui, dans ses moments de calme parfait, pouvait entendre distinctement sa fille qui lui faisait la lecture, à la distance d'un mètre; mais que sa fille vînt à lui dire quelque chose qui excitât son intérêt, il devenait tellement sourd qu'il lui était impossible de rien entendre, demeurant ainsi jusqu'à ce que l'excitation se fût dissipée, puis l'ouïe revenait.

2° Affaiblissement de l'appareil nerveux de l'oreille produit par la débilité physique générale. — Il serait difficile d'établir une comparaison exacte entre le nombre des cas de surdité dépendant de la surexcitation des facultés mentales et ceux provenant de fatigues corporelles; mais d'après les données que je possède, peut-être sont-ce les cas de la catégorie dont nous allons nous occuper qui sont les plus communs. On les rencontre chez l'un et l'autre sexe, mais plus fréquemment chez les femmes; ils offrent de grandes variétés au double point de vue de la forme et de la cause. Ils sont parfois temporaires et produits par une longue marche, le séjour dans des chambres chaudes, des veilles prolongées, etc.; alors, avec la diminution de la faculté auditive surviennent des bruits, qui disparaissent après le repos.

D'autres cas, et quelques-uns même de ceux qui apparaissent soudainement, peuvent cependant se montrer plus ou moins permanents. Ainsi j'ai rencontré dans ma pratique des cas, où les malades étaient devenus complétement sourds après l'administration d'un purgatif trop violent; ou à la suite d'une attaque de diarrhée ou de choléra et après l'épuisement nerveux qui succède aux douleurs de l'enfantement; dans quelques-uns de ces derniers exemples la surdité a débuté à la suite de la naissance d'un premier enfant et s'est aggravée à chacun des accouchements successifs, jusqu'à ce qu'enfin le pouvoir nerveux se perdît complétement. La cause la plus fréquente de surdité nerveuse par suite de débilité physique résulte peut-être du défaut de soins convenables dans la direction des jeunes gens et particulièrement des jeunes filles, lorsque leur développement est rapide. Dans la pratique hospitalière, les jeunes bonnes qui portent des enfants lourds et qui sont souvent dérangées dans leur repos nocturne, de même que les jeunes gens qui débutent dans des situations pénibles, accusent une certaine souffrance corporelle. En fait, toute cause qui réduit l'énergie nerveuse à un état trop faible pour la régularisation convenable des fonctions des divers organes de l'économie, peut être suivie d'une dépression manifeste du pouvoir nerveux acoustique, qui ne se traduit pas simplement par un affaiblissement de l'ouïe, mais souvent par des tintements et d'autres sensations internes, et parfois par une douleur intense, comme le tic douloureux. Dans les cas où la débilité du système nerveux de l'oreille est le résultat d'un état de débilité de l'organisme, le pouls, en règle générale, est faible et il y a des symptômes de dyspepsie antérieure ou actuelle. Généralement, on ne constate aucune altération morbide dans l'organe lui-même ; bien que, dans les cas récents, le cérumen puisse être plus mou et plus abondant qu'à l'état normal et que, dans les cas chroniques, il puisse même faire défaut.

Le *traitement* des cas de débilité nerveuse de l'appareil nerveux acoustique provenant d'un affaiblissement de l'organisme consiste à redonner, par tous les moyens possibles, de la force au système général. L'exercice à l'air libre, un temps convenable de repos et de sommeil, des chambres ventilées le jour et la nuit, une alimentation nutritive abondante, des stimulants à doses modérées, des toniques sous forme de quinine, de quinquina, de strychnine, de créosote, etc., doivent être prescrits; et localement, on appliquera de légers stimulants sur l'oreille et autour du pavillon. Je n'ai jamais trouvé aucune utilité dans l'application des vapeurs d'éther à la cavité tympanique au moyen du cathéter; jusqu'à présent l'expérience limitée que j'ai de l'usage du galvanisme et de l'électricité n'a pas été favorable à l'emploi de ces agents. Certains cas cèdent manifestement au traitement; les bruits diminuent ou disparaissent, et la surdité s'atténue considérablement; mais si on laisse agir la cause qui a provoqué l'infirmité, ou s'il existe quelque influence débilitante, la surdité totale peut en être la conséquence, et cela malgré tous les efforts possibles de médication. Les cas suivants sont tous intéressants.

Surdité produite par le manque de sommeil suffisant; guérison. — Au commencement de 1855, un jeune gentleman de 14 ans, me fut amené par son père pour une surdité augmentant graduellement. Il paraît être en assez bonne santé et est en pension dans le voisinage de Londres. On ne saurait assigner aucune cause à l'infirmité qui en est arrivée au point de causer à l'enfant beaucoup d'inconvénient en l'empêchant d'entendre ce que lui disent ses maîtres.

L'*examen* montre évidemment que la surdité dépend de l'affaiblissement du système nerveux; en effet on ne trouve dans les précédents aucune autre maladie, et il n'existe aucune apparence de lésion morbide. Cependant le malade a eu de temps en temps des bruits dans les oreilles à la suite d'exercices exagérés, et il devient certainement plus sourd sous l'influence de la fatigue. Mes questions ne me permirent de découvrir aucune cause spéciale pour expliquer la surdité; l'enfant était soumis au même régime et au même règlement que tous ses camarades de pension. Je prescrivis à l'intérieur de la quinine et un liniment stimulant à l'extérieur, et recommandai de ne pas le faire trop travailler. Au bout d'un mois, je revis l'enfant, et comme il était à peu près dans le même état, je demandai la permission de voir la dame chez qui il était en pension, afin de m'assurer un peu mieux des particularités de son mode d'existence. Les questions les plus minutieuses ne me firent découvrir aucune cause suffisante; j'appris pourtant que dans son désir extrême de bien préparer ses leçons il veillait si tard que lorsque arrivait le moment de se mettre au lit, il était tellement endormi qu'il était difficile de le réveiller. Aussitôt apparut la probabilité que la débilité de l'appareil nerveux acoustique pouvait bien dépendre du manque de sommeil; aussi priai-je ses parents de veiller à lui faire diminuer ses devoirs de manière qu'il pût prendre le sommeil nécessaire, et je conseillai de l'envoyer se coucher à huit heures et de le laisser dormir jusqu'à ce qu'il s'éveillât de lui-même. Le résultat fut que, pendant plusieurs nuits de suite, il dormit quatorze heures; ce nombre se réduisit graduellement à dix; ce fut là sa ration ordinaire pendant trois semaines; au bout de ce temps, il revint me voir, et je constatai, à la satisfaction générale, que son ouïe était redevenue à peu près normale; on cessa à la pension de le surnommer «l'enfant sourd». J'ai revu ce malade deux ou trois fois depuis, à des intervalles considérables, pour des réapparitions de l'infirmité; mais chaque fois il était évident que le système nerveux avait été surmené; la quinine, la diminution du travail, et l'augmention du temps consacré au sommeil avaient bien vite ramené la faculté auditive.

Surdité totale produite par l'ébranlement nerveux résultant d'accouchements successifs. — Mrs. B., 40 ans, pâle, de tempérament nerveux, me consulte en 1850 pour une surdité complète des deux oreilles. Elle dit s'être mariée dans l'Inde il y a dix ans; l'ouïe était parfaite alors. A l'occasion de sa première couche, avant laquelle elle entendait encore parfaitement bien, elle tomba dans un grand état d'épuisement, qui fut suivi d'une surdité telle qu'elle pouvait à peine entendre ce qu'on lui disait, même lorsqu'on élevait beaucoup la voix. Lorsqu'elle se releva et qu'elle fut devenue plus forte, la surdité s'améliora assez pour qu'on ne fût plus obligé de lui parler qu'un peu plus haut qu'à l'ordinaire. Pendant chacune des couches successives qu'elle eut dans l'Inde et qui se montèrent en tout à quatre, la surdité s'aggrava considérablement et resta de plus en plus permanente à la suite de chaque rétablissement, si bien qu'après son dernier enfant, elle demeura avec le degré de cophose qu'elle a actuellement et qui l'oblige de recourir aux signes. La vérité est qu'elle n'a jamais entendu la voix de ses plus jeunes enfants et qu'elle ne comprend leurs mots qu'aux mouvements de leurs lèvres.

Débilité de l'appareil nerveux acoustique provenant de surépuisement dans l'Inde. — Le capitaine T., 40 ans, revint de l'Inde en 1858, après avoir subi de grandes fatigues et avec une santé gravement atteinte; en même temps son ouïe avait baissé au point que, pour ma consultation, j'étais obligé de lui parler très-distinctement à un mètre de la tête. Il se plaignait de tintements d'oreilles violents et continuels qui redoublaient au plus léger effort. L'examen des oreilles ne permit de découvrir aucune altération pathologique, les trompes étaient dans un état naturel. J'envoyai le malade au bord de la mer et lui fis prendre de la quinine; à l'extérieur, liniment stimulant sur les oreilles et à la nuque. Au bout de deux mois, la force était bien plus grande, l'ouïe s'était aussi améliorée dans la même proportion. Il retourna au bord de la mer pour continuer son traitement, dans une excellente disposition d'esprit; on le détermina à aller, deux jours de suite, à des soirées où il resta fort tard. L'épuisement nerveux en fut la conséquence, et l'ouïe retomba au degré de faiblesse qu'elle avait lors de la première consultation; ce ne fut qu'après deux mois de vie parfaitement calme et d'assiduité constante au traitement prescrit qu'il se remit à aller mieux.

Surdité nerveuse produite par un travail exagéré. — E. Clarke, 31 ans, charretier, grand et bien musclé, est admis dans mon service à S. Mary' s Hospital, le 27 janvier 1859. Il raconte qu'il y a quatorze ans, pendant une maladie, la surdité survint du côté gauche accompagnée de bruits imitant tantôt le bruissement de la bouillotte, tantôt le tintement des cloches. A son rétablissement, il se trouva complétement sourd de l'oreille gauche, infirmité qui a toujours persisté depuis. Il y a onze semaines, il était très-fatigué d'un travail pénible, lorsqu'il prit un mauvais rhume, dans le cours duquel survinrent des bourdonnements dans l'oreille droite avec des bruits intenses, comme le tintement des cloches, qui s'accompagnèrent d'une telle surdité qu'il fallait lui parler à voix forte à un mètre de la tête. Pouls faible; aspect fatigué, comme à la suite de l'épuisement du système nerveux. L'examen des oreilles ne montre aucune altération morbide; trompes d'Eustache perméables. Je prescris $0^{gr},10$ de quinine à prendre deux fois par jour; frotter avec un liniment stimulant la surface des oreilles, la nuque et le bas de l'épine. Au bout d'une semaine, les bruits avaient beaucoup diminué; quinze jours après, il n'en était plus question ; en même temps la faculté auditive augmentait graduellement, si bien que lorsqu'il quitta l'hopital, après six semaines de séjour, pour employer ses propres expressions, il « entendait parfois tout à fait bien. »

Je pourrais citer plusieurs cas de caractère semblable où des résultats aussi favorables suivirent l'administration de strychnine, à des doses variant de 0gr,0017 à 0gr,0025, deux ou trois fois par jour ; et dans certains exemples, où la quinine et la strychnine avaient échoué, des doses de créosote ou de morphine, ou des deux ensemble, amenèrent une grande amélioration.

Surdité nerveuse soulagée par la créosote et la morphine. — Miss M., 29 ans, de bonne santé, mais très-excitable, me consulte en janvier 1859 pour une surdité. Il y a quatre ans, son oreille gauche devint graduellement sourde ; en même temps apparaissaient des bruits très-difficiles à décrire, mais approchant du sifflement ; ces sensations s'exagéraient sous l'influence de tout bruit extérieur, et lorsque la malade se sentait nerveuse, fatiguée ou excitée ; elles redoublaient aussi la nuit. Au bout de peu de mois, l'oreille droite s'affectait de la même façon. Des deux côtés la surdité augmenta graduellement. Cette infirmité s'accompagnait encore de la perte soudaine de la voix lorsque la malade avait dit quelques mots. La seule cause à laquelle elle pouvait faire remonter la surdité, c'était l'habitude de rester de longues heures sans manger, puis alors de manger très-rapidement. On l'avait traitée par des vésicatoires, dont l'usage avait été suivi de progrès rapides de l'infirmité ; on lui avait dit ensuite que son cas était incurable. A ma première consultation, il fallait lui parler à voix forte à un mètre de la tête et elle n'entendait aucune conversation générale. L'examen montre les deux M. T. parfaitement naturelles ; les trompes sont saines.

Traitement. — Contre-irritation légère sur chaque oreille, à la partie postérieure du cou et au bas de l'épine ; à l'intérieur, créosote et morphine (0gr,10 à 0gr,15 de la première et 0gr,0025 de la seconde) deux fois par jour. Ce traitement fut continué avec persévérance pendant quatre mois, en même temps qu'on recourait à tous les moyens capables de restaurer la santé générale au triple point de vue de l'alimentation, des exercices et du régime ; à l'expiration de cette période l'ouïe s'était rétablie au point que la malade pouvait entendre la conversation générale et y prendre part.

On rencontre parfois des cas d'affection nerveuse de l'oreille où le symptôme capital est la *douleur;* le traitement ne diffère point de celui de la dernière catégorie de cas.

Douleur dans l'oreille gauche accompagnée d'un affaiblissement de la faculté auditive provenant d'un surcroit de fatigue. — Miss T., 25 ans, pâle et peu forte, vient me consulter en mai 1856 pour une douleur de l'oreille gauche ; cette douleur est apparue pour la première fois il y a un an, à la suite d'une fatigue considérable provoquée par une série de soirées où elle resta fort tard ; la douleur s'accélérait singulièrement sous l'influence de toutes les causes capables de fatiguer la malade. La faculté auditive n'était que légèrement atteinte ; et comme l'autre oreille était parfaite, elle ne se plaignait nullement de surdité. A l'examen l'organe paraît complétement normal ; pensant que la douleur tenait à une perturbation nerveuse produite par la débilité, je prescrivis de la quinine à l'intérieur, et je fis appliquer de légers stimulants sur l'oreille et au bas de l'épine. Ce traitement réussit à merveille ; la douleur disparut au bout d'un mois ; elle revint légèrement à la suite d'une grande fatigue qu'eut à subir la malade.

CHAPITRE XV

Maladies de l'appareil nerveux (*fin*).

Ulcération du labyrinthe membraneux. — Carie et nécrose du rocher.

Dans les observations citées jusqu'ici d'affections de la cavité tympanique s'étendant à l'encéphale, il s'agissait d'altérations de la paroi osseuse supérieure de la caisse et c'était par cette voie que la lésion pathologique gagnait la cavité cérébrale moyenne. Mais la maladie peut aller du tympan à l'encéphale par un autre chemin, je veux dire par le labyrinthe. Rappelons-nous que la paroi interne de la caisse contient une membrane délicate (la membrane de la fenêtre ronde), qui est la seule cloison intermédiaire entre la cavité tympanique et le limaçon, et que la base de l'étrier avec ses ligaments délicats sépare seule cette cavité du vestibule, et nous en inférerons naturellement que les lésions de la caisse du tympan pourraient fréquemment s'avancer jusqu'au labyrinthe. Cette complication est pourtant un fait des plus rares par cette raison que l'ulcération de la membrane muqueuse tympanique est loin d'être une affection commune, tandis que sous l'influence de l'inflammation chronique et de l'accumulation des produits de sécrétion dans la caisse, les membranes de la fenêtre ronde et de la fenêtre ovale s'hypertrophient et se boursouflent.

Je ne sache pas qu'on ait cité un seul cas d'extension de la maladie au labyrinthe par l'intermédiaire de la fenêtre ronde ; mais dans le cours de mes dissections j'ai trouvé, comme moyens de communication, une fois la fenêtre ovale et une autre fois une ouverture de carie dans le bras externe du canal semi-circulaire externe, au point où il fait saillie dans la caisse et se trouve recouvert par la muqueuse tympanique. Lorsque la suppuration s'établit dans le labyrinthe, la maladie s'avance facilement à travers le plancher cribriforme du conduit auditif interne jusqu'au nerf auditif et de là à la base du cerveau et à la moelle allongée. Dans certains cas, le pus s'étale au-dessous de l'arachnoïde sur toute la surface de la base du cerveau, environnant les nerfs dans leur trajet intra-crânien; alors la substance du pont de Varole ou de la moelle allongée peut être détruite par l'ulcération ou il peut se former un abcès entre l'arachnoïde et la pie-mère. Parfois la maladie s'étend à une distance considérable sur la moelle épinière.

D'autres fois le labyrinthe se carie ou se nécrose, et le séquestre est rejeté sans déterminer aucun symptôme de trouble cérébral, comme dans les cas suivants. Le premier s'est offert à mon ami M. Hinton, qui a bien voulu déposer la pièce dans mon musée. Il s'agissait d'un homme de 55 ans qui souffrait depuis quelques années d'un écoulement de l'oreille droite, à la fin le limaçon sortit tout entier. Le second cas a été rencontré par M. Shaw; j'emprunte l'exposé ci-dessous au septième volume des *Transactions de la société pathologique de Londres.*

Extraction de l'oreille gauche d'un enfant de la plus grande partie du rocher, comprenant le conduit auditif interne et le labyrinthe, détaché comme séquestre. — « Un enfant de la campagne, âgé de 7 ans, fut admis dans le service de M. Shaw, à Middlesex Hospital, le 31 juillet 1855, pour une double otorrhée. La maladie avait succédé à une attaque violente de fièvre scarlatine qu'il avait eue deux ans et demi auparavant. A droite l'écoulement purulent n'était pas très-considérable. L'oreille externe gauche se projetait considérablement au delà du niveau ordinaire et un fragment d'os irrégulier, entouré de granulations fongueuses, s'avançait du méat dans la conque. Les muscles du côté gauche de la face étaient paralysés; depuis un an il était complétement sourd des deux oreilles.

« Le 3 août, il fut chloroformé, et M. Shaw retira d'abord le fragment osseux qui faisait saillie dans la conque; on crut reconnaître le bord postérieur du conduit auditif externe de l'os temporal.

« Le conduit cartilagineux s'étant ulcéré par suite de la pression du fragment détaché, on parvint à introduire l'extrémité du petit doigt, jusqu'à une certaine profondeur dans l'intérieur du conduit; on sentit alors un fragment osseux plus considérable rouler librement dans la cavité. On le saisit à l'aide de la pince à pansements; après avoir glissé une ou deux fois, par suite de sa dureté et de son poli, il céda enfin à une certaine force et aux mouvements de torsion destinés à favoriser son extraction dans une direction convenable. Pendant quelques secondes après sa sortie, il se produisit un écoulement de sang veineux assez abondant ; par mesure de prudence, on tint le malade au lit pendant une semaine ; peu à peu l'écoulement diminua et l'ulcération du conduit arriva à cicatrisation. On ne vit se produire aucun symptôme fâcheux, et à la fin de septembre, à part la paralysie faciale, la surdité et un écoulement insignifiant des deux oreilles, il quittait l'hôpital en bonne santé. »

Description de la pièce. — La densité du tissu, le poids et la forme de la portion osseuse la dernière enlevée, montraient à première vue qu'il s'agissait de la presque totalité du rocher de l'os temporal. Elle était de forme irrégulièrement cylindrique ou rhomboïdale ; sa longueur était de $0^m,025$; son épaisseur moyenne suivant diverses directions était $0^m,012$; elle pesait $1^{gr},40$. Sur l'un des côtés, près de la partie moyenne, se trouvaient une ouverture et une cavité dont les bords et les parois étaient bien définis, on reconnut là le conduit auditif interne. La profondeur du conduit, depuis l'orifice jusqu'à la lame mince cribriforme à travers laquelle le nerf auditif pénètre dans le labyrinthe, était de $0^m,015$; or, comme c'est là la profondeur de la cavité à l'état normal, il était évident que la pièce comprenait la totalité du conduit auditif interne. Au fond du conduit pouvait se voir le commencement de l'aqueduc de Fallope. Du côté de la pièce répondant au cerveau, la surface présentait l'apparence réticulée particulière au diplöé; de là la conclusion que, pour détacher la partie nécrosée, le processus de séparation s'était fait dans le diploé et que la couche corticale avait conservé sa vitalité et, demeurant en contact avec la dure-mère, avait servi de barrière pour empêcher la maladie de s'étendre au cerveau. En retournant l'os pour l'examiner sur la face opposée, on reconnut la paroi interne ou limite de la cavité tympanique ; il était aisé de distinguer le « promontoire », au-dessus la « fenêtre ovale » et au-dessous la » fenêtre ronde; » ces deux ouvertures étaient brisées et irrégulières, et l'on voyait, à travers les trous élargis ainsi produits, l'intérieur du « vestibule » avec ses fossettes, le limaçon, la columelle et la lame spirale quelque peu altérés. A la partie postérieure de la pièce, des portions des canaux semi-circulaires, rompus près de leur jonction avec le vestibule, se voyaient d'une manière distincte.

D'autres fois les malades guérissent malgré de sérieuses complications cérébrales. En voici un exemple cité d'après M. Wilde. Il s'exprime ainsi :

« Je dois à Sir Philip Crampton d'avoir pu examiner l'une des pièces pathologiques les plus extraordinaires qui existent peut-être parmi les altérations osseuses ; il s'agit de l'oreille interne tout entière, limaçon, vestibule et canaux semi-circulaires avec une portion de la paroi interne du tympan, qu'il retira du conduit auditif d'une jeune lady qui, après les plus sérieux symptômes d'inflammation cérébrale, avec paralysie de la face, du bras et du membre inférieur, et surdité totale d'un côté, guérit des symptômes alarmants ainsi que de la paralysie des extrémités, à la suite d'une otorrhée abondante. Cet écoulement, avec la paralysie faciale et la surdité, persista quelque temps, s'accompagnant de fois à autres de douleurs d'oreille, jusqu'à ce qu'un jour sir Philip, apercevant un séquestre mobile dans la profondeur du méat, fit l'extraction de la pièce représentée dans la figure ci-jointe. La surface externe compacte de l'os ne paraissait pas altérée, mais la rampe du limaçon se trouvait disséquée bien mieux que l'art ne l'eût pu faire. »

Dans le cas suivant qui, sous plusieurs rapports, offre beaucoup d'intérêt, la maladie pénétra dans le labyrinthe à travers un orifice de carie du canal semi-circulaire.

Maladie de la caisse, s'étendant à travers un orifice de carie de l'un des canaux demi-circulaires au labyrinthe et de là, par les nerfs auditif et facial, au cerveau. — Le 28 mars 1851, je fus appelé en consultation par M. Such, de Dalby-terrace, City-road, sur la demande de M. Coulson, qui avait vu aussi le malade, pour voir un gentleman allemand, âgé de 26 ans ; voici l'historique du cas, tel qu'il me fut exposé : — Il était de constitution robuste et avait généralement joui de la meilleure santé ; et certes, lors même de ma première visite, il avait l'apparence d'un homme de santé vigoureuse. Quatre ou cinq ans auparavant, il se plaignait de temps en temps de douleur dans l'oreille droite. Cette douleur se terminait d'ordinaire par un écoulement qui peu à peu devint persistant. Trois semaines avant ma visite, il fut pris d'une violente céphalalgie qui cessa à l'apparition d'une surabondance de l'écoulement. Il ne se présenta rien d'extraordinaire, jusque dix jours avant que je le visse (à part un état d'insomnie la nuit), quand tout à coup il éprouva une violente douleur de tête que les remèdes ordinaires furent impuissants à soulager ; puis peu à peu cette douleur s'étendit en arrière du cou et jusqu'au niveau de la sixième vertèbre dorsale. Vers la même époque survint une paralysie du nerf facial droit. Durant plusieurs jours il eut un accès continuel de frisson vers deux heures de l'après-midi. Le soir du 28, jour de ma visite, il éprouva une grande douleur à la nuque ; il était très-agité, surtout de fois à autres, mais il parlait très-raisonnablement ; le nerf facial droit était paralysé ; il louchait ; le pouls était à 85. Le méat externe était à peu près rempli par un polype ; l'écoulement était abondant et très-fétide.

Traitement. —Appliquer un large vésicatoire à la nuque ; seringuer souvent l'oreille à l'eau chaude ; et comme le malade était très-sensible à l'action du mercure, on donna toutes les deux heures 0gr,015 de poudre grise avec 0gr,015 d'extrait de jusquiame.

29 mars, 9 heures du soir. Le mercure a déjà déterminé une grande sensibilité des gencives. Les symptômes se sont aggravés d'une manière sensible ; la douleur de la nuque a été très-violente ce matin ; le malade continue de loucher et voit double. A trois heures du soir, il est devenu insensible, mais a été réveillé par un grand bruit et a parlé raisonnablement pendant une minute ou deux, puis il est retombé dans un état d'incohérence. Pouls comme hier, respiration oppressée et faible ; face et tête congestionnées et bleues ; écoulement de l'oreille abondant et fétide. Application de sangsues au-dessous du pavillon.

30 mars. A été légèrement soulagé par les sangsues, puis a empiré rapidement. Hémiplégie à droite, respiration stertoreuse, face livide. L'insensibilité arrive graduellement ; mort à six heures du soir.

Autopsie, douze heures après la mort. — A l'exception d'une grande quantité de liquide couleur chocolat, dans les ventricules latéraux, le cerveau est sain, ainsi que le cervelet. La surface arachnoïdale de la dure-mère, au niveau des parties supérieure et mastoïdienne du rocher, est normale : mais en la détachant de l'os, au niveau de deux petites portions des surfaces osseuses en question on la trouve ramollie, et ces portions ramollies recouvrent des ouvertures de l'os altéré. L'apparence morbide est toutefois si légère qu'il est bien manifeste que l'affection auriculaire n'a pénétré dans la cavité crânienne par ni l'un ni l'autre de ces points. En enlevant le cerveau, on constate avec évidence une altération étendue de sa base. Le pus s'étend sous l'arachnoïde depuis les racines des bulbes olfactifs en avant jusqu'à la moelle allongée en arrière. En certains points, ce pus est de couleur foncée ; sur d'autres, comme au pont de Varole, l'arachnoïde est ulcérée. Le siége principal du mal occupe le côté droit du pont de Varole, dont la surface est ulcérée dans la profondeur de $0^m,002$ à $0^m,003$, sur une étendue grande comme une pièce de six pence ($0^f,60$). Tous les nerfs, à leurs origines, baignent dans le pus, et la substance des nerfs facial et auditif du côté droit est tellement molle qu'elle se distingue à peine de la matière purulente. En examinant le rocher, on trouve au voisinage de l'orifice du conduit auditif interne la dure-mère ramollie et détachée de l'os dénudé. Les portions des nerfs auditif et facial qui occupent le conduit auditif sont aussi en état de suppuration. On enlève la totalité du rocher pour en faire une dissection minutieuse, et voici la condition des parties. Le méat externe contient deux polypes, dont l'un du volume d'un petit pois s'attache par une base élargie, vers le milieu de la paroi postérieure du conduit; l'autre plus petit, d'environ le volume d'un pepin de raisin, adhère aussi au conduit auditif, près du premier. Le méat membraneux ayant été séparé de l'os, on trouve dans ce dernier un orifice de $0^m,004$ à $0^m,006$ de diamètre, établissant une communication entre le méat et les cellules mastoïdiennes ; toutefois, comme il n'existait point de perforation du méat membraneux, l'écoulement de l'oreille ne venait point des cellules mastoïdiennes, mais seulement de la surface du conduit auditif. La M. T. est entière, mais tout à fait blanche et très-hypertrophiée. La caisse contient beaucoup de pus fétide, et sa membrane fibro-muqueuse de revêtement est ulcérée en plusieurs points. Dans la cavité, se trouvent aussi deux portions d'os cariés, l'une se projetant vers la cavité du cerveau et en contact avec la surface externe de la dure-mère ; l'autre tournée du côté de la cavité cérébelleuse et également en contact avec la dure-mère qui, comme il a été dit plus haut, se trouve au niveau de ces points, épaisse et ramollie. Les osselets sont présents, l'étrier adhère avec sa fermeté ordinaire au pourtour de la fenêtre ovale. L'ouverture de la cavité du vestibule montre cette cavité remplie d'un pus de couleur foncée et fétide ; les canaux semi-circulaires sont eux-mêmes remplis d'une matière semblable, et la paroi osseuse du canal supérieur est cariée en deux ou trois endroits. Cette matière purulente s'étend du vestibule et du limaçon au conduit auditif interne. L'examen attentif du canal semi-circulaire externe fait découvrir au point où il bombe dans la cavité tympanique une petite ouverture de carie, pouvant donner passage à une tête de petite épingle ; elle contient un pus fétide, et c'est la seule voie par laquelle la maladie ait pu se transmettre de la caisse au vestibule.

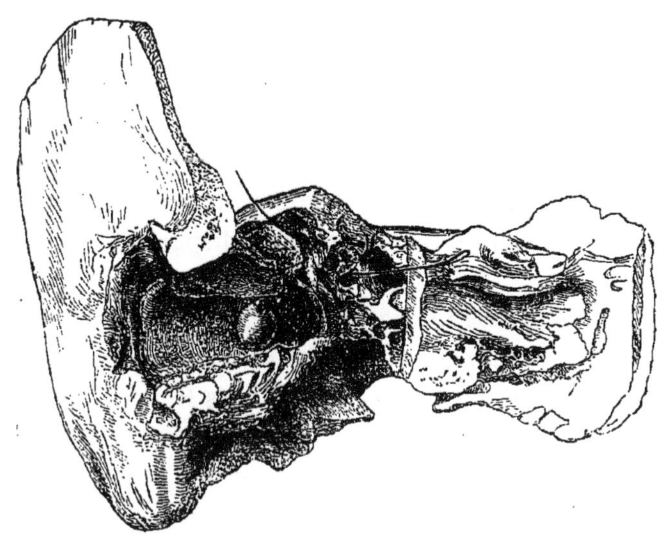

Fig. 97. — Carie du canal semi-circulaire externe. Une soie de sanglier, passée à travers l'orifice de ce canal, montre la communication existant entre le vestibule et la cavité tympanique ; la paroi supérieure de la caisse a été enlevée.

J'ai décrit ce cas comme représentant une affection originaire de la cavité tympanique et s'étendant de là au vestibule en dedans et au méat externe en dehors. J'ai plusieurs raisons de croire que la maladie a débuté dans la caisse. En premier lieu, il est très-rare que la suppuration prenne naissance dans le labyrinthe, et je ne me rappelle point avoir jamais rencontré un cas de ce genre ; eût-elle, dans notre exemple, débuté dans le labyrinthe qu'elle aurait bien probablement amené la mort, avant d'atteindre le tympan. En second lieu, la caisse, comme nous l'avons dit, est un siége fréquent de maladie ; et la présence de portions d'os nécrosé non détachées indique une affection chronique.

Voici quelles paraissent avoir été la nature et la marche de la maladie : — Au début, il s'agissait probablement d'un catarrhe de la membrane muqueuse ; la quantité des produits de sécrétion fut trop considérable pour pouvoir s'échapper complétement par la trompe ; la M. T. en éprouva une certaine pression, mais, au lieu de s'ulcérer et de laisser les mucosités s'échapper au dehors, elle s'hypertrophia et devint très-rigide ; la matière sécrétée, ainsi confinée dans la caisse, détermina la carie de l'os et envahit le labyrinthe. On ne saurait douter, selon moi, que si la M. T. se fût détruite en partie et qu'elle eût ainsi ouvert une issue facile aux produits de sécrétion, la maladie osseuse n'eût été évitée et la vie du patient sauvée de la sorte.

Grâce à la bienveillance de feu M. Avery, j'ai eu une autre occasion d'examiner après la mort une oreille dont je pus faire une dissection minutieuse, dans un second cas de maladie s'étendant de la caisse au labyrinthe. Ici la voie de communication se fit par la fenêtre ovale, qui resta ouverte après la disparition de l'étrier par l'ulcération.

Ulcération de la muqueuse tympanique ; extension de la maladie au labyrinthe par l'intermédiaire de la fenêtre ovale. — James Warner Smith, 17 ans, marin, fut admis à Charing Cross Hospital le 14 janvier 1846.

Historique. — A l'âge de 5 ans, à la suite d'une rougeole, il eut un écoulement abondant de l'oreille gauche, dont il n'a jamais depuis été parfaitement débarrassé, bien que parfois la quantité en fût très-modérée. Il jouissait ordinairement d'une bonne santé. Il y a trois mois, se trouvant au large du cap de Bonne-Espérance, il était dans la mâture par un coup de vent, lorsqu'il perdit son chapeau. Il survint une grande douleur d'oreille à la suite de cet accident, et la quantité de l'écoulement augmenta. Ces attaques d'otalgie se renouvelèrent souvent depuis et parfois l'écoulement était sanguinolent. Lorsqu'il débarqua, il prit légèrement froid et éprouva dans la tête et l'oreille une douleur très-violente. Il alla alors consulter un chirurgien qui lui prescrivit des injections, des gouttes et des pommades ; mais, n'éprouvant aucun soulagement, il s'adressa à l'hôpital de Charing Cross. Au moment de son admission, il se plaignait d'une douleur continuelle dans l'oreille gauche et dans tout le côté correspondant de la tête, remontant jusqu'au vertex et s'accompagnant aussi d'une certaine souffrance du côté droit. Les muscles du côté droit de la face s'agitaient constamment de mouvements convulsifs, la bouche était aussi tirée continuellement de ce côté. On observa encore une certaine intolérance de la lumière. De l'oreille gauche s'écoulait un produit abondant et fétide ; mais il n'y avait point de sensibilité à l'apophyse mastoïde.

16 janvier. A eu la nuit un paroxysme de violente douleur ; ce matin il est mieux, les contractions musculaires ont cessé, excepté à la paupière droite. Calomel et opium.

22 janvier. Beaucoup mieux ; dort bien ; douleur moindre.

24 janvier. La douleur est revenue aussi violente que jamais.

27 janvier. Délire durant toute la journée.

28 janvier. Le délire continue ; se plaint de douleurs intenses des deux côtés de la tête ; otorrhée abondante ; tête tirée en arrière.

30 janvier. Le délire a disparu, mais le malade est extrêmement assoupi et il est très-difficile de le réveiller ; mouvements et sensibilité des membres, intacts.

Les pupilles agissent convenablement.

1er février. Plus d'assoupissement; point de délire ; le malade a passé une bonne nuit, mais il éprouve encore une violente douleur dans l'oreille et sur les yeux. Il resta ainsi jusqu'au cinq, puis s'affaiblit graduellement, sans coma et sans symptômes cérébraux de caractère marqué. La rétraction de la tête dura jusqu'à la fin. Il mourut en pleine connaissance.

Autopsie trente-six heures après la mort. — En enlevant la dure mère on observe que la surface de l'arachnoïde est remarquablement sèche ; les vaisseaux de la pie-mère sur la surface convexe des hémisphères sont plus injectés qu'à l'ordinaire ; il existe deux ou trois petites taches jaunes au-dessous de l'arachnoïde. Les ventricules latéraux contiennent chacun au moins 90 grammes de liquide clair ; dans la partie postérieure du ventricule droit, et dans le diverticulum inférieur du gauche, se rencontrent deux taches de lymphe jaune brillante, du diamètre d'une half-a-crown (pièce de

3 fr.), qui sont recouvertes d'un liquide purulent de consistance crémeuse. Le troisième ventricule contient un caillot sanguin de couleur foncée, du volume d'une petite noix, qui peut être suivie dans le quatrième ventricule, où l'on trouve aussi un petit coagulum. La commissure molle est rompue. Autour de la partie inférieure du chiasma des nerfs optiques et sur le pont de Varole, les pédoncules cérébraux, la moelle allongée et la partie supérieure de la moelle épinière, s'étale une couche de pus et de lymphe d'un jaune pur, d'environ 0m,012 d'épaisseur; cette couche embrasse les nerfs de la base du crâne dans leur passage à travers les divers orifices. Les parties en contact immédiat avec cette couche sont très-ramollies. Sous la pie-mère, à l'endroit où le lobe antérieur droit repose sur la lame orbitaire de l'os frontal, existe une tache de sang épanché du diamètre d'une pièce de 1 franc. La dure-mère recouvrant les deux rochers est saine, et l'os ne présente extérieurement aucune apparence morbide. L'examen de la cavité de l'oreille montre la M. T. détruite par l'ulcération ; tous les osselets ont disparu. La caisse est remplie d'un produit de sécrétion très-fétide ; la membrane qui la tapisse est ulcérée. La fenêtre ovale est ouverte et dans la cavité vestibulaire se trouve une matière semblable à celle du tympan. Le labyrinthe membraneux a été détruit en totalité. Le nerf auditif est tuméfié et de couleur livide sombre, la maladie l'ayant évidemment atteint par l'intermédiaire du plancher cribriforme du conduit auditif interne, pour s'étendre de là à la base du cerveau.

On remarquera que dans ce cas, il ne paraissait y avoir aucun obstacle à la libre sortie de la matière, à part l'accumulation des masses épaissies de ce produit dans la cavité du tympan. Il se pourrait très-bien que dans les cas d'ulcération de la muqueuse tympanique et de perte de l'étrier, l'épaisse sécrétion contenue dans la caisse suffise parfaitement à déterminer l'extension de la maladie à l'intérieur. Le cas offre aussi un autre exemple de la nécessité, dans ces conditions, de laver fréquemment la cavité tympanique avec de l'eau chaude. Il est d'ailleurs impossible de douter qu'avant la disparition de l'étrier la maladie ne puisse envahir le vestibule en dehors de l'action de la matière enfermée dans le tympan.

Outre les deux cas précédents, j'en ai rencontré deux autres ; or, comme ces quatre observations sont les seuls exemples de cette forme morbide particulière que j'aie trouvés dans les annales de la science, je donnerai brièvement les particularités des deux derniers.

Le premier s'est présenté dans la pratique de M. Streeter, qui a fait part de l'observation à la société médicale de Westminster le 13 janvier 1844.

Maladie s'étendant de la cavité tympanique au labyrinthe, et de là à la moelle allongée et à la base du cerveau. — La malade était une lady, de 42 ans, sourde de l'oreille droite, depuis l'âge de 7 ans, sans qu'on connût la cause de cette infirmité. Deux ou trois mois avant de mourir, elle fut affectée d'un violent mal de tête, pour lequel on mit un vésicatoire à la nuque. On ne commença toutefois à s'alarmer que le 17 décembre, époque où l'intensité de la douleur s'exaspéra jusqu'à la fureur, déterminant presque le délire. Le nerf facial droit se paralysa; il survint aussi une violente douleur au bas de l'épine que l'on attribua à une chute faite par la malade en descendant de son lit. Le pouls n'autorisait pas à retirer beaucoup de sang, néanmoins on posa deux ou trois sangsues derrière l'oreille affectée; on appliqua sur la face un large cataplasme, l'oreille fut doucement seringuée à l'eau chaude, et l'on donna des purgatifs salins. Le 18, elle dormit un peu la nuit, mais elle se plaignait d'une douleur de dos à peine supportable. Les règles se montrèrent alors, et la cause de la douleur resta obscure. Elle avait toute sa connaissance; les pupilles agissaient, mais du côté affecté la cornée avait commencé de s'ulcérer. Il y avait un léger écoulement de l'oreille droite, l'autre côté était devenu un peu sourd. On crut voir un orifice dans la M. T. Calomel et opium.

19 décembre. Elle dormait mieux et alla un peu mieux jusque vers 5 ou 6 heures du soir le 21, quand tout à coup elle tomba dans le coma et resta ainsi jusqu'au lendemain matin, où elle mourut.

Autopsie. — En examinant le cerveau, on trouva un léger épanchement sous-arachnoïdien; la surface était vascularisée; il y avait aussi une légère augmentation de vascularité à l'intérieur; mais pas d'épanchement dans les ventricules. Un abcès fut découvert dans le tympan et le labyrinthe et, à ce niveau, il y en avait un second, environ du volume d'un gros pois, dans l'arachnoïde et la pie-mère condensées, occupant la fossette (sus-olivaire) où les nerfs facial et auditif prennent naissance, à partir du point de jonction de la moelle allongée avec le pont de Varole et le cervelet. Il y avait un épanchement purulent au-dessous de l'arachnoïde et de la pie-mère recouvrant le côté droit de la portion supérieure de la moelle allongée et la partie avoisinante du lobe droit du cervelet, dans l'étendue d'environ 0^{m},025 carrés; mais on n'observa ni ramollissement ni aucune lésion apparente du tissu cérébral situé au-dessous.

La condition exacte de la cavité tympanique et du labyrinthe n'est pas détaillée dans les notes ci-dessus de M. Streeter; mais on ne saurait douter que la maladie (bien probablement l'ulcération de la membrane muqueuse) ne se soit propagée du tympan au vestibule, soit par la fenêtre ronde, soit par la fenêtre ovale, ou par un orifice de la paroi osseuse du labyrinthe. L'auteur n'a pas noté non plus l'état des portions dure et molle de Willis; mais si l'on juge d'après les observations d'autres cas analogues à celui-ci, ces nerfs avaient dû subir quelque altération morbide qui avait transmis la maladie à la base du cerveau.

Le dernier cas est extrait de l'ouvrage de M. Itard (1), le voici : un homme, âgé de 22 ans, se plaignait, cinq semaines avant de mourir, d'un mal de dent; des symptômes fébriles apparurent ensuite. Le douzième jour après l'attaque, un écoulement se fit par l'oreille gauche, et des symptômes d'irritation cérébrale augmentèrent jusqu'à la mort.

Autopsie. — La surface convexe et la substance du cerveau contiennent un certain nombre de petits dépôts purulents. Le cervelet est affecté de la même manière, mais à un moindre degré. Les nerfs auditif et facial étaient en suppuration et presque complétement détruits; on trouva aussi du pus dans le conduit auditif interne, le vestibule, le limaçon, les canaux semi-circulaires et dans la cavité tympanique.

Le *traitement* à suivre dans ces cas est semblable à celui que nous avons recommandé pour les cas de maladie de la caisse et des cellules mastoïdiennes.

(1) *Traité des maladies de l'oreille*, 1821, t. I, p. 254, obs. XXII.

CHAPITRE XVI

Affection maligne de l'oreille.

Origine dans la membrane muqueuse du tympan. — Destruction du rocher. — Prise quelquefois pour un polype. — Il faut éviter les opérations. — Extension au cerveau et à la dure-mère. — Traitement.

Les cas d'affection maligne, s'étendant de l'oreille au cerveau, paraissent se montrer rarement. Autant que j'en puis juger d'après mon expérience personnelle et les observations publiées, il semble fort probable que la partie de l'oreille dans laquelle cette affection prend ordinairement naissance, est la membrane muqueuse qui tapisse la cavité du tympan. Lorsque la production morbide a détruit la M. T., elle s'avance à travers le méat externe jusqu'à l'orifice extérieur, où elle se montre sous forme d'une petite tumeur, que l'on a quelquefois confondue avec un polype et dont l'extraction a déterminé une hémorrhagie et une aggravation des symptômes. En même temps que la maladie progresse en dehors, elle envahit aussi tout l'ensemble des parties environnant l'organe de l'ouïe. Les parois osseuses du méat externe et de la cavité tympanique sont complément détruites ; la partie externe et même la totalité du rocher, se convertissent en une masse morbide ; la partie inférieure de la portion squammeuse du temporal disparaît aussi, et la tumeur pénètre dans la cavité crânienne, et détruit la vie, soit en comprimant le cerveau ou ses vaisseaux sanguins, soit en englobant dans la maladie la masse encéphalique elle-même.

Cette affection maligne est tantôt de la nature du fungus hématode, tantôt elle a les caractères de l'encéphaloïde. On la rencontre à des périodes variées de l'existence; les âges des trois malades dont nous allons rapporter les observations étaient respectivement trois, dix-huit et trente-cinq ans; la marche est généralement très-rapide et forme un contraste frappant avec les cas d'affection chronique de l'oreille s'étendant au cerveau, sur lesquels nous avons jusqu'ici appelé l'attention.

Sophie W., 35 ans, non mariée, fut admise dans mon service à S. Mary's Hospital, le 14 juillet 1854. Voici l'historique, raconté par elle-même: il y a un an, à la suite d'un gros rhume, l'oreille droite devint tout à coup douloureuse, sans que la souffrance fût très-considérable. Depuis lors la douleur s'est exaltée graduellement en s'accompagnant d'une tuméfaction du côté droit de la face. Il y a six mois, on enleva du conduit auditif une excroissance rouge, que le chirurgien considérait comme un polype; à partir de l'opération elle a eu de fois à autres des hémorrhagies auriculaires abondantes. Dernièrement la douleur a pris beaucoup d'intensité et s'est étendue au côté droit de la tête et de la face; une petite tumeur arrondie est aussi apparue à l'orifice de l'oreille. L'examen montre l'oreille externe beaucoup plus rouge qu'à l'état normal et quelque peu hypertrophiée; l'orifice du méat est obstrué par une tumeur rouge, environ de la grosseur d'une amande; en appuyant sur un côté de cette tumeur on fait sourdre du méat une petite quantité de liquide sanieux. Les téguments, dans un espace de $0^m,037$ de rayon autour du pavillon étaient rouges, mous et quelque peu soulevés au-dessus des parties environnantes par une tumeur située au-dessous. Paralysie complète du nerf facial; élancements et picotements fort douloureux dans la région de la tumeur, et s'étendant parfois au cerveau.

Traitement. — Appliquer de temps en temps une ou deux sangsues dans la région auriculaire, pour calmer la douleur en diminuant la congestion; donner fréquemment de petites doses de morphine; soutenir l'état général; seringuer souvent le méat à l'eau chaude et appliquer des émollients sur la tumeur. Toutefois cette médication n'amena qu'une amélioration très-fugitive des symptômes; la douleur tout en cédant parfois revenait souvent avec des redoublements de violence. Cependant elle pouvait encore se promener dans la salle, et peu de jours avant sa mort elle exprimait le désir de quitter l'hôpital pour aller voir sa famille à la campagne. Le 23 octobre elle ne souffrait pas plus qu'à l'ordinaire de la face et de la tête, mais le 24 et le 25 apparurent des symptômes de violente congestion cérébrale, elle divaguait beaucoup, et il était évident que sa tête devait la faire souffrir considérablement. Les symptômes de congestion augmentèrent graduellement et la mort arriva le 28 octobre.

Autopsie. — Les téguments de l'oreille externe et ceux recouvrant la tumeur sont rouges et tuméfiés. Le pavillon et les téguments détachés de la tumeur, on découvre une masse considérable, s'étendant de la partie postérieure de l'apophyse mastoïde en arrière, au corps de l'os malaire, en avant; et de haut en bas, de $0^m,012$ au-dessous de la suture squammeuse à l'angle de la mâchoire inférieure. La tumeur adhérait intimement aux téguments et était de couleur blanc-rougeâtre. Elle offrait divers degrés de consistance; ainsi en avant, la partie entourant la branche ascendante du maxillaire inférieur est très-dure et aussi ferme que le pancréas, tandis que, postérieurement, elle est plus molle; plus profondément du côté de l'apophyse styloïde, il se trouve une grande quantité de liquide blanc crémeux. En avant et en arrière du conduit auditif externe, la tumeur contenait de petites pointes osseuses. L'apophyse mastoïde est englobée dans la masse morbide et se trouve réduite à quelques masses osseuses détachées, au centre d'une portion de la tumeur. Le méat osseux a complétement disparu, et c'est à peine si l'on peut distinguer le méat membraneux, tellement ses parois se confondent dans la masse morbide. Les seuls vestiges de la cavité tympanique se réduisent à quelques portions de la membrane muqueuse, ayant une teinte livide foncée, avec des vaisseaux sanguins distendus et donnant attache à de petites excroissances rouges. Aucune trace de la cavité osseuse. La totalité de la portion écailleuse du temporal, à partir de $0^m,025$ au-dessous de la suture squammeuse, ainsi que la totalité de la partie extérieure du rocher ont été détruites, de telle sorte que le sommet du rocher n'a plus de connexion avec la partie écailleuse. La tumeur s'avance en dedans jusqu'aux cavités cérébrale et cérébelleuse, à travers l'ouverture déterminée par la destruction de la portion squammeuse et du rocher. Dans la fosse cérébrale moyenne, se trouve une tumeur blanc-rougeâtre, environ du volume d'une petite poire et composée de deux portions situées l'une au-dessous, l'autre au-dessus de la dure-mère. La masse inférieure se continue directement avec la tumeur externe, tandis que la portion considérable située au-dessus de la dure-mère semble être une excroissance de la surface libre de cette membrane, indépendante et n'ayant de connexion avec la masse principale de la tumeur que par des vaisseaux sanguins. La partie supérieure de cette portion de la tumeur adhère à la surface inférieure du lobe cérébral moyen du côté gauche, qui est ramolli dans une profondeur de $0^{m},012$. La partie de la masse morbide postérieure au rocher et située au-dessous de la tente du cervelet est un peu plus petite et moins saillante que celle que nous venons de décrire dans la fosse cérébrale moyenne, est confinée tout entière à la surface intérieure de la dure-mère et a dû arrêter à peu près complétement la circulation du sinus latéral. Tout l'ensemble des veines et des sinus cérébraux se trouve distendu considérablement par un sang de couleur foncée, mais aucune apparence morbide dans la substance cérébrale à part la portion ramollie du lobe inférieur.

L'examen microscopique de la tumeur montre les portions plus dures composées de fibres très-délicates et de cellules nucléées, tandis que les parties plus molles et le liquide crémeux se composent presque entièrement de cellules nucléées circulaires, fusiformes et angulaires.

On a, je crois, tout lieu de croire que, dans ce cas, la maladie a pris naissance dans la cavité tympanique. On a dû remarquer que le siége primitif de la douleur était l'oreille. Puis apparut une excroissance du méat, ressemblant à un polype, puis la paralysie du nerf facial. De ce centre, le mal paraît avoir rayonné dans toutes les directions, détruisant tous les tissus qu'il rencontrait. Sur la pièce, on constate l'absence d'une large portion de la paroi osseuse du crâne, de telle sorte qu'une pression exercée sur la tumeur pendant la vie devait déterminer une compression du contenu de la cavité cérébrale. Malheureusement dans ces cas on n'a que bien peu de ressources même pour adoucir les souffrances du malade. Une déplétion locale, à l'aide de sangsues appliquées au voisinage de la tumeur, des fomentations chaudes, des opiacés à l'intérieur, voilà à peu près les seuls moyens capables de rendre quelque service. Il est néanmoins de la plus grande importance d'être à même de déterminer la nature de la maladie lorsqu'on la rencontre, afin de pouvoir au moins éviter les mesures qui ne feraient qu'aggraver le mal et de ne tenter aucune opération.

Dans le cas en question, il se pourrait que l'extirpation de la tumeur prise pour un polype ait produit un dommage réel, en activant la marche du mal. Les médecins attentifs distingueront sans difficulté un polype ordinaire se développant sur les parois du méat, d'une portion de tumeur semblable à celle de l'observation précédente. Le polype est lisse et globulaire et n'a pas de revêtement épidermique; il ne présente pas non plus la surface ulcérée que l'on rencontre parfois sur une tumeur encéphaloïde qui sécrète. D'autre part, dans les cas de polype développé dans le méat externe, il est très-rare d'observer la tuméfaction de l'oreille et des téguments que l'on constate dans les affections malignes. L'observation que j'ai déjà faite si souvent, peut encore se répéter ici, à savoir que comme les productions polypoïdes sont si fréquemment symptomatiques d'une irritation de la cavité tympanique et coexistent quelquefois avec une altération osseuse, il faut toujours apporter beaucoup de prudence avant de procéder à l'extirpation. Que le lecteur veuille bien se reporter à un cas fort intéressant de tumeur maligne de l'oreille publié par M. Wilde, page 206 de son traité de *Aural Surgery*, et il verra que lui aussi insiste avec force sur la nécessité de la prudence « lorsqu'il s'agit « de toucher aux productions morbides de longue durée, sans « connaître parfaitement leur nature et le lieu d'où elles proviennent. » La cause de la mort chez le malade dont nous venons de rapporter l'observation paraît avoir été la congestion cérébrale produite par la pression de la tumeur sur la substance du cerveau, aussi bien que sur le sinus latéral.

La seconde préparation que nous allons décrire, comme exemple des effets d'une tumeur maligne de l'oreille s'étendant au cerveau, a été présentée à la Société pathologique de Londres en 1850, par M. Cooper Forster, à qui je suis redevable de la pièce. En voici les détails tirés des *Transactions of the Pathological Society*.

« Un garçon scrofuleux, âgé de 19 ans, avait été renversé par « un cab 19 mois avant de mourir; le coup avait porté sur le côté « droit de la tête. Peu après, il devint sourd de l'oreille droite et « éprouva une douleur considérable dans cet organe; la région « enfla légèrement et devint extrêmement sensible, spécialement

« sur l'apophyse mastoïde. La tuméfaction n'augmenta point, « mais la douleur de tête prit une intensité extrême, et il apparut « une paralysie du nerf facial. La situation ne se modifia guère jus- « qu'à ces six derniers mois, lorsqu'à la suite d'un autre coup au « même endroit, la maladie sembla redoubler d'activité ; le côté « de la tête, à partir du haut de la crête temporale jusqu'à $0^m,05$ « au-dessous du pavillon, se tuméfia énormément et devint très- « sensible ; l'oreille externe paraissait comme repoussée en de- « hors. Les aliments solides s'avalaient difficilement, et le malade « ne pouvait parler.

« Deux mois environ avant la mort, la tumeur commença à « devenir fongueuse et à s'ulcérer ; de temps en temps apparais- « saient des hémorrhagies abondantes, l'ulcération marcha très- « rapidement et mit à nu le pharynx. En dernier lieu, l'action « destructive s'étendit au point de former une large ouverture au- « tour de l'oreille qui isolait complétement cet organe. Il ne se « montra aucun symptôme cérébral. Les hémorrhagies abondantes « et l'écoulement continuel de pus finirent par emporter le malade.

« *Autopsie.* — Le cerveau parut complétement normal, excepté « à la partie inférieure de l'hémisphère droit qui était pulpeuse et « très-ramollie. Le ramollissement tenait, sans aucun doute, à la « pression de bas en haut, d'une masse dure, d'apparence scrofu- « leuse, attachée au rocher, par l'intermédiaire de la dure-mère « d'où elle semblait provenir. La masse pressait sur l'os situé au- « dessous et paraissait disposée à se frayer une voie par en bas, « à travers le temporal, au point de jonction de la portion écail- « leuse avec le rocher, ce dernier se trouvant résorbé en grande « partie. Du tissu osseux de nouvelle formation s'était produit « au côté interne et toute la partie extérieure était occupée par « une masse ulcérée et de l'os carié (comme on le voit fig. 98), « les parties environnantes étant très-hypertrophiées ; impossible « de trouver la moindre trace du méat, ni des cellules mastoï- « diennes ; le sinus latéral était rempli par un coagulum. »

L'historique du cas que nous venons de citer et l'examen de la pièce ne me permettent nullement de douter de la nature maligne de l'affection, qui était très-probablement une tumeur encéphaloïde et avait dû débuter dans la cavité tympanique. On aura remarqué que les symptômes primitifs indiquaient une maladie de l'oreille, aussi bien par la douleur que le malade y éprouvait que par la présence de la surdité. Que l'on examine soigneusement la préparation, et l'on verra que la destruction la plus étendue et les altérations pathologiques les plus prononcées se trouvent

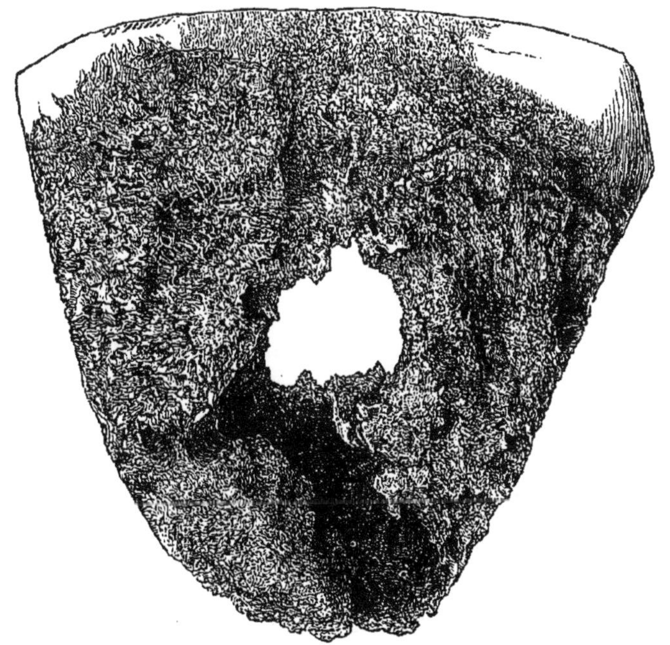

Fig. 98.

autour de la caisse du tympan, d'où le mal semble s'être avancé en bas vers le pharynx, en haut à la surface extérieure de la portion écailleuse et enfin en dedans et en haut dans la cavité crânienne. L'orifice de communication entre les altérations extérieures et celles du dedans est cependant très-petit en comparaison de l'étendue extérieure du mal et la surface interne de l'os est beaucoup moins affectée que la surface externe. Quant à la nature maligne de l'affection, n'est-elle pas démontrée par les hémorrhagies et le caractère fongueux de la production molle et l'état particulier d'expansion de l'os parsemé de pointes.

La troisième observation a été publiée dans le IIe volume de *the Edinburgh medical and surgical journal*, par M. Wishart, qui dit avoir eu affaire dans ce cas à un fungus hématode. Le malade était un enfant de trois ans chez qui, après de violentes souffrances de l'oreille, suivies d'otorrhée, une tumeur apparut autour du pavillon; cette tumeur s'ulcéra rapidement et produisit une quantité abondante d'une matière sanguinolente fétide ; il y eut aussi des hémorrhagies répétées. La mort arriva quinze semaines après l'apparition du mal. L'examen *post mortem* montra une tumeur aussi volumineuse qu'une tête d'enfant; en dehors elle avait entraîné la destruction du condyle de la mâchoire inférieure; l'arcade zygomatique n'existait plus. En dedans, la tumeur avait emporté la totalité du rocher et s'étendait en haut, à travers un large orifice de la portion écailleuse, de manière à former une dépression sur le lobe moyen du cerveau, qui était sain d'ailleurs à tous les autres points de vue.

Je puis encore donner brièvement les particularités d'un cas de maladie du rocher, se rapportant à notre sujet, et qui s'est présenté dans la pratique de M. Part, de Camden-Town, à qui je suis redevable de la préparation. Le malade, clergyman, de 35 ans, eut pendant cinq ans un écoulement de l'oreille droite, s'accompagnant parfois d'otalgie. Une année avant sa mort, un abcès lui perçait derrière l'oreille et suppurait de fois à autres. Quinze jours environ avant de mourir, il éprouva de violents maux de tête avec vomissements et eut une paralysie du nerf facial. Aucun traitement ne put le soulager, et les symptômes cérébraux allèrent en augmentant jusqu'au décès. L'examen *post mortem* montra une cavité en avant de l'oreille et une autre au-dessous des muscles temporaux; toutes les deux contenaient une substance molle caséeuse. La totalité du rocher, une portion de l'apophyse basilaire de l'occipital et du sphénoïde, avaient dégénéré en une masse également caséeuse. L'os malaire était détruit, et l'apophyse mastoïde se trouvait aussi envahie. Les ventricules contenaient 90 grammes de sérosité sanguinolente; l'arachnoïde était fortement injectée; entre cette membrane et la pie-mère s'étalait une couche de pus très-jaune, s'étendant à la base du cerveau. Le lobe cérébral moyen contenait un abcès renfermant plus de 30 grammes d'un pus verdâtre très-fétide; un deuxième abcès existait au centre du lobe postérieur. Examinons la pièce : comme dans le cas précédent, nous remarquerons une large ouverture de la portion écailleuse du temporal; le rocher et l'apophyse mastoïde sont entièrement convertis en une matière d'apparence caséeuse. L'examen microscopique montre cette substance composée de cellules, de formes variées, dont un petit nombre seulement renferment des noyaux distincts ; une matière granuleuse se trouve aussi interposée entre les cellules. On peut considérer ce cas comme une dégénérescence du rocher, ayant pris naissance dans la cavité tympanique.

L'ulcération marche parfois très-rapidement, s'étendant à l'os, qui se détruit bientôt. Quelquefois la plus grande partie de la portion squammeuse disparaît. Un cas de ce genre a été publié par le docteur Russell, de Birmingham, dans *the Association journal*, n° du 31 mars 1852 ; en voici les particularités essentielles :

Mrs. P., 66 ans, fut prise, environ neuf mois avant de mourir, de douleur de l'oreille droite, avec gonflement de cet organe. Quinze jours après, elle s'y heurta contre un crochet; la tumeur s'ouvrit, et suppura. L'écoulement et la douleur persistèrent, il en résulta une paralysie du nerf facial, en même temps que la faculté auditive disparaissait. Lorsque la vit le docteur Russell, il existait une violente douleur d'oreille ; il survint ensuite de la manie, du coma, puis la mort. Aucun antécédent d'affection auriculaire; mais la malade avait pris l'habitude de se curer l'oreille avec une épingle pour calmer des démangeaisons. *L'autopsie* montra la destruction de toute la portion écailleuse du temporal; le mal s'était aussi étendu sur l'apophyse mastoïde et avait ouvert les cellules. Le rocher était également presque entièrement détruit. La dure-mère n'était atteinte qu'en un point, où il existait une ouverture ulcérée, du diamètre d'une crown-pièce (6 fr.). Au niveau de cet orifice, le cerveau était en état de suppuration ; les deux ventricules étaient remplis de débris du tissu cérébral mortifié. Il y avait environ deux drachmes de liquide ténu et purulent à la base du cerveau. Cette pièce que j'ai pu examiner, grâce à la bienveillance du docteur Russell, ressemblait singulièrement à celle décrite précédemment. Elles n'offraient ni l'une ni l'autre aucun vestige de la cavité tympanique, et différaient de la grande majorité des cas de maladie de la caisse par l'extension du mal en dehors et non en haut.

Le *traitement* consiste à diminuer les symptômes de congestion cérébrale, par l'application de sangsues de temps en temps et à tenter de soulager la souffrance avec de la morphine.

CHAPITRE XVIII

Sourds-muets.

Maladies produisant la surdi-mutité. — Condition des oreilles chez les sourds-muets, déterminée par l'examen pendant la vie. — État de l'oreille de sourds-muets, démontré par l'autopsie. — Manière d'examiner un enfant, soupçonné de surdi-mutité. — Traitement médical des oreilles de sourds-muets. — Degré d'ouïe possédé par les enfants considérés habituellement comme sourds-muets. — Éducation des sourds-muets. — Observations.

Le nombre des enfants sourds-muets que j'ai examinés et qui ont fourni les faits contenus dans ce chapitre se monte à 411. Sur ce nombre, 313 étaient des cas congénitaux, 98 étaient consécutifs à différentes maladies postérieures à la naissance.

I. Maladies produisant la surdi-mutité.

A l'égard des causes productrices de la surdi-mutité congénitale, il me serait impossible d'offrir une opinion bien positive ; mais les résultats d'autopsies, tels qu'ils sont détaillés dans une partie ultérieure de ce chapitre, montrent que l'appareil nerveux est très-souvent affecté. Si l'on veut bien avoir égard aussi aux autres cas auxquels je ferai allusion, si l'on tient compte de l'absence de toute autre cause efficiente, aussi bien que de l'analogie qu'offrent les observations contenues dans le chapitre sur la *surdité nerveuse*, on verra qu'il n'y a rien d'exorbitant dans l'hypothèse qui attribue à un trouble primitif de l'appareil nerveux la source de la plupart des exemples de surdi-mutité.

Quant aux causes de la surdi-mutité *acquise*, on peut en donner une appréciation plus exacte. Ainsi pour les 98 cas de surdité acquise, voici quelles étaient les causes :

Fièvre scarlatine	36
Fièvre	23
Rougeole	4
Maladies diverses, telles que dentition, convulsions, hydrocéphale, une chute, des attaques, une frayeur, etc.	35
	98

II. Condition des oreilles des sourds-muets, déterminée par l'examen pendant la vie.

L'état des oreilles des sourds-muets est très-variable ; dans la majorité des cas, ces organes offrent quelque apparence anormale, bien qu'elle soit souvent fort légère. Ainsi, sur 411 malades il n'y en avait que 197 dont les oreilles fussent saines. Le tableau suivant donne la condition des oreilles offrant quelque altération.

Sur 66, la M. T. avait sa surface terne.
— 38 — était opaque.
— 12 — — plus concave qu'à l'état normal.
— 3 — — très-concave et opaque.
— 1 — — ratatinée.
— 10 — — déprimée en dedans.
— 9 — — perforée.
— 18 — — détruite par l'ulcération.
— 2, le méat était rempli de cérumen.
— 35 — — — et la M. T. opaque.
— 3 — externe formait un cul-de-sac à 0^m,012 de l'orifice.
— 1 — — contenait un polype.
— 3 la M. T. d'un côté était opaque ; celle de l'autre oreille tombait en dedans.
— 2 — — — — — était absente.
— 1 — normale ; celle de l'autre oreille était absente.
— 3 — tombait en dedans ; celle de l'autre oreille était perforée.
— 1 — normale ; le méat de l'autre oreille était rempli de cérumen.
— 1 — tombait en dedans ; celle de l'autre oreille était terne.
— 1 — était absente : le méat de l'autre oreille contenait un polype.
— 1 — était très-concave ; celle de l'autre oreille tombait en dedans.
— 1 — était naturelle ; — — était très-concave.
— 1 — était perforée ; — — était opaque.
— 1 — était très-concave ; — — était absente.

Il est intéressant d'observer la différence entre la condition des oreilles dans les cas acquis et dans les cas congénitaux.

Condition des oreilles dans les 313 cas congénitaux.

172 ou environ les trois cinquièmes offraient une apparence normale.

Dans les 172 cas de surdité absolue, voici quelle était la condition des oreilles :

	96	avaient une apparence normale.		
Sur	37	les 2 M. T. étaient ternes.		
—	20	il y avait une accumulation de cérumen et les 2 M. T. étaient ternes.		
—	12	les 2 M. T. étaient opaques.		
—	1	—	—	détruites par l'ulcération.
—	2	une M. T. était opaque, l'autre tombait en dedans.		
—	1	—	—	l'autre absente.
—	1	—	naturelle, l'autre opaque.	
—	1	—	—	l'autre absente.
—	1	—	tombait en dedans, l'autre était perforée.	
	172			

Voici la condition des oreilles dans les 141 cas congénitaux, où les malades entendaient certains bruits :

(*a*). Sur 11 qui entendaient un claquement de mains :

	7	avaient un aspect normal.
Dans	2,	chaque M. T. était opaque.
—	1,	chaque méat était distendu par du cérumen et la M. T. était opaque.
—	1,	chaque M. T. était concave.

(*b*). Sur les 44 qui entendaient un cri :

	21	paraissaient normales.		
Dans	7,	chaque M. T. était terne.		
—	4	—	—	et le méat était plein de cérumen.
—	4	—	—	opaque.
—	4	—	—	concave.
—	2	—	—	concave et opaque.
—	2	—	—	perforée.

(*c*). Sur les 39 qui entendaient une voix forte :

	24	paraissaient normales.		
Dans	7,	chaque M. T. était terne.		
—	3	—	—	et le méat rempli de cérumen.
—	3	—	—	opaque.
—	1	—	—	concave.
—	1	M. T. normale d'un côté; dans l'autre oreille, opaque, et le méat plein de cérumen.		

(*d*). Sur les 41 qui entendaient les voyelles et qui les répétaient après moi :

24 paraissaient être normales.
Dans 6, chaque M. T. était terne.
— 5 — — avec le méat rempli de cérumen.
— 1 — — concave et opaque.
— 5 — — opaque.

(*e*). Sur les 5 qui entendaient des mots et les répétaient :

2 paraissaient normales.
Dans 1, chaque M. T. était terne.
— 1 — — et le méat rempli de cérumen.
— 1, d'un côté la M. T. était opaque et concave ; dans l'autre, elle était tombée en dedans vers le promontoire.

(*f*). Le seul malade capable d'entendre et de répéter de courtes phrases avait la M. T. terne.

Condition de l'oreille dans les 98 cas de surdité acquise.

Sur la totalité, 23 seulement, ou environ 1/4, avaient une apparence naturelle ; sur les 75 cas de surdité acquise, où il n'existait plus aucune faculté auditive, 19, ou à peu près 1/4, paraissaient normales, y compris les cas où la surface de la M. T. n'était que légèrement terne ; 27 ou environ 1/3 du nombre total, avaient une apparence naturelle. — Sur les 25 cas acquis, dans lesquels il y avait un certain degré d'ouïe, 5, ou 1/5, paraissaient saines.

Fièvre scarlatine.

Sur les 36 cas de fièvre scarlatine, 2 malades seulement avaient les oreilles normales ; chez 15, chaque M. T. était absente ; chez 5, chaque M. T. était perforée ; chez 3, chaque méat formait un cul-de-sac, à environ 0m,012 de l'orifice. Il est donc évident que dans la majorité des cas de surdité provoquée par la scarlatine, il existait des effets d'une maladie très-active ; cette maladie était d'ordinaire une inflammation catarrhale de la muqueuse tympanique, se terminant par l'ulcération de cette membrane et ayant gagné le labyrinthe. Comme il est intéressant d'observer la relation entre le degré d'ouïe possédé par un malade et la condition de ses oreilles, j'ai disposé les résultats dans les formes suivantes :

(*a*). Condition des oreilles chez les 27 malades qui étaient entièrement sourds :

Chez 1, chaque oreille paraissait saine.
— 4, la surface de chaque M. T. était terne.
— 1, chaque M. T. était concave.
— 2 — — tombée en dedans.
— 3 — — perforée.
— 13 — — absente, et il y avait un catarrhe de la muqueuse tympanique.
— 3, chaque méat formait un cul-de-sac à environ 0m,012 de l'orifice.

(*b*). Condition des 9 malades qui pouvaient entendre certains bruits :

(α). Chez le seul qui entendit un claquement de mains, chaque M. T. était absente.

(β). Parmi les 5 qui entendaient une voix forte :

Chez 1, la M. T. était tombée en dedans.
— 2 — — perforée et il y avait un polype dans le méat.
— 2 — — absente dans chaque oreille.

(γ). Parmi les 2 qui prononçaient les voyelles :

Chez 1, la M. T. était terne et opaque.
— 1 — de l'oreille droite était tombée en dedans ; elle était absente à gauche.

(δ). Chez le *seul* enfant capable de prononcer des mots courts, les deux oreilles paraissaient saines

Condition des oreilles dans les 23 cas de surdité par suite de fièvre :

(*a*). Parmi les 17 malades qui n'entendaient aucun bruit :

Chez 3, les oreilles paraissaient saines.
— 2, chaque méat était distendu par du cérumen.
— 3, chaque M. T. était opaque.
— 1 — — terne.
— 1 — — blanche et ridée.
— 2 — — tombée en dedans.
— 1 — — perforée.
— 1 — — détruite par l'ulcération.
— 1, chaque méat rempli de papier, chaque M. T. tombée en dedans et rouge.
— 1, la M. T. de l'oreille droite, concave et épaisse ; celle de l'oreille gauche, perforée et tombée en dedans.
— 1, l'oreille droite contenait un polype ; à gauche, la M. T. était absente.

(*b*). Parmi les 6 qui entendaient certains bruits : 4 entendaient un cri, parmi ces quatre :

Chez 1, chaque M. T. était terne et opaque.
— 1 — — perforée ; la muqueuse de la caisse était épaissie.
— 1 — — terne.
— 1, la M. T. de l'oreille droite était perforée ; à gauche, la M. T. tombait en dedans et était ridée.

Chez le seul malade qui entendît une voix forte, chaque M. T. était opaque ; chez celui qui essayait de répéter les mots qu'on lu disait, les 2 oreilles paraissaient normales.

Condition de l'oreille dans les 4 cas de rougeole :

(*a*). Parmi les 3 qui étaient sourds :

Chez 1, chaque oreille paraissait normale.
— 1 — M. T. était blanche et épaissie.
— 1, la M. T. de l'oreille droite était terne ; à gauche, terne et tombée en dedans.

(*b*). Chez le malade qui entendait un claquement de mains, chaque M. T. était blanche et épaissie.

Condition de l'oreille dans les 35 cas de surdité produite par des maladies variées, comme la dentition, les convulsions, l'hydrocéphale, une chute, des attaques, une frayeur, etc. :

Dans 17 cas, chaque oreille paraissait normale. Dans plusieurs des autres, la M. T. était terne à la surface, opaque ou concave. Dans 3 cas, elle était tombée en dedans ; dans 2 seulement, elle était perforée ; témoignant ainsi d'une différence frappante entre les effets de ces maladies et ceux de la scarlatine, où nous avons constaté que, sur 36 cas, il y en avait 20 dans lesquels, les 2 M. T. étaient ou absentes ou perforées. Je donnerai d'abord l'état des oreilles chez les malades complétement sourds, puis la condition de ces organes chez ceux ayant divers degrés d'ouïe.

(*a*). Condition des oreilles chez les 26 malades qui étaient entièrement sourds :

Chez 14, elles paraissaient naturelles.
— 2, chaque M. T. était terne.
— 3 — — opaque.
— 4 — — concave.
— 1 — — tombée en dedans.
— 1, une oreille paraissait naturelle ; dans l'autre, la M. T. était tombée en dedans.
— 1, M. T. opaque d'un côté ; absente dans l'autre oreille.

(*b*). Dans le cas où le malade entendait le claquement des mains, les oreilles paraissaient naturelles.

(*c*). Parmi les 3 qui entendaient un cri :

Chez 1, les oreilles paraissaient normales.
— 1, chaque M. T. était opaque.
— 1, la M. T. était concave dans une oreille ; naturelle dans l'autre.

(*d*). Parmi les 4 entendant une voix forte :

Chez 1, les oreilles paraissaient normales.
— 1, chaque M. T. était opaque.
— 2, les 2 M. T. étaient déprimées en dedans.

(*e*). Chez le seul malade qui entendît les voyelles, la M. T. d'une oreille était opaque ; elle était perforée dans l'autre.

III. Condition de l'oreille chez les sourds-muets, telle que la révèlent les dissections.

Il serait bien à désirer que l'on fît des dissections minutieuses des oreilles de malades sourds et muets, après en avoir pris de bonnes observations pendant la vie, afin de pouvoir comparer l'état de l'organe avec le degré d'audition dont jouissait le malade. Malheureusement nous possédons sur ce point trop peu de données anatomo-pathologiques pour nous permettre d'en tirer quelques déductions générales concluantes relativement à la condition de l'oreille chez les sourds-muets. Je vais donner maintenant les détails de 5 dissections exécutées par moi-même et les ferai suivre d'un tableau des apparences morbides trouvées dans toutes les autres autopsies de cas semblables que j'ai pu rencontrer.

Dissection Ire.— Femme de 40 ans, sourde et par conséquent muette de naissance ; pendant les dix dernières années de sa vie, elle devint aliénée et fut enfermée dans un asile. Les deux rochers me furent envoyés immédiatement après la mort de la malade, par feu M. Crosse, de Norwich.

Oreille droite. — Méat externe, M. T. et cavité tympanique à l'état normal. *Labyrinthe :* le bras antérieur du canal semi-circulaire supérieur communiquait avec le vestibule, mais il était un peu plus volumineux qu'à l'état normal, et de forme quelque peu irrégulière. Examiné au point où il se dirige en dedans, on le voit se terminer en cul-de-sac, n'ayant atteint que la moitié de sa longueur ordinaire. La portion d'os qui se trouve dans la situation ordinairement occupée par la partie interne du canal est d'une blancheur d'ivoire et se distingue nettement de l'os environnant. La plus grande partie du canal semi-circulaire postérieur est absente, ses extrémités antérieure et postérieure présentent chacune un cul-de-sac, de $0^{m},001$ de longueur. Le canal semi-circulaire externe, le vestibule et le limaçon sont dans un état normal.

Oreille gauche. — Le canal semi-circulaire supérieur est dans un état aussi incomplet que celui de l'oreille droite.

Dissection IIe. — J. C., 50 ans, mourut de fièvre. Il était né sourd et avait été élevé comme sourd-muet.

Oreille droite. — Méat externe normal, sauf une partie des parois osseuses qui est tout à fait rugueuse. M. T. plus épaisse qu'à l'état naturel et perforée ; un petit polype rouge est attaché à sa couche dermoïde. Une bande membraneuse unit l'étrier, l'enclume et le muscle tenseur du tympan. Les canaux semi-circulaires osseux sont larges ; mais ne contiennent pas de tubes membraneux. Limaçon normal, de même que les muscles et les nerfs tympaniques.

Oreille gauche. — Les canaux semi-circulaires osseux ne contiennent point de tubes membraneux. L'un des canaux osseux est contracté au point de ne pouvoir donner passage qu'à un fil de fer fin.

Dissection IIIe. — R. B., jeune fille de 16 ans, vive et intelligente. Ses parents disaient qu'elle était née sourde ; l'enfant, au contraire, soutenait avoir entendu. Sa maîtresse pensait que c'était l'enfant qui avait raison, puisqu'elle prononçait beaucoup de mots avec les sons convenables. Aucun sourd-muet dans la famille. La dissection minutieuse des oreilles ne fait découvrir aucune anomalie dans le méat externe, ni dans la M. T. ni dans la caisse. L'étrier adhère à la fenêtre ovale avec le degré ordinaire de fermeté. Le labyrinthe membraneux est sain dans le vestibule, de même que dans les canaux semi-circulaires, excepté que, au milieu du canal semi-circulaire supérieur de l'oreille droite, il y a une quantité d'otoconie (cristaux de l'oreille) qui obstruait complétement le tube.

Un accident arrivé à l'oreille gauche empêcha de s'assurer de sa condition.

Dissection IVe. — Garçon de 15 ans, qui avait été complétement sourd depuis sa naissance ; je ne pus découvrir aucune anomalie ni dans une oreille ni dans l'autre.

Dissection V^{e}.—C'est grâce au Dr Ormerod, de Brighton, que j'eus l'occasion de faire cette dissection. Les oreilles provenaient d'une jeune femme, sourde et muette, ayant eu une double otorrhée. Elle mourut de méningite tuberculeuse.

Oreille droite. —M. T. absente, membrane muqueuse tympanique rouge et extrêmement épaisse, au point de remplir toute la cavité de la caisse et de cacher l'étrier; le tympan est distendu par du sang de couleur foncée. Le rocher est tellement dur, qu'il est difficile de le couper avec la pince incisive. Le limaçon a une apparence naturelle à l'œil nu; l'examen microscopique ne permet d'y découvrir aucune anomalie de structure, sauf sur cette portion de la lame spirale située près du vestibule. Cette portion, au lieu d'être composée d'une délicate lamelle osseuse et d'une fine membrane, dont la réunion constitue une cloison délicate entre la rampe du tympan et la rampe vestibulaire, présente une masse osseuse compacte remplissant la rampe tympanique et empêchant de voir la membrane de la fenêtre ronde, dont la surface interne est complétement recouverte. Cependant la surface externe de cette membrane se voit distinctement de la cavité tympanique et elle paraît naturelle.

Les canaux semi-circulaires contenaient plus d'otoconie qu'à l'état normal.

Oreille gauche.—M. T. absente ; muqueuse tympanique épaisse et rouge comme dans l'oreille droite. Les canaux semi-circulaires contiennent une quantité exagérée d'otoconie, surtout le postérieur qui, à sa jonction avec le segment postérieur du canal supérieur, est complétement distendu par ces cristaux dans l'étendue de 0^{m},001. La lame spirale du limaçon est de couleur rouge foncé ; épanchement de sang dans les deux rampes. La portion de la lame spirale voisine du vestibule est dans le même état que la partie correspondante de l'autre oreille.

Le tableau suivant montre la condition des oreilles de sourds-muets d'après des dissections rapportées par divers auteurs.

Tableau de l'état de l'oreille d'après 36 autopsies de sourds-muets.

MÉAT externe.	MEMBRANE du tympan.	TYMPAN.	LABYRINTHE.	NERF.	NOM de l'observateur.
Absent.	» (1)	»	»	Aussi mou que du mucus.	Itard.
Absent.	»	»	»	»	Fabricius.
Absent.	»	»	»	»	Id.
»	»	»	»	»	Itard.
»	Détruite.	Contenant des végétations de la membrane muqueuse ; osselets absents.	»	»	Id.
»	Id.	Id.	»	»	Id.
»	En partie détruite.	Contenant une matière scrofuleuse.	»	»	M. Cock.
»	Id.	»	»	»	Id.
»	Id.	»	»	»	Id.
»	»	Contenant des concrét. calcaires.	»	»	Itard.
»	»	Rempli de substance gélatineuse.	Rempli de substance gélatineuse.		Id.
»	»	Contenant un liquide jaune.	»	Plus dur qu'à l'état normal.	Rosenthal.
»	»	Ankylose de l'étrier à la fenêtre ovale.	»	»	Valsalva.
»	»	Tous les osselets manquant.	»	»	Reimarus.
»	»	»	Vestibule plein de mat. caséeuse.	»	Docteur Haighton.
»	»	»	Limaçon n'ayant qu'un tour et demi.	»	Mundini.
»	»	»	Vestibule, limaçon et canaux semi-circul. absents.	»	Meckel.
»	»	»	Canaux semi-circul. absents.	»	Murer.
»	En partie détruite.	Tous les osselets manquant.	2 des canaux semi-circulaires imparfaits.	»	M. Cock.
»	»	»	Id.	»	Id.
»	»	»	»	Atrophié.	Sylvius.
»	»	»	»	Induré.	Arneman.
»	»	»	»	Manquant.	Morgagni.
»	»	»	Fenêtre ronde fermée par du tissu osseux dans chaque oreille.	»	M. Cock.
»	»	»	Un des canaux semi-circulaires incomplet dans	»	Docteur Thurnam.

(1) Lorsque l'état de la partie n'est pas indiqué, il faut admettre qu'elle était saine.

MÉAT externe.	M. T.	TYMPAN.	LABYRINTHE.	NERF.	NOM de l'observateur.
			une oreille seule; l'autre oreille saine.		
»	»	»	Aqueduc du vestibule très-large.	»	Dalrymple
»	»	»	»	Très-dur.	Rosenthal.
»	»	»	Canaux semi-circulaires absents d'un côté.	»	Murer.
»	»	»	Rempli de matière caséeuse.	1/2 de son vol. norm.	Docteur Haighton.
»	»	»	»	Atrophié.	Hoffman.
»	»	»	»	Comprimé par une tumeur.	Duverney.
»	»	»	Une portion de l'un des canaux semi-circul. rempli d'otoconie.	»	Auteur.
»	»	»	Canaux semi-circul. sup. et post. incomplets dans l'oreille droite ; le sup. incomplet dans l'autre.	»	Id.
»	»	»	Canaux semi-circul. membraneux absents.	»	Id.
»	»	»	»	»	Id.
»	Détruite.	Membrane muqueuse épaissie.	Lame spirale près du vestibule remplissant la rampe tympanique.	Otoconie obstruant les canaux.	Id.

IV. Manière d'examiner un enfant soupçonné de surdi-mutité.

Par suite de l'absence d'expériences précises permettant de tirer des conclusions exactes, on voit parfois de grandes divergences d'opinion, même parmi les médecins, sur la question de savoir si un enfant soupçonné de surdi-mutité est réellement atteint de cette infirmité.

Ainsi il arrive fréquemment qu'un enfant passe pour n'être pas sourd, parce qu'on le voit toujours tressaillir ou lever les yeux lorsque la porte de la chambre est heurtée violemment, ou qu'on frappe très-fort sur le plancher, qu'on laisse tomber la pelle et les pincettes ou qu'on joue du piano. De même pour un enfant capable de prononcer de courtes syllabes, comme «mam,» «pa,» etc., sous ce prétexte qu'un enfant ne saurait apprendre l'articulation de ces sons, à moins de les avoir entendus. On affirme encore qu'un enfant n'a pu naître sourd, par cette raison que le défaut n'a été découvert qu'à l'âge de dix-huit mois ou deux ans.

En réponse aux arguments ainsi invoqués pour établir l'existence de la faculté auditive, il faut se rappeler que les bruits intenses s'accompagnent toujours plus ou moins de vibrations des murs ou du plancher de l'appartement, vibrations qui peuvent être *senties* par une personne, dont l'attention sera ainsi attirée, bien qu'elle soit complétement sourde. Un enfant peut aussi apprendre à prononcer des mots courts par la simple imitation des mouvements des lèvres de sa mère ou de sa nourrice, sans le concours du sens de l'ouïe.

La méthode que je suis pour m'assurer si un jeune enfant est atteint de surdité consiste d'abord à le faire asseoir sur les genoux de la bonne ou de la mère et à l'amuser avec quelque chose; puis, pendant qu'il fixe les yeux sur l'objet, à parler à voix forte ou à crier, en ayant le plus grand soin que l'haleine n'arrive pas sur lui. On renouvelle l'expérience en plaçant l'enfant, dont l'attention est distraite comme précédemment, le dos tourné du côté du chirurgien qui fera claquer fortement ses mains, près du dos de l'enfant, agitera une forte sonnette, ou soufflera dans un sifflet puissant en prenant toujours grand soin que son ombre ne soit pas vue de l'enfant et que celui-ci soit mis à l'abri des mouvements de l'air en même temps qu'on avertit la nourrice de ne pas bouger, ni de lever brusquement les yeux; le chirurgien peut encore entrer dans une chambre, dont la porte est restée quelque temps ouverte, et dans laquelle l'enfant est assis le dos tourné de son côté et environné de joujoux, et là faire des expériences analogues. Si l'enfant ne donne aucun symptôme d'ouïe, soit en levant brusquement les yeux, soit en se retournant, ou en tressaillant, il faut en conclure qu'il est complétement sourd; au contraire, lève-t-il la tête chaque fois que le chirurgien crie ou se retourne-t-il vivement au moment du claquement de mains, il est évident qu'il existe un certain pouvoir auditif; il reste à déterminer quelle est l'étendue de cette faculté et dans quelle mesure elle peut permettre à l'enfant d'apprendre par la voie orale.

V. Traitement médical des sourds-muets.

Il est très-important que le chirurgien soit à même de déterminer s'il convient d'appliquer un traitement, et la nature de ce traitement, aux enfants sourds et muets qu'on vient lui présenter.

La première règle à établir, c'est que, dans les cas où il n'existe aucun degré de faculté auditive et où l'on suppose que l'appareil nerveux est défectueux ou fortement désorganisé, il faut renoncer à toute tentative d'amélioration de l'ouïe. On dira aux parents de l'enfant que l'infirmité est incurable et que le malade doit être élevé comme sourd-muet.

Au contraire, existe-t-il positivement un certain degré d'ouïe, il est évident qu'il faut faire quelque tentative pour le développer. Quand l'enfant est évidemment né sourd, il est inutile de recourir à aucun traitement général; le seul remède est l'emploi de moyens capables d'exciter le système nerveux des oreilles à reprendre son fonctionnement naturel. L'usage persévérant d'un long tube élastique a dans certains cas augmenté manifestement la faculté auditive.

Dans les cas où, par suite d'une affection postérieure à la naissance, la M. T. ou la muqueuse tapissant la caisse s'est hypertrophiée, une révulsion sur l'apophyse mastoïde ajoutera à l'action des cornets acoustiques; dans ceux où la M. T. a été en partie ou complétement détruite par l'ulcération et où il existe un écoulement continu de mucus provenant de la surface de la muqueuse tympanique, il sera à propos de seringuer les oreilles, et de temps en temps avec une solution faiblement astringente, pour empêcher la membrane de s'ulcérer et l'os, qu'elle recouvre, de se carier. On peut aussi recourir à la membrane artificielle du tympan.

VI. Degré d'ouïe possédé par des enfants élevés comme sourds et muets.

L'examen d'un grand nombre d'enfants considérés habituellement comme complétement sourds et partant élevés en qualité de sourds-muets, prouve qu'une grande proportion ne sont pas *totalement* sourds, mais qu'au contraire ils entendent distinctement certains sons. Ainsi on remarquera que sur 411 enfants examinés à l'Asile des sourds-muets, 245 ou les trois cinquièmes étaient tout à fait sourds, n'entendant aucun son ; tandis que 166 où les deux cinquièmes entendaient certains bruits. Les 166 cas chez lesquels on constatait la perception de certains bruits peuvent se classer de la manière suivante :

14 entendaient un claquement de mains.
51 — un cri poussé près des oreilles.
50 — une voix forte près des oreilles.
44 distinguaient les voyelles et les répétaient.
6 répétaient des mots courts.
1 répétait de courtes phrases.

166

Sur les 411 enfants, nous avons déjà dit qu'il y avait 313 cas de surdité congénitale et 98 de surdité acquise.

Parmi les 313 *cas congénitaux,*

172 ou environ les 5/9 étaient sourds, c'est-à-dire n'entendaient aucun son.
141 entendaient certains sons.

313

Les 141 cas, où l'on constatait la perception de certains sons peuvent se classer comme suit :

11 entendaient un claquement de mains près de la tête.
44 — un cri.
39 — une voix forte.
41 — les voyelles et les répétaient.
5 — des mots et les répétaient.
1 entendait de courtes phrases et les répétait.

Parmi les 98 *cas acquis,*

73 ou environ les 3/5 étaient *sourds.*
25 entendaient certains sons.

Les 25 cas acquis où l'on constatait la perception de certains sons peuvent se particulariser de la manière suivante :

Sur 9 provenant de la *fièvre scarlatine :*
1 entend un claquement de mains.
5 entendent une voix forte.
2 prononcent les voyelles.
1 prononce des mots courts.

Sur 6 provenant de *fièvre :*

4 entendent un cri violent.

1 entend la voix.

1 — — et essaye de l'imiter.

Un, provenant de la *rougeole*, entend un fort claquement de mains.

Sur 9 provenant de *maladies variées :*

1 entend un fort claquement de mains.

3 entendent un cri.

4 — une voix forte.

1 répète des voyelles.

VII. Éducation des sourds-muets.

Les observations que j'ai à présenter sur le système ordinairement adopté dans l'éducation des sourds-muets se rapportent à deux points : le *premier* comprend l'amélioration de l'ouïe ; le *second*, l'usage des organes vocaux.

1° *Amélioration de la faculté auditive.* — Il serait fort intéressant de savoir jusqu'à quel point les faits relatifs au degré d'ouïe des enfants prétendus sourds et muets, cités dans une partie précédente de ce chapitre, se trouvent corroborés par les observations d'autres confrères. Itard a hasardé l'opinion que la moitié des élèves de l'Institution des sourds-muets de Paris étaient complétement sourds, tandis que l'autre moitié entendaient certains sons. L'auteur de l'article très-intéressant sur les sourds et muets de « the Penny Cyclopædia » prétend que la même proportion, entre les enfants complétement sourds et ceux qui entendent un peu, se rencontrera dans nos institutions anglaises. Or, si, parmi tous les sourds-muets de l'Angleterre, il existe relativement autant de cas pourvus d'un degré d'audition aussi grand qu'en offrent ceux de l'Institution de Londres, l'adoption des mesures propres à améliorer la faculté auditive pourrait produire les résultats les plus précieux ; d'autant mieux que mon expérience personnelle, dans ses limites restreintes, m'autorise à affirmer que cette faculté est susceptible d'un développement considérable ; les observations ci-jointes en sont la preuve. Bien que le sujet de l'une d'elles n'appartienne pas à la catégorie des sourds et muets, cependant la longue durée d'une surdité unilatérale à peu près complète, suivie d'une restauration si frappante de la faculté auditive endormie, rend ce cas fort intéressant dans la question actuelle. Le traitement propre à l'amélioration de l'ouïe consiste dans l'emploi de cornets acoustiques, à l'aide desquels l'appareil nerveux peut être graduellement excité, au point de devenir sensible aux ondulations sonores ordinaires et aux stimulants extérieurs. Tout en admettant avec M. Wilde qu'il ne faut pas espérer *guérir* les cas de surdi-mutité, je pense cependant que, lorsqu'il existe un degré d'ouïe capable de permettre au malade d'entendre les voyelles assez distinctement pour qu'il puisse les distinguer et les répéter, on est en droit de compter sur une amélioration considérable par suite de l'exercice de l'oreille ; amélioration suffisante, en réalité, pour aider à atteindre le but désirable par-dessus toute chose, je veux dire : *l'exercice des organes de la parole.*

2° L'influence de l'usage des organes vocaux sur la santé générale a, ce me semble, à peine attiré l'attention suffisante dans l'éducation des sourds et muets. Sir H. Holland, avec sa perspicacité ordinaire, a placé le sujet dans la lumière qui lui convient. Il dit : « Ne pourrait-on pas dans la pratique faire davantage pour prévenir les maladies pulmonaires, aussi bien que pour l'amélioration de la santé générale, en exerçant à dessein les organes de la respiration ; c'est-à-dire en provoquant, suivant certaine méthode déterminée, les mouvements capables de remplir et de vider alternativement la poitrine de l'air atmosphérique?

« On rencontre bien quelques suggestions de ce genre dans quelques-uns de nos meilleurs ouvrages sur la consomption, aussi bien que dans les écrits de certains auteurs du continent, cependant ces idées n'ont pas eu jusqu'ici l'influence qu'elles méritent, et le principe n'est pas assez suivi et n'a pas reçu d'application assez générale. La vérité est que la pratique ordinaire suit, la plupart du temps, une marche directement opposée et, dans le but ou sous prétexte de repos, elle cherche à réprimer tout exercice direct de cette importante fonction chez les personnes que l'on suppose avoir de la tendance aux lésions pulmonaires. » (Medical notes, c. xx, b. 422).

Que l'on me permette d'ajouter à ces réflexions que, lorsqu'il s'agit des sourds-muets, les cas où l'on n'exerce point les organes de la parole et où, par conséquent, les poumons et les muscles thoraciques, aussi bien que le cœur, ne sont pas mis en jeu, comme ils devraient l'être, par l'acte de l'articulation, la santé générale est toujours en souffrance.

Mais le grand avantage d'éveiller la faculté auditive des soi-disant sourds-muets, c'est de les rendre capables d'entendre leur propre voix et de pouvoir la moduler ; car l'extrême dureté et la monotonie des sons produits par ces malheureux tiennent à l'impossibilité où ils sont de régler les tons d'une voix qu'ils ne sauraient distinguer.

OBSERVATION. — Miss L. L., 23 ans, me consulta au commencement de l'année 1857.

Historique : Depuis son enfance elle ne pouvait entendre que certains bruits intenses, et elle était complétement sourde pour toute conversation. Elle parvenait à comprendre ce qu'on lui disait en observant les mouvements des lèvres, et les sons qu'elle articulait paraissaient être le résultat de ses efforts pour imiter les mouvements qu'elle voyait. L'examen m'ayant fait constater qu'elle entendait la voix lorsqu'on lui parlait dans les oreilles, je recommandai l'emploi d'une contre-irritation et l'usage d'un long tube élastique. Au début, elle ne pouvait entendre plus de 3 à 5 minutes à la fois ; quinze jours après, on constatait une amélioration évidente de la faculté auditive, et elle commençait à éprouver une sensation pénible dans les oreilles lorsqu'on lui parlait trop fort. Pour employer les expressions de sa sœur (qui se dévouait pour la pauvre malade comme une sœur ou une mère seule saurait le faire), « pendant la troisième semaine, l'amélioration devint merveilleuse. Les progrès de l'ouïe étaient sensibles d'une manière générale plutôt qu'avec le tube. Tout lui semblait plus fort *sans* être plus distinct. Les bruits de la rue lui étaient alors tout à fait désagréables ; elle trouvait cela épouvantable, et cependant, lorsque nous arrivâmes à Londres, elle n'en avait point conscience. » Elle me quitta au bout d'un mois de traitement ; je conseillai de lui parler chaque jour, mais seulement par monosyllabes, qu'elle devait se répéter à elle-même. On passa ensuite à des phrases très-simples, qu'elle entendait et comprenait lorsqu'on lui parlait avec le tube suivant la manière ordinaire de converser ; elle répondait en se parlant à elle-même à travers le tube, de manière à pouvoir entendre sa propre voix et la moduler. Sa sœur m'écrit : — « En octobre 1858, elle passa trois semaines à X..., — où elle rencontra des personnes qui l'avaient vue justement à l'époque où elle alla vous consulter : ces personnes disent qu'elles n'auraient jamais cru possible de voir son ouïe et son articulation s'améliorer à ce point ; son esprit s'est aussi développé en proportion. Ces trois semaines d'absence furent pour elle autant de congé (c'est-à-dire qu'elle ne se servit aucunement du tube) ; lorsqu'elle revint à la maison, l'ouïe n'avait pas rétrogradé d'une manière générale, ce pendant elle n'entendait plus aussi bien avec son tube. Depuis son retour, les progrès avec le tube ont été rapides. Dernièrement, » — cela était écrit le 2 février, — « pendant quelques semaines j'ai parlé avec l'instrument une heure par jour en trois ou quatre séances. Deux ou trois fois où cet exercice l'amusait beaucoup elle supporta l'emploi du tube, pendant une demi-heure de suite, sans fatigue, et elle eût pu le supporter plus longtemps. Lors même qu'elle éprouvait de la difficulté à me comprendre, je ne l'ai jamais laissée une seule fois voir le mouvement de mes lèvres pendant que je lui parlais avec l'instrument. Nous épelions les mots qu'elle ne parvenait pas à prononcer, et elle n'a jamais manqué une seule fois d'y réussir rien qu'à l'aide de l'oreille. Une après-midi, il lui était impossible de comprendre un seul mot de phrases qu'elle avait parfaitement saisies le matin. Peu à peu cependant elle articula un mot par-ci par-là, et, au bout de peu de minutes, elle entendait tout ce que je lui disais. Avant l'emploi du tube elle restait absorbée jusqu'à une minute ou environ pour écrire une lettre. Plusieurs fois maintenant j'ai remarqué qu'elle entendait *plus* facilement à la fin de notre entretien qu'au commencement. Du côté où elle entend le mieux, je suis obligée de lui parler sur un ton aigu, sans être fort. L'oreille gauche demande une voix plus grave et plus forte. Il faut y mettre beaucoup de netteté et de lenteur — le son monotone est ce qui lui convient le mieux. Les consonnes *finales* doivent être prononcées avec force. Elle dit qu'elle les entend maintenant, ce qu'elle n'avait jamais fait jusqu'ici. Elle a conscience de la différence dans le jeu de diverses personnes sur le piano et peut souvent comprendre beaucoup de ce que l'on dit sans voir la bouche. Il y a peu de jours, elle s'est écriée : « Vous parlez français. » Tout récemment elle a gagné beaucoup de phrases nouvelles, essayant d'appliquer celles qu'elle entend dans la conversation, et faisant souvent des erreurs étonnantes. Il n'y a pas longtemps, elle disait : « That tree is a great assortment for the birds » (*cet arbre est un grand assemblage pour les oiseaux*), voulant dir « resort for » *rendez-vous pour*). Une autre fois elle dit : « I hope you will « not think me liberty » (*j'espère que vous ne croirez pas moi liberté*, voulant dire, « I hope you will not think I take a liberty », *j'espère que vous ne croirez pas que je prends la liberté*). Elle a commencé à lire une demi-heure par jour ; tâche laborieuse, bien que le livre fût écrit pour un enfant. A mesure que l'ouïe s'améliorait, l'articulation et l'intelligence augmentaient, et souvent, dans ces derniers temps, je me suis émerveillée du changement. Nous portâmes le temps de la lecture à une heure, ma sœur répétant sans cesse « il me semble que quelque chose m'entre dans l'esprit » et s'extasiant toujours de pouvoir comprendre ce qu'elle n'avait jamais compris jusque-là. Elle était alors tout à fait à même de distinguer ma manière de prononcer de la sienne, et nous ne nous servions jamais du tube pendant la lecture, parce que j'avais reconnu que l'emploi de cet instrument détournait sa pensée du livre. Parfois, lorsqu'il se présentait un mot très-difficile, elle le prononçait, puis recourait au tube pour se convaincre elle-même de l'exactitude de sa prononciation. De nombreuses personnes ont remarqué les progrès de ma sœur. Une dame qui l'avait vue pour la première fois, au commencement d'août dernier, resta sans la revoir jusqu'au mois d'octobre, elle m'exprima alors son étonnement en ces termes : « En août, il m'était impossible de comprendre un mot de ce que disait votre sœur, aujourd'hui je comprends tout ce qu'elle dit. » Lorsque je commençai à suivre votre système, il me fallait prier ma sœur de me faire le plaisir de lui parler de temps en temps ; cela l'ennuyait et alors elle n'entendait pas aussi bien ; maintenant les choses sont complétement changées. C'est elle qui bien souvent demande de recourir au tube et elle désire que vous soyez informé de ce que nous avons fait pour elle. »

Un autre cas, fort semblable à celui-là, s'est encore offert à moi dans ces derniers temps.

Une jeune lady, de 20 à 30 ans, comme celle de l'observation précédente, n'avait jamais entendu de sons de manière à la mettre en état de parler ou de lire avec un certain degré de netteté. Je la soumis à un traitement semblable à celui que l'on mit en œuvre dans le cas ci-dessus, et le résultat fut aussi satisfaisant. Au bout de quatre mois environ, voici ce que m'écrivait la sœur de la malade : « Je crois qu'elle (la malade) est en voie d'amélioration ; beaucoup de nos amis sont du même avis. » Dans une autre lettre la même sœur me dit : « Il me semble que les progrès se poursuivent graduellement, bien qu'avec lenteur, ce qui est peut-être le mieux et le plus sûr. » La malade m'écrit elle-même : « Je ne saurais vous dire l'étendue de mes progrès dans l'acte de l'audition, de la lecture et de la parole ; mais actuellement je lis beaucoup mieux, je distingue parfaitement les nombres à l'aide du tube. J'entends toujours très-bien. G's et tante F, pendant mon séjour chez eux, disent que ma parole s'est beaucoup améliorée, qu'ils me comprennent très-bien, j'en suis bien heureuse. »

Oreille droite hors d'usage depuis 60 *ans ; à l'âge de* 70 *ans, amélioration assez considérable pour permettre au malade d'entendre la conversation dans toute l'étendue de la chambre, à l'aide d'un cornet acoustique.* — Je fus appelé en province en grande hâte, au printemps de 1856, pour voir un nobleman, de 70 ans, qui souffrait d'une violente inflammation de la membrane muqueuse tapissant la cavité tympanique gauche. Au moment de ma visite, l'inflammation s'était étendue en dedans jusqu'au labyrinthe, et la faculté auditive était détruite. Je ne pouvais plus communiquer avec mon malade que par écrit. N'ayant que bien peu d'espoir d'améliorer l'ouïe du côté gauche, je dirigeai mon attention du côté droit. Je trouvai que la M. T. de cette oreille s'était enflammée et altérée pendant l'enfance. Je proposai d'essayer l'effet d'une voix forte parlée dans l'oreille droite, malgré l'opposition faite à cette expérience que l'on supposait inutile. Le résultat fut manifeste ; le son de la voix fut distinctement entendu et le malade comprit quelques mots. Pensant que le système nerveux de cette oreille s'était engourdi, par l'effet de cette circonstance que les ondulations sonores ordinaires avaient été dans l'impossibilité d'arriver au nerf acoustique par suite de l'altération de la M. T. et de la muqueuse tympanique et de l'affaiblissement du nerf lui-même, je me déterminai à essayer un plan de traitement ayant un double objet : — l'excitation de l'appareil nerveux de l'oreille par le stimulus normal des vibrations sonores, à l'aide de cornets acoustiques, et l'amélioration de l'état de la M. T. aussi bien que celui de la muqueuse de la caisse au moyen d'applications médicamenteuses. Le premier but fut essayé aussitôt avec un résultat très-satisfaisant ;

en effet, la faculté auditive augmenta graduellement. La médication consista en une légère contre-irritation; bref, grâce à l'emploi de ces moyens, le malade, qui, du côté droit, avait eu, pendant 60 ans, une ouïe assez défectueuse pour faire considérer la faculté auditive comme « perdue », s'améliora si bien dans l'espace de 18 mois que, pendant longtemps avant sa mort, il put entendre la voix d'un interlocuteur lui parlant près de l'oreille et, qu'à l'aide d'un cornet acoustique posé sur sa table, il pouvait s'entretenir avec des personnes assises dans les différentes parties d'une pièce de grandeur ordinaire. Je suis sûr que dans ce cas le traitement aurait échoué, si l'on n'avait en même temps stimulé l'appareil nerveux acoustique par l'influence des sons, et j'affirme, d'après mon expérience, que des centaines de personnes vivent avec une oreille supposée complétement sourde, et en réalité tout à fait inutile, mais à laquelle on pourrait faire rendre encore d'immenses services en lui transmettant les ondulations sonores à l'aide de moyens artificiels.

CHAPITRE XIX

Cornets acoustiques et leur emploi.

Dans certains cas d'affaiblissement de la faculté auditive, on ne saurait douter que les cornets acoustiques ne soient d'un grand secours et une source de beaucoup de bien-être pour les personnes atteintes de cette infirmité. D'un autre côté, si l'on y a recours imprudemment, ces instruments peuvent aggraver la surdité et ajouter à l'état pénible des malades. Ainsi, ils sont manifestement nuisibles aux premières périodes de la surdité dépendant de la débilité de l'appareil nerveux et leur emploi peut faire redoubler les bruits subjectifs ; tandis que, dans les cas anciens de la même affection, ils se montrent souvent fort utiles ; ils offrent aussi le même avantage dans les cas d'ankylose partielle de l'étrier à la fenêtre ovale.

Les cornets peuvent se diviser en trois classes, suivant leur usage, dans de nombreux degrés de surdité.

La *première* classe comprend les instruments qui tiennent seuls dans l'oreille ou sur le pavillon, sans l'aide de la main ; avec cet instrument on peut entendre plusieurs voix ou même la conversation générale.

Les plus utiles de cette catégorie d'instruments sont les petits cornets fabriqués par M. Rein qui se relient ensemble à l'aide d'un ressort passant sur le sommet de la tête et qui sert aussi à les maintenir dans les oreilles. Les cornets peuvent se cacher sous les cheveux ou être portés sous le chapeau. Une variété de cette classe est un petit cornet, pouvant être caché également par les cheveux et qui s'adapte dans l'oreille où il est retenu par un prolongement qui s'enroule autour du pavillon et dispense du ressort.

La *seconde* classe comprend les instruments qui se tiennent à la main et à l'aide desquels une voix, et quelquefois plusieurs, parlant près de l'extrémité peuvent se faire entendre.

A cette classe appartiennent toutes les variétés de cornets de formes et de dimensions variées, d'étain, de gutta-percha, etc., offrant tous une extrémité rétrécie destinée à s'introduire dans l'oreille, et qui se dilate graduellement en un large pavillon. Ces cornets doivent se tenir à la main, et le malade peut en diriger le pavillon du côté de la personne ou des personnes qu'il désire entendre.

La *troisième* classe embrasse une variété de tubes élastiques, dont une extrémité est placée dans l'oreille ou sur l'oreille du malade et dont l'autre bout est tenu en main par l'interlocuteur, qui applique sa bouche près de cette extrémité ou dans le pavillon; on ne peut entendre ainsi qu'une personne à la fois.

SUPPLÉMENT

[Les notes ajoutées par le traducteur à ce supplément et qui sont intercalées entre deux crochets [ ], sont extraites d'un travail inédit adressé à la Société de chirurgie. La matière en a été puisée dans les ouvrages et recueils périodiques spéciaux, et, à leur défaut, dans l'excellente revue de M. G. Hayem.

CHAPITRE I

Modes d'examen des maladies de l'oreille. — Depuis la publication de l'ouvrage de M. Toynbee, le diagnostic des maladies de l'oreille a fait quelques progrès. Nous citerons d'abord l'emploi du réflecteur ordinaire pour illuminer le méat et la M. T. ; simplification recommandée par le docteur Von Troeltsch et qui a généralement remplacé toutes les autres méthodes. Son grand avantage est de laisser les mains libres et, comme on peut se servir de n'importe quelle lumière, le chirurgien n'a besoin de recourir à aucun autre appareil que ceux qu'il a déjà à sa disposition.

On peut ajouter quelques moyens à ceux employés pour distinguer les affections de l'appareil nerveux de celles des organes de transmission. Le premier repose sur ce fait bien connu que, lorsque quelque bruit arrive aux nerfs auditifs à travers les os du crâne, il s'entend plus fort si l'on ferme le conduit auditif ; si par exemple on appuie un diapason en vibration sur le vertex ou sur le front, en même temps que l'un des conduits auditifs est fermé avec le doigt, le son s'entendra beaucoup plus distinctement de ce côté ; et même, lorsqu'il s'est éteint, on peut le faire revivre pendant quelques instants à l'aide du même moyen. Le docteur A. Lucæ qui, dans ces derniers temps, a consacré beaucoup de soins à l'observation de ce fait (1), attribue le phénomène à la pression transmise par la chaîne des osselets au labyrinthe ; mais chacun peut se convaincre par soi-même de l'inexactitude de cette hypothèse ; en plaçant un tube élastique dans le méat, la compression de ce tube déterminera le même renforcement du son. Le phénomène paraît dû simplement à l'obstacle apporté à la sortie des ondes sonores, qui se reportent ainsi avec plus d'intensité sur les parties internes de l'organe ; et cela tient à ce fait que le tympan, dans son état normal, se laisse facilement traverser par le son dans les deux directions. Si l'on place un diapason sur la tête d'une personne, ou si celle-ci fait entendre un bourdonnement uniforme en fermant les lèvres, on constatera que le son se transmet, à travers un tube, à l'oreille d'une autre personne, beaucoup plus fortement par le méat que de toute autre partie de la tête. En réalité, les vibrations sonores de l'intérieur s'échappent à travers l'oreille, avec la même facilité que les vibrations extérieures pénètrent au sensorium par l'intermédiaire de l'organe de l'ouïe (2).

(1) Virchow's Archiv, vol. 25. Archiv der Ohrenheilkunde, vol. 1, p. 303.

(2) Voy. Mack., Zur Theorie des Gehörorgans. Sitzungsberichte der Wiener Academie der Wissenschaften, 1863.

Mais si le tympan et le méat cessent d'être librement perméables aux sons, il est évident que cette réflexion des vibrations transmises par les os n'aura plus lieu en fermant le méat. L'obstacle qu'elles ont déjà éprouvé dans leur sortie rendra la fermeture du conduit auditif sans effet. Et réciproquement, il est clair que dans un cas quelconque de maladie supposée de l'oreille, si la fermeture du méat ne renforce pas les sons transmis par les os (comme ceux du diapason ou de la propre voix du malade), on peut en inférer qu'il existe dans le tympan un obstacle au passage des vibrations ; c'est-à-dire que la surdité a son siége dans les organes de transmission. Cela n'est pas absolu et nous allons revenir tout à l'heure sur les limites qu'il faut donner à cette conclusion ; mais, à première vue, elle est légitime ; on en constate la validité dans certains cas d'obstruction cérumineuse, où la fermeture du méat n'a d'effet sur le son d'un diapason qu'après l'enlèvement de la masse obturatrice, qui est immédiatement suivi du phénomène de renforcement du son par la fermeture du conduit.

Un autre résultat de la même cause, c'est que dans bien des cas de surdité unilatérale ou plus forte d'un côté que de l'autre, le diapason placé au sommet de la tête s'entend davantage dans l'oreille la plus affectée. Ce phénomène, en apparence paradoxal, tient simplement à ce qu'il existe dans cette oreille un obstacle au passage du son et il révèle immédiatement la nature générale de la maladie.

J'ai dit plus haut qu'il faut apporter une certaine restriction à la conclusion que les organes de transmission sont le siége de la maladie quand la fermeture du méat ne produit pas le renforcement du son du diapason. En effet, dans un certain nombre de cas, en fermant le méat on produit l'effet opposé. Dans certaines maladies de l'oreille, la fermeture du conduit auditif *diminue* les sons transmis par les os. Suivant moi, ce symptôme indique une lésion de l'appareil nerveux (1). Il semble du moins impossible de le rapporter à aucune condition des organes de transmission. Maintenant l'effet naturel de la pression du conduit auditif — l'augmentation du son — et cet effet inverse — sa diminution — ne sont nullement incompatibles l'un avec l'autre, d'autant plus que ces deux effets se produisent d'une manière indépendante et tiennent à une action exercée sur des parties différentes de l'organe. Il peut même fort bien se présenter des cas où ils se neutraliseront réciproquement — la diminution de l'ouïe, par suite de la pression transmise au labyrinthe, contre-balançant exactement l'augmentation amenée par l'obstacle que rencontre la sortie des vibrations — et, dans ces cas, la fermeture du méat ne changerait pas l'intensité du son, lors même que les organes de transmission seraient dans l'état normal. Dans des cas semblables il faut revenir s'appuyer en partie sur les symptômes généraux et sur l'historique ; mais nous n'avons pas que cette ressource ; en effet, au moyen d'une modification de l'otoscope, l'on peut, dans bon nombre de cas, s'assurer par soi-même du degré de facilité avec lequel les vibrations sonores traversent le tympan. L'instrument se compose de trois tubes élastiques venant se réunir en un centre commun. On en place un dans chacune des oreilles du malade, le troisième se met dans l'oreille du chirurgien ; dans ces conditions, le diapason placé sur la tête du malade enverra ses vibrations au chirurgien par l'intermédiaire des oreilles du patient. Or, si l'on ferme l'un des tubes en le comprimant avec les doigts, le son transmis provient de l'autre oreille, et il n'est pas difficile, en fermant les deux tubes alternativement, de distinguer si le son se transmet plus

(1) Je ne saurais ici développer ce sujet, mais je puis dire en peu de mots que ce phénomène indique, selon moi, un excès de tension labyrinthique.

librement par une oreille que par l'autre ; ou bien encore, on peut estimer au moyen du tube la quantité transmise par chaque organe isolément, en la comparant avec le son du diapason tel qu'il est entendu directement par l'autre oreille du chirurgien. Naturellement ce n'est pas un procédé qui permette de déterminer de légères différences, mais la méthode n'est pas sans valeur dans les cas douteux. Les dires des malades à l'égard du résultat des expériences que nous venons de décrire sont sans doute susceptibles d'inexactitude. C'est une chose étonnante de voir à quel point des personnes même cultivées décriront plutôt ce à quoi elles s'attendent que ce qu'elles ressentent ; mais avec un peu d'attention on arrive à exclure l'erreur sur ce point, d'autant mieux que les résultats peuvent très-bien être opposés à ce que le malade aurait cru. Je n'ai jamais accepté, sans répéter l'examen, le dire d'un malade lorsque sa réponse concordait avec ce que son jugement aurait pu lui montrer comme probable, comme par exemple que le diapason s'entend mieux avec la meilleure oreille ou que la fermeture du méat en diminue le son. Avec cette précaution, je crois cependant qu'il est bon d'ajouter au formulaire décrit par M. Toynbee une courte note : Le diapason (sur la tête) s'entend-il bien ou mal, mieux d'une oreille que de l'autre, ainsi que l'effet produit par la fermeture du méat en poussant doucement le tragus sur l'orifice.

Il ne faudrait pas toutefois supposer que la simple audition du diapason par l'intermédiaire des os du crâne puisse être considérée comme le criterium de la puissance nerveuse. Les conditions morbides du tympan ont beaucoup d'influence à cet égard ; et certaines personnes, douées d'une ouïe très-fine et d'âge peu avancé, ont peine à distinguer le son d'un diapason placé au sommet de la tête. Il ne faut jamais négliger non plus les différentes capacités de personnes diverses pour apprécier les espèces variées du son.

[**Perte de l'ouïe pour les sons aigus.** — Le docteur Moos s'est préoccupé, à diverses reprises (*Arch. d'ophthal. et d'otologie*, vol. I, p. 332 et vol. III, p. 113), de l'utilité qu'offre pour la physiologie de l'audition et pour le pronostic de certaines maladies de l'oreille la perte de l'ouïe pour les sons musicaux *aigus*.

On sait entre quels nombres extraordinaires de vibrations se trouvent comprises, pour un excellent organe, les limites des sons perceptibles ; or, l'examen de certains malades avec un piano a montré à l'auteur que, lorsque la perte de l'ouïe portait sur les sons élevés de l'échelle musicale, elle entraînait une difficulté excessive de la perception de la parole. Il résulte de ces observations que la perception des sons aigus est bien plus utile et importante que celle des sons graves pour entendre la voix parlée, ce qui s'accorde bien avec ce que l'on sait, au point de vue physiologique, sur le son des voyelles simples et des consonnes qui forment le langage articulé.

Ces faits ont aussi leur importance pour le pronostic. Dans la plupart des prétendues « affections nerveuses de l'oreille » la perception distincte, faible ou nulle des tons élevés, indiquerait le degré probable d'amélioration à espérer. — Des observations ultérieures permettront peut-être, dit Moos, de déterminer jusqu'à quel point il est possible de percevoir les tons inférieurs de l'échelle musicale, sans que pour cela il en résulte une gêne dans l'audition du langage ordinaire.

M. Bonnafont s'était déjà occupé de ce sujet, avant Moos (Voir : *Traité des maladies de l'oreille*, 2e édit. p. 617).]

Spéculum de Siegle. — L'emploi du cathéter et les autres méthodes d'insuffler le tympan relativement au diagnostic, seront mentionnés à propos de la trompe d'Eustache ; toutefois nous pouvons parler ici d'un petit instrument introduit par Siegle et appelé le *spéculum pnenmatique*. Il se compose d'une petite caisse de vulcanite, dont une extrémité se termine par un spéculum et dont l'autre est fermée à l'aide d'une lentille légèrement grossissante, qui permet d'examiner la M. T. Avec cette caisse, imperméable à l'air, communique un tube élastique, que le chirurgien tient dans sa bouche pendant l'exploration et à l'aide duquel il peut faire le vide sur la M. T. Le but de cet instrument était d'aider au diagnostic des adhérences de la cavité tympanique, en indiquant les points où le mouvement en dehors de la M. T. pouvait se trouver empêché. Sous ce rapport, il a une grande valeur ; on peut voir distinctement à travers sa lentille la membrane se mouvoir tantôt tout d'une pièce, tantôt inégalement et par places.

[Voltolini vient de modifier le spéculum de Siegle. Son appareil, qu'il nomme « loupe pneumatique de l'oreille », se compose du spéculum en question et d'un miroir de Brunton avec une loupe grossissant environ trois fois. A cette loupe est adapté un diaphragme à travers lequel regarde l'observateur ; la lumière est dirigée dans l'intérieur du spéculum par un miroir plan incliné, en face duquel se trouve une ouverture latérale. Afin de rendre les opérations possibles pendant que l'appareil est en place, l'auteur a fait pratiquer sur le spéculum des rainures le long desquelles on pourrait faire pénétrer les instruments (*Monat. f. Ohrenh.*, 1873, n° 2]).

CHAPITRE II

Lésions de l'oreille externe.

[**Fissure du lobule.** — Pour remédier à cette petite difformité qui résulte le plus souvent de l'usage de boucles d'oreilles trop lourdes, le docteur H. Knapp (*Arch. d'ophthal. et d'otol.*, vol. III, n° 1) propose un procédé analogue à celui que Mirault (d'Angers) et Langenbeck ont préconisé contre le bec-de-lièvre. On avive la division, puis on termine en taillant sur la lèvre postérieure un petit lambeau qui, abaissé et fixé sur la partie inférieure de la lèvre antérieure, comblera l'espèce d'encoche qui subsiste le plus souvent à la suite d'un simple avivement de la fissure.]

[**Agrandissement artificiel du lobule.** — M. Harrison a lu, à l'Institut anthropologique de la Grande-Bretagne (3 juin 1872) un long travail sur cette coutume singulière que l'on rencontre chez une foule de peuples tant anciens que modernes. Cet usage aurait eu, à l'origine, suivant l'auteur, un certain rapport avec le culte du soleil.]

[**Anévrysme cirsoïde du pavillon.** — Une femme de 83 ans était entrée dans le service de M. Labbé, à la Pitié, pour se faire traiter d'un anévrysme cirsoïde de l'oreille gauche, ayant également envahi tout le pourtour du pavillon dans la région temporale et dans la région mastoïdienne. — L'oreille externe avait au moins doublé de volume. — A la suite d'injections de perchlorure de fer, la gangrène s'empara des tissus et la malade succomba à l'infection purulente le soixante-quinzième jour du traitement.]

CHAPITRE III

[**Développement du conduit auditif externe.** — Ce conduit, comme le dit Toynbee, n'offre comme squelette, à la naissance, que l'anneau tympanique ; c'est par une véritable addition de substance osseuse à cet anneau que se complète le canal. Les arrêts de développement de cette partie se traduisent par des pertes de substance. Ce sujet a été étudié par E. Zuckerhandl, dans le « *Monat. f. Ohrenh.* », 1873, n° 3. Chez l'embryon, l'anneau tympanique présente deux tubercules, l'un antérieur, l'autre postérieur, qui se développent pour former le canal osseux. Lorsque leur rapprochement est incomplet ou nul, il en résulte soit une lacune, soit des incisures. Le développement ne s'achève que fort tard, vers l'âge de 20 ans. Les pertes de substance, formées après 30 ans, proviennent d'autres causes, telles que : l'atrophie, la pression exercée par le condyle de la mâchoire, surtout après la disparition des alvéoles dentaires ; la pression exercée par ce même condyle sur la paroi antérieure du conduit auditif, lorsque les fosses glénoïdes ont plus de convergence que les condyles.

Les parties du temporal où se rencontrent le plus souvent les pertes de substance sont :

1° La paroi externe du canal carotidien formant la voûte de la caisse.

2° La portion écailleuse.

3° La face externe de l'apophyse mastoïde.

4° La face antérieure de cette apophyse dont les cellules communiquaient, dans un cas, directement avec le méat externe.

5° La fosse jugulaire qui s'ouvre parfois dans la caisse. Enfin, une anomalie rare, c'est la déhiscence du canal semi-circulaire supérieur chez l'adulte.]

CHAPITRE IV

Maladies du méat.

Corps étrangers. — Mon expérience personnelle concorde avec celle de l'auteur en ce que tout corps solide qui est entré dans le méat peut avec assez de patience être extrait à l'aide de la seringue et qu'il faut éviter de recourir aux instruments, sauf peut-être pour changer légèrement la position du corps étranger. Il est quelquefois à propos cependant de faire mettre le malade sur le côté et d'envoyer les injections de bas en haut ; ou si, comme il arrive souvent, le corps étranger se trouve enclavé dans l'angle formé par la paroi antérieure du méat et la M. T., on fera coucher le malade sur le dos, c'est la position où le jet a le plus d'effet.

[Très-souvent on a à extraire du conduit des graines de légumineuses qui gonflent sous l'influence de la chaleur et de l'humidité ; or, Gruber a démontré que l'eau de chaux et la solution de zinc, inoffensives pour les parois du méat, sont utiles pour ratatiner ces corps étrangers. Une fois ceux-ci diminués de volume, il suffit de quelques injections pour les expulser (*Allg. Wien. med. Zeitung*, 1872).

De son côté le Dr Lœwenberg, de Paris, a cité des cas d'extraction de corps étrangers à l'aide des *agglutinatifs*. Lorsque les injections d'eau tiède ont échoué, il conseille de tremper le bout d'un pinceau de charpie très-fin dans de la colle forte récemment préparée et, après avoir mis ce pinceau en contact avec le corps étranger, attendre à peu près une heure pour le retirer. Généralement ce corps, fortement adhérent au pinceau, sort en même temps. Lorsque le conduit est humide, il remplace la colle forte par du plâtre ou du ciment (Berl., *Klin.*, *Wochens.*, 1872, n° 9).

D'autres auteurs rapportent des observations attestant les dangers des procédés d'extraction violente, que l'on emploie avant l'essai de la méthode inoffensive des injections (Voir obs. de Moos, *Arch. d'ophthalm. et d'otol.*, vol. 2, n° 2; et H. Collin, thèses de Paris, 1873).]

Masses d'épiderme. — Il est bon de rappeler que l'accumulation de masses épidermiques dans le conduit auditif est souvent aggravée, sinon produite par une habitude très-commune chez les bonnes d'enfant, surtout chez les plus soigneuses, de nettoyer les oreilles des enfants avec la corne d'une serviette roulée en pointe. J'ai vu bien des cas dans lesquels des bouchons compactes de cérumen et d'épiderme mélangés ont été ainsi poussés fortement contre la membrane, produisant chez quelques sujets une sérieuse irritation. Après l'extraction de la masse épidermique, il n'est pas rare de trouver une surface gonflée et granuleuse au fond du méat ou sur la M. T. qui sécrète du pus abondamment et exige des soins attentifs.

CHAPITRE V

Furoncles.— Ils se forment fréquemment aux différents points du méat; très-douloureux et susceptibles de déterminer une grande surdité temporaire, ils ont aussi malheureusement beaucoup de tendance à revenir. Von Troeltsch cite un homme qui, pendant près de 12 ans, fut atteint de furoncles, avec des intervalles de quinze jours à deux mois (1).

Comme ceux des autres parties du corps, ils sont souvent épidémiques; on les voit survenir fréquemment chez les personnes débilitées et il m'a semblé que les légères préparations de fer agissent quelquefois comme traitement préservateur. J'ai été singulièrement frappé de la fréquence avec laquelle je les ai observés dans le cours du traitement des affections inflammatoires chroniques de la cavité tympanique, surtout dans les perforations de la membrane du tympan; et il m'a semblé aussi qu'ils apparaissent plus volontiers quand la lésion plus profonde est en voie de guérison, si bien que leur présence pourrait alors être regardée presque comme un signe favorable. C'est un point cependant qui réclame de nouvelles observations. On s'accorde à admettre que l'emploi prolongé des lotions astringentes dans le méat tend à les provoquer. Et von Troeltsch dit que dans un cas d'inflammation très-rebelle de la M. T., avec suppuration, qu'il traitait par les astringents, il voyait se former dans le méat un petit abcès chaque fois que le malade conservait le médicament toute la nuit, tandis qu'il supportait très-bien l'emploi passager de son médicament pendant des mois consécutifs, quelques minutes seulement chaque fois (2). Hagen (3) dit qu'un furoncle du méat peut aller jusqu'à

(1) *Lehrbuch der ohrenheilkunde*, 3e édit., p. 81.
(2) *Loc. cit.*, p. 80.
(3) *Die circumscripte Entzundung des aeussern Gehorganges*, p. 14.

la production d'un abcès sur l'apophyse mastoïde, dans un cas semblable il faudrait apporter quelque soin dans le diagnostic pour le distinguer d'une inflammation sous-périostique plus sérieuse. On se souviendrait aussi que la dernière maladie, dans ses premières périodes, s'accompagne souvent d'une rougeur et d'un gonflement circonscrits de la paroi postérieure du méat, gonflement qui affecte souvent une forme conique et du centre duquel s'échappe un produit purulent.

Dans le traitement des furoncles du méat, il s'agit de choisir entre l'incision libre, l'application de la chaleur humide et des sédatifs et les cautérisations avec le nitrate d'argent (Wilde) ou une solution concentrée de sulfate de zinc (von Troeltsch) comme moyen abortif. Dans la plupart des cas, la méthode la moins énergique me paraît préférable. L'emploi du bistouri ne paraît pas diminuer la tendance aux rechutes. Hagen qui a toujours recours à l'instrument tranchant trouve que le cinquième des cas récidivent : parmi les moyens préventifs, les onctions répétées de temps en temps avec la pommade aux précipités blanc ou rouge sont peut-être ce qu'il y a de mieux ; et il semble désirable d'éviter d'enlever toute accumulation des produits sécrétés à l'aide de la seringue pendant une semaine ou deux après la disparition de l'affection.

[**Végétations parasitaires du conduit auditif externe.**— Un certain nombre d'auteurs se sont occupés de la question des champignons de l'oreille ; les uns, comme Schwartze (*Arch. F. Ohrenh.*, B. II et IV), Weber (*Monat. F. Ohrenh.*, 1868, 1), Böke, (*ibid.*, 1869, 4), Steudener (*Arch. F. O., V.* 3) considèrent ces parasites comme une complication des inflammations de l'oreille, mais non comme une maladie particulière ; Wreden (*Myringomycosis Aspergillina*, St-Pétersbourg, 1868 reconnaît le caractère propre de ces champignons et le caractère idiopathique de cette affection ; il leur attribue une importance analogue à celle de l'*oïdium albicans* dans le muguet et à celle du *microsporon furfur* dans le *pityriasis versicolor*. Le Dr Bezold, de Munich, se range à cette dernière opinion et il cite à l'appui diverses observations, dans trois desquelles le parasite s'était développé directement sur le cérumen (*Monat. F. Ohrenh.*, n° 7). Ce qui ressort très-nettement de ces observations, c'est que le plus souvent la production des végétaux a été précédée d'injections huileuses. L'examen des parasites a fait constater dans leur intérieur une assez notable quantité de matières grasses qui paraissent être le résidu de ces injections. Un second fait, également presque général, c'est que l'on trouve des traces de moisissures dans les locaux habités par les malades. Dans l'un de ces cas, les champignons observés appartenaient à la variété *conidie*, tandis qu'en général, on rencontre l'*aspergillus*.

[**Otorrhées bleues.**— La coloration bleue du pus, ou pour mieux dire, des linges de pansement est un fait très-connu et qui a donné lieu à de nombreuses théories. Dans les affections de l'oreille, ce fait n'avait pas encore été constaté (cependant Toynbee dit que, dans l'inflammation catarrha. du conduit auditif, le produit de sécrétion a une coloration variant du blanc laiteux à la couleur *ardoise foncée*) ; le Dr Zaufal, de Prague (*Arch. F. O.*, VI, 3) en cite quelques cas et termine par les conclusions suivantes :

1. Les otorrhées peuvent comme les autres plaies donner de la suppuration bleue ; le linge du pansement est coloré en bleu intense.

2. Le pus lui-même est coloré, mais d'un bleu moins foncé.

3. La matière colorante de ce pus présente les réactions de la matière colorante *lakmus*.

4. On y trouve un grand nombre de bactéries *termo*.

5. Avec l'apparition de la suppuration bleue, on constate souvent une otite externe diffuse.

6. La suppuration bleue peut être communiquée d'un individu à un autre.
7. Dans le premier cas observé par l'auteur, elle n'avait pas de cause visible.
8. Dans tous les cas, elle disparaît spontanément.
9. Dans un cas, sa disparition fut suivie de la présence d'un *aspergillus* dans le méat externe.]

Les ulcérations syphilitiques secondaires du méat se rencontrent quelquefois et le plus souvent sous forme d'un ulcère de mauvais aspect et étroit, siégeant à l'orifice, accompagné d'un écoulement ichoreux et d'un gonflement inflammatoire général du conduit auditif. L'aspect du mal et l'historique suffisent à en révéler le caractère, et dans les cas que j'ai vus la guérison s'est effectuée sous l'influence de l'iodure de potassium et des *lotions noires* (Pharmacopée anglaise).

CHAPITRE VI

Polypes. — M. Toynbee a traité des polypes à propos des affections du méat et il est peut être rare en effet que les productions de ce genre n'aient pas plus ou moins de connexion avec les parois du conduit auditif. Mais la règle, d'après mon expérience personnelle, est que ces excroissances tirent leur origine de l'intérieur de la caisse tympanique. Je les ai rencontrées à la fois sur les surfaces externe et interne de la M. T. Dans un cas, à la suite d'une petite perforation dont le diamètre n'excédait pas $0^m,001$, j'ai pu voir pendant plusieurs semaines une végétation polypoïde se développer à travers l'ouverture. Plusieurs fois enlevée, elle récidiva sans que la perforation s'agrandît. Quant aux polypes fibroïdes volumineux qui remplissent la totalité du méat et font saillie au dehors, coïncidant avec une perforation de la membrane, ils paraissent naître de toute ou de presque toute la surface de la cavité tympanique, dont la membrane muqueuse tout entière paraît s'être hypertrophiée. C'était du moins la condition que je rencontrai dans le seul cas que j'eus l'occasion de disséquer.

La classification établie par M. Toynbee a évidemment une base naturelle, mais les formes intermédiaires sont fort nombreuses et comme on peut appliquer à tous les cas certaines méthodes de traitement sur lesquelles on peut, selon moi, un peu plus compter et qui me paraissent moins dangereuses que celles mentionnées dans le volume, il est peut-être aujourd'hui moins important qu'autrefois de déterminer à quel groupe appartient tel polype donné.

Les productions de ce genre, développées dans l'oreille, ont une extrême tendance à récidiver, même après une guérison apparente, mais le degré de résistance qu'elles opposent au traitement est très-variable. Dans quelques cas rares, elles se détacheront spontanément, laissant une surface définitivement saine; dans d'autres, elles disparaîtront sous l'influence du traitement et ne montreront aucune disposition à revenir; d'autres fois leur éradication offre la plus extrême difficulté. Il ne me semble pas possible pour le moment d'expliquer toujours ces différences, toutefois à côté d'autres causes, telles que la constitution scrofuleuse ou la présence permanente d'une autre maladie locale, il m'a paru que l'accumulation des produits de sécrétion derrière le polype ou ses racines est une des sources les plus fréquentes des difficultés du traitement, surtout dans les cas où la M. T. est perforée. La matière visqueuse sécrétée par la membrane muqueuse spongieuse du tympan tend à s'attacher dans ses diverses cavités et à entretenir u perpétuelle irritation qui défie toute espèce de caustiques ou de substances mé camenteuses. Aussi un des objets principaux dans la conduite du traitement ces excroissances c'est le nettoyage parfait des parties profondément situées l'organe. Les injections à l'aide de la seringue, bien que vigoureuses et de long durée, ne sauraient suffire. L'eau ne chasse pas la matière visqueuse et le jet pe être incapable d'atteindre la totalité de la surface sécrétante. La meilleure m thode, selon moi, est celle que l'on doit à Politzer et qui consiste à faire passer courant d'air à travers la trompe d'Eustache, pendant que le méat est rempli d'u lotion qui tend à coaguler les produits sécrétés et à les détacher ainsi des enfo cements où ils s'accumulent. La meilleure de ces solutions, d'après mon expérien personnelle, est le sulfate de zinc (de $0^{gr},05$ à 1 gr. p. 30 gram.) bien qu'on puis alterner celle-ci avec d'autres.

A très-peu d'exceptions près, je crois que le meilleur procédé de traitemen c'est l'extirpation et l'instrument que j'ai trouvé préférable pour cette opération e le piége (ou polypotome) de Wilde, qui peut avoir plus de volume que celui l'inventeur, dont le fil de fer sera remplacé avantageusement par la substan connue des pêcheurs sous le nom de jack-line (crin de Florence); celle-ci est à la fo plus flexible et moins cassante : elle n'est pas d'application moins facile, cau moins de douleur, et n'est pas aussi exposée à manquer son effet. Ainsi armé, l'in trument de Wilde peut servir pour tous les polypes, sauf un petit nombre de pr ductions sessiles pour lesquelles la pince à anneaux-levier est ce qu'il y a de mieu La meilleure manière d'agir est d'embrasser le polype avec l'anse de l'instrume de Wilde le plus près possible de la racine et de le couper transversalement, no de le tirer en l'arrachant. La règle est de panser la surface de section de la r cine, non avec des caustiques, mais avec des poudres simplement absorbante (telles que le talc ou la craie) de la manière recommandée ci-dessous pour traitement de la muqueuse tympanique mise à découvert. Quand on lui voit un grande tendance à végéter de nouveau, on peut appliquer des caustiques de fois autres (nit. d'argent, potasse fondue ou chlorure de zinc), mais simplement à tit d'adjuvants du traitement par les poudres absorbantes. Car, d'après mon exp rience, on peut difficilement compter sur les caustiques eux-mêmes pour obten un effet permanent. Longtemps continués, ils sont susceptibles d'irriter et d'a graver le mal ; si leur action ne dure pas assez longtemps, le chirurgien peut avo le désappointement, après quelque temps, de voir revenir la tumeur qu'il croya avoir détruite radicalement. Le traitement par les poudres absorbantes peut êtr long (il est loin d'en être toujours ainsi), mais il est sans danger et semble avoi une action durable.

Dans les derniers temps de sa pratique, M. Toynbee essayait de faire dispa raître les polypes sans extraction, au moyen d'une pression douce mais continu exercée à l'aide de petits morceaux d'éponge ou de tampons d'ouate. J'ai vu de exemples où le résultat apparent de ce traitement était satisfaisant, mais l'effe n'était pas permanent.

J'ai essayé l'action des poudres *astringentes*, telles que l'alun ou le tannin, su les polypes et, après leur extraction, sur leurs racines, et en fin de compte, je n l'ai trouvée nullement aussi satisfaisante que celle des simples absorbants. Le astringents sont pourtant utiles dans certains cas. Combinés avec la pression ils agissent souvent mieux que les caustiques dans les cas de repullulation obstiné de la production après son extraction ; et, quelquefois une forme molle de polyp peut se mortifier sous leur action et sortir, à la suite de quelques applications comme une masse nécrosée. L'emploi de ces poudres, ou celui de l'extrait de sa turne non dilué pendant un petit nombre de jours amortira aussi souvent, à un degré considérable, la sensibilité d'un polype et en rendra l'extirpation beaucoup moins douloureuse.

Une autre remarque sur ce sujet me paraît encore nécessaire. A la page 333, M. Toynbee pose comme règle générale de ne pas s'occuper de ces productions lorsqu'on pourrait redouter que le cerveau ne fût envahi par une irritation siégeant dans la caisse du tympan ou dans son voisinage. Selon moi, c'est une loi qui a besoin d'être révisée, et il est possible qu'un observateur même aussi exact et aussi réfléchi se soit, dans cet exemple particulier, laissé entraîner à tort par l'issue malheureuse d'un cas unique. Quand l'irritation cérébrale *coexiste* avec des productions polypoïdes d'un volume assez considérable et situées dans le conduit auditif, l'extirpation de semblables excroissances doit être plutôt une des premières préoccupations du chirurgien, car elles sont souvent elles-mêmes une source importante d'irritation des centres nerveux par l'obstacle qu'elles opposent à la sortie des matières sécrétées. Dans ces cas, il n'est pas rare de voir, à la suite de l'extraction de la tumeur, la seringue chasser des masses considérables de produits anciens à demi solides, dont la sortie apaise beaucoup les symptômes cérébraux. A dire vrai, l'extirpation des polypes dans des cas semblables n'est que l'application des propres principes de M. Toynbee, qui veut qu'on assure une issue facile aux produits de sécrétion, principes dont l'application ne souffre aucune exception.

[A propos du traitement des polypes de l'oreille, le docteur Pfluger se loue fort de l'emploi de l'acide chloro-acétique pour cautériser le pédicule, moyen déjà proposé par Dalby en 1871, dans *the Lancet*.

Le docteur Jacoby, de Breslau, a, de son côté, vanté la galvano-caustique pour détruire les productions hyperplastiques qui surviennent dans les otorrhées (*Arch. f. O.*, t. VI).

Souvent on prend pour des polypes de simples fongosités dues à l'otite externe catarrhale ou bien à l'inflammation sous-périostique du conduit auditif. Telle est la première conclusion d'une thèse soutenue à Paris, en 1873, par le docteur G. L. Parmentier.

2° Les végétations, ajoute l'auteur, ont pour siége de prédilection la partie profonde du conduit et la face externe de la M. T. Très-souvent ce sont des excroissances polypiformes qui, après avoir ulcéré la membrane du tympan, pénètrent dans le méat externe.

3° Les fongosités consécutives à l'otite catarrhale se développent par des bourgeons exubérants à la surface des exulcérations du conduit.

4° Les excroissances polypiformes ont, au début, la structure du tissu fongueux, tissu de granulation de *Virchow ;* elles peuvent probablement se recouvrir plus tard d'épithélium.

5° Lorsque les fongosités sont dues à l'inflammation sous-périostique du conduit auditif, elles présentent les orifices d'un ou de plusieurs trajets fistuleux dont le diagnostic est souvent négligé parce qu'on se contente de la présence du prétendu polype pour expliquer les symptômes.

6° Ces fistules, quelquefois simplement sous-périostiques, établissent d'autres fois une communication entre le conduit auditif et les régions environnantes. Leur orifice intra-auriculaire se présente soit sous la forme de mamelons blanchâtres, portant un point obscur à leur sommet; soit sous forme d'altérations irrégulières, en avant et en arrière desquelles la fibro-muqueuse soulevée se laisse rabattre à la manière d'une valve. Une pression méthodique, exercée à l'endroit convenable, fait sourdre du pus par l'orifice.

7° Ces fistules, en tenant compte du point où s'ouvre l'autre orifice, peuvent se diviser en oto-mastoïdiennes, oto-parotidiennes, oto-crâniennes et oto-auriculaires.

Il résulte de ces faits que, dans toute otorrhée persistante, il faut pratiquer l'examen au *speculum auris* pour s'assurer qu'il n'y a pas de granulations. Lorsque celles-ci existent, se bien garder de négliger les fistules qui peuvent s'être produites.

Quant aux fongosités elles-mêmes, le traitement par cautérisation, arrachement, excision ou ligature, doit varier suivant le siége et le volume de l'excroissance].

CHAPITRE VII

Constriction du méat. — Quelquefois, surtout chez les femmes, le méat est tellement étroit qu'il est entièrement ou presque entièrement fermé. Cette constriction est due évidemment à une hypertrophie générale des parois osseuses aussi bien que des tuniques qui les recouvrent, sans qu'on aperçoive aucune tumeur distincte, et sans maladie inflammatoire antérieure. L'ouïe se trouve alors singulièrement altérée, je l'ai vue s'améliorer considérablement par l'emploi nocturne de petites bougies d'ivoire d'environ $0^{m},02$ de longueur et d'un diamètre augmentant graduellement. Le malade peut les introduire et les retirer au moyen d'un petit cordon fixé à leur extrémité. J'ai essayé la *laminaria*, mais avec moins de succès à cause de l'irritation qu'elle est susceptible de produire.

Tumeurs molluscoïdes. — Postérieurement à la publication de ce volume, M. Toynbee a appliqué à ces productions le nom de tumeurs sébacées, et dans deux mémoires lus à la Société médico-chirurgicale (1), il donne les détails de 20 cas nouveaux, parmi lesquels la tumeur sébacée fut 5 fois la cause immédiate de la mort. J'ai moi-même rencontré au moins 3 exemples de mort provoquée par la même cause, toujours avant l'âge moyen ; et, comme c'est un sujet auquel M. Toynbee a donné beaucoup d'attention dans les dernières années de sa vie, et que les quelques lignes qu'il lui a consacrées dans le volume ne répondent point aux idées plus mûres de cet auteur, je transcris ici une partie des mémoires auxquels je fais allusion ci-dessus.

« On ne saurait guère douter que des exemples de cette maladie, apparaissant dans l'oreille et produisant les résultats les plus singuliers, ne se présentent constamment à l'observation des membres de notre profession ; il n'est pas improbable qu'on les comprenne dans la catégorie des cas d'otorrhée, et que les complications du côté du rocher et de l'encéphale soient mises sur le compte de caries résultant de l'otorrhée.

« Les résultats de mes observations sur la *structure* de ces tumeurs sébacées tendent à prouver qu'elles se composent de cellules aplaties de volume considérable et parfaitement semblables à celles qui constituent l'épiderme. Ces cellules sont disposées par couches ; elles sont renfermées dans une enveloppe membraneuse distincte, formée de tissu aréolaire. Lorsqu'elles se développent dans l'oreille, ces tumeurs ne paraissent pas résulter d'une transformation morbide du bulbe pileux ou de son follicule ; d'ailleurs elles se présentent souvent dans la partie la plus reculée du méat, tout près de la M. T. où l'on ne ren-

(1) *Trans. of Med. Chirurg. Soc.* Vol. 44, p. 51 ; and vol. 47, p. 203.

contre pas de poils. Leur forme est ordinairement sphérique et on les trouve dans tous les points du méat externe. Elles possèdent la propriété singulière de s'accroître du côté de leur point d'attache, aussi bien que du côté de la cavité du conduit auditif, aussi le résultat en est-il la résorption du rocher. Je ne me rappelle pas avoir disséqué une seule tumeur sébacée du méat externe, même petite, qui n'eût point provoqué quelque résorption de la paroi osseuse. Le volume de ces tumeurs varie de celui d'un grain de millet à celui d'une grosse noisette. Quand elles atteignent ces dernières dimensions, elles déterminent une énorme dilatation du conduit, si bien qu'il n'est pas rare de pouvoir introduire le doigt dans le méat jusqu'à la M. T. Elles provoquent aussi la résorption de l'os dans une étendue telle que l'on rencontre des communications du conduit auditif, avec les cellules mastoïdiennes, la caisse du tympan, les cavités cérébrale et cérébelleuse. Leur progression semblerait trouver plus d'obstacle dans la présence de la membrane que dans l'os ; en effet, souvent la M. T. demeure intacte alors que l'os environnant a été résorbé. Dans un cas qui sera cité, la tumeur avait traversé la paroi osseuse externe, puis la paroi interne des cellules mastoïdiennes, pour venir en contact avec la dure-mère ; au lieu de pénétrer dans celle-ci, la tumeur, se dirigeant en haut, avait entraîné la résorption de la paroi postérieure, puis de la paroi supérieure du rocher pour pénétrer dans la cavité tympanique, sans produire aucune perforation de la dure-mère. C'est un trait remarquable de cette maladie, que la tumeur puisse traverser la substance du rocher, y faire une large ouverture, sans produire aucun effet apparent sur le tissu osseux voisin, les bords de l'ouverture étant souvent aussi vifs et aussi nets que si elle avait été faite à l'aide du ciseau.

« Les tumeurs sébacées se développent dans le méat externe et parviennent même à un volume considérable en déterminant la résorption de l'os, sans provoquer de douleurs ; on peut dire qu'en règle générale, l'attention du chirurgien n'est attirée sur elles que par suite de la surdité qui résulte de l'occlusion du méat, de l'apparition d'un écoulement fétide, ou de symptômes d'irritation cérébrale, qui trop souvent se terminent par la mort.

« La seule maladie avec laquelle on pourrait confondre les tumeurs sébacées, c'est l'exostose unique ou multiple du conduit auditif, recouverte par le derme ; toutefois de légères pressions exercées avec l'extrémité mousse du stylet suffisent à faire distinguer immédiatement les deux genres de productions morbides.

Traitement. — En raison de la tendance si grande des tumeurs sébacées à se développer en dedans, et à léser ainsi la M. T. et le tissu osseux, le but du chirurgien doit être de les extirper aussi complétement que possible. La simple incision de la tumeur et l'évacuation de son contenu lamellaire ne sauraient produire de bénéfice durable, les couches épidermoïdes se reproduisant rapidement. Il faut avec le contenu enlever aussi la capsule résistante de la tumeur, qui paraît être la génératrice des cellules. On peut y parvenir en faisant une incision cruciale sur la tumeur, et, après avoir exprimé les lamelles qu'elle contient, l'enveloppe résistante sera saisie avec des pinces et extraite en totalité. Dans les périodes avancées de la maladie, alors que l'ulcération s'est emparée de la surface libre de la masse, fournissant un produit d'une odeur extrêmement fétide, il faut apporter beaucoup de soin pour extraire le contenu lamellaire de la tumeur, et surtout pour arracher la paroi, dont la surface interne peut se trouver en contact avec la dure-mère. On commencera par faire des injections répétées à l'eau chaude, en dirigeant le jet de la seringue sur le contenu de la masse morbide. Les écailles restantes, lorsque l'eau a cessé d'entraîner les produits de sécrétion, seront saisies avec la pince à anneaux-levier et extraites avec soin ; le même instrument pourra servir pour arracher l'enveloppe extérieure de la tumeur. Dans les cas, où par suite de la position reculée de cette dernière, il est impossible d'extraire la paroi, il importe de surveiller attentivement la marche du mal et d'enlever les lamelles au fur et à mesure de leur sécrétion. On pourrait considérer comme inutile d'enlever le contenu du kyste aussi complétement, lorsqu'il existe une large ouverture du côté de la cavité du méat, mais l'observation prouve que, malgré cette ouverture et en dépit de la libre sortie du produit épithélial, la tumeur sébacée peut cependant continuer de s'avancer du côté du cerveau. »

Les cas suivants font partie des nouvelles observations rapportées par M. Toynbee.

Observation I. *Tumeur sébacée développée à la partie postéro-externe du conduit auditif ; résorption considérable du rocher et abcès du cervelet.* — M. W., 24 ans, fut admise dans mon service à l'hôpital Sainte-Marie, le 6 juillet 1860. De constitution délicate, elle a toujours vécu avec ses parents, s'occupant des petits détails du ménage, et enseignant dans une école du dimanche. Depuis son enfance, elle aurait été sujette aux migraines compliquées de nausées Il y a quatre ou cinq ans, elle commença à avoir un écoulement de l'oreille droite, et il y a sept semaines elle éprouva une violente otalgie de ce côté, suivie d'une augmentation soudaine dans la quantité de l'écoulement. En même temps que les douleurs d'oreille se manifesta une céphalalgie intense, qui rendait la malade totalement incapable de toute espèce d'occupation. Quand je la vis le 7 juillet, elle éprouvait une douleur constante derrière la tête et le cou, compliquée de vertiges ; parfois la douleur s'étendait jusqu'au front et il survenait du délire. Les objets lui paraissaient doubles, mais elle voyait distinctement avec l'un ou l'autre des deux yeux, quand elle s'en servait isolément. Pouls à 80, faible. Le méat était rempli de produits de sécrétion épais et floconneux, d'odeur repoussante. Application de sangsues derrière les deux oreilles ; vésicatoire à la nuque.

Le lendemain, céphalalgie intense, s'étendant du front à l'occiput. La malade, dans le décubitus dorsal, gémissait constamment et poussait de profonds soupirs. Pupilles égales, et peut-être légèrement dilatées, parfaitement sensibles à l'action de la lumière. Pouls très-lent, variant de 20 à 16 pulsations par minute. La malade mourut subitement à 2 heures 30 minutes du matin le 10, immédiatement après avoir pris une tasse de thé qu'elle avait demandée.

Autopsie. — En enlevant le cerveau, il n'apparut d'abord rien d'anormal ; ce n'est qu'en ponctionnant la tente du cervelet du côté droit qu'il s'échappa de huit à douze grammes de fluide séreux, dont les dernières portions étaient troubles. Le cervelet du côté droit fut trouvé adhérent au rocher correspondant, dans une étendue d'environ 0m,008 de diamètre. Là, aussi bien qu'à la surface supérieure de l'os, la dure-mère était altérée dans sa couleur.

L'*examen* du cervelet fit découvrir un abcès du volume d'une grosse noix à la partie antérieure et supérieure de l'hémisphère droit ; cet abcès était tout à fait superficiel et avait des parois peu épaisses. Le conduit auditif externe était rempli du produit de l'écoulement, composé principalement de flocons ressemblant à des masses d'écailles épidermoïdes. Cette matière enlevée, on aperçut une ouverture située à la partie extérieure du méat osseux et à la face postérieure. Cet orifice dont les bords étaient vifs et bien définis mesurait environ 0m,019 dans sa longueur et 0m,0125 dans sa largeur. L'os environnant était parfaitement sain ; l'ouverture conduisait dans une cavité remplie de lamelles, ayant l'apparence d'épiderme disposé en couches concentriques et ressemblant tout à fait aux tumeurs que j'ai souvent examinées et auxquelles on a donné le nom de tumeurs molluscoïdes ou sébacées. Cette matière sébacée s'étendait en arrière à travers une ouverture située à la partie postérieure du rocher, aussi grande que celle du conduit auditif, et elle se trouvait là en contact avec la dure-mère qui séparait les parois de l'abcès de la tumeur. La matière sébacée lamellaire s'étendait aussi en haut à la partie postérieure du rocher, ayant détruit complétement la couche superficielle de l'os ; puis elle allait ensuite horizontalement en dehors, au-dessous de l'os qui forme la partie supérieure du rocher, jusque dans la cavité tympanique qu'elle remplissait entièrement, pressant sur la face interne de la M. T. qu'elle avait perforée.

Observation II. *Tumeur sébacée distendant la cavité tympanique ; carie du rocher ;* mort. — N. F., jeune fille de 16 ans, fut admise à l'hôpital le 21 décembre 1862 ; elle était malade depuis deux jours et se plaignait d'une douleur au cou ; elle ne pouvait marcher et tenait la tête renversée en arrière. Scarlatine sept mois auparavant ; elle en avait parfaitement guéri et était en service peu de jours encore avant son admission. Dans les antécédents, ni surdité, ni otorrhée ; la garde ne découvrit dans les conduits auditifs aucun produit de sécrétion en lavant la malade. Le lendemain, elle paraissait beaucoup mieux et reposait la tête placée naturellement sur l'oreiller ; le troisième jour après son admission, elle se plaignit d'une violente céphalalgie, se leva en sursaut dans son lit à plusieurs reprises dans la matinée, mais mangea cependant au repas d'une heure. Une demi-heure après, elle mourut subitement.

Autopsie. — Du côté gauche, la tente du cervelet adjacente au rocher était enflammée et recouverte de pus. La pie-mère tapissant le cervelet au-dessous du point où la tente était enflammée, était opaque, et le cervelet lui-même avait une portion de sa pulpe, grosse comme un pois, qui était ramollie et d'une couleur verte.

Dissection de l'os temporal. — La dure-mère couvrant la partie postérieure et supérieure du rocher était de couleur foncée et plus molle qu'à l'état normal ; au-dessous d'elle, l'os offrait de nombreuses petites ouvertures. Ces orifices étaient si nombreux et si grands dans la gouttière latérale, qui forme la limite postérieure des cellules mastoïdiennes, qu'il paraissait comme carié. Le sinus latéral adhérait moins fermement qu'à l'état normal à la gouttière osseuse et contenait un caillot de couleur foncée.

Méat externe. — A la partie supérieure et interne, directement au-dessus de la M. T., se trouvait une masse jaunâtre de matière molle, composée principalement de lamelles d'épiderme ; cette substance enlevée, on découvrit une ouverture circulaire de la paroi osseuse supérieure du conduit auditif, d'un diamètre d'environ 0m,004, avec des bords bien définis et entourés d'un os de structure normale. Cette ouverture était également remplie d'une masse de lamelles épidermoïdes et communiquait avec la cavité du tympan.

La M. T. présentait deux perforations, l'une antéro-inférieure, l'autre postéro-inférieure.

Observation III. *Tumeur sébacée du méat externe, ayant déterminé la carie du rocher, — une suppuration de la pie-mère, et la mort.* — Un garçon de 16 ans, maigre et d'aspect maladif (qui était training for an army baudsman) fut envoyé à l'hôpital le 7 février 1864 pour une douleur de l'oreille droite et des parties environnantes ; il attribuait ces souffrances à une coiffure mouillée qu'il avait portée peu de jours auparavant. Point d'otorrhée et, à vrai dire, rien d'anormal dans l'aspect extérieur de l'oreille. Une dose de calomel fut administrée, puis un purgatif; la douleur persistant, on appliqua douze sangsues à la région mastoïdienne ; un vésicatoire à la nuque ; en dépit de ce traitement, il tomba rapidement dans le délire. Une semaine après son admission, un abcès fut ouvert en arrière et au-dessous de l'apophyse mastoïde, il en sortit une quantité considérable de pus très-fétide. Cela n'empêcha point les symptômes cérébraux de s'aggraver, et le malade mourut le huitième jour après son admission.

Autopsie, 3 heures après la mort. — Vascularisation générale et très-prononcée du cerveau, épanchement de sérosité dans les ventricules. La surface externe du lobe moyen du cerveau était fortement congestionnée, et les vaisseaux les plus volumineux contenaient des caillots sanguins ; toute la surface de l'hémisphère cérébelleux droit était recouverte d'une lymphe purulente, verte et fétide, et l'altération de la coloration s'étendait dans la pulpe du cervelet à environ 0m,012 de profondeur. Point d'abcès dans le cerveau ni dans le cervelet ; la structure de l'encéphale, à part le point désigné ci-dessus, paraissait normale. La dure-mère fut séparée de la surface supérieure du rocher, l'os présenta des orifices de carie. A la surface postérieure et externe du rocher, la dure-mère se trouvait, comme la portion de cette membrane qui forme le sinus latéral, séparée de l'os par du pus fétide ; il y avait aussi une lymphe purulente dans le sinus latéral, en même temps qu'un coagulum considérable. Abondante quantité de sérosité dans le péricarde ; sérosité et lymphe purulentes dans les deux cavités pleurales et dépôts purulents dans les deux poumons.

Dissection de l'os temporal. — A la partie supérieure et interne du conduit auditif externe, près de la M. T., se trouvait une masse de matière molle, sébacée, qui s'étendait à travers une ouverture de 0m,012 de diamètre environ (formée en partie dans la portion supérieure de la M. T. et en partie dans le méat osseux adjacent) dans la cavité tympanique, qui se trouvait complétement distendue. Il y avait de petits orifices de carie à la paroi supérieure de la caisse, et aussi dans la gouttière latérale, qui contenait une matière purulente fétide et de couleur foncée.

« Les deux cas suivants indiquent une méthode avantageuse de traitement.

Observation IV. *Tumeur sébacée de l'oreille droite, accompagnée de douleur et de surdité ; extraction ; guérison.* — M. F., 45 ans, me consulta en 1854 pour une douleur de l'oreille droite et du côté correspondant de la tête, compliquée de surdité et d'otorrhée abondante et fétide. Il raconta que pendant plusieurs mois il avait éprouvé une sensation très-incommode de plénitude dans l'oreille, qui avait abouti à la surdité ; les deux derniers mois, la douleur avait beaucoup augmenté, et l'écoulement était apparu et avait duré constamment sans atténuer aucunement les souffrances.

L'*examen* montra le méat distendu par une masse grisâtre volumineuse, de laquelle suintait un fluide laiteux. A l'aide de la seringue et d'eau chaude j'enlevai une quantité considérable de ce produit mélangé de flocons blancs volumineux. L'intérieur de la tumeur qui put alors être examiné parut composé de couches blanches ; j'en retirai quelques-unes à l'aide de la pince à anneaux-levier.

Deux jours après, la cavité s'était remplie de nouveau de produits de sécrétion et de flocons blancs ; ils furent extraits comme la première fois. Grâce à la seringue et à la pince à anneaux-levier, la masse de la tumeur fut enlevée et je terminai enfin par l'arrachement de la paroi résistante du kyste. La dernière opération fut suivie d'une diminution de la douleur, l'écoulement céda peu à peu, et au bout de quinze jours, le malade était complétement guéri ; je crois que le mal n'a pas récidivé.

Observation V. *Tumeur sébacée de l'oreille droite avec douleur intense et écoulement considérable. Guérison.* — C. W., gentleman, de 54 ans, me consulta en juillet 1860, pour une violente douleur de l'oreille droite et du côté correspondant de la tête, accompagnée d'otorrhée. L'origine de l'affection était attribuée à un refroidissement pendant une fièvre scarlatine à l'âge de quatre ans. Depuis lors jusqu'à l'âge de dix-huit ans, il fut pris, pendant les vents d'est du printemps, d'otalgie tantôt unilatérale, tantôt des deux côtés; chaque attaque se terminait ordinairement par un écoulement. Entre dix-huit et vingt-quatre ans, suspension de ces attaques ; mais à cette dernière époque, la surdité commença à devenir manifeste. A vingt-sept ans, une autre attaque d'otalgie survint à droite ; douleur intense pendant vingt-quatre heures, qui se termina par l'exfoliation d'une petite lamelle osseuse. Ces attaques revinrent à diverses reprises et s'accompagnaient chaque fois d'un écoulement abondant de matière glutineuse, et très-souvent d'une substance blanchâtre, dure comme du cartilage. Dans les intervalles de ces violentes attaques, le malade éprouvait dans l'oreille une douleur accompagnée de battements et de bruits comme ceux de l'eau qui se précipite, de sifflet et de tintement. Feu M. Pilcher soigna le malade dans quelques-unes des grandes attaques et enleva de l'oreille des portions considérables d'une substance blanche.

Lorsque je vis le malade, le conduit auditif externe droit était obstrué par une grosse tumeur blanche, dont l'intérieur était exposé et versait un produit fétide. Des injections d'eau chaude amenèrent une matière floconneuse ; cela ne diminua cependant pas le moins du monde les douleurs d'oreille et de la tête; ces symptômes disparurent complétement à la suite de l'extraction d'une masse volumineuse de matière blanc-jaunâtre que l'examen montra être une tumeur sébacée. »

[**Fibro-sarcomes.** — Le docteur J. Renault (*Arch. de phys.*, 1872, n° 6) parle d'une petite tumeur implantée sur la paroi même du conduit auditif; elle avait le volume d'une noisette et obturait complétement le méat. Enlevée par M. Cusco, par torsion du pédicule, elle fut examinée avec beaucoup de soin par l'auteur.

C'était un fibro-sarcome, creusé de petites cavités, revêtu d'épithélium cylindrique cilié. Ces petites cavités se seraient développées profondément par petits îlots de tissu embryonnaire. En s'agrandissant, ceux-ci se tapisseraient d'une couche d'épithélium à cils vibratiles, puis deviendraient globuleux et se rempliraient de mucine, etc.]

CHAPITRE X

Membrane du tympan.

Une suggestion importante a été faite par le Dr Jago, à l'égard de la M. T., d'après des observations et des expériences qui lui sont personnelles (*On the Functions of the tympan, Brit. and For. med. chir. Rev.* April, 1867, p. 496). Le Dr Jago fut amené par certains symptômes à penser que l'état de la *surface* de la membrane, au point de vue de la sécheresse ou de l'humidité, a une grande influence sur la faculté qu'elle possède de recevoir et de transmettre les sons et trouva expérimentalement qu'une mince couche d'eau recouvrant la membrane entraînait un degré considérable de surdité; c'est un point sur lequel l'expérience de tous ceux qui ont souvent l'occasion de seringuer l'oreille, doit concorder avec la sienne ; le dépôt d'eau au fond du méat produisant souvent une surdité évidente qui disparaît immédiatement après la sortie du liquide. Partant de ce fait, le Dr Jago conclut que la couche de mucus, naturellement présente à la surface interne de la membrane, a un effet semblable pour gêner la transmission des vibrations de cet organe à l'air du tympan et qu'elle concourt ainsi au but physiologique de concentrer ces vibrations sur les osselets, la seule voie, suivant lui, par laquelle elles aillent au labyrinthe. En même temps, cette humidité de la face interne de la membrane l'empêche de recevoir les sons provenant de la caisse ou y pénétrant à travers la trompe d'Eustache et sert de la sorte à nous rendre inconscients de ces bruits intérieurs. Mais, dans l'irritation de la membrane, provenant de l'application du froid ou d'une lésion morbide, cette couche de mucus dépasse, suivant le Dr Jago, la mesure de ce que les cils vibratiles peuvent en emporter et forme en se desséchant sur cette face interne, une couche absorbant le son qui assimile l'une à l'autre les deux surfaces de la M. T., au point de vue des propriétés acoustiques. Il en résulte deux conséquences : d'abord, les sons qui naissent dans le tympan — spécialement les bruits produits par la distension ou la constriction des vaisseaux de l'oreille moyenne — sont transmis par la membrane aux osselets et, devenant sensibles à l'ouïe, donnent naissance au tinnitus ; et deuxièmement, la surdité en résulte aussi, dans une certaine mesure, par suite de la facilité de transmission des sons extérieurs par la membrane à l'air du tympan, sons qui se dissipent et se perdent de la sorte. De là, l'une des formes les plus communes de surdité, ordinairement passagère, mais servant souvent de point de départ à l'affaiblissement permanent du sens auditif. Quand cette dysécée s'en va, elle se termine brusquement avec un *craquement* ou *déchirure ;* les bruits subjectifs cessent, et l'ouïe revient aussitôt ; phénomènes dus, selon le Dr Jago, à la chute soudaine de la couche de mucus desséché, qui laisse la face interne de la membrane de nouveau recouverte de son humidité naturelle et redevenue apte, par conséquent, à recevoir et retenir les sons du dehors et à refuser les bruits intérieurs. Quelle que puisse être la valeur de ces idées (et elles méritent les plus grands égards), elles sortent, au moins en un point, du domaine de la théorie. Que certains cas de surdité, non compliqués de l'obstruction de la trompe d'Eustache, se terminent brusquement avec un craquement ou bruit dans l'oreille, le Dr Jago l'établit comme un fait attesté par son expérience personnelle, d'autant mieux que chez lui la trompe était librement perméable durant toute la durée de l'attaque. C'est un point sur lequel, l'opinion courante, qui attribue toujours les bruits semblables à l'ouverture brusque de la trompe, doit se modifier, tout en ne pouvant cependant pas être rejetée complétement (1). Ma propre expérience m'a conduit à soupçonner que la surdité tympanique tient en grande partie à la présence de mucus sec et épaissi, aussi l'hypothèse du Dr Jago me paraît-elle, jusque-là, posséder un haut degré de probabilité, qui se trouve corroboré par le fait que souvent l'aspect de la membrane est celui que lui donnerait la présence d'une couche de mucus desséché adhérente à sa face interne. Cette apparence a deux formes principales celle de taches plus ou moins diffuses d'un blanc obscur, comme d'une couche opaque vue par transparence à travers les lames externes de la membrane et celle d'un bourrelet blanc en certains points de sa circonférence, spécialement au bord supérieur, formant des lignes plus ou moins angulaires et évidemment tout à fait différent de l'anneau légèrement opaque que l'on voit si fréquemment et qui rappelle si bien l'arc sénile de la cornée.

(1) Le Mémoire du Dr Jago contient beaucoup de « suggestive matter » sur la Physiologie de la M. T. et de l'oreille moyenne ; je crois devoir renvoyer le lecteur à l'original.

Dans le *traitement des perforations* de la M. T., un grand progrès a été obtenu par la méthode de détersion du tympan due à Politzer (dont nous avons parlé à propos du traitement des polypes) et qui consiste à faire insuffler la caisse par l'intermédiaire de la trompe, par le malade lorsqu'il est capable de le faire, ou à exécuter cette insufflation à sa place jusqu'à ce qu'il soit en état de l'accomplir, tandis que le méat est rempli d'une solution de sulfate de zinc ou d'une autre lotion détersive ou astringente. En faisant ainsi barboter l'air dans le liquide, dans l'intérieur de la caisse, et s'aidant ensuite des injections, la cavité finit par se nettoyer complétement de son contenu de matières visqueuses ou purulentes; des perforations même anciennes, pourvu qu'elles ne soient pas très-étendues, se cicatriseront souvent sous l'influence de ce traitement. Il est parfois à propos de toucher les lèvres de la plaie avec du nitrate d'argent ou du sulfate de zinc pulvérisé; ce traitement, répété à quelques semaines d'intervalle, surtout si la déchirure se resserre, finira par faire adhérer les bords de l'orifice. La perforation est-elle très-étendue, permettant de voir la plus grande partie de la paroi interne de la caisse qui, dans ces circonstances, est généralement rouge et spongieuse et sécrète des produits abondants et fétides, la même méthode de détersion doit être poursuivie avec persévérance; après les injections, on aura soin de sécher complétement l'oreille, opération qui, d'après mon expérience, s'exécute le mieux à l'aide de l'extrémité frangée d'une serviette. Une fois séchée, la totalité de la surface exposée sera couverte d'une couche un peu épaisse d'une poudre absorbante, que l'on renouvellera quotidiennement, si c'est possible, à partir du moment où le tympan paraît parfaitement nettoyé des anciens produits de sécrétion jusqu'à ce qu'il ait cessé complétement de sécréter, — période qui varie de deux à trois semaines dans les cas ordinaires. Si l'on a affaire à un cas plus rebelle, on suspendra le pansement à l'aide de la poudre pendant un certain temps, pour le reprendre après une nouvelle détersion. Grâce à ces moyens, cette affection ennuyeuse et rebelle à tout autre procédé peut avec assez de certitude être guérie dans un temps modéré et sans tendance à la récidive, si j'en juge d'après mon expérience actuelle. La poudre à laquelle je donne sans conteste la préférence est le *talc* et, suivant moi, la supériorité de cette substance tient en grande partie à ce qu'elle est à peu près dépourvue de propriétés astringentes. Elle agit, je crois, simplement en maintenant sèche la membrane muqueuse. J'y joins souvent de l'hydrochlorate de morphine, une partie pour trente. Elle est d'application facile; il suffit de la souffler sur la surface malade à l'aide d'un tube élastique ou autre.

Membrane artificielle du tympan. — L'expérience ultérieure a pleinement confirmé la haute valeur attribuée par M. Toynbee à la M. artificielle du tympan; et le temps ne paraît pas avoir la moindre tendance à en affaiblir l'efficacité. On a cité des cas d'irritation provoquée par l'emploi de cet appareil et il est probable que cet inconvénient rend la membrane inapplicable à certains cas; toutefois ces cas doivent, suivant moi, être rares; il n'en faut pas moins y apporter de la prudence et de la patience. Dans les derniers temps de sa pratique, M. Toynbee faisait toujours précéder l'emploi de la membrane d'une révulsion derrière l'oreille, pendant un court espace de temps, à l'aide de papier vésicant. M. Toynbee avait aussi modifié son opinion primitive sur la manière d'agir de la membrane artificielle. Il y avait été amené en partie par suite de ses rapports avec le docteur Julius Erhard qui, sans aucune perforation, trouva que son ouïe s'améliorait beaucoup, par l'emploi de la ouate, et publia son expérience dans un mémoire intitulé « Surdité curable par la pression(1). »

(1) *Taubheit heilbar durch Druck*. Berlin, 1856.

Rattachant ce cas avec d'autres dans lesquels il trouva la membrane artificielle utile, en l'absence de perforation, et interprétant ces cas à la lumière de ses observations pathologiques, M. Toynbee résuma ainsi les conditions de l'oreille pour lesquelles la membrane artificielle s'était montrée efficace :

« 1. Disjonction de l'enclume et de l'étrier, la M. T. étant intacte, mais le ligament tenseur du tympan ou la membrane muqueuse de la caisse étant relâchée.

« 2. Absence partielle ou totale de la longue branche de l'enclume, la M. T. étant entière.

« 3. Disjonction de l'étrier et de l'enclume, la M. T. étant perforée et le ligament tenseur ou la membrane muqueuse du tympan étant relâché.

« 4. Perte partielle ou complète de la longue branche de l'enclume, la M. T. étant perforée et les ligaments de l'étrier relâchés (1). »

Le symptôme le plus caractéristique de la disjonction de l'enclume et de l'étrier est l'incapacité où se trouve le malade d'entendre, à moins d'exercer l'effort de la volonté nécessaire pour écouter. Dans les autres cas, compliqués ou non de perforation, on trouve généralement dans l'historique l'existence d'une affection catarrhale, et le relâchement de la membrane est évident à l'inspection. Quelquefois l'insufflation du tympan détériore l'ouïe, qui peut s'améliorer sous l'influence d'une vive inspiration ou d'une pression exercée sur le tragus. M. Toynbee avait encore imaginé une nouvelle forme de membrane artificielle ; c'est une petite sphère de caoutchouc remplie d'air qu'il avait trouvée dans certains cas plus avantageuse que le disque.

Ponction de la M. T. — En dehors des cas de rétrécissements infranchissables de la trompe d'Eustache, l'opération de la paracentèse de la M. T. a encore été proposée, dans ces derniers temps, pour remédier à diverses conditions pathologiques, parmi lesquelles sont : l'épaississement de la membrane, des dépôts partiels terreux ou autres et l'adhésion de sa face interne aux parois tympaniques. L'excision d'une portion de la membrane a été citée comme ayant réussi pour la première de ces affections par le Dr Bonnafont (2), de Paris, et par le Dr Philipeaux (3), de Lyon ; et pour les autres lésions par le Dr Gruber (4), de Vienne. L'opération s'est toutefois montrée moins heureuse entre les mains du Dr Schwartze (5), de Halle, qui l'a essayée sur une large échelle ; ma propre expérience n'autorise pas non plus à compter sur un grand bénéfice de cette opération dans les cas de ce genre. J'ai vu une petite ouverture amener une amélioration temporaire considérable dans des cas où la membrane paraissait être moins épaissie que ramollie, si bien qu'elle se coupait à peu près comme du cuir ramolli par l'ébullition ; mais je ne sache pas que l'on connaisse encore à l'heure qu'il est le moyen de maintenir ces ouvertures à l'état permanent. Les dépôts terreux ne sont pas par eux-mêmes des causes de surdité, pas plus que l'hypertrophie simple de la membrane, autant qu'il m'est permis d'en juger. Quand il existe des adhérences dans la cavité tympanique, on peut les diviser plus ou moins complétement à l'aide d'un petit bistouri, courbé près de la pointe sur le plat, instrument que l'on peut introduire, à travers la membrane, au point voulu et au moyen duquel on peut aussi exercer une douce traction sur le manche du marteau. Dans les dernières années de sa pratique M. Toynbee adopta ce procédé avec un succès mani-

(1) *Medic. chir. Trans.*, vol. 49 (1866). Bien des années auparavant M. Yearsley avait publié l'opinion que le coton produisait son effet en soutenant les osselets.

(2) *Maladies de l'oreille*. Paris, 1860.

(3) *Archiv der Ohrenheilkunde*, Band II, p. 58.

(4) *Ibid.*, p. 62.

(5) *Ibid.*, p. 261.

feste dans un ou deux cas. Dans un exemple soumis à mon observation, l'amélioration dura au delà d'une année. Il est toutefois nécessaire d'y apporter beaucoup de précaution; mais ici, comme en d'autres points, la chirurgie de l'oreille est encore dans l'enfance.

[Gruber revient de nouveau sur l'utilité de la myringotomie dans les cas de tension exagérée de la membrane du tympan; il conseille de faire des incisions multiples toutes les fois que la douche d'air est impraticable ou ne donne pas de bons résultats. — Il se sert d'un instrument spécial, mais une aiguille à cataracte suffit. — Pour éviter la récidive et pour dilater le plus possible les cicatrices en voie de formation, on doit recourir pendant quelque temps au procédé actif de Valsalva (*Alleg. Wien. med. Zeitung*, 1873, nos 1, 4).

Le docteur Blacke a pratiqué la paracentèse du tympan, avec succès, dans bon nombre de cas d'accumulation liquide dans la caisse. — Le prof. Schwartze indique, de son côté, le résultat de 163 opérations; la paracentèse est, pour lui, indispensable et d'un excellent pronostic quand l'oreille moyenne est le siége d'un dépôt liquide (*Arch. f. O.*, t. II et VI).

Enfin Fr. E. Weber, de Berlin, a eu recours à la myringotomie pour pratiquer la section du muscle tenseur du tympan dans des cas de bourdonnements d'oreilles incurables; il compte déjà 80 succès; d'autres otologistes, tels que Gruber, Voltolini, etc., ont également adopté cette ténotomie. Mais Weber dit que les bruits susceptibles de céder à l'opération se bornent à ceux qui ont pour cause une exagération de la pression intra-labyrinthique; cette pression provenant, suivant lui, de la rétraction du tendon ou de la contracture du muscle tenseur tympanique (*Deutsche Klin.*, 1873, n° 20).

Gruber fait remarquer que les insertions du tenseur du tympan et la direction même du marteau présentent d'assez nombreuses variations pour nécessiter un examen attentif des parties avant de procéder à l'ouverture de la M. T.; toutefois, s'il était permis d'établir une règle, le lieu d'élection serait, comme l'a indiqué Weber, le segment antérieur de la membrane tympanique, à $0^m,001$ ou $0^m,0015$ en avant du manubrium, un peu au-dessous et à côté de la courte apophyse du marteau ([*Monat. f. O.*, 1873, n

Cependant, dans la suppuration aiguë de l'intérieur du tympan, liée ou non avec les fièvres spécifiques, on ne saurait trop insister sur l'urgence de la ponction de la M. T. à une période rapprochée du début. Cette opération calme immédiatement la violente douleur, tend à conserver l'ouïe, et diminue les dangers de mort. De même, dans une certaine forme d'accumulation chronique de produits muqueux ou autre dans la cavité tympanique, la paracentèse de la membrane du tympan s'est montrée fort utile (1); et en particulier, dans les cas où la sécrétion est assez abondante, et assez détachée des parois de la caisse pour produire une altération locale de la coloration ou une voussure de la membrane lorsque le malade s'insuffle le tympan, ou que le médecin y injecte de l'air par la méthode de Politzer ou à l'aide du cathéter. Ces cas sont très-fréquents chez les enfants; l'incision est à peine douloureuse; il s'échappe quelques gouttes de mucus, et la cicatrisation se fait généralement dans l'espace de deux à quatre jours. Il peut être nécessaire de répéter l'opération plus d'une fois, mais les injections du tympan avec une solution chaude de sulfate de zinc (de $0^{gr},10$ à $0^{gr},20$ pour 30 gr.) paraissent diminuer la tendance à la sécrétion. Lorsque le mucus est moins abondant dans la caisse, ce qu'on reconnaît aux bruits humides qu'on entend dans l'insufflation de l'oreille, et qu'il ne forme pas d'accumulation apparente, l'inci-

(1) Schwartze, *loco. cit.*

sion ne se montre pas avantageuse; entre les mains de Schwartze, cette opération a parfois déterminé une irritation considérable. Toutefois, dans un petit nombre de cas de ce genre, j'ai trouvé qu'une modification de la petite seringue dont on se sert pour retirer le pus de la chambre antérieure de l'œil avait son utilité. On peut avec cet instrument retirer du tympan une quantité considérable de mucus visqueux; mais il faut une expérience plus prolongée pour en déterminer la valeur permanente.

[Fr. E. Weber combat la myringodectomie proposée par Schwartze pour l'évacuation des liquides sécrétés dans la caisse et considère l'aspiration par la trompe comme plus avantageuse et plus praticable. Il indique la manière dont il faut procéder pour introduire facilement le cathéter, qui doit être mince et flexible, et recommande également de le retirer avec lenteur (*Monat. of. hrenh.*, 1872, nº 12).

Dans certains cas d'obstruction de la trompe, il faudrait cependant bien en revenir à la paracentèse, et aspirer par le conduit auditif suivant le procédé indiqué par Politzer; témoin ce cas de blessure par arme à feu, rapporté par Moos (vol. II, nº 2 des *Arch. d'ophth. et d'otologie*); il fallait évacuer la caisse de produits de sécrétion; on pratiqua la myringodectomie, mais l'insufflation par la trompe était impossible, le projectile ayant déterminé dans ce conduit une inflammation suppurative qui l'avait fermé; on aspira donc par le méat auditif.]

Dans le traitement des maladies de la membrane muqueuse tympanique à l'aide des vapeurs médicamenteuses, j'ai essayé de ponctionner la membrane pour faciliter l'entrée de ces vapeurs, mais jusqu'ici sans avantage.

Schwartze recommande fortement d'inciser de bonne heure la M. T. dans la traitement de l'inflammation de la couche dermoïde.

[**Cholestéatome de la membrane du tympan.** — Sous le nom de cholestéatome on a désigné et l'on désigne encore souvent des tumeurs de l'oreille qui se composent principalement de cellules épithéliales. Wendt, de Leipsig, a donné (*Arch. der Heilk.*, p. 551) une observation de tumeur de ce genre développée dans l'épaisseur de la M. T. — L'auteur, pour expliquer la provenance de ce néoplasme, commence par exposer que les cellules fixes de la couche propre de la membrane tympanique, vulgairement nommées *corpuscules* de la M. T., présentent, d'après ses recherches personnelles, tous les caractères des lamelles endothéliales. Il a reconnu de plus que les faisceaux de tissu conjonctif qui constituent la tunique propre sont entourés de gaînes sur lesquelles sont appliquées des cellules de toutes formes et des noyaux libres; enfin, le long de ces faisceaux il a distingué des capillaires qui y forment des ramifications anastomotiques.

Or, la tumeur adhérait fortement à la couche propre de la M. T. et était comme enchevêtrée dans les faisceaux fibreux de cette couche. On y constatait au microscope la présence, en grand nombre, de lamelles de cholestérine et de cellules endothéliales. Ces dernières s'étaient considérablement multipliées sur les gaînes des faisceaux fibreux, et ceux-ci se trouvaient tellement écartés qu'il existait des communications entre la lame cutanée et le méat externe. Comme, d'un autre côté, la tumeur était revêtue d'une capsule qui l'entourait partout, sauf au point d'insertion, il est hors de doute pour Wendt que le point de départ du néoplasme a été la prolifération des cellules endothéliales, qui avaient repoussé peu à peu la muqueuse vers l'intérieur de la caisse, de manière à s'en entourer comme d'une capsule. La régression graisseuse de ces cellules avait donné lieu à la formation des lamelles de cholestérine. Comme la tumeur communiquait également avec le revêtement cutané, on pourrait expliquer sa production comme celle des *tumeurs perlées*, par une prolifération épithéliale; mais cette hypothèse est à rejeter par les raisons suivantes : 1° les couches épithéliales ne présentaient aucune modification dans leur structure ; 2° la substance propre, au contraire, offrait les mêmes éléments que la tumeur ; 3° ces éléments avaient passé par les mêmes altérations et ceux qui n'avaient pas subi de modifications se trouvaient également reproduits, dans tous leurs détails, parmi les parties constituantes de la tumeur. Ce produit morbide avait échappé à l'examen pendant la vie et fut trouvé à l'autopsie chez un homme mort d'une pleurésie purulente.]

CHAPTIRE XI

Trompe d'Eustache.

Relativement au diagnostic des obstructions de la trompe d'Eustache, les remarques de M. Toynbee demandent une légère modification en deux points particuliers.

1. L'exagération de la concavité de la M. T., qu'il dit être caractéristique de cette obstruction n'existe pas toujours, excepté chez les enfants. Chez les jeunes malades, lorsque la trompe est restée imperméable pendant un certain temps, ce bombement en dedans, ainsi que l'apparence terne de la membrane, manque rarement, sinon jamais ; souvent il existe à un degré très-prononcé, la membrane tombant en arrière du marteau comme un rideau exactement fermé ; mais, chez les adultes, elle peut offrir des apparences très-variées ; on la voit parfois presque normale, et même dans quelques cas où la pénétration de l'air dans le tympan produisait une amélioration immédiate de l'ouïe, j'ai remarqué qu'elle était convexe en certains points.

2. L'acte de la déglutition, exécuté avec les narines fermées ou non, n'augmente pas la pression de l'air dans la caisse tympanique, mais la diminue ; c'est donc l'aspiration de l'air du tympan, et non son refoulement dans cette cavité, qui produit le bruit que l'on entend avec l'otoscope pendant les mouvements de déglutition. Ce point a été démontré par Politzer, au moyen d'un petit manomètre imperméable à l'air, que l'on introduit dans le conduit auditif ; le fluide coloré *descend* dans les mouvements de déglutition ; de plus, dans certains cas non très-rares, où il existe des points amincis dans la membrane, résultant soit de cicatrices de perforations anciennes, soit d'ulcération superficielle, cet effet des mouvements pour avaler peut se voir nettement ; les portions amincies bombent à l'intérieur durant l'acte de la déglutition, surtout quand le nez est fermé et font saillie en dehors dans l'insufflation du tympan.

Quant au traitement de l'obstruction de la trompe, surtout chez les enfants, où cette maladie semble être plus fréquente que chez les adultes, un immense progrès a été fait dans ces derniers temps par Politzer, qui a suggéré une méthode nouvelle et très-simple pour introduire l'air dans la caisse dans les cas de ce genre. Partant de cette découverte de M. Toynbee, que la trompe s'ouvre par l'action des muscles du palais durant l'acte de la déglutition, Politzer choisit le moment où le malade avale pour introduire un courant d'air dans la partie supérieure du pharynx. On se sert pour cette opération d'une poire de caoutchouc, munie d'un tube flexible. Ce tube s'introduit dans la narine du malade, puis on commande à ce dernier d'avaler, et au même moment on comprime la poire avec force. Le malade exécute facilement les mouvements de déglutition, quand on a soin de lui faire tenir préalablement une gorgée d'eau dans la bouche ; en pinçant les narines sur le tube, l'air comprimé exerce une forte pression sur les orifices des trompes à l'instant où le jeu des muscles tend à les rendre béants. La plupart des obstructions cèdent immédiatement à ce procédé, que l'on peut aussi répéter plusieurs fois si c'est nécessaire. La caisse est-elle dépourvue de produits sécrétés en excès et la M. T. est-elle entière, l'air y pénètre souvent avec un fort bruit de claquement qui tient, selon moi, au brusque relâchement de la M. T. qui était tendue. Ce bruit a la plus grande analogie avec le *craquement* produit par la tension rapide d'un morceau de carte élastique, et j'ai constaté qu'il était jusqu'à un certain point symptomatique d'une grande amélioration de l'ouïe ; la membrane concave reprend aussi immédiatement et d'une manière plus ou moins complète, sa position naturelle. D'autre part, la trompe ou la cavité tympanique contient-elle un excès de mucus ou d'un autre produit de sécrétion, le bruit prend un caractère particulier de gargouillement. D'autres bruits divers peuvent aussi se produire, comme lorsqu'on fait le cathétérisme de la trompe, et ces bruits apportent à une oreille exercée des témoignages précieux sur la condition des parties contenues. Ces procédés permettent encore, dans les cas où le malade est incapable d'insuffler la cavité tympanique, de s'assurer de l'existence ou de la non-existence d'une perforation de la M. T., lorsque, comme il arrive souvent, l'œil ne saurait trancher la question.

Pour exécuter ce procédé d'ouverture de la trompe, le chirurgien peu simplement souffler à travers un tube élastique, ou employer une poire de caoutchouc munie d'une valvule, qui lui permet d'entretenir une succession de rapides courants d'air, pendant que le malade avale par petites gorgées. Cette dernière méthode est très-efficace quand l'obstruction est très-considérable. En se servant de la poire employée pour les douches oculaires, l'homme de l'art a un instrument simple et portatif pour introduire des vapeurs médicamenteuses dans le tympan lorsqu'il le juge à propos.

Naturellement on ne saurait triompher ainsi de tous les cas d'obstruction de la trompe, même d'une manière temporaire; et le résultat n'est permanent que dans un certain nombre de cas. Mais je crois que l'on peut recourir à cette méthode dans tous les cas d'imperméabilité de la trompe[1] qui ne cèdent pas rapidement aux moyens ordinaires et cela pour deux raisons : la première, c'est que la condition anormale de la caisse, produite par l'obstruction, disparaît ainsi momentanément, et diminue des chances d'altérations secondaires, telles que le relâchement de la M. T., le déplacement des osselets, ou la formation d'adhérences pseudo-membraneuses; la deuxième, que la guérison définitive devient plus facile, l'évacuation des mucosités tympaniques est rendue plus aisée et la tuméfaction de la membrane muqueuse du pharynx cède plus volontiers. Ajoutons à cela que la pression sur la membrane et les osselets que provoque l'obstruction de la trompe est une cause d'irritation cérébrale, difficile à méconnaître. L'emploi de cette méthode d'insufflation de la caisse diminue grandement le nombre des cas qui, sans cela, nécessiterait le cathétérisme de la trompe ; cependant mon expérience m'a conduit à attacher beaucoup de valeur à ce dernier procédé, au double point de vue du diagnostic et du traitement. Il arrive quelquefois, par exemple, que même dans les cas où les *symptômes nerveux* semblent bien marqués, où la M. T. est saine, et où l'air poussé par le malade dans la caisse y pénètre avec un bruit normal, l'introduction de l'air par le cathéter s'accompagne de sifflements et de craquements qui révèlent l'irrégularité et le rétrécissement de la trompe et prouvent ainsi qu'il a existé une condition morbide de la membrane muqueuse. Dans d'autres cas, le bruit rude et fort produit par la veine gazeuse dans la caisse indique immédiatement que ces parties, qui devraient être souples, sont sèches et résistantes. Je ne saurais à la vérité affirmer que l'on pût tirer, des données fournies de la sorte par le cathéter, quelques indications directes pour le traitement, ni qu'on ne recueillerait pas beaucoup de désappointement des méthodes de guérison basées uniquement sur ces données. Quoi qu'il en soit, cela ne leur enlève rien de leur valeur, au moins comme éléments pouvant contribuer au perfectionnement futur de nos connaissances, et capables de nous aider à débrouiller les rapports compliqués de la pathologie de la caisse avec celle du labyrinthe ou des parties plus profondes de l'appareil auditif.

Les remarques suivantes sur le traitement de l'obstruction de la trompe d'Eustache sont extraites du discours de M. Toynbee sur *Beneficence in Disease*.

« Supposons-nous en face d'un cas de ce genre, après avoir reconnu que la surdité tient à une occlusion de la trompe due à l'épaississement de la membrane muqueuse et à l'absence consécutive d'air dans la caisse du tympan, la première suggestion qui nous vient, c'est naturellement d'ouvrir le tube et d'insuffler la cavité tympanique. Et ce procédé, suivi comme il l'est de l'amélioration instantanée de la surdité (ce qui s'obtient aujourd'hui sans la moindre gêne, grâce à l'opération de Politzer), est destiné probablement à devenir très-populaire. Voilà donc la surdité améliorée par l'injection d'air dans la caisse, mais comme ce fluide disparaît rapidement et qu'il ne peut se renouveler naturellement par suite de l'hypertrophie de la muqueuse, il est clair que l'infirmité ne tardera pas à revenir. C'est alors qu'une seconde suggestion se présente d'elle-même ; c'est de réduire l'épaississement de la membrane muqueuse, au moyen d'applications locales, et de permettre ainsi à la trompe de s'ouvrir sous l'action de ses muscles. On emploie dans ce but les gargarismes, les applications sur le pharynx de nitrate d'argent ou d'autres astringents, et il peut se faire qu'on arrive ainsi à améliorer si bien l'état de la membrane muqueuse que les muscles de la trompe puissent reprendre leurs fonctions et qu'après avoir ouvert le tube d'Eustache, la surdité disparaisse de nouveau. A ce moment le traitement est suspendu, alors la membrane recommence à s'hypertrophier, la trompe s'obstrue encore une fois et la surdité réapparaît. Ici s'offre une troisième suggestion, il s'agit de déterminer la signification de cet épaississement de la membrane muqueuse, de découvrir l'intention de la nature dans cet effort hypertrophique. A-t-on affaire à un enfant, la nature essaye peut-être, par l'intermédiaire de cette lésion, de se débarrasser du vice scrofuleux ; si le malade est d'âge moyen, il se peut que ce soit le poison de la goutte que la nature veuille éliminer de la sorte.

« Venons au secours de la nature, aidons-la : 1° en écartant de l'économie tout nouvel influx du poison scrofuleux ou goutteux ; 2° en éliminant du système la quantité de ces poisons qu'il pourrait déjà contenir, nous soustrairons, pour ainsi parler, la nature à la nécessité d'hypertrophier la membrane muqueuse ; celle-ci reviendra alors à son état naturel, la trompe s'ouvrira sous l'action de ses muscles, et la surdité disparaîtra cette fois d'une manière permanente. Naturellement il est souvent désirable de réaliser la première et la deuxième suggestion, aussi bien que la troisième, mais il faut les suivre dans l'ordre inverse de l'énumération ci-dessus ; c'est-à-dire que l'on commencera à prescrire les médicaments généraux propres à faire disparaître la lésion pathologique, puis on appliquera les topiques à la muqueuse pharyngienne et, enfin, si comme on le voit assez fréquemment, les muscles de la trompe sont devenus, par suite de leur manque d'action, incapables d'ouvrir ce conduit, on recourra à l'opération. »

[Voltolini a remarqué que la douche d'air, poussée par la trompe, après un cathérisme préalable, produit un emphysème du cou. Dans ses observations personnelles, cet emphysème disparaissait après des frictions avec de l'eau de Cologne; mais dans deux cas de Turnbull la mort s'ensuivit assez rapidement, sans qu'on pût en déterminer la cause anatomique. Comme cette lésion ne se produit que lorsque la douche d'air a été précédée du cathétérisme, l'auteur en conclut qu'il doit y avoir une déchirure de la muqueuse, laissant passer l'air dans le tissu cellulaire environnant. Des expériences faites sur des lapins ont démontré que la mort avait lieu par un pneumothorax produit rapidement par la force de la pression. Il conclut de ces faits que la pompe à air est dangereuse et qu'il faut insuffler soit avec la bouche, soit avec le ballon, pour que l'air n'ait pas une trop grande pression. (*Monat. f. Ohrenh.*, 1873, n° 1.)]

Aux moyens recommandés par M. Toynbee pour réduire l'hypertrophie de la muqueuse pharyngienne peuvent aujourd'hui s'ajouter : l'emploi de liquides pulvérisés qu'il est facile de diriger sur la région des trompes et l'usage de la douche nasale de Weber; le docteur Von Troeltsch a aussi conseillé de faire l'injection avec une sonde droite d'argent, percée de petits orifices à l'extrémité, à l'aide desquels les liquides peuvent être distribués sur la région supérieure du pharynx. [Le docteur L. Schulze, de Leipzig, a constaté que la douche nasale ordinaire ne permet pas toujours d'atteindre les parties malades et principalement lorsque les fosses nasales présentent des anomalies ou des pertes de substance. Pour obvier à cet inconvénient, il recommande, comme Trœlstch, d'ajouter au tube irrigateur une extrémité percée d'un grand nombre de petits trous qui projettent le liquide dans tous les sens et dont on pourrait, au besoin, faire varier les directions. (*Arch. f. Ohrenh.*, t. VI, 4e liv.)] Mais dans les cas chroniques, où tous les moyens semblables doivent être inefficaces, l'introduction de vapeurs ou de solutions faiblement astringentes dans la trompe, à l'aide du cathéther, peuvent désobstruer ce conduit. Dans les cas encore plus rebelles, on peut avec de la précaution faire passer sans danger de fines cordes à boyau ou des bougies élastiques avec lesquelles on manquera bien rarement d'ouvrir la voie; mais il faut se souvenir que l'ouverture d'une trompe obstruée n'améliore pas nécessairement l'ouïe.

Je donne la préférence aux bougies élastiques très-flexibles qui varient de 0m,001 à 0m,002 de diamètre, avec lesquelles on ne saurait exercer de force dangereuse, mais qui s'insinuent graduellement à travers des obstructions évidemment très-denses. L'emploi de ces bougies exige de la patience et cette adresse de mains que donne la pratique; elles sont incapables de déterminer beaucoup de douleur. On peut en employer d'un calibre plus considérable pour la portion plus large du conduit. On les laissera dans le canal de 1 à 15 minutes. Les bougies de laminaria sont très-efficaces et très-rapides dans leur action, mais elles sont douloureuses et susceptibles de provoquer de l'irritation. Selon moi, les cas qui réclament leur emploi sont excessivement rares. C'est avec cette substance, que l'on est exposé à produire la rupture de la muqueuse de la trompe, accident qui entraîne le passage de l'air dans le tissu cellulaire sous-jacent. J'ai été témoin deux fois de ce résultat, mais il s'accompagna d'aussi peu d'inconvénient que possible et l'emphysème disparut en un jour ou deux. Le docteur Guy, d'Amsterdam, a rapporté deux observations (1) dans lesquelles il jugea opportun de ponctionner la luette et le voile du palais pour une gêne de la respiration produite par cet accident. Un peu de prudence suffirait bien probablement à mettre parfaitement à l'abri de tout danger de ce genre; mais ce n'est que justice de dire que l'opinion de M. Toynbee était contraire à l'emploi des bougies, dont il avait beaucoup usé dans un temps, et auxquelles il avait fini par renoncer.

(1) *Archiv. der Ohrenheilkunde*, vol. II, p. 16.

Un autre cas d'oblitération complète de l'orifice guttural de la trompe, outre celui rapporté par M. Toynbee, dû évidemment à une ulcération consécutive à la petite vérole, a été publié par Lindenbaum (1).

La description du docteur Jago des symptômes d'ouverture permanente de la trompe, éprouvés sur lui-même et publiés dans *the Bristish and Foreign Medico-chirurgical Review, for January*, 1867, p. 175, mérite une étude attentive. Cette condition, selon moi, doit être rare. Je n'ai rencontré qu'un exemple où des symptômes semblables fussent assez bien marqués; et cependant, c'est une remarque que fait aussi le docteur Jago, il n'est pas rare d'entendre des personnes se plaindre de bruits pendant la respiration ou du retentissement de la voix dans les oreilles, phénomènes qui feraient croire à l'occurrence *occasionnelle* de cette condition. Comme moyen d'exploration de la trompe d'Eustache, on peut encore recourir à la rhinoscopie, bien que, selon moi, ce procédé ait rarement une utilité pratique. Le docteur Lœwenberg (2), qui a fait de nombreuses expériences dans cette direction, dit qu'à l'aide de cette méthode on peut découvrir :

1° Des incrustations de mucus durci recouvrant les trompes, chez des sujets où l'on ne saurait même en découvrir la moindre trace sur les parties visibles du pharynx.

2° Un état granuleux de ces parties, et dans un cas des granulations rouges jaunâtres.

3° Des tumeurs considérables partant des narines postérieures et faisant dans le pharynx une saillie telle que le cathétérisme serait impossible sans la rhinoscopie.

4° Chez des malades syphilitiques et scrofuleux atteints de surdité, la rhinoscopie a aidé Loewenberg à déterminer si la maladie générale avait, oui ou non, des manifestations locales dans cette région.

[Pour montrer la valeur de la rhinoscopie dans les affections de l'oreille, Voltolini rapporte une observation de tumeur sarcomateuse (?) siégeant dans l'arrière-cavité des fosses nasales et ayant produit la surdité dans l'oreille gauche. Le néoplasme avait déjà un volume considérable lorsque l'examen rhinoscopique le fit découvrir, et l'opération ne put empêcher la mort du patient. Peut-être eût-on pu réussir à une époque antérieure, mais pour cela il aurait fallu faire l'examen des fosses nasales dès les premiers symptômes de la surdité. (*Monat. f. Ohrenh.*, 1872, n° 11.)

Un autre observateur, le docteur Magnus, de Kœnigsberg, a pu profiter d'une perte de substance étendue, qu'avait un homme de 70 ans, à la région palatine, pour constater les difficultés dont il faut tenir compte dans le cathétérisme de la trompe; il a pu également étudier la part que prend l'orifice pharyngien de ce conduit dans les mouvements de la déglutition. Ce phénomène ne se laisse pas observer par la rhinoscopie. Un peu au-dessous de l'intervalle qui sépare les deux orifices pharyngiens des trompes, il se forme pendant la déglutition une voussure transversale qui rétrécit le passage des fosses nasales dans le pharynx. On s'explique ainsi comment des injections faites par le nez ont pu s'introduire dans la trompe plutôt que d'arriver dans le gosier. — A l'état de repos, la trompe est simplement fermée par la juxtaposition des lèvres de son orifice ; mais cet orifice

(1) *Archiv. der Ohrenheilkunde*, vol. I, p. 295. Dans ce cas le tenseur du tympan était atrophié.

(2) *The value of Rhinoscopy and the Throat and Nose Douche in the Diagnosis, and Treatment of Diseases of the Ear and nasal portion of the Pharynx. Archiv. fur Ohrenheilkunde* (vol. 2.)

n'offre aucune résistance active à l'introduction du cathéter. Or, les mouvements de déglutition ne changent rien à cette situation et, contrairement à l'assertion de Toynbee, ne permettent pas à l'air extérieur de pénétrer dans la trompe par suite d'une dilatation. Mais, comme d'un autre côté, l'orifice n'est fermé que par la juxtaposition des parois, sans constriction, il est évident que l'air extérieur pénètre librement, dès que sa pression est supérieure à celle de l'air contenu dans la caisse ; aussi la douche d'air ne doit-elle pas être poussée avec trop de force, comme on le fait parfois pour vaincre une résistance qui n'existe pas à l'orifice; l'auteur a pu constater, dans une autopsie, les résultats funestes des douches d'air poussées trop violemment. (*Arch. f. Ohrenh.*, t. VI, 4e liv.)]

CHAPITRES XII, XIII ET XIV

Caisse du tympan. — Observations anatomiques et physiologiques.

[Depuis l'apparition du livre de Toynbee, il s'est produit des travaux importants qui modifient singulièrement les vues de cet illustre observateur sur différents états de l'oreille moyenne.

Ainsi, l'on sait qu'il est *rare que l'on trouve, chez les jeunes enfants, une oreille dont la caisse ne présente pas de catarrhe*, ce qui a fait dire à un grand nombre d'observateurs (Trœltsch, Wreden, Rinecke, etc.), que cet état était *physiologique* à cet âge. — Or, Wendt vient de démontrer (*Arch. d. Heilk*, 1873) que cette production du pus n'est pas un fait normal et qu'elle est facilitée, à cette période de la vie, par la structure même de l'oreille moyenne.

Un fait certain, c'est qu'à l'état fœtal, la caisse est remplie d'une masse gélatiniforme dont la disparition est expliquée de différentes manières.

Wendt a été amené, par ses nombreuses recherches, à rejeter les explications de Trœltsch, de Wreden, de Zaufal sur ce point et voici les résultats que lui ont donnés ces recherches :

1° Chez le fœtus n'ayant pas respiré, la caisse est remplie par la muqueuse gonflée sous la forme d'une masse gélatineuse.

2° La disparition de cette substance n'est pas la conséquence d'une métamorphose régressive dans la vraie acception du mot.

3° Elle se produit par transformation de la masse gélatineuse en tissu fibreux conjonctif.

4° Cette transformation est complétement terminée peu de jours après la naissance.

5° La muqueuse gélatiniforme se rétrécit sensiblement, de manière à laisser un espace libre dès le début de fortes inspirations, quelle que soit la cause, normale ou pathologique de la respiration pulmonaire.

6° La formation de la cavité est un phénomène purement mécanique; le vide se formant dans le thorax et la dilatation de la partie cartilagineuse de la trompe permettant l'entrée, dans la caisse, des corps au milieu desquels se trouve l'enfant.

Les oreilles examinées, à différentes périodes de la vie fœtale, chez des enfants nés avant terme, chez d'autres extraits de l'utérus après la mort de la mère, etc. ont fait voir que la respiration pulmonaire, *quel que soit le moment où elle a lieu* est la cause première de la formation d'une cavité tympanique. Toutes les fois que, par suite d'une altération du placenta, le fœtus avait respiré dans l'utérus, on trouvait dans la caisse des liquides qui provenaient certainement de l'amnios. Toutes les fois que la respiration pulmonaire n'avait pas eu lieu, lors même que la vie intra-utérine était terminée, la cavité tympanique ne se trouvait pas encore formée.

Ainsi, l'établissement prématuré de la respiration dans l'utérus, soit pendant la gestation, soit pendant l'accouchement, produit dans l'oreille moyenne un travail de réorganisation qui *peut donner lieu à la production du pus*, par suite de l'introduction de corps étrangers. — Il résulte donc encore de ces faits que :

1° Toutes les fois que, chez un fœtus ou un nouveau-né, l'on trouve intact le coussinet muqueux qui remplit la caisse, il est certain qu'il n'y a pas eu de respiration énergique.

2° Lorsqu'on trouve, au contraire, un certain degré de régression dans la caisse, on peut affirmer que la respiration s'est effectuée soit dans l'utérus, soit au dehors.

3° Les éléments que l'on rencontre dans la caisse (air, liquide amniotique, mucus vaginal, matières stercorales) proviennent des milieux dans lesquels le fœtus a respiré.

On pourrait par conséquent, dans certaines limites, reconnaître l'état de la respiration sur la tête d'un fœtus ou d'un nouveau-né que l'on trouverait séparée du tronc.

A propos des *tractus fibreux* et *osseux*, si fréquents dans la caisse, le docteur V. Urbantschitsch, de Vienne, a publié un travail (*Arch. f. O.*, t. II, p. 50) duquel il résulte qu'ils ne doivent pas être considérés, de prime abord, comme un état pathologique. Déjà, dans un précédent mémoire, présenté à l'Académie des sciences de Vienne, l'auteur avait fait la même démonstration sur le nouveau-né. Il existe en effet fréquemment une bride membraneuse entre la paroi interne de la caisse et la branche verticale de l'enclume; cette bride, que Toynbee avait décrite comme anormale et pathologique, est le résultat d'un pli de la muqueuse qui, chez le fœtus, relie ces deux parties en enveloppant complétement l'étrier. Il existe de même un repli membraneux qui, d'après Linck (*Ohrenh.*, p. 138) s'étend de la paroi postérieure de la caisse jusqu'à l'apophyse lenticulaire. L'auteur a rencontré 7 fois sur 50 les vestiges de ce repli. En avant, un repli membraneux s'étend de la branche verticale de l'enclume sur le manche du marteau; il peut également persister en partie. En dehors, la branche verticale de l'enclume est reliée à la corde du tympan, soit directement, soit par l'intermédiaire d'une membrane; cette dernière est quelquefois enroulée en spirale.

La branche horizontale de l'enclume peut être reliée à la paroi externe de la caisse, aussi bien qu'aux cellules mastoïdiennes. Le docteur Zaufal a déjà décrit cette communication comme une disposition normale (*Arch. f. O.*, t. VI, p. 297); l'auteur l'a constatée 40 fois sur 50. Enfin, l'on trouve très-souvent une membrane tendue entre le tendon du muscle tympanique et la paroi antéro-supérieure de la caisse. C'est Prussak qui a le premier indiqué cette disposition (*ibid.*, t. IV, p. 264) et d'après le professeur Gruber (*Ohrenh.* 1870, p. 111), elle doit être considérée comme à peu près constante dans les premières années de la vie. L'auteur a trouvé, chez l'adulte, cette membrane tantôt complétement conservée, tantôt perforée au milieu, tantôt remplacée par des tractus fibreux.

Les excroissances osseuses de la caisse ont été décrites par Hyrtl, (*Vergl. Anat.*, Prague, 1845) comme normales chez certains mammifères; mais chez l'homme, elles ont été généralement considérées comme pathologiques. L'auteur en a trouvé, à l'état normal, dans plus du tiers des cas examinés et, tandis qu'Hyrtl en fixe le développement à la première année de la vie, Urbantschitsh les a trouvées 16 fois sur 50 oreilles de nouveau-nés. Leur siége de prédilection est, en première ligne, l'éminence pyramidale ; on les rencontre encore à la paroi postéro-externe de la caisse et au pourtour de la fenêtre ronde. Parfois les pointes osseuses se terminent par un filet membraneux qui les relie à des pointes osseuses placées en face. Parfois on trouve des lamelles osseuses qui divisent la partie postérieure de la caisse en deux étages superposés. Il arrive souvent dans ces cas que l'éminence pyramidale est incomplétement développée.

Mouvements et oscillations de la membrane du tympan. — Le docteur J. Kessel a fait, sur le cadavre, des expériences démontrant que les différentes portions de la membrane du tympan présentent des degrés de mobilité différents, suivant la disposition des fibres et leur épaisseur qui n'est pas uniforme, sous l'influence de tractions exercées sur les muscles intrinsèques de la caisse. De ces expériences il ressort que le stapédius est, en général, l'antagoniste du tenseur tympanique. — Les vibrations de la M. T., déterminées par des sons variés, s'arrêtent, s'exagèrent ou s'atténuent, en certaines portions de la membrane, lorsqu'on exerce des tractions sur l'un ou l'autre de ces muscles ou sur les deux à la fois. (Voir *Arch. f. Oh.*, t. II, p. 80).

Le docteur Lœwenberg, de Paris, a également étudié les mouvements stroboscopiques de la M. T., en faisant passer un fil de cuivre à travers le tuyau manométrique que l'on introduit dans l'oreille. Ce fil peut être mis en communication avec l'un des pôles d'une pile électrique, dont l'autre pôle est appliqué sur la trompe d'Eustache ou toute autre partie du corps. L'auteur propose des expériences pour savoir si les bruits subjectifs dus à l'électrisation de l'oreille proviennent des mouvements musculaires ou de l'influence directe produite par le courant sur le nerf auditif. (*Mon. f. O.*, 1872, nº 8.)]

Maladies du tympan.

Nous avons déjà parlé du diagnostic des maladies du tympan; quant au traitement je veux donner ici la traduction d'un passage de l'ouvrage de Politzer sur la M. T. (1), dans lequel se trouve résumé le traitement du catarrhe chronique du tympan et de la trompe, sans perforation de la membrane, reconnu comme le plus efficace par les chirurgiens auristes de l'Allemagne.

« Après l'inspection du méat et de la membrane et l'essai de l'ouïe, nous « passons à l'examen de la trompe, par l'insufflation d'air au moyen de la dégluti- « tion ou à l'aide du cathéter et par l'exploration des bruits avec l'otoscope. S'il en « résulte une amélioration considérable de l'ouïe, prouvant que l'on a affaire à un « gonflement de la membrane muqueuse de la caisse et de la trompe, avec un excès « de sécrétion, les injections d'une solution de sulfate de zinc dans le tympan sont « indiquées. On emploie de 0gr,20 à 0gr,40 pour 30 gr. d'eau. Le cathéter est intro- « duit dans la trompe, on le maintient de la main gauche, puis à l'aide d'une « pipette on dépose dans le pavillon de la sonde, une certaine quantité de la solu- « tion que l'on chasse dans la caisse à l'aide d'une poire de caoutchouc que l'on « comprime de la main droite. La règle est de répéter cette injection tous les « trois jours et de continuer de trois à cinq semaines. Si, comme cela arrive dans « la majorité des cas, il n'en résulte pas une guérison parfaite mais seulement

(1) *Die Beleuchtungsbilder des Trommelfells.* Wien, 1865, p.

« une amélioration plus ou moins prononcée, les injections peuvent se répéter « pendant deux ou trois semaines, après un intervalle de quelques mois pour s'op- « poser autant que possible au développement ultérieur du mal. »

« D'autre part, quand on constate une amélioration nulle ou insignifiante, à la « suite de l'emploi répété de la douche d'air (c'est-à-dire de l'insufflation du « tympan avec de l'air) attestant que la surdité doit être attribuée aux produits « de l'affection catarrhale, épaississement de la membrane et du tissu qui recouvre « les osselets avec rigidité et diminution de la mobilité de ces parties, on ne sau- « rait attendre d'amélioration, en dehors de la douche d'air, que d'injections « modérément stimulantes.

« Les meilleures sont celles d'hydrochlorate d'ammoniaque (1gr,3) ou d'iodure « de potassium (0gr,50) ou de chlorate de soude (0gr,25) pour 30 grammes d'eau. « Après avoir fait ces injections pendant deux à quatre semaines de la manière « indiquée ci-dessus, on constate une amélioration de l'ouïe très-prononcée dans « quelques cas, dans d'autres l'amélioration est très-légère, tandis que dans une « autre catégorie de cas, les tintements s'atténuent et la confusion cérébrale, qui « est un symptôme de la marche de l'hypertrophie chronique de la membrane « muqueuse du tympan, se trouve diminuée.

« L'amélioration ainsi obtenue se maintient toutefois rarement pendant une « année, d'autant plus que la muqueuse épaissie a, après avoir été relâchée de la « sorte, comme le tissu de cicatrice, une tendance à se rétracter, ce qui pro- « voque une nouvelle rigidité des osselets. Aussi est-il nécessaire de temps en « temps, après un intervalle de trois, quatre ou six mois, de répéter la douche « d'air et les injections tous les deux jours, pendant deux à quatre semaines. « Il est de la plus grande importance de se rappeler que l'emploi très-prolongé « de ces moyens deviendrait dangereux ; le traitement interrompu pendant plu- « sieurs semaines ou plusieurs mois est ce qu'il y a de mieux. »

Ce traitement a ses ennuis, mais je puis garantir la fréquence de son efficacité. En thèse générale, il est à peine douloureux, aussi bien au moment de l'applica- tion que consécutivement, et le désagrément qu'il entraîne diminue beaucoup avec la répétition. Pour ma part, je préfère la solution d'hydrochlorate d'ammo- niaque (de 0gr,25 à 0gr,50 pour 30 grammes d'eau) à toute autre, dans les cas d'accumulation de mucus aussi bien que dans ceux d'hypertrophie sèche de la membrane muqueuse. J'ai souvent aussi trouvé de l'avantage à introduire dans la caisse, au moyen de l'appareil à air comprimé, de la vapeur chaude d'eau et de teinture d'iode, mélangée parfois d'éther acétique, ou bien à alterner la vapeur et le liquide. A la vérité, l'amélioration peut n'être que temporaire, mais ce n'est pas toujours le cas. Dans bon nombre d'exemples, l'effet des applications liquides tient selon moi à leur action dissolvante sur les masses de mucus desséché ou sur les autres sécrétions du tympan. Une simple seringue de verre s'adaptant à l'extrémité du cathéther suffit pour les injections liquides et une poire de caoutchouc munie d'un ajutage (disposé pour s'adapter également au cathéther) et qui se remplit par une ouverture que l'on peut fermer avec le pouce, suffit, en l'absence d'un appareil à air comprimé, pour faire passer la vapeur.

[Toynbee a exposé la *complication d'hémiplégie faciale*, qui survient souvent dans l'otite purulente, il faut ajouter que cette complication se fait quelquefois sans que le malade ait ressenti la moindre douleur. Dans ces cas, on est porté à considérer la paralysie comme étant de nature rhumatismale, sans que l'attention du médecin se dirige du côté de l'organe auditif. Pour bien faire ressortir l'im- portance de l'examen de l'oreille, dans tous les cas de paralysie faciale, Gruber a cité (*Monat f. O.*, p. 113) une observation dans laquelle on voit le traitement de l'otite faire disparaître la paralysie. — Il s'agit d'un vieillard ayant une paralysie faciale à droite, avec dépôt purulent dans la caisse correspondante. La ponction de la M. T. amena l'écoulement d'une petite quantité de pus et un soulagement notable. Les mouvements revenaient à mesure que le dépôt diminuait ou disparaissaient dès que l'accumulation était reformée. L'évacuation à l'aide d'injections amena la guérison complète.

Altérations secondaires à la suite de l'otite. — Il arrive souvent qu'après une maladie de l'oreille on constate la persistance d'une certaine dysécée dont la cause principale consisterait, pour H. Wendt, dans des altérations secondaires du revêtement mucoso-périostique de la caisse. A l'appui de cette assertion, il cite en détail l'examen microscopique fait chez un homme qui avait succombé à la tuberculose miliaire généralisée, après avoir présenté une légère surdité.

L'altération la plus importante, et qui suffit pour expliquer la surdité, consistait dans des dépôts calcaires occupant presque la totalité de la muqueuse de la caisse. En quelques endroits, on trouva de vrais noyaux d'ossification. Le revêtement des osselets était hypertrophié et était aussi calcifié, etc. Le tenseur du tympan était transformé en un faisceau de fibres conjonctives, légèrement ondulées. — Partout où siégeaient les dépôts calcaires, on pouvait constater en même temps une grande pauvreté vasculaire.

Les membranes de la caisse étaient épaissies et infiltrées. — L'auteur admet comme probable la production de ces altérations dans toutes les inflammations qui ont pour effet un trouble de nutrition de l'oreille moyenne, et aussi bien dans le *catarrhe sec, sclérose,* admise par quelques otologistes, que dans les catarrhes séreux, muqueux et purulents.

Il peut donc arriver que la maladie principale, inflammation, catarrhe de l'oreille moyenne, ou bien une affection du labyrinthe, soit parfaitement guérie, tout en laissant parfois un degré considérable de surdité par suite de ces lésions secondaires. (*Arch. d. H.*, 1873, 3e liv.)

Wendt a également signalé, à diverses reprises (même journal, 1872 et 1873) une autre lésion consécutive au *catarrhe muqueux* de la caisse. Il s'agit d'une hypertrophie de la muqueuse de cette cavité et de la M. T., avec un grand nombre d'élevures polypeuses qui se développent inégalement, depuis l'état de granulations jusqu'à celui de tumeurs pédiculées. — Cette lésion serait très-fréquente, d'après l'auteur, qui l'a constatée d'une manière fort nette vingt-neuf fois sur cent soixante-huit oreilles examinées. La perte de l'ouïe peut également en être la conséquence, par immobilisation de la chaîne des osselets, etc.

Enfin, Politzer a constaté, à la suite de l'otite moyenne purulente, une augmentation considérable des systèmes veineux et lymphatique; quant aux artères, elles ne présentaient pas de modifications notables.

Parmi les affections du tympan, nous en trouvons deux signalées par différents observateurs et dont il n'est pas fait mention dans l'ouvrage de Toynbee ; la première est la **Convulsion tonique des muscles salpyngo-palatins**. Le professeur Schwartze avait déjà donné un cas de ce genre (*Arch. f. O.*, tome II); peu après, Politzer (*ibid.*, tome IV) et Leudet (*Gaz. méd.* de Paris, 1869, nos 32 et 35) publièrent des observations analogues.

Schwartze cite deux nouveaux cas de cette affection (*in Arch., f. O.*, t. VI, 3) ; le principal symptôme est un bruit de craquement, très-facile à entendre, et qui est généralement provoqué par des mouvements de déglutition. Ce bruit se répète pendant un certain temps, d'une manière rhythmique sans être isochrone avec le pouls. En même temps que le tenseur du tympan est ainsi convulsé, le voile du palais se voit contracté et la trompe d'Eustache est rétrécie. Dans ces deux observations, la membrane du tympan ne présenta aucun mouvement anormal.

La deuxième affection dont nous voulons parler est l'**embolie d'une artère du tympan**, amenant une surdité brusque.

On a déjà constaté des cas de surdité subite ayant pour cause des épanchements sanguins dans le labyrinthe, dans les nerfs auditifs, etc.; dans une observation de Friedreich, la cophose, survenue brusquement dans le cours d'une endocardite, eut pour cause la plus probable une embolie de l'artère auditive interne, qui fut trouvée à l'autopsie.

Wendt va plus loin et, dans un cas dont il donne la description, il attribua la production de la surdité à l'embolie d'une artère du tympan.

C'est une jeune fille de 23 ans, morte d'infection pyémique, sans qu'on ait rien pu trouver dans les centres nerveux, ni dans le nerf auditif. La surdité était survenue subitement, cinq jours avant la mort, dans l'oreille droite et deux jours avant la mort dans l'organe opposé.

A l'autopsie, outre des fausses membranes d'ancienne date, qui immobilisaient à un certain degré les osselets, on trouva des traces d'œdème et des détritus de globules sanguins extravasés. Ces altérations, ainsi qu'un commencement de dégénérescence de la muqueuse, paraissent toutes récentes et doivent, d'après l'auteur, être rapportées à un processus embolique.

Comme les artères de la muqueuse tympanique ne forment pas d'anastomoses, la présence d'une embolie sur le trajet d'un rameau artériel doit avoir pour résultat la destruction de toutes les parties auxquelles se distribue ce rameau; or, dans le cas dont il s'agit, la dégénérescence paraissait avoir débuté à la partie supérieure de la paroi interne et à la paroi supérieure de la caisse, dans l'oreille gauche; et, à la paroi labyrinthique, dans la droite; on comprend de cette façon comment la surdité a débuté par l'oreille droite et si peu de temps avant la mort. (*Arch. d. Heilk.*, 1873, 3e liv.)]

La difficulté de diagnostiquer l'ankylose *osseuse* de l'étrier et de la distinguer de la rigidité purement membraneuse maintient cette partie de la chirurgie aurale dans un état peu satisfaisant et attire sur les autres parties une mauvaise réputation qu'elles ne méritent à aucun titre; mauvaise réputation qui s'aggrave encore par suite de l'obscurité qui enveloppe les affections de l'appareil nerveux (1). Les adhérences tympaniques, comme nous l'avons dit ci-dessus, peuvent parfois être divisées à l'aide d'un petit bistouri recourbé ou, d'autres fois, cela paraît hors de doute, les synéchies peuvent se rompre sous l'influence d'injections puissantes et répétées de douches d'air dans la caisse, suivant le procédé de Politzer, avec beaucoup d'avantage pour l'audition.

L'extrait suivant de « *Beneficence in Disease* » de M. Toynbee montre quelle ressource on peut trouver dans un mode de traitement bien différent, dans les cas moins confirmés.

« Une lady me consulta pour des attaques fréquentes de surdité, consécutives à « des rhumes. Je trouvai la membrane muqueuse de la caisse hypertrophiée et, « pendant chaque rhume, une augmentation temporaire de l'épaississement pro- « voquait une difficulté manifeste de l'audition. Quelle était la cause des rhumes? « Après quelque recherche il devint évident que ces rhumes venaient à la suite « du changement de brodequins chauds que cette dame portait le jour pour de

(1) Il y a probablement encore d'autres causes irrémédiables de rigidité de la chaîne des osselets, en dehors de l'ankylose osseuse de leurs jointures. J'ai trouvé par exemple, dans plus d'une dissection, de petites tumeurs fibroïdes attachées au tendon du tenseur du tympan.

« légers souliers qu'elle mettait le soir. Elle essaya de conserver ses chaussures « chaudes dans la soirée, il en résulta une cessation temporaire des attaques de « rhume et de surdité. Mais comment se faisait-il que cette dame ne pouvait pas « supporter le soir qu'une partie de ses pieds restât découverte? Je fis là-dessus « le raisonnement suivant : Ne pouvait-il pas se faire que ces rhumes avec la con- « gestion de la membrane muqueuse et l'écoulement de mucosités abondantes, « qui les accompagnaient, n'eussent pour objet de soulager de quelque manière « l'économie — peut-être d'en soustraire quelque poison ? Il se pourrait donc que, « dans cette condition du système le froid appliqué aux pieds provoquât un pro- « cessus tendant à réparer le mauvais état de l'économie — en un mot une ma- « ladie — en déterminant une congestion locale de la membrane muqueuse qui, » bien que légère, l'exposerait à succomber sous l'influence morbide générale. « Sans m'arrêter à rechercher l'origine de la diathèse, je conseillai d'éponger « chaque soir la surface du corps à l'eau tiède et de la frictionner ensuite vigou- « reusement, me proposant de soulager l'économie de cette manière et de rempla- « cer ainsi l'écoulement nasal. Le résultat fut satisfaisant; au bout d'une semaine, « la dame put porter ses souliers sans autre conséquence qu'un sentiment de plé- « nitude « (Stuffiness) » de l'intérieur du nez; mais plus de surdité. Vint alors « cette question : quelle était l'affection que le rhume soulageait? Je ne saurais « dire quelle était la nature exacte de cette affection, mais je parvins à en décou- « vrir la cause ; cette dame couchait dans une chambre chauffée et mal ventilée. « Cette cause enlevée, la dame put porter ses souliers découverts sans prendre de « rhume, même après la suspension momentanée des bains. Des remèdes locaux « eurent bien vite raison de l'hypertrophie de la muqueuse tympanique, et la sur- « dité disparut complétement. »

Maladies de l'oreille s'étendant aux parties intra-crâniennes.

Ce sujet est discuté si amplement par M. Toynbee, qu'il semble presque inutile d'y ajouter quoi que ce soit. Cependant je me sens obligé d'exprimer de la manière la plus énergique l'opinion où je suis que l'on doit, dans ces cas, songer plus souvent qu'on ne le fait au danger et y faire face plus promptement ; en particulier, chaque fois qu'il y a menace d'inflammation dans la direction de l'apophyse mastoïde, une incision faite librement et comprenant le périoste, comme l'a proposée le premier sir W. Wilde, ne doit pas être différée. L'éther pulvérisé rendant l'incision non douloureuse enlève la seule objection qu'on pourrait opposer à l'opération ; et tous les cas que j'ai vus, tant ceux où l'on avait fait l'incision que ceux où l'on s'en était abstenu, ont confirmé ma conviction que l'abstention n'est jamais une bonne chose. Chez les enfants faibles spécialement, la carie osseuse de la région mastoïdienne se fait avec une rapidité remarquable et, chez les adultes, j'ai parfois trouvé l'os malade alors que les symptômes étaient relativement légers.

Un signe important de l'altération de l'apophyse mastoïde confirmée ou tendant à s'effectuer, c'est selon moi une tumeur rouge et circonscrite située à la paroi postérieure du conduit auditif, versant quelquefois mais non toujours une matière purulente, et que l'on pourrait presque prendre pour un furoncle, n'étaient les symptômes concomitants qui indiquent une affection plus sérieuse. Lorsqu'il existe une semblable tumeur, l'opération ne doit jamais être différée.

[La question de l'extension des inflammations de l'oreille aux cellules mastoïdiennes a, dans ces derniers temps, provoqué des travaux intéressants, particulièrement au point de vue de l'opportunité de la trépanation du mastos; ainsi, les docteurs Schwartze et Eyssel ont publié un mémoire appuyé sur un aperçu de 59 cas, dans « *Arch. f. O.*, 1873, tome I, liv. 2 et 3; » le docteur A.-H. Buck, de New-York, a traité le sujet d'une manière plus générale et a ajouté à son travail (*Arch. d'ophth. et d'otol.*, vol. 3, n° 1) une statistique portant sur 67 cas; enfin, dans la *Gaz. des Hop.*, 1873, n°s 148 et 150, M. Garrigou-Desarènes a donné le résultat de 6 observations de trépanation, qui lui sont personnelles.

Cette opération, proposée d'abord par Riolan, en 1649, pour combattre la surdité et les bourdonnements dus à une obstruction de la trompe, puis par Rollfinck, fut pratiquée par Petit et Houerman et par J.-L. Petit, à l'aide de la gouge et du maillet. Elle a été remise en honneur par Toynbee, de Trœltsch, Pagenstecher, Schwartze, etc., etc.

On commence par faire à la peau une incision, commençant à 0m,001 au-dessus de la ligne temporale et intéressant toutes les parties molles jusqu'à l'os, dans une étendue de 0m,025 à 0m,05. Cette incision est parallèle à la conque dont elle est séparée par un intervalle de 0m,006 à 0m,012. Le malade est anesthésié pendant l'opération; celle-ci peut se faire avec la gouge et le maillet, ou à l'aide du foret ou de la tréphine. On dirige l'instrument en dedans, en avant et un peu en haut, c'est-à-dire dans une direction à peu près parallèle à celle du conduit auditif. Pour guider l'opérateur dans la direction à donner au perforateur, Lucæ adapte au trépan une branche parallèle à la mèche et qui doit pénétrer dans le méat. Cette branche est fixée, à l'aide d'une vis, sur une tige perpendiculaire à l'instrument et peut se déplacer suivant la distance nécessaire, de telle façon qu'elle entre dans le conduit auditif, lorsque la couronne du trépan est en place sur l'apophyse mastoïde. — La profondeur varie suivant le cas. Le seul danger est de blesser le sinus latéral. — *Comme soins consécutifs :* mèche de charpie pour prévenir l'occlusion; irrigations, qu'il faut pousser avec assez de douceur pour éviter les troubles cérébraux. Solution phéniquée, etc. Le liquide peut s'écouler par le méat ou par la trompe, mais ce fait est sans inconvénient.

Mais quelles sont les indications de cette opération? Elles ont été assez bien formulées par le docteur Buck, qui reconnaît dans les affections de l'apophyse mastoïde, cinq formes distinctes : 1° la périostite externe; 2° la congestion simple de la muqueuse; 3° la congestion et l'engorgement des cellules par une matière pulpeuse, rougeâtre; 4° l'inflammation chronique sub-aiguë de la muqueuse avec sclérose ou hyperostose; 5° la carie, avec collection de pus dans l'apophyse mastoïde. Le diagnostic différentiel de ces diverses formes est assez difficile. Mais, d'un point de vue pratique, on peut dire que les deux premières céderont facilement aux antiphlogistiques, ou à une incision comprenant jusqu'au périoste; quand ces moyens ne suffisent pas à entraver les progrès du mal, c'est probablement que l'affection a déjà passé à la troisième ou même à la cinquième forme; alors, reste la trépanation qui, d'exécution facile, sauvera la vie dans une grande majorité de cas où la mort est imminente. Dans le tableau joint au travail de Buck, on voit que, sur 31 cas, la marche du mal a été enrayée dans 23; sur les 8 cas fatals, la mort ne saurait être attribuée, directement ou indirectement, à l'opération que dans un seul. Dans les sept autres, la trépanation fut trop tardive; la pyémie existait déjà, ou bien il y avait complication de cérébrite, ou de méningite ou de pus dans le sinus latéral.

L'erreur des chirurgiens, qui ne croient pas l'opération indiquée chez les jeunes gens, parcequ'il y aurait alors tendance à la guérison par perforation spontanée de la paroi osseuse externe, est mise en évidence par ce tableau statistique.

Il comprend 67 cas, sur lesquels :
13 concernaient des enfants de 10 ans et au-dessous.
26 concernaient des personnes entre 10 et 25 ans.
9 concernaient des personnes entre 25 et 40 ans.
12 concernaient des personnes entre 40 et 55 ans.
7 concernaient des personnes entre 55 et 62 ans.

3 se terminèrent par la guérison spontanée (sujets au-dessous de 16 ans).
22 furent opérés et guérirent.
8 furent opérés et moururent.
Les autres succombèrent aux progrès du mal, sans opération.
Sur les six observations de M. Garrigou-Desarènes, cinq malades guérirent après la trépanation, l'autre mourut de pneumonie intercurrente.]

CHAPITRES XV ET XVI

Maladies de l'appareil nerveux.

Les progrès obtenus relativement au diagnostic de ces affections ont été indiqués dans la première section de ce supplément. L'expérience nouvelle n'a pas beaucoup enrichi notre science ni sous le rapport de la pathologie ni sous celui du traitement. Cependant j'ai été très-frappé de la fréquence avec laquelle les symptômes d'une lésion nerveuse passive — condition suggérant l'idée d'une parésie fonctionnelle — coïncident avec une lésion tympanique démontrable, antérieure ou actuelle. Il y a cependant des exceptions à cette règle, et il n'est pas très-rare de rencontrer un affaiblissement graduel de l'ouïe chez des personnes, surtout appartenant au sexe féminin, où l'on ne saurait découvrir la moindre trace de désordre physique ou mental. Pour ces derniers cas, je ne connais aucune médication sur laquelle on puisse compter; mais lorsqu'on trouve des traces de maladie tympanique même antérieure coïncidant avec les signes de débilité nerveuse, j'ai souvent, non toujours, retiré des avantages du traitement dirigé contre les altérations de la caisse. Toutefois c'est dans ces cas que les rechutes semblent le plus fréquentes.

C'est un phénomène remarquable de voir quelle légère secousse mentale suffit chez certaines personnes pour donner comme qui dirait le dernier coup à la faculté auditive. Une malade dont l'ouïe était déjà affaiblie se trouva presque complétement sourde à la suite d'une querelle entre deux parents qui en appelaient tous les deux à la première ; une autre, allant visiter sa sœur dangereusement malade, apprit en entrant dans la maison qu'elle était morte. Elle entendit parfaitement cette nouvelle, mais en arrivant à une chambre de l'étage supérieur, elle était sourde. Dans ces deux cas, l'infirmité a persisté plus ou moins ; mais lorsque je vis ces deux personnes, quelques années après, toutes deux présentaient aussi de légers signes d'altération ancienne du tympan.

Quant aux cas que je suppose impliquer une exagération de pression labyrinthique (diminution des sons entendus par l'intermédiaire des os de la tête, le méat étant fermé), je ne connais aucun traitement efficace, bien que certains malades aient prétendu se trouver mieux sous l'influence de plus d'une médication. Une autre forme de surdité nerveuse, qui n'est pas très-rare et qui a des caractères extrêmement bien marqués, est celle qui débute brusquement avec des bruits subjectifs dans la tête, s'accompagnant de vertiges et de nausées ou de vomissements — « d'attaques bilieuses », comme dit souvent le malade. Le tinnitus persiste et est généralement des plus pénibles; la surdité a une intensité variable, mais elle est ordinairement considérable. Cette espèce d'attaque est quelquefois, mais non toujours, précédée de mal de tête ou de névralgie; on la rencontre chez les anémiques ou des personnes affaiblies, mais aussi chez certains individus paraissant bien portants. J'ai examiné l'urine dans plusieurs cas, je ne l'ai jamais trouvée albumineuse.

L'idée suggérée par les symptômes est qu'on a affaire à une apoplexie de quelque partie du labyrinthe, mais je n'ai cependant pas rencontré l'occasion de m'en assurer par la dissection. Toutefois il est probable que ces cas ressemblent essentiellement à ceux décrits par Ménière (1), dans lesquels avec une attaque semblable de symptômes généraux et locaux, on voit coexister ou succéder une difficulté dans les mouvements et une démarche chancelante. Ménière rapportait les symptômes à une lésion des canaux semi-circulaires, basant son opinion en partie sur les expériences bien connues de Flourens, en partie sur l'observation suivante. Une jeune femme ayant ses règles fit pendant une nuit d'hiver un long voyage sur l'impériale d'une diligence. Elle prit un gros rhume, devint tout à coup complétement sourde, éprouvait des vertiges continuels, *avait des nausées* au moindre mouvement, et mourut le cinquième jour. Le cerveau et la moelle épinière étaient sains, les oreilles n'offraient d'autre altération que celle des canaux circulaires qui étaient remplis d'une lymphe plastique rougeâtre, sorte d'exsudation hémorrhagique. Point d'épanchement dans le limaçon et très-peu dans le vestibule.

[Chez certaines femmes chlorotiques, aussi bien que dans quelques cas très-chroniques de maladie de Bright, on a vu survenir avec une brusque surdité, les autres symptômes de la maladie de Menière. Le docteur Neftel, de New-York, qui a publié un mémoire sur ce sujet (*Centralb.*, 1872, n° 53) pense que la cause de ces troubles est une hémorrhagie du labyrinthe.

Il appuie son opinion sur ce fait que ces malades sont, en général, assez prédisposés aux hémorrhagies ; mais il ajoute que cette hypothèse a besoin d'être définitivement établie par des nécropsies.

Les observations de *vertige labyrinthique*, ou maladie de Menière, se multiplient. Ainsi, M. Hinton en a rapporté (*Guy's Hosp. rep.*, nouvelle série, t. XVIII) des cas nouveaux qui lui paraissent tenir aux formes *hémorrhagique* et *séro-exsudative*. M. Moos en a également donné deux, dans lesquels la perte de l'audition portait sur les tons élevés de l'échelle musicale et entraînait une difficulté excessive de la perception de la parole. (*Arch. d'ophth. et d'otol.*, vol. 3.)]

Politzer (2) a noté des symptômes analogues à ceux de la maladie de Ménière, à la suite d'une chute sur l'occiput; au bout de 7 semaines, il apparut une méningite purulente aiguë qui amena la mort; l'autopsie montra une fracture des deux rochers et expliqua la méningite par l'extension des produits épanchés, en voie de décomposition, du vestibule gauche dans le conduit auditif interne.

Il est donc fort probable que les canaux semi-circulaires sont le siége de l'affection décrite ci-dessus. Ses symptômes ont une analogie frappante avec ceux produits par la pression du contenu labyrinthique, comme par les substances étrangères poussées dans le méat externe (3). Je n'ai jamais rencontré ces symp-

(1) *Gazette med. de Paris,* 1861, pages 29 et s.
(2) *Archiv. der Ohrenheilkunde,* vol. II, p. 88.
(3) Sur ce dernier point, voir un mémoire de M. Toynbee inséré dans le 1er volume des rapports de l'hôpital S.-George.

tômes coexistant avec une affection de la vue (1). Il ne m'a pas été possible de découvrir de connexion déterminée entre les affections du labyrinthe et celles de la rétine, bien que mon collègue et ami M. Bader ait fait pour moi de nombreux examens ophthalmoscopiques. La myopie accompagne souvent la surdité nerveuse ; mais cette concomitance n'est nullement constante ; 2 ou 3 fois on a trouvé une légère congestion de la rétine ; mais les affections graves de la vue et de l'ouïe paraissent ne coexister que rarement, excepté chez une catégorie de malades ; je veux parler des personnes victimes de la

Syphilis héréditaire. — Parmi les classes les plus pauvres de la société le nombre des individus dont l'ouïe a été détruite par cette maladie est malheureusement considérable. A Guy's Hospital elle a fourni plus d'un vingtième des maladies de l'oreille. C'est évidemment l'affection ou l'une des affections que sir Wm Wilde (2) a décrite comme attaquant les oreilles pendant l'enfance, consécutivement à une maladie inflammatoire des yeux ou alternant avec elle. Les malades offrent l'aspect bien connu aujourd'hui de la syphilis héréditaire et dans tous les cas que j'ai rencontrés, ils avaient éprouvé des troubles de la vue avant l'apparition de la surdité. Cette dernière se montre généralement entre la dixième et la seizième année, vers la période de la puberté, sans coïncider précisément avec elle. La grande majorité des cas que j'ai vus se rapportait à des enfants du sexe féminin. Chez une jeune fille, la surdité s'aggrava d'abord considérablement aux périodes menstruelles, puis elle finit par devenir presque complète.

Outre les autres symptômes — déjà trop bien marqués, surtout chez les pauvres — les malades atteints de cette affection peuvent, en règle générale, se distinguer immédiatement, au moins quand ils sont jeunes, par l'intensité de la surdité qu'ils présentent. Je ne connais aucune autre affection, excepté la fièvre, qui, chez un sujet au-dessous de vingt ans, amène une surdité aussi rapide et aussi prononcée. En quelques semaines une jeune fille, entendant bien auparavant, arrivera, sans douleur, sans cause connue, à ne plus pouvoir distinguer les mots. Les yeux qui ont été longtemps enflammés peuvent alors s'être améliorés. L'examen montre qu'un diapason placé sur la tête ne s'entend que très-peu de temps, sinon point du tout ; le méat ne contient pas de cérumen ; la M. T. paraît quelque peu blanche et rugueuse ; elle peut être plane ou d'une concavité exagérée, mais elle a généralement une apparence de sécheresse comme si les parties liquides lui faisaient défaut. La gorge n'est pas nécessairement malade ; la trompe d'Eustache peut être ou non perméable. Lorsqu'elle est obstruée, l'ouverture du tube à l'aide du cathéter ou autrement apporte quelque soulagement, soulagement qui peut parfaitement ne pas être permanent. De la pathologie de cette affection, je ne saurais dire que fort peu de chose, n'ayant rencontré encore qu'une seule fois l'occasion de disséquer les rochers, et dans un cas où la surdité n'était pas un symptôme prononcé. Je trouvai un état congestif de la muqueuse tympanique de l'oreille droite et quelques adhérences anciennes à la partie supérieure de chaque tympan ; les M. T. très-concaves, les trompes contenant du mucus. Les deux vestibules étaient fortement congestionnés. Toutefois, d'après les symptômes, il est évident que, de même que pour l'œil, l'appareil de transmission aussi bien que l'appareil nerveux sont tous les deux exposés à se trouver impliqués dans cette maladie. Le bruit particulièrement rude produit par l'insufflation du tympan suggère l'idée de la

(1) Je sais bien que bon nombre de maladies de l'oreille, offrant un intérêt spécial au point de vue pathologique, en raison de leur connexion ou tout au moins de leur coïncidence avec une autre affection, ne viennent point, à cause de cela, sous l'observation du chirurgien auriste, à moins qu'il ne soit consulté spécialement.

(2) *Aural Surgery*, p. 273. *Otitis in connection with ophthalmia.*

présence dans la caisse de lymphe rigide et dure, et la surdité à peu près complète prouve que le labyrinthe a souffert. Quant au traitement j'ai peu de chose de bien précis à en dire. Dans un cas grave et bien prononcé, il se produisit une amélioration frappante sous l'influence de doses de 1gr,30 d'hydrochlorate d'ammoniaque, amélioration qui persista en somme pendant plus d'un an. Je n'ai rencontré aucun bénéfice dans l'emploi du perchlorure de mercure et de l'iodure de potassium. Dans les classes plus fortunées, les symptômes sont souvent bien moins marqués, et dans quelques-uns de ces cas j'ai trouvé que les fumigations de vapeurs d'iode dans la caisse produisaient de bons effets.

[**Fibro-sarcome du nerf auditif**. — On trouve dans la science divers exemples de sourds chez lesquels l'autopsie fit constater la présence de tumeurs du nerf auditif. Il s'agit presque toujours de fibro-sarcomes. Le docteur Edes a rapporté une observation de ce genre dans le « Journal. méd. et chirurg. de Boston », et l'on en doit une autre au prof. A. Boettcher, de Dorpat (v. *Arch. d'ophth. et d'otologie*, vol. III). Ce qui fait l'intérêt principal de cette dernière observation, c'est l'étude histologico-pathologique du limaçon, qu'elle contient et qui est peut-être la première de ce genre.

Dans les deux cas, la maladie s'annonça par des maux de tête; puis, au bout de quelques mois, la vue s'affaiblit, et un matin les malades se trouvèrent complétement aveugles. Peu après, la surdité survint du côté gauche; à droite, légère dysécée; en même temps, paralysie du côté correspondant de la face et faiblesse des membres du même côté. — L'examen ophthalmoscopique montra, dans les deux yeux, une infiltration de la rétine, étendue mais circonscrite, avec des extravasations nombreuses dans un cas, nulles dans l'autre. La papille, remarquablement blanche, était gonflée et masquée par un nuage gris blanchâtre, etc. — On fut ainsi amené à diagnostiquer une lésion du pont de Varole, de nature inflammatoire, l'apparition brusque des symptômes de paralysie éloignant l'idée d'un pseudo-plasme. — Après quelques alternatives de mieux et de rechutes, les deux malades finirent par succomber, le premier, 6 ans après le début du mal; le second, au bout de 2 ans. *A l'autopsie*, on trouva un fibro-sarcome logé dans l'hémisphère gauche du cervelet et reposant contre la face postérieure du rocher; la tumeur pénétrait dans le conduit auditif interne. Le pont et la moelle allongée étaient refoulés à droite. Les nerfs voisins (pneumo-gastrique et glosso-pharyngien), comprimés par la masse, avaient leurs racines graisseuses (Observ. de Boettcher; dans ce cas, la malade s'était plainte d'un goût amer et d'une sensation brûlante dans la bouche); l'hypoglosse était intact. Les enveloppes cérébrales étaient amincies, les circonvolutions cérébrales aplaties, les ventricules dilatés, par suite d'une pression intra-crânienne. Cette même pression avait probablement déterminé l'étranglement des vaisseaux rétiniens, et comme conséquence une rétinite chronique dont on constata les traces sur le cadavre. — La portion intra-orbitaire des nerfs optiques était presque intacte, mais leurs racines et le chiasma étaient atrophiés par suite de la pression du *tuber cinereum* qui était gonflé comme une vessie : — voilà l'explication de la cécité. Quant à la surdité et à la paralysie faciale, on s'en rend compte par la disparition des nerfs facial et acoustique sous la compression de la portion du néoplasme qui s'engageait dans le conduit auditif interne et qui avait mis l'os à nu et l'avait atrophié.

Ces observations paraissent justifier les remarques de Lebert qui, dans une étude « sur le cancer et les tumeurs du cerveau, etc. (vol. II des *Arch.* de Virchow), s'exprime ainsi : « Les nerfs optique et auditif sont souvent altérés en même temps; mais quand l'un des deux souffre, c'est de préférence le dernier. » « D'ordinaire, la faculté auditive se perdait graduellement des deux côtés, et bientôt survenait une surdité complète ; trois fois seulement ce sens fut seul affecté, huit fois il le fut simultanément avec le sens de la vue, et trois fois avec des troubles de plusieurs nerfs de sens spécial. Si donc la surdité se produit graduellement dans des cas de céphalalgie continue, il faut songer à la possibilité d'une tumeur cérébrale. Mais alors le diagnostic serait encore très-douteux ; toutefois si, en même temps, la vision ou d'autres nerfs encore souffraient, il faudrait penser à une tumeur siégeant dans le voisinage des rochers, s'étendant plus loin en avant. » (P. 510.)]

Tinnitus. — Le traitement empirique de ce symptôme n'a guère fait de progrès depuis la publication de ce volume, mais il semble qu'on arrive graduellement à une meilleure interprétation de sa signification. Lorsqu'il a le caractère de battements synchrones avec le pouls, il faut évidemment le rapporter aux conditions vasculaires de sa cause déterminante, et entre autres, parfois à l'anévrysme de l'artère basilaire. Dans certains cas, la pression exercée sur le trajet des carotides immédiatement au-dessous de l'oreille l'arrête temporairement. Dans tous les cas de ce genre il faut naturellement avoir égard à l'état du cœur. Le Dr Dalby m'informe qu'il a vu des formes variées de tinnitus, spécialement de celles liées au mal de tête ou aux vertiges, dépendre d'un affaiblissement du côté droit du cœur. Le Dr Jago (1) attribue le tinnitus qui accompagne les affections catarrhales subaiguës de la M. T. à des compressions partielles des petites artères par du mucus en voie de rétraction. Cependant la cause la plus fréquente du tinnitus est peut-être l'excès de tension labyrinthique, par exemple le bruit produit par la pression exercée sur la M. T. à l'aide d'un stylet. Cette compression du labyrinthe peut provenir d'une accumulation de cire, etc., dans le méat, de l'obstruction de la trompe, ou de la contraction consécutive aux affections inflammatoires de la caisse ou d'une action anormale des muscles tympaniques ; cette dernière cause me paraît agir souvent dans la production des bruits subjectifs. Mais, dans l'appréciation des causes du tinnitus, il ne faut pas selon moi né liger la dilatation et la réplétion des vaisseaux sanguins du labyrinthe que les dissections montrent accompagner si souvent les affections inflammatoires même légères de la cavité tympanique, et l'on doit considérer comme probable qu'il existe rarement des bruits subjectifs sans une certaine exagération morbide de l'irritabilité du nerf auditif. Toutefois, dans certains cas, il n'y a pas de tinnitus dans des conditions où l'on doit supposer que l'étrier supporte une grande pression, comme dans la concavité et la tension extrême de la M. T. ; fait qu'on s'explique à peine par la faculté qu'ont les organes de « s'adapter » aux variations de condition (2), tandis que le même organe est souvent jeté par un degré de pression semblable dans un état persistant d'irritation. Il semblerait donc préférable de considérer les causes du tinnitus comme une question encore largement ouverte. Lorsqu'avec le tinnitus coexiste quelque maladie du méat ou du tympan, il faut, cela va sans dire, adresser la médication à cette maladie. Quant au tinnitus indépendant de causes semblables et que l'on ne saurait guérir par un semblable traitement, on a pratiqué avec un certain succès l'excision d'une portion de la M. T., mais c'est un remède douteux. Le seul agent qui m'ait paru avoir de l'efficacité est l'hydrochlorate d'ammoniaque, 1[gr],30 trois fois par jour. Donné à hautes doses, ce médicament m'a semblé, dans certains cas de ce que l'on pourrait appeler *névralgie acoustique*, avoir une action analogue à celle qu'il a montrée dans quelques cas de douleur névralgique. J'ai vu parfois un mélange de glycérine et de laudanum (30 gr. p. 4 gr.), en applications chaudes sur le conduit auditif, donner beaucoup de soulagement. Je n'ai

(1) *Loc. cit.*
(2) Voir Politzer : *Subjective Gehorsempfindungen. Wiener med. zeitung*, 1865, n. 67.

trouvé aucune efficacité aux liniments sédatifs. Le courant galvanique continu s'est montré utile de fois à autres avec une certaine évidence (1).

Le spéculum pneumatique décrit précédemment (V. p. 432) peut rendre quelque service pour arriver à la connaissance de la nature et de la cause du tinnitus.

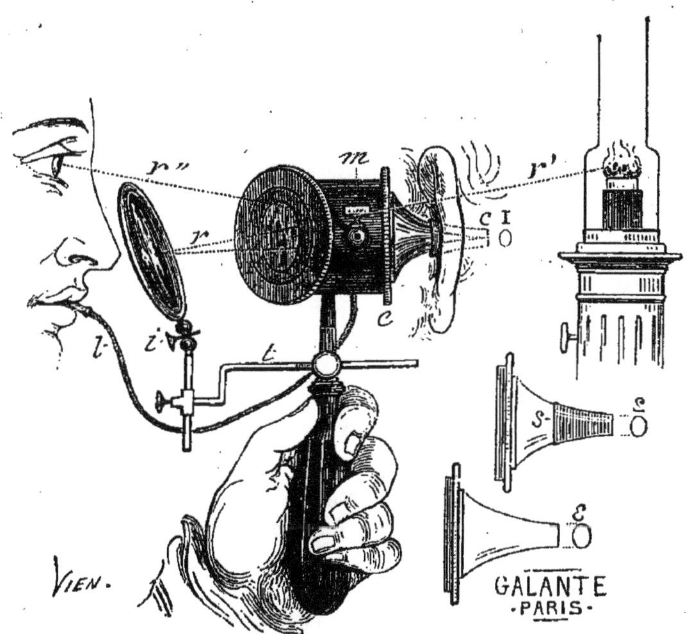

Fig. 99. — Spéculum pneumatique de Siègle.

Une douce traction exercée sur la M. T. fait disparaître ou diminue beaucoup, pendant une courte durée, les bruits d'oreilles, dans un grand nombre de cas. Dans ces exemples, il est probable que la cause tenait à un excès de pression labyrinthique.

[Les bruits subjectifs produits par la détonation des armes à feu, doivent être rapportés à la caisse, et non au labyrinthe.

Le Dr G. Brunner, de Zurich, interprétant des expériences faites sur lui-même, en faisant détoner des armes à feu, attribue à la caisse, et non au labyrinthe, les bruits subjectifs qui résultent d'une excitation exagérée du nerf auditif. A la suite de ces détonations il survient : 1° une surdité passagère ; 2° une sensation désagréable de plénitude ; 3° un bourdonnement prolongé, qui modifiait, en leur donnant un timbre métallique, tous les bruits provenant de l'extérieur.

La sensation de plénitude serait due à la tension exagérée de la M. T., par suite d'une convulsion réflexe du tenseur tympanique. Pour l'auteur, en effet, ce muscle serait pour l'oreille ce qu'est l'iris pour l'œil ; et, de même que ce diaphragme musculaire se contracte vivement sous l'influence d'une lumière exagérée, le tenseur du tympan est convulsé par l'excitation énergique du nerf auditif. (Cette opinion avait déjà été émise par Bichat et par Toynbee.)

Le tintement d'oreilles qui accompagne cette tension intra-auriculaire serait dû aussi à la même cause. L'auteur cite, entre autres faits, une observation de Lucœ,

(1) Voir spécialement Brenner, *Virchow's Archiv.* B. 28, et *Petersburg Med. Zeitschrift*, 1863.

qui éprouvait souvent, pendant le travail nocturne, des tintements d'oreilles qu'il faisait disparaître par l'expérience de Valsalva. Il y aurait, par suite de la tension du tympan, une audition exagérée, qui permet à l'oreille de percevoir des bruits ou des sons aigus que l'on néglige d'habitude.

L'expérience de Valsalva, tout en augmentant la pression intérieure, fait cesser cette exaltation de la faculté auditive, en diminuant la tension de la chaîne des osselets et de la M. T.

Cette manière d'interpréter le tinnitus, en général, permet de comprendre les sensations subjectives qui ont été observées dans les cas de travail assidu et de contractions musculaires, indépendantes mais rapprochées de l'oreille, comme l'occlusion forcée des paupières et le resserrement des mâchoires. Brunner cite en outre ce fait très-curieux d'une dame qui, après avoir éprouvé des tintements d'oreilles, par suite de la détonation d'une arme à feu, ne pouvait plus, pendant six semaines, reconnaître avec son tact musical habituel, les sons d'un instrument de musique (Monat. f. O , 1873, n° 4).]

CHAPITRE XVIII.

[**Influence de l'altération de l'ouïe sur la voix et le langage. — Éducation des sourds-muets.** — Il est d'expérience que le ton vulgaire ou *distingué* sur lequel parle un individu est toujours en rapport avec le milieu dans lequel cet individu a reçu son éducation. Une imitation inconsciente préside au développement des qualités physiques du langage et à la tournure des phrases ; l'accent et le dialecte des particuliers ne sont autres que ceux des gens qui les entourent d'ordinaire ; c'est donc par l'intermédiaire de l'ouïe que se forment ou se transforment la voix et la parole. Plus le sujet est jeune, plus il est aisé de le modifier à cet égard ; à partir d'un certain âge, il perdra vraisemblablement toute aptitude à changer sa manière de s'exprimer. Pour prouver ces propositions (énoncées par le Dr Dalby, S. George's Hosp. Reports, vol. VI, p. 171), l'auteur rappelle combien les enfants apprennent et oublient facilement les langues, surtout lorsqu'on ne leur en parle qu'une seule à la fois ; il cite plusieurs faits d'enfants, ayant parlé, qui tendaient à devenir muets par suite de surdité accidentelle et qu'on a pu guérir, soit en diminuant celle-ci, soit en s'attachant à leur parler à voix haute. Le mémoire se termine par une chaude recommandation de la méthode d'éducation des sourds-muets, dite allemande, laquelle consiste à faire lire des lèvres ; méthode fort supérieure, selon l'auteur, à celle des signes et qui, en substituant la vue à l'ouïe, permet aux sourds-muets de parler d'une voix, il est vrai, fort monotone, et de comprendre les personnes qui leur parlent. Il va sans dire que ce traitement est également applicable aux enfants n'ayant pas dépassé l'âge de sept ans, qui, devenus sourds, peuvent perdre en quelques mois la faculté du langage. Pour plus de détails sur la méthode en question, consulter l'ouvrage de l'auteur, intitulé : *The education of the Deaf and Dumb by means of Lip reading and articulation ;* Churchill.

Il est certain que la méthode vantée par Dalby, et qui est d'origine portugaise, a de l'avantage sur la méthode mimique ; mais elle n'est malheureusement pas applicable à *tous* les cas ; et c'est précisément pour cela que le Dr Bonnafont conseille de *classer* les jeunes infirmes afin de pouvoir apprécier ceux qui pourront bénéficier du langage articulé.

C'est peut-être à un défaut de classement de ce genre qu'il faut attribuer le peu de succès de la méthode orale; car, malgré les merveilles qu'elle aurait, d'après ses partisans, données en Allemagne, M. Kreuse, chargé de visiter les principales institutions des sourds-muets de l'Europe, aux frais du gouvernement danois, assurait au Dr Bonnafont que « le langage mimique est employé de préférence à la parole articulée dans toutes les écoles d'Allemagne, à l'exception de celle de Leipzig, ainsi qu'à celle de Zurich, en Suisse. En Danemark et en Suède, après avoir tenté infructueusement plusieurs fois ce mode d'instruction, on en est revenu à la mimique (*Traité théorique et pratique des maladies de l'oreille*, p. 621 et suiv.)].

CHAPITRE XIX.

Il me reste à ajouter, à l'égard des cornets acoustiques, que M. Marshall, of Université Collége, a dans ces derniers temps introduit une forme nouvelle dans laquelle il a employé le principe de la parabole, qui conduit plus directement les ondes sonores à l'oreille. Cet instrument paraît surtout exempt des répercussions du son.

www.ingramcontent.com/pod-product-compliance
Ingram Content Group UK Ltd.
Pitfield, Milton Keynes, MK11 3LW, UK
UKHW021841190726
13855UKWH00001B/85